U0284276

抗菌药物
临床应用管理：理论与实践

主　编　肖永红

副主编　吴安华　卢晓阳

编　委（以姓氏笔画为序）

马筱玲（中国科学技术大学附属第一医院）

卢晓阳（浙江大学医学院附属第一医院）

刘　钢（首都医科大学附属北京儿童医院）

刘运喜（中国人民解放军总医院第一医学中心）

杜明梅（中国人民解放军总医院第一医学中心）

李　菌（浙江大学医学院附属第一医院）

李春辉（中南大学湘雅医院）

李家斌（安徽医科大学第一附属医院）

杨　青（浙江大学医学院附属第一医院）

肖永红（浙江大学医学院附属第一医院）

肖桂荣（四川大学华西医院）

吴安华（中南大学湘雅医院）

沈　萍（浙江大学医学院附属第一医院）

宋　超（中南大学湘雅医院）

陈云波（浙江大学医学院附属第一医院）

陈勇川（中国人民解放军陆军军医大学第一附属医院）

林志航（福建医科大学附属泉州第一医院）

周鹏程（中南大学湘雅医院）

宗志勇（四川大学华西医院）

孟秀娟（中南大学湘雅医院）

侯铁英（广东省人民医院）

高玉录（中国科学技术大学附属第一医院）

高晓东（复旦大学附属中山医院）

黄　勋（中南大学湘雅医院）

曹　清（上海交通大学医学院附属上海儿童医学中心）

曹俊敏（浙江省中医院）

董亚琳（西安交通大学第一附属医院）

褚云卓（中国医科大学附属第一医院）

霍　瑞（中国人民解放军总医院第一医学中心）

戴媛媛（中国科学技术大学附属第一医院）

瞿婷婷（浙江大学医学院附属第一医院）

人民卫生出版社
·北京·

图书在版编目（CIP）数据

抗菌药物临床应用管理：理论与实践 / 肖永红主编
. —北京：人民卫生出版社，2023.5
ISBN 978-7-117-34022-9

Ⅰ. ①抗… Ⅱ. ①肖… Ⅲ. ①抗菌素－临床应用
Ⅳ. ①R978.1

中国版本图书馆 CIP 数据核字（2022）第 208485 号

人卫智网	www.ipmph.com	医学教育、学术、考试、健康，
		购书智慧智能综合服务平台
人卫官网	www.pmph.com	人卫官方资讯发布平台

抗菌药物临床应用管理：理论与实践

Kangjun Yaowu Linchuang Yingyong Guanli：Lilun yu Shijian

主　　编：肖永红
出版发行：人民卫生出版社（中继线 010-59780011）
地　　址：北京市朝阳区潘家园南里 19 号
邮　　编：100021
E - mail：pmph @ pmph.com
购书热线：010-59787592　010-59787584　010-65264830
印　　刷：中煤（北京）印务有限公司
经　　销：新华书店
开　　本：787×1092　1/16　　印张：32　　插页：2
字　　数：779 千字
版　　次：2023 年 5 月第 1 版
印　　次：2023 年 5 月第 1 次印刷
标准书号：ISBN 978-7-117-34022-9
定　　价：108.00 元

打击盗版举报电话：**010-59787491**　E-mail：**WQ @ pmph.com**
质量问题联系电话：010-59787234　E-mail：zhiliang @ pmph.com
数字融合服务电话：4001118166　E-mail：zengzhi @ pmph.com

序 一

细菌耐药是人类面临的重大公共卫生挑战,控制耐药已经成为 WHO 的优先主题。为此,WHO 在 2010 年发出"控制耐药:今天不采取行动,明天就无药可用"的呼吁,并且在 2015 年发布了《全球细菌耐药控制行动计划》。我国十分重视细菌耐药控制工作,在 2011 年启动了全国抗菌药物临床应用专项整治工作,2012 年颁布了《抗菌药物临床应用管理办法》,2016 年十四个部委联合制定了《遏制细菌耐药国家行动计划(2016—2020 年)》。通过这一系列行动和措施的开展,我国细菌耐药控制工作已经取得初步成效。

抗菌药物合理使用是耐药控制的基础。国家卫生健康委员会要求医疗机构建立抗菌药物临床应用管理小组,实施专业管理工作,即全球通行的抗菌药物管理(antimicrobial stewardship,AMS)。AMS 是一项行之有效的可持续发展的抗菌药物临床应用科学管理体系,需要多学科协作,针对抗菌药物应用中存在的问题,开展主动干预,改进抗菌药物处方和使用以达到控制耐药的目标。感染科医师是 AMS 的核心人物,一方面需要积极参与 AMS 工作,引领 AMS 发展,同时也需要不断提升业务水平,强化自身抗菌药物临床应用和感染性疾病诊治能力,联合相关学科专业人员,为临床各专业抗菌药物合理使用提供技术支持。

肖永红教授是我国抗菌药物临床应用管理的先行者,长期致力于抗菌药物合理使用、耐药监测与研究、耐药控制等工作,在我国较早开展 AMS 工作并积累了丰富的经验。本专著由国内感染、药学、微生物、医院感染控制等方面专家通力合作,凝练国内外 AMS 理论,总结在 AMS 实践中的经验编写而成。该专著内容翔实、系统全面,既对 AMS 体系构建进行了系统阐述,也对 AMS 实际操作进行了深入介绍。我相信本书的出版,将对我国医疗机构开展 AMS 工作发挥很好的指导作用,也将为相关管理人员提供重要参考。

李兰娟

中国工程院院士

浙江大学医学院附属第一医院传染病诊治国家重点实验室主任

2022 年 9 月

序　二

　　细菌耐药是全球健康和经济的巨大挑战。抗菌药物在人类和动物体内的过度使用和错误使用是细菌耐药的主要驱动因素。人类抗菌药物管理（antimicrobial stewardship，AMS）是减少抗菌药物滥用和过度使用的关键策略之一。中国通过制定并实施相关国家行动计划积极尝试解决这一问题，特别是在医院内的抗菌药物管理。信息、教育和培训是实施良好 AMS 和感染控制的基本要求之一。虽然可以从国际来源获得大量关于 AMS 的学习资源，但开发和实施定制与不同环境和语境相匹配的学习资源，对于 AMS 项目的成功实施至关重要。

　　尽管在不同背景下，AMS 内容有相似之处，但对于中国的医疗环境来说，AMS 领导者之一肖永红教授编写的这本关于 AMS 的综合性专著正当时日。这本书主要关注住院患者的 AMS，共有 35 章，涵盖 AMS 的所有关键方面，包括特殊人群（如儿科）和抗真菌药物管理。更重要的是，本书强调了整合感染控制的综合策略的重要性，以及门诊和急诊 AMS 的内容。同样令人欣慰的是，本书强调多学科和专业团队合作，并且跨越传统界限，指导如何与制药公司互动的 AMS 实践。我还感兴趣的是，本书描绘了 AMS 成功的基本组成措施和医疗信息技术在 AMS 中的应用。

　　对肖教授的这一卓越而重要的编著动议表示祝贺，这对满足中国医疗界学习 AMS 的需求迈出了重要一步，并以此实施有效的 AMS 工作，改进抗菌药物处方和改善患者预后。我相信本书将毫无疑问地很快成为中国教育和实践 AMS 的重要资源。

迪利普·纳特瓦尼

Dilip Nathwani

英国抗微生物化疗学会主席，AMS 指南主编

Chair, British Society of Antimicrobial Chemotherapy, Editor-in-Chief, AMS guideline

WHO AMS 顾问

AMS Consultant, WHO

AMS 顾问，感染学荣誉教授

AMS Consultant, Honorary Emeritus Professor of Infection

邓迪大学，英国

University of Dundee, UK

2022 年 9 月

September 2022

前　言

世界卫生组织在《全球细菌耐药控制行动计划》中明确指出,开展抗菌药物管理(antimicrobial stewardship, AMS)是控制耐药的重要措施之一,各国需要在政府、地方和医疗机构实施 AMS,组建 AMS 团队、建立技术支撑体系、实施干预策略,持续推进抗菌药物合理使用工作,遏制细菌耐药。

我国高度重视细菌耐药控制工作,国家卫生行政部门自 2004 年颁布《抗菌药物临床应用指导原则》以来,不遗余力地推进相关各项工作,已经先后建立了全国细菌耐药和抗菌药物使用监测网,编写了《国家抗微生物治疗指南》,实施了抗菌药物分级管理制度等,特别是在 2011 年开始开展了全国医疗机构抗菌药物临床应用专项整治工作,成绩十分突出,医疗机构抗菌药物的使用率和使用强度大幅下降。2018 年,国家卫生健康委员会发布的《关于持续做好抗菌药物临床应用管理有关工作的通知》中明确指出:逐步将抗菌药物临床应用管理从"以行政部门干预为主"转变为"以多学科专业协作管理为主"。对医疗机构转变管理模式提出了新的要求。

AMS 在我国被直译为"抗菌药物管理",但其内涵与一般的行政管理不同。从全球实践来看,AMS 应该是在行政授权下实施的抗菌药物合理使用专业指导。按照美国感染病学会对 AMS 定义:通过改善抗菌药物选择、使用方案、剂量、疗程等,协调良好的促进与评估抗菌药物合理使用的干预方法,提高抗菌药物使用的有效性、减少不良反应、降低医疗费用和控制耐药产生。AMS 更多的工作应该是专业指导。

为系统介绍 AMS 体系和内容,我们组织国内该领域工作的各知名专家,吸收国际成功经验,并结合我国实际情况,编写了这本专著,期望为医疗机构和从事 AMS 工作的专业人员提供参考。按照 AMS 建设和实施全过程,本书内容由以下几个部分组成:开展 AMS 的必要性和价值、AMS 体系建设、AMS 团队组成和责任、AMS 工作策略等。不同读者对象可以结合各自工作需要,参考相应章节内容。对卫生管理人员,如何建立管理层面 AMS 制度和支撑体系十分必要;对医疗机构管理者,如何组建 AMS 团队、提供 AMS 工作条件、授权开展工作将是主要内容;对于参与 AMS 专业人员,明确各自责任、实施多学科协作干预策略、评价 AMS 绩效等将是阅读重点。

　　AMS 理念引入我国时日不长,相关工作开展尚处于探索和讨论之中,各位编者尽量从自身工作实际出发,参考国际成功经验,认真编写每一章节,希望对读者有所裨益。但限于 AMS 系统的复杂性和工作实施的艰巨性,我们对 AMS 的理解有所不及之处,编写中难免存在缺陷,恳请给予批评指正。

肖永红

2022 年 9 月

目　录

第一章　细菌耐药的流行与控制···1

第一节　国内外细菌耐药现状···1

一、革兰氏阳性菌耐药流行状况及趋势···1

二、革兰氏阴性菌耐药流行状况及趋势···4

第二节　细菌耐药机制···7

一、细菌对抗菌药物灭活或修饰··7

二、抗菌药物结合位点/靶点改变··8

三、减少细胞内抗菌药物蓄积··8

四、形成生物膜··9

第三节　细菌耐药的社会经济学负担···9

一、细菌耐药的宏观社会经济学后果··9

二、细菌耐药对医疗的影响··10

第四节　细菌耐药控制的策略与行动··11

一、WHO 有关细菌耐药控制的策略与行动··11

二、国际组织细菌耐药控制行动··12

三、主要国家细菌耐药控制行动··12

四、我国细菌耐药控制行动··13

第二章　抗菌药物临床应用现状··16

第一节　国内外抗菌药物临床应用现状···16

一、抗菌药物的医疗价值··16

二、国外抗菌药物临床应用现状··17

三、国内抗菌药物临床应用现状··22

第二节　抗菌药物使用与细菌耐药性··25

一、抗菌药物合理使用的基本概念··25

二、抗菌药物不合理使用的现象··25

三、抗菌药物不合理使用的成因··26

四、抗菌药物的使用与细菌耐药··28

第三章 抗菌药物临床应用管理概述··················31
　第一节 抗菌药物临床应用管理的概念与价值··················31
　　一、抗菌药物临床应用管理的概念··················31
　　二、抗菌药物临床应用管理的价值··················32
　第二节 抗菌药物临床应用管理的发展··················34
　　一、抗菌药物临床应用管理的发展历史··················34
　　二、抗菌药物临床应用管理的现状··················35
　第三节 抗菌药物临床应用管理的基本框架··················36
　　一、抗菌药物临床应用管理的行政支持··················38
　　二、抗菌药物临床应用管理的专业团队··················39
　　三、抗菌药物临床应用管理的资源需求··················41
　第四节 抗菌药物临床应用管理的基本策略与路径··················41
　　一、医疗机构实施抗菌药物临床应用管理的路径··················41
　　二、抗菌药物临床应用的主要策略··················43

第四章 国家抗菌药物临床应用管理体系··················46
　第一节 国家抗菌药物管理体系的框架··················46
　第二节 我国抗菌药物临床应用管理体系··················48
　　一、我国抗菌药物临床应用管理的主体与团队··················49
　　二、我国抗菌药物临床应用管理的相关法规和制度··················50
　　三、我国抗菌药物临床应用管理的技术支撑体系··················52
　　四、我国抗菌药物临床应用管理教育··················53
　第三节 国外抗菌药物临床应用管理的国家体系··················54

第五章 医疗机构抗菌药物管理体系的建立与发展··················58
　第一节 医疗机构抗菌药物管理体系··················58
　　一、抗菌药物管理理念··················58
　　二、医疗机构抗菌药物管理体系的框架··················59
　第二节 医疗机构抗菌药物管理目标··················60
　　一、医疗机构 AMS 长期目标··················60
　　二、医疗机构 AMS 定期目标··················61
　第三节 医疗机构抗菌药物管理团队责任··················61
　第四节 医疗机构抗菌药物管理的工作方式··················63
　　一、AMS 日常工作方式··················64
　　二、重点任务工作方式··················66

第六章 抗菌药物临床应用管理评估··················68
　第一节 医疗机构抗菌药物临床应用管理体系评估··················69
　　一、评估抗菌药物管理组织构架··················69

二、评估抗菌药物管理支撑体系 ·· 69

三、评估抗菌药物管理制度与规范 ·· 70

四、评估管理活动 ·· 71

五、评估管理依从性 ··· 72

六、抗菌药物管理效果评估 ·· 75

第二节 抗菌药物临床应用管理评估方法 ·· 76

一、横断面调查 ·· 76

二、纵向前后比较 ·· 76

三、目标对照调查(横向比较) ··· 76

四、适应性调查 ·· 77

五、干预性策略评估 ··· 77

六、问卷调查 ·· 77

七、人员访谈 ·· 77

八、卫生经济学评估 ··· 77

第三节 医疗机构抗菌药物临床应用管理与效果评估指标 ····················· 78

一、主要指标类别 ·· 78

二、指标的计算 ·· 80

三、部分指标目标值 ··· 83

第七章 抗菌药物处方集 ·· 86

第一节 抗菌药物处方集的概念及价值 ·· 86

一、抗菌药物处方集的概念 ·· 86

二、抗菌药物处方集的形式 ·· 87

三、抗菌药物处方集的内容 ·· 87

四、抗菌药物处方集的价值 ·· 89

第二节 抗菌药物处方集的制定流程 ·· 90

一、处方集制定组的成员组成 ·· 90

二、抗菌药物的遴选 ··· 90

三、处方集的格式设定 ··· 91

四、处方集的编写、发布与实施 ·· 92

五、处方集的修订 ·· 93

第三节 国外抗菌药物处方集介绍 ·· 93

一、《世界卫生组织示范处方集》 ··· 93

二、《英国国家处方集》 ··· 95

三、《澳大利亚药品处方集与手册》 ·· 96

四、美国《约翰·霍普金斯医院处方集》 ·· 99

五、美国《斯坦福医疗中心处方集》 ·· 99

第四节 国内抗菌药物处方集介绍 ·· 99

一、《抗菌药物临床应用指导原则》 ·· 99

二、《中国国家处方集》 ··100
三、我国医疗机构处方集列举 ··100

第八章　临床诊疗指南的价值与制定 ···103
第一节　临床诊疗指南的价值 ··103
一、临床诊疗指南的定义 ··103
二、指南的临床价值 ··103
三、抗感染治疗指南与抗菌药物临床应用管理 ····································105
第二节　临床诊疗指南体系 ··105
一、临床诊疗指南的类型 ··105
二、国际临床诊疗指南的技术体系 ··106
三、常用抗感染治疗指南介绍 ··109
第三节　抗感染治疗指南的编写与修订 ··110
一、标准化指南的制定 ··110
二、医疗机构简化指南的制定 ··117

第九章　抗菌药物临床应用监测 ···119
第一节　抗菌药物临床应用监测现状 ··119
一、全球抗菌药物临床应用监测情况 ··119
二、我国抗菌药物临床应用监测情况 ··120
三、我国抗菌药物临床应用监测体系中存在的问题及改进措施 ······················128
第二节　抗菌药物临床应用的监测方法 ··129
一、抗菌药物临床应用的定量监测 ··129
二、抗菌药物临床应用的定性监测 ··132
三、医疗机构抗菌药物临床应用指标 ··134
第三节　抗菌药物临床应用监测结果分析与应用 ······································135
一、抗菌药物临床应用监测数据的质量控制 ··135
二、抗菌药物临床应用监测结果分析 ··135
三、抗菌药物临床应用监测结果反馈与应用 ··138

第十章　细菌耐药监测 ···140
第一节　细菌耐药监测的目的和意义 ··140
第二节　细菌耐药监测现状及发展趋势 ··142
一、主要细菌耐药监测体系和方法 ··143
二、国外细菌耐药监测情况与发展趋势 ··146
三、国内细菌耐药监测情况 ··146
四、国内外细菌耐药监测比较 ··147
第三节　大型细菌耐药监测网的建设和应用 ··148
一、细菌耐药监测网的建设运营 ··148

二、WHONET 分析软件介绍 ·······················150
第四节　医疗机构细菌耐药监测与应用 ···················151

第十一章　抗菌药物临床应用管理信息系统 ···············154
第一节　抗菌药物临床应用管理信息系统在抗菌药物临床应用管理中的价值 ·······154
第二节　国内外抗菌药物临床应用管理信息系统 ··············155
一、国内抗菌药物临床应用管理信息系统发展与现状 ···········155
二、国外抗菌药物临床应用管理信息系统现状 ·············157
第三节　抗菌药物临床应用管理信息系统建设 ··············158
一、信息系统建设目标 ························158
二、系统部署方式 ··························158
三、信息系统构架 ··························159
第四节　抗菌药物临床应用管理信息系统功能开发 ············159
一、抗菌药物基础目录管理功能 ····················159
二、抗菌药物知识库管理功能 ·····················161
三、抗菌药物应用管理功能 ······················161
第五节　信息系统在抗菌药物临床应用管理中的应用方式 ·········163
一、提高抗菌药物监测质量与统计分析效率 ··············163
二、提高处方评价效率、质量及用药合理性 ··············163
三、提供精细化的抗菌药物用药知识库信息 ··············164
四、利用智能处方规范抗菌药物合理使用 ···············164
五、提供灵活的抗菌药物管理规则调试方式 ··············164
第六节　现代信息技术与抗菌药物临床应用管理 ·············165
一、移动医疗 APP 与抗菌药物临床应用管理 ··············165
二、云计算与抗菌药物临床应用管理 ·················165
三、人工智能技术与抗菌药物临床应用管理 ··············166

第十二章　感染科医师与抗菌药物临床应用管理 ·············168
第一节　感染科医师在抗菌药物临床应用管理中的价值和作用 ·······169
一、感染科医师的专业能力与工作职责 ················169
二、感染科医师在抗菌药物临床应用管理中的作用 ···········169
三、国外感染科医师参与抗菌药物临床应用管理的情况 ·········170
第二节　感染科医师在抗菌药物临床应用管理中的工作方式及内容 ·····171
一、承担感染性疾病诊断与治疗工作 ·················171
二、抗菌药物管理工作 ························171
三、专业咨询 ····························172
第三节　感染科医师的培养与专业要求 ·················172
一、国外感染科医师的培养与专业工作 ················173
二、国内感染科医师的现状与需求 ··················175

第十三章　临床药师与抗菌药物临床应用管理 ························177
　第一节　临床药师开展抗菌药物临床应用管理的基本要求与培养 ········177
　　一、发达国家抗感染临床药师培养过程 ·····························177
　　二、我国临床药师参与抗菌药物临床应用管理的基本要求与培养 ·····179
　第二节　临床药师在抗菌药物临床应用管理中的工作内容 ··············180
　　一、参与抗菌药物管理，促进抗菌药物合理使用 ·····················181
　　二、抗菌药物供应调配与使用监测 ·································183
　　三、教育培训与专业服务 ···184
　第三节　临床药师在抗菌药物临床应用管理中的工作方式 ··············184
　　一、领导或参与抗菌药物临床应用管理小组活动 ·····················184
　　二、临床药师为主的抗菌药物临床应用管理活动 ·····················185
　　三、临床药师与其他专业协作开展抗菌药物临床应用管理 ···········189
　　四、临床药师参与抗菌药物临床应用管理流程 ·······················189

第十四章　临床微生物专家与抗菌药物临床应用管理 ··················193
　第一节　临床微生物专家在抗菌药物临床应用管理中的作用 ············193
　　一、临床微生物专家在抗菌药物临床应用管理中的工作任务 ···········193
　　二、临床微生物专家的专业能力要求与工作方式 ·····················194
　　三、临床微生物专家在感染性疾病诊断中的作用 ·····················195
　　四、临床微生物专家在抗菌药物合理应用中的作用 ···················195
　　五、临床微生物专家在医院感染控制中的作用 ·······················196
　　六、临床微生物专家对临床医师和护士的教育培训 ···················196
　　七、临床微生物参与抗菌药物临床应用管理策略 ·····················196
　第二节　临床微生物检验全程质量控制在抗菌药物临床应用管理中的作用 ···198
　　一、检验前质量控制 ···199
　　二、检验过程质量控制 ···199
　　三、检验后质量控制 ···200
　第三节　临床微生物实验室能力建设要求 ····························201
　　一、实验室和设备 ···201
　　二、人才队伍建设 ···201
　　三、检验技术能力建设 ···202
　　四、生物安全体系建设 ···203
　第四节　基层医疗机构临床微生物检验的需求与解决方案 ··············203

第十五章　医院感染控制人员与抗菌药物临床应用管理 ················206
　第一节　医院感染控制人员在抗菌药物临床应用管理中的作用 ··········206
　　一、医院感染控制人员的能力要求 ·································207
　　二、医院感染控制与抗菌药物临床应用管理的相互关系 ···············208
　　三、医院感染控制人员在抗菌药物临床应用管理中的作用 ············208

第二节　医院感染控制组织构架与人员配备······························210
　　一、医院感染控制部门建设要求与责任····························210
　　二、医院感染控制人员的组成与责任······························212
第三节　我国医院感染控制人员参与抗菌药物临床应用管理案例···········212
　　一、医院感染控制人员参与抗菌药物管理工作调查····················212
　　二、医院感染控制人员主导的抗菌药物管理·························213

第十六章　抗菌药物临床应用管理中其他人员的作用··················215
第一节　临床各专业医师在抗菌药物临床应用管理中的作用···············215
　　一、临床医师抗菌药物处方权获取·······························215
　　二、临床医师开具抗菌药物处方基本原则·························215
　　三、临床医师参与抗菌药物临床应用管理·························216
第二节　护理人员在抗菌药物临床应用管理中的作用····················217
第三节　医务管理人员在抗菌药物临床应用管理中的作用················219
第四节　信息管理人员在抗菌药物临床应用管理中的作用················219
第五节　患者与家属在抗菌药物临床应用管理中的作用··················220

第十七章　抗菌药物分级管理··································222
第一节　抗菌药物分级管理的概念及价值·····························222
　　一、抗菌药物分级管理的目的和概念······························222
　　二、抗菌药物分级管理的价值···································222
　　三、抗菌药物分级管理实施的策略·······························223
第二节　世界卫生组织及发达国家的抗菌药物分级管理制度···············225
　　一、世界卫生组织的抗菌药物分级管理制度·························225
　　二、美国的抗菌药物分级管理制度·······························227
　　三、澳大利亚的抗菌药物分级管理制度····························229
　　四、英国的抗菌药物分级管理制度·······························229
第三节　发展中国家抗菌药物分级管理的实施策略······················229
　　一、世界卫生组织制定的限制性干预措施··························229
　　二、土耳其抗菌药物分级管理的实施策略··························231
　　三、印度抗菌药物分级管理的实施策略····························231
　　四、拉丁美洲国家抗菌药物分级管理的实施策略····················231
　　五、我国的抗菌药物分级管理实施策略····························232

第十八章　抗感染治疗指南推广与应用··························239
第一节　临床诊疗指南的推广与实施策略·····························239
　　一、临床诊疗指南推广策略·····································239
　　二、临床诊疗指南推广存在的问题·······························242
第二节　抗感染治疗指南与抗菌药物临床应用管理······················245

　　一、国家和地区抗感染治疗指南推广与实施 ································245
　　二、医疗机构抗感染治疗指南推广与实施 ··································246

第十九章　抗菌药物处方规范、点评与反馈 ··································249
　第一节　规范化抗菌药物处方 ··249
　　一、规范化抗菌药物处方权 ··249
　　二、规范化抗菌药物处方内容 ··250
　第二节　抗菌药物处方点评 ··251
　　一、抗菌药物处方点评的意义及国内外现状 ······························251
　　二、抗菌药物处方点评的实施 ··254
　第三节　抗菌药物处方点评的反馈 ··257
　　一、点评报告的撰写 ··257
　　二、抗菌药物不合理应用原因分析 ······································258
　　三、抗菌药物处方点评对处方者的反馈 ··································259
　　四、抗菌药物点评结果的管理运用 ······································260
　　五、质量持续改进工具在抗菌药物处方点评中的应用 ······················260
　第四节　抗菌药物处方点评全流程案例 ····································261

第二十章　微生物诊断驱动的抗菌药物临床应用管理 ························265
　第一节　高质量临床微生物检验促进抗菌药物临床应用管理 ··················266
　　一、临床微生物检验质量与抗菌药物临床应用管理 ························266
　　二、提高临床微生物检验质量的措施 ····································266
　第二节　微生物检验结果报告与抗菌药物临床应用管理 ······················270
　　一、临床微生物检验的分级报告 ··270
　　二、抗菌药物敏感性选择性报告策略 ····································271
　　三、微生物检验结果解释与抗菌药物临床应用管理 ························273
　第三节　非培养与快速诊断技术与抗菌药物临床应用管理 ····················275
　　一、微生物涂片镜检结果对抗菌药物临床应用管理的价值 ··················275
　　二、床旁微生物检验对抗菌药物临床应用管理的价值 ······················276
　　三、生物标志物检查对抗菌药物临床应用管理的价值 ······················277
　　四、微生物分子检测对抗菌药物临床应用管理的价值 ······················277
　　五、质谱技术对抗菌药物临床应用管理的价值 ····························278
　　六、下一代宏基因测序技术对抗菌药物临床应用管理的价值 ················279

第二十一章　抗菌药物合理使用教育 ··281
　第一节　抗菌药物合理使用教育的重要性 ··································281
　　一、教育对抗菌药物临床应用管理的价值 ································281
　　二、抗菌药物临床应用管理教育的形式 ··································282
　　三、抗菌药物临床应用管理教育的落实措施 ······························282

第二节　专业人员抗菌药物合理使用教育 …………………………………………283
　　一、抗菌药物合理使用教育原则和目标 …………………………………………284
　　二、医务人员学历教育与抗菌药物临床应用管理 ………………………………285
　　三、临床早期职业继续教育与抗菌药物临床应用管理 …………………………285
　　四、专科教育与抗菌药物临床应用管理 …………………………………………286
第三节　公众抗菌药物合理使用教育 ………………………………………………286
　　一、公众抗菌药物合理使用教育原则和目标 ……………………………………286
　　二、公众抗菌药物合理使用教育内容 ……………………………………………286
　　三、公众抗菌药物合理使用教育方式 ……………………………………………287
　　四、公众抗菌药物教育资源 ………………………………………………………288

第二十二章　抗感染治疗策略与抗菌药物管理 ……………………………………290
第一节　特殊使用级抗菌药物处方管理 ……………………………………………290
　　一、WHO抗菌药物分类建议 ……………………………………………………290
　　二、我国特殊使用级抗菌药物管理 ………………………………………………290
第二节　抗菌药物降阶梯策略 ………………………………………………………292
　　一、降阶梯治疗的定义与原则 ……………………………………………………292
　　二、降阶梯治疗策略的实践 ………………………………………………………293
　　三、降阶梯治疗策略实施要点 ……………………………………………………294
第三节　抗菌药物定时评估与自动停药策略 ………………………………………295
　　一、抗菌药物定时评估策略定义与原则 …………………………………………295
　　二、抗菌药物定时评估策略的实践 ………………………………………………295
　　三、抗菌药物定时评估策略实施要点 ……………………………………………297
第四节　抗菌药物轮换使用和多样性使用策略 ……………………………………297
　　一、抗菌药物轮换使用和多样性使用策略定义与原则 …………………………297
　　二、抗菌药物轮换使用和多样性使用策略实践 …………………………………297
　　三、抗菌药物轮换使用和多样性使用策略实施要点 ……………………………299
第五节　抗菌药物短程治疗策略 ……………………………………………………299
第六节　抗菌药物联合用药策略 ……………………………………………………300
　　一、抗菌药物联合应用基本原则 …………………………………………………300
　　二、抗菌药物联合应用实践 ………………………………………………………300
　　三、联合用药的使用要点 …………………………………………………………301
第七节　抗菌药物策略性干预 ………………………………………………………302

第二十三章　抗菌药物药动学/药效学特征与合理用药 …………………………305
第一节　抗菌药物药动学/药效学基本理论 ………………………………………305
　　一、抗菌药物药效学基本概念 ……………………………………………………305
　　二、抗菌药物药动学基本概念 ……………………………………………………307
　　三、抗菌药物药动学/药效学基本概念 …………………………………………308

第二节　浓度依赖性抗菌药物药动学/药效学特征……………………………………………310
　　一、氨基糖苷类药动学/药效学特征…………………………………………………………310
　　二、喹诺酮类药动学/药效学特征……………………………………………………………311
第三节　时间依赖性抗菌药物药动学/药效学特征……………………………………………312
　　一、β-内酰胺类药动学/药效学特征…………………………………………………………312
　　二、大环内酯类药动学/药效学特征…………………………………………………………313
　　三、糖肽类药动学/药效学特征………………………………………………………………313
第四节　特殊人群药动学/药效学特征…………………………………………………………314
　　一、儿童抗菌药物药动学/药效学特征………………………………………………………315
　　二、老年人抗菌药物药动学/药效学特征……………………………………………………315
　　三、肝肾功能不全患者抗菌药物药动学/药效学特征………………………………………315
　　四、重症感染患者抗菌药物药动学/药效学特征……………………………………………317
第五节　抗菌药物药动学/药效学临床应用……………………………………………………317
　　一、利用药动学/药效学参数设定与优化抗菌药物给药方案………………………………317
　　二、指导经验用药……………………………………………………………………………319
　　三、新抗菌药物或新剂型研究………………………………………………………………319
　　四、设定抗菌药物药敏试验临界浓度………………………………………………………320
　　五、指导耐药菌感染治疗与特殊人群用药…………………………………………………320
　　六、其他应用…………………………………………………………………………………321

第二十四章　治疗药物监测与抗菌药物合理使用……………………………………………324
第一节　抗菌药物治疗药物监测概述…………………………………………………………324
　　一、治疗药物监测定义………………………………………………………………………324
　　二、治疗药物监测测定技术和方法…………………………………………………………324
　　三、治疗药物监测的实施流程与采样原则…………………………………………………325
　　四、抗菌药物治疗药物监测指征与目的……………………………………………………325
第二节　治疗药物监测与抗菌药物给药方案调整原则………………………………………326
　　一、抗菌药物治疗药物监测及靶值…………………………………………………………326
　　二、抗菌药物治疗药物监测指导给药方案调整原则………………………………………327
第三节　各类抗菌药物治疗药物监测…………………………………………………………327
　　一、β-内酰胺类抗菌药物……………………………………………………………………327
　　二、氨基糖苷类抗菌药物……………………………………………………………………329
　　三、糖肽类抗菌药物…………………………………………………………………………330
　　四、三唑类抗真菌药物………………………………………………………………………334
　　五、其他抗菌药物……………………………………………………………………………336

第二十五章　抗菌药物管理查房与抗感染多学科联合诊疗…………………………………339
第一节　抗菌药物管理查房……………………………………………………………………339
　　一、抗菌药物管理查房定义及必要性………………………………………………………339

二、抗菌药物管理查房的组织实施 ···340
三、抗菌药物管理查房内容与注意事项 ·····································342
第二节　抗感染多学科联合诊疗 ···342
一、抗感染多学科联合诊疗定义及必要性 ·································342
二、抗感染多学科联合诊疗组织实施 ···343
三、抗感染多学科联合诊疗的内容及注意事项 ·························345
第三节　抗菌药物管理查房与抗感染多学科联合诊疗实践 ·······347
一、国外抗菌药物管理查房与抗感染多学科联合诊疗实践 ·······347
二、国内抗菌药物管理查房与抗感染多学科联合诊疗实践 ·······348

第二十六章　医院多重耐药菌感染防控 ·································350
第一节　抗菌药物临床应用管理与医院多重耐药菌感染防控 ·····350
第二节　多重耐药菌及其感染暴发的监测与控制 ·······················351
一、多重耐药菌的定义 ···351
二、医院多重耐药菌感染监测与暴发流行 ·································352
三、多重耐药菌医院感染防控的防控策略与具体措施 ···············353
第三节　医院多重耐药菌感染防控实践 ·····································359
一、国内医院多重耐药菌感染防控实践 ·····································359
二、国外医院多重耐药菌感染防控实践 ·····································361

第二十七章　艰难梭菌感染防控与抗菌药物管理 ················363
第一节　艰难梭菌感染基本状况 ···363
一、定义与诊断标准 ···363
二、艰难梭菌感染流行病学 ···364
三、艰难梭菌感染的治疗 ···365
第二节　抗菌药物使用与艰难梭菌感染 ·····································366
一、抗菌药物使用与艰难梭菌感染发生的机制 ························366
二、不同的抗菌药物与艰难梭菌感染的关系 ····························367
第三节　艰难梭菌感染的防控 ···367
一、抗菌药物临床应用管理减少艰难梭菌感染 ························368
二、艰难梭菌感染患者的隔离 ···369
三、环境消毒控制艰难梭菌感染 ···369
四、加强手卫生/个人防护预防艰难梭菌感染 ···························370
五、加强医护人员宣教控制艰难梭菌感染 ·································370
六、艰难梭菌感染的筛查 ···371
七、护理人员参与艰难梭菌感染防控 ···371
八、艰难梭菌感染患者的集束化管理 ···371
第四节　艰难梭菌感染的监测 ···372
一、医院艰难梭菌监测的目的和意义 ···372

二、艰难梭菌感染临床病例监测 ……………………………………………373

三、实验室艰难梭菌监测 ……………………………………………………373

四、艰难梭菌感染暴发流行监测 ……………………………………………374

五、艰难梭菌感染监测的展望 ………………………………………………374

第二十八章　制药企业药品推广与抗菌药物临床应用管理 …………………377

第一节　制药企业药品推广对合理用药的影响 ………………………………377

一、制药企业药品推广行为具有一定的必要性 ……………………………377

二、制药企业药品推广对合理用药的影响 …………………………………378

三、制药企业推广对医生处方行为的影响 …………………………………378

第二节　国际药品推广规范 ……………………………………………………379

一、国际组织对制药企业药品推广的规范 …………………………………379

二、国外政府组织对制药企业药品推广的规范 ……………………………381

三、国外医疗机构关于与制药企业之间关系的规则 ………………………383

四、跨国企业自身药品推广规范 ……………………………………………384

第三节　我国药品推广规范 ……………………………………………………384

一、我国有关法律法规、制度和条例等对药品推广行为的要求 …………384

二、我国有关协(学)会对药品推广行为的要求 ……………………………386

第四节　医疗机构与制药企业合作规范 ………………………………………386

第二十九章　利用现代信息技术开展抗菌药物临床应用管理 …………………389

第一节　国内外抗菌药物临床应用信息化管理现状 …………………………389

一、国外抗菌药物临床应用信息化管理现状 ………………………………389

二、国内抗菌药物临床应用信息化管理现状 ………………………………391

第二节　利用信息系统进行抗菌药物分级管理 ………………………………392

第三节　特殊使用级抗菌药物会诊管理 ………………………………………393

第四节　围手术期抗菌药物预防性应用信息化管理 …………………………395

第五节　抗菌药物临床应用专家知识库和智能处方 …………………………397

第六节　抗菌药物临床应用信息化管理面临的困境 …………………………399

第三十章　儿童感染性疾病与综合医院儿科和儿童医院抗菌药物临床应用管理 …………402

第一节　儿童感染性疾病特点 …………………………………………………402

一、婴幼儿和儿童对病原体的易感性高 ……………………………………402

二、儿童对病原体暴露的机会和方式特点 …………………………………403

三、儿童感染性疾病的临床特点 ……………………………………………403

四、儿童感染性疾病的诊断要点 ……………………………………………404

五、儿童感染性疾病治疗的特点 ……………………………………………405

第二节　儿童感染性疾病病原体构成与细菌耐药性 …………………………406

一、儿童感染性疾病病原体构成 ……………………………………………406

　　二、儿童感染的细菌耐药特点 ··409

　第三节　儿童抗菌药物应用原则与要点 ···································410

　　一、儿童抗菌药物应用原则 ··410

　　二、儿童抗菌药物应用要点 ··410

　第四节　儿童抗菌药物应用现状 ···412

　　一、儿童不合理应用抗菌药物的现象 ···································412

　　二、儿童不合理应用抗菌药物的原因 ···································413

　第五节　综合医院儿科或儿童医院抗菌药物临床应用管理

　　一、综合医院儿科或儿童医院抗菌药物管理团队 ···················414

　　二、儿童抗菌药物合理应用的管理 ·······································415

第三十一章　高强度应用抗菌药物临床专业的管理 ·················425

　第一节　加强监护病房抗菌药物临床应用管理 ·······················425

　　一、加强监护病房感染与抗菌药物应用特征 ························425

　　二、加强监护病房抗菌药物临床应用管理重点 ·····················426

　第二节　血液病房抗菌药物临床应用管理 ·······························429

　　一、血液病房细菌耐药与抗菌药物应用特征 ························429

　　二、血液病房抗菌药物临床应用管理重点 ····························430

　第三节　外科抗菌药物临床应用管理 ····································432

　　一、外科抗菌药物临床应用特征 ···432

　　二、外科围手术期抗菌药物临床应用 ···································432

　　三、外科抗菌药物临床应用管理重点 ···································435

　第四节　实体器官移植科抗菌药物临床应用管理 ····················435

　　一、器官移植受体感染与抗菌药物应用特征 ························435

　　二、器官移植病房抗菌药物临床应用管理重点 ·····················436

第三十二章　感染性疾病的初始治疗与抗菌药物经验应用 ········439

　第一节　感染性疾病的诊断策略 ···439

　　一、感染性疾病的临床诊断 ··440

　　二、辅助检查对感染性疾病诊断的价值 ································441

　第二节　抗感染初始经验用抗菌药物的决策 ···························444

第三十三章　门（急）诊患者抗菌药物应用管理 ·····················450

　第一节　门（急）诊患者抗菌药物应用概述 ····························450

　　一、门（急）诊患者抗菌药物临床应用特点及现状 ················450

　　二、门（急）诊患者抗菌药物处方审核与干预 ·····················451

　第二节　门（急）诊患者抗菌药物注射与转换疗法策略 ···········455

　　一、门（急）诊患者注射抗菌药物治疗应用 ························455

　　二、抗菌药物转换疗法策略在门（急）诊患者中的应用 ··········458

第三十四章　侵袭性真菌感染与抗真菌药物临床应用管理 ·········462
　第一节　侵袭性真菌感染与抗真菌药物应用现状 ·········462
　　一、侵袭性真菌感染现状 ·········462
　　二、主要真菌耐药现状 ·········462
　　三、抗真菌药物的特点与应用现状 ·········463
　第二节　侵袭性真菌感染的诊断和治疗 ·········465
　　一、侵袭性真菌感染的诊断 ·········465
　　二、侵袭性真菌感染治疗原则 ·········466
　第三节　抗真菌药物临床应用管理 ·········470
　　一、抗真菌药物临床应用管理概述 ·········470
　　二、抗真菌药物临床应用管理策略 ·········471

第三十五章　抗菌药物过敏管理与患者脱敏 ·········476
　第一节　抗菌药物过敏流行状况 ·········476
　　一、青霉素类过敏反应流行现状 ·········476
　　二、头孢菌素过敏反应流行现状 ·········477
　　三、其他抗菌药物过敏反应流行现状 ·········477
　第二节　抗菌药物过敏反应发生机制与临床表现 ·········478
　　一、抗菌药物过敏反应分类与发生机制 ·········478
　　二、抗菌药物过敏反应临床表现 ·········479
　　三、青霉素过敏反应 ·········479
　第三节　抗菌药物过敏反应管理 ·········481
　　一、抗菌药物皮肤敏感试验及现状 ·········481
　　二、标准化青霉素皮肤试验 ·········484
　　三、头孢菌素皮肤过敏试验 ·········485
　　四、皮肤试验注意事项 ·········485
　　五、抗菌药物过敏管理 ·········487

第一章

细菌耐药的流行与控制

第一节　国内外细菌耐药现状

自青霉素被发现以来,抗菌药物已成为临床必不可少的治疗药物。抗菌药物的广泛使用所导致的细菌耐药也成为严峻的公共卫生挑战。各种多重耐药(multiple drug resistance,MDR)、广泛耐药(extensive drug resistance,XDR)甚至全耐药(pan-drug resistance,PDR)细菌频繁出现,细菌感染治疗面临日益严峻的挑战。为有效遏制细菌耐药,WHO 于2010 年发出呼吁:"今天不采取行动,明天就无药可用";2015 年制定了《全球细菌耐药控制行动计划》;2017 年发表了首份"重点耐药病原体"清单,督促全球各国积极采取行动控制细菌耐药。

我国是抗菌药物生产与使用大国,MDR 与 XDR 细菌的临床分离率在全球处于较高水平(图 1-1)。据 2020 年全国细菌耐药监测数据显示,我国甲氧西林耐药金黄色葡萄球菌(methicillin resistant *Staphylococcus aureus*,MRSA)的检出率呈缓慢下降趋势,但异质性万古霉素中介金黄色葡萄球菌(heterogeneous vancomycin-intermediate *Staphylococcus aureus*,hVISA)呈上升趋势;青霉素耐药肺炎链球菌(penicillin resistant *Streptococcus pneumoniae*,PRSP)、万古霉素耐药屎肠球菌(vancomycin resistant *Enterococcus feacium*,VREM)及碳青霉烯类耐药大肠埃希菌(carbapenem resistant *Escherichia coli*,CREC)的检出率近年来一直维持在较低水平;但肺炎链球菌对红霉素的耐药率超过 90%,大肠埃希菌对第三代头孢菌素和喹诺酮类药物的耐药率超过 50%;碳青霉烯类耐药肺炎克雷伯菌(carbapenem resistant *Klebsiella pneumoniae*,CRKP)、碳青霉烯类耐药鲍曼不动杆菌(carbapenem resistant *Acinetobacter baumannii*,CRAB)、碳青霉烯类耐药铜绿假单胞菌(carbapenem resistant *Pseudomonas aeruginosa*,CRPA)始终处于较高水平,是导致患者面临"无药可用"感染的主要原因,给社会经济造成了巨大负担。

一、革兰氏阳性菌耐药流行状况及趋势

1. 金黄色葡萄球菌耐药流行状况及趋势　金黄色葡萄球菌是一种临床常见的病原菌,常定植于人体的皮肤和鼻腔,会引起皮肤、软组织等局部化脓性感染,重者可引起血流感染、脑膜炎、骨髓炎等严重全身性感染疾病,其分离率在医院感染革兰氏阳性菌中高居首位。

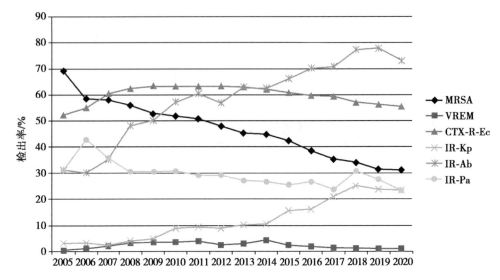

图 1-1 2005—2020 年我国临床主要耐药菌检出率的变化趋势

MRSA：甲氧西林耐药金黄色葡萄球菌；VREM：万古霉素耐药屎肠球菌；CTX-R-Ec：头孢噻肟耐药大肠埃希菌；IR-Kp：亚胺培南耐药肺炎克雷伯菌；IR-Pa：亚胺培南耐药铜绿假单胞菌；IR-Ab：亚胺培南耐药鲍曼不动杆菌。数据来源于 CHINET 监测。

　　MRSA 自 1960 年首次被报道后逐渐向全球蔓延,且存在明显的地理差异。美国 SENTRY 监测显示,1997—2016 年期间北美地区 MRSA 的检出率最高,为 47.0%,其次为亚太地区 39.6% 和拉美地区 38.7%,再次为欧洲 26.8%,但整体呈逐渐下降趋势。

　　我国自 20 世纪 70 年代发现 MRSA 以来,其检出率逐步上升,2005 年 MRSA 的检出率高达 69%,之后逐年缓慢下降,2018 年的检出率为 34%,2020 年为 31%。但值得注意的是,儿童 MRSA 的检出率虽然整体低于成人,但却呈现上升趋势,从 2005 年的 18% 增长到 2020 年的 30.4%。2020 年全国细菌耐药监测数据显示,我国临床 MRSA 的平均检出率为 29.4%,各地区间有一定的差别,其中西藏自治区最高,为 46%；山西省最低,为 15.2%。

　　MRSA 常按来源分为医院获得性 MRSA(hospital-acquired MRSA,HA-MRSA)和社区获得性 MRSA(community-acquired MRSA,CA-MRSA)。一般 HA-MRSA 耐药谱更广,对所有 β-内酰胺抗菌药物、氨基糖苷类、大环内酯类、磺胺类、喹诺酮类等耐药,仅对少数药物如万古霉素、达托霉素、利奈唑胺、替加环素等敏感。而 CA-MRSA 主要对 β-内酰胺抗菌药物耐药,对其他抗菌药物相对比较敏感。需要注意的是,随着时间的演变,HA-MRSA 和 CA-MRSA 的传播途径发生交叉,在医院能分离到 CA-MRSA,在社区也能分离到 HA-MRSA。MRSA 优势克隆也在不断发生变迁,这些都给临床医疗保健和感染性疾病的预防和诊治带来了重大挑战。

　　万古霉素是用于治疗 MRSA 引起的严重感染的首选药物。万古霉素耐药金黄色葡萄球菌(vancomycin resistant *Staphylococcus aureus*,VRSA)于 2002 年在美国首次发现,由于对其采取严格的控制措施,目前全球总共报道未超过 20 例,大部分来自美国,我国尚未发现 VRSA 菌株。但万古霉素中介金黄色葡萄球菌(vancomycin intermediate *Staphylococcus aureus*,VISA)及 hVISA 在全球和我国都有不同程度的流行,常导致万古霉素临床治疗的失败。一篇综述整理了 1997—2014 年期间发表在 PubMed 和 EMBASE 的相关文章,发现 hVISA/VISA 主要分离于血液来源的 MRSA,亚洲国家 hVISA/VISA 的检出率(6.81%/3.42%)高于欧美国家(5.60%/2.75%)。日本一项报告表明 MRSA 中 hVISA 的检出率达 16.5%。在我国某医院2013—2017 年间,hVISA 的检出率为 17.9%,且 5 年来 hVISA 的检出率呈逐年上升的趋势。有研究报道,我国 31 家县级医院 2010—2011 年期间 hVISA/VISA 的分离率为 7.56%/0.42%,其中在 MRSA 中的占比明显高于 MSSA。

2. 肺炎链球菌耐药流行现状与趋势　　肺炎链球菌通常定植在正常人鼻咽部,当机体抵抗力下降时可引起感染,尤其是 5 岁以下儿童和 60 岁及 60 岁以上老年人普遍易感。肺炎链球菌能引起多种疾病,从非侵入性感染(例如急性中耳炎和鼻窦炎)到侵入性感染,包括肺炎、化脓性脑膜炎、败血症等,是社区获得性感染的主要病原菌。据 WHO 统计,每年大约有160 万人死于肺炎链球菌感染,其中 100 万左右为 5 岁以下儿童。

由于临床上广泛且经验性地使用抗菌药物,肺炎链球菌的耐药情况也日趋严重。美国 SENTRY 监测显示,2015—2016 年全球不同地区肺炎链球菌对青霉素的耐药率为28.4%~44.8%,且呈不同程度的下降,但存在明显的地域差异,其中拉美地区下降幅度最大。与其他国家相比,我国肺炎链球菌对青霉素的耐药率相对较低,儿童高于成人。2020 年全国细菌耐药监测数据显示,按非脑膜炎(静脉给药)折点统计,青霉素耐药肺炎链球菌的全国检出率平均为 0.9%,较 2019 年下降了 0.7 个百分点,地区间差别较大,其中西藏自治区最高,为 6.0%,内蒙古自治区、黑龙江省及青海省均未检出。

大环内酯类抗菌药物曾经广泛应用于社区获得性肺炎和其他呼吸道感染的治疗,对肺炎链球菌感染性疾病具有很好的疗效。自 1967 年美国首次发现红霉素耐药肺炎链球菌后,大环内酯类耐药肺炎链球菌(macrolide resistant *Streptococcus pneumoniae*,MRSP)在世界各地相继被报道,但耐药率在不同国家、不同地区、不同年龄之间存在一定的差异,儿童人群耐药率往往较成人高。美国 SENTRY 监测显示,2015—2016 年北美地区、欧洲、亚太地区及拉美地区肺炎链球菌对红霉素的敏感率分别为 56.1%、76.7%、54.5% 和 72.8%。对大环内酯类耐药率高是我国肺炎链球菌的突出特点,我国监测数据显示 2015—2017 年超过 90% 的肺炎链球菌对红霉素或克林霉素耐药,其耐药机制主要为 *ermB* 基因所致核糖体靶位点改变引起大环内酯类-林可酰胺类-链阳菌素固有型耐药(macrolides-lincosamids-streptogramins B resistsance,MLS_B)。

多重耐药的肺炎链球菌在临床上越来越常见,但其临床分离率在不同地区的差异也较大。美国 SENTRY 监测显示,2015—2016 年期间,亚太地区最高,达 39.2%;北美地区最低,为 17.3%。2012 年亚太地区病原体耐药监测显示,亚洲地区多重耐药肺炎链球菌的分离率达 59.3%,中国高达 83.3%。利奈唑胺、万古霉素、头孢洛林、替加环素和左氧氟沙星等对肺炎链球菌仍具较好的抗菌活性。值得注意的是,近年来,虽然肺炎链球菌疫苗的接种使肺炎链球菌感染的发病率较前大幅下降,但非疫苗覆盖血清型菌株有增加趋势,故需要加强肺炎链球菌疾病的流行病学调查。

3. 肠球菌耐药流行状况及趋势　　肠球菌是一类兼性厌氧的革兰氏阳性球菌,通常定植于人类和动物的胃肠道内,可引起尿路、腹腔、伤口等常见感染,还可导致败血症、心内膜炎等危及生命的重症感染,是临床重要的条件致病菌之一。在临床上,粪肠球菌和屎肠球菌最为多见,在 1990 年以前,粪肠球菌一直是导致感染的最主要的菌种,占临床分离肠球菌的80%~90%。而 20 世纪 90 年代之后,临床分离的屎肠球菌逐渐增多,耐药也更为突出。

粪肠球菌和屎肠球菌对氨苄西林的耐药率差异较大。美国 SENTRY 监测显示,1997—2016 年期间,粪肠球菌和屎肠球菌对氨苄西林的耐药率分别为 0.4% 和 89.8%。2020 年,中国细菌耐药监测网(CHINET)监测数据显示,粪肠球菌和屎肠球菌的分离率分别占肠球菌属的 43.2% 和 49.4%,对氨苄西林的耐药率分别为 3.8% 和 90.6%。

万古霉素耐药肠球菌(vancomycin resistant Enterococcus,VRE)是值得关注的常见耐药菌。美国 SENTRY 监测显示,1997—2016 年期间全球 VRE 占肠球菌的 15.4%,其中北美地区的分离率最高,为 21.6%,主要以屎肠球菌为主。VanA 型耐药(对万古霉素及替考拉宁均耐药)是全球最流行的耐药表型,而在少数国家(如澳大利亚、瑞典和德国),VanB(仅对万古霉素耐药)型 VRE 更为流行。VRE 存在明显的地理差异,据美国国家医疗保健安全网(National Healthcare Safety Network,NHSN)的数据显示,2009—2010 年,医院感染相关的肠球菌中 VRE 的比例高达 35.5%;2011—2014 年,VRE 的分离率维持在 30% 左右。相比之下,VRE 在加拿大的分离率较低,该国耐药监测网数据显示,2007—2013 年,肠球菌对万古霉素的耐药率约 4.2%。在欧洲,各国家及地区存在明显的差异,2017 年欧洲疾病预防控制中心数据显示,VRE 分离率平均为 14.9%,其中爱尔兰、希腊、斯洛伐克、波兰、匈牙利等国家 VRE 的分离率约为 30%;而挪威、奥地利、西班牙、荷兰、法国、瑞典等国家 VRE 的分离率均低于 5%。2007—2016 年,德国医院感染监控系统数据显示,德国中部各州 VRE 分离率高于德国北部和南部各州。相较于欧美国家,我国 VRE 的分离率仍处于较低水平。2020 年全国细菌耐药监测显示,粪肠球菌与屎肠球菌对万古霉素的耐药率平均分别为 0.2% 和 1.0%。

肠球菌对新型抗菌药物如利奈唑胺、替加环素、达托霉素等有较高的敏感性,但全球也有耐药或不敏感菌株的报道。

二、革兰氏阴性菌耐药流行状况及趋势

1. 肠杆菌目细菌耐药流行状况及趋势　肠杆菌目细菌是一类生物学性状相似的革兰氏阴性菌,常寄居于人和动物的肠道内,是引起社区获得性感染和医院感染的常见菌种。临床上以对 β-内酰胺类、喹诺酮类耐药的大肠埃希菌与产碳青霉烯酶的肺炎克雷伯菌为主。

产超广谱 β-内酰胺酶(extended spectrum β-lactamase,ESBL)的肠杆菌科细菌一直困扰着临床,美国 SENTRY 对全球 1997—2000 年和 2013—2016 年两个时间段的肠杆菌科细菌的耐药性进行了分析,发现全球产 ESBL 的肠杆菌科细菌已从 10.3% 增加到 24.0%,其中拉美地区增长速度最快,其次为亚太地区、欧洲和北美地区,主要以大肠埃希菌和肺炎克雷伯菌为主。2020 年全国细菌耐药监测数据显示,大肠埃希菌对第三代头孢菌素的耐药率全国平均为 51.6%,肺炎克雷伯菌对第三代头孢菌素的耐药率全国平均为 31.1%,较往年有下降趋势,地区间差别较大,河南省最为严重。值得注意的是,有研究显示在我国县级医院中,产 ESBL 大肠埃希菌在社区门诊的分离率高达 46.5%。产 ESBL 细菌在健康人中的高携带率被认为是产 ESBL 的肠杆菌目细菌引起社区感染高流行的原因,有报道湖南省健康人粪便产 ESBL 大肠埃希菌携带率为 51.0%。

碳青霉烯类药物是目前治疗产 ESBL 肠杆菌目细菌感染最有效的药物,细菌对其耐药已经成为全球高度关注的问题。2001 年,继美国首次发现碳青霉烯类耐药肺炎克雷伯菌后,哥伦比亚、巴西、中国、以色列、希腊和意大利等国家也相继报道。此后,碳青霉烯类耐药肺炎克雷伯菌在全球范围内快速播散,在临床分离的其他肠杆菌目细菌中也有发现。CRKP

感染者病死率高达 30%~60%,2013 年美国疾病预防和控制中心已将碳青霉烯类耐药肠杆菌(carbapenem resistant *Enterobacteriales*,CRE)列为"紧急威胁"类耐药细菌。2016 年美国 SENTRY 监测显示,全球 CRE 检出率将近 3%,其中 CRKP 尤为明显,在所有地区和感染源中都有不同程度的上升,在北美、亚太地区、欧洲和拉美地区的检出率分别为 1.5%、1.9%、2.8% 和 6.4%。美国碳青霉烯类不敏感肠杆菌科细菌从 2001 年的 1.2% 上升至 2011 年的 4.2%,CRKP 上升速度最快,从 1.6% 上升至 10.4%。我国肠杆菌目细菌对亚胺培南和美洛培南的耐药率分别从 2005 年的 3.1% 和 2.1% 上升到了 2020 年的 10.7% 和 10.5%,其中肺炎克雷伯菌尤为严重,从 2005 年的 3.0% 和 2.9% 上升到了 2020 年的 23.3% 和 24.2%,部分地区或医院的耐药率甚至超过了 50%,大肠埃希菌对碳青霉烯类药物的耐药率仍处于较低水平。

产 ESBL 细菌和 CRE 菌株通常同时对喹诺酮类、氨基糖苷类以及磺胺类药物耐药。我国大肠埃希菌对喹诺酮的耐药现象尤为突出,近几年有缓慢下降的趋势,环丙沙星耐药率从 2005 年的 68% 降至 2017 年的 57%。阿米卡星、哌拉西林/他唑巴坦对大肠埃希菌一直保持着良好的活性,对其耐药率低于 10%,但肺炎克雷伯菌的耐药率从 2014 年逐年呈上升趋势,这与 CRKP 的增加有关。

替加环素和多黏菌素对肠杆菌目细菌总体保持较好的敏感性。2020 年全国细菌耐药监测数据显示,我国肠杆菌目细菌对替加环素和多黏菌素 B 的耐药率分别为 2.4% 和 6.6%。

2. 鲍曼不动杆菌耐药流行状况及趋势 鲍曼不动杆菌是一种非发酵的革兰氏阴性菌,广泛存在于自然界、体表及医院环境等,能在干燥的环境中长期存在,是医院感染的重要条件致病菌之一,可引起院内获得性肺炎,尤其是呼吸机相关性肺炎、血流感染、尿路感染、颅内感染等严重感染。

自 1991 年美国首次报道亚胺培南耐药的鲍曼不动杆菌以来,许多国家和地区相继报道了 CRAB 的感染和流行,并呈快速上升趋势。美国 SENTRY 监测显示,2013—2016 年北美地区、欧洲、亚洲及拉美地区鲍曼不动杆菌对亚胺培南的敏感率仅分别 57.7%、23.7%、21.6% 和 14.4%。欧洲疾控中心 2018 年的数据显示 51.5 的鲍曼不动杆菌对碳青霉烯类耐药,与往年相比有上升的趋势,其中欧洲南部及地中海区域的耐药率明显高于其他欧洲国家。2016—2017 年韩国血流感染鲍曼不动杆菌对碳青霉烯类耐药率高达 89.9%,且大多为泛耐药鲍曼不动杆菌(extensive drug resistant *Acinetobacter baumannii*,XDR-AB)。根据 2020 年全国细菌耐药监测报告显示,我国鲍曼不动杆菌对碳青霉烯类药物的耐药率全国平均为 53.7%,地区间有一定的差别,其中河南省最高,为 78.5%;青海省最低,为 18.2%。

CRAB 往往呈多重耐药或泛耐药,对氟喹诺酮类、氨基糖苷类和头孢菌素类等药物具有较高的耐药率。美国 SENTRY 监测显示,2013—2016 年泛耐药鲍曼不动复合体检出率为 66.6%,其中拉美地区最高(86.6%),北美地区最低(40.8%)。2017—2018 年全国细菌耐药监测报告显示,我国鲍曼不动杆菌对多数药物的耐药率较高,其中 ICU 菌株耐药率整体高于非 ICU,儿童的菌株耐药率显著低于成人。

舒巴坦及含舒巴坦的 β-内酰胺酶类复合制剂是临床用于治疗 CRAB 的常用抗菌药物,但近年来对这些药物的耐药也日益突出。美国 SENTRY 监测显示,2013—2016 年北美地区、欧洲、亚洲及拉美地区鲍曼不动杆菌对氨苄西林/舒巴坦的敏感率分别为 58.9%、19.2%、20.5% 和 16.4%;美国的一项调查报告显示,鲍曼不动杆菌对氨苄西林/舒巴坦的耐药率从

2003—2005 年的 35.2% 增加到 2009—2012 年的 41.2%;我国鲍曼不动杆菌对头孢哌酮/舒巴坦耐药率已从 2005 年的 31% 上升到 2017 年的 46%。

鲍曼不动杆菌对多黏菌素和替加环素具有较高的敏感性,2020 年 CHINET 数据显示我国鲍曼不动杆菌对多黏菌素 B 和替加环素的耐药率较低,分别为 1.0% 和 2.9%。

3. 铜绿假单胞菌耐药流行状况及趋势　　铜绿假单胞菌是革兰氏阴性兼性厌氧菌,广泛分布于自然界及正常人皮肤、肠道,是临床上较常见的条件致病菌之一。近年来,铜绿假单胞菌的耐药情况相对比较稳定,对临床常用药物的耐药率大多在 20%~30% 左右。

近年来,多重耐药铜绿假单胞菌的分离率总体处于下降趋势,美国 SENTRY 连续多年的监测数据显示,从 2005—2008 年的最高点(27.5%)下降到 2013—2016 年的 21.8%,其中拉美地区的分离率最高,主要来源于呼吸道和血液,对多黏菌素及阿米卡星仍有较高的敏感性。2005—2020 年我国铜绿假单胞菌对临床常用的几种抗菌药物的耐药率同样呈下降趋势,对阿米卡星的耐药率从 2005 年的 23.0% 下降至 2020 年的 4.5%,对哌拉西林/他唑巴坦和环丙沙星的耐药率从 2005 年的 34% 和 32% 分别下降到 2020 年的 13.3% 和 12.8%。

碳青霉烯类对铜绿假单胞菌具有较强的活性,是治疗多重耐药铜绿假单胞菌感染的首选药物,但随着此类药物的广泛和不规范使用,碳青霉烯类耐药铜绿假单胞菌在临床逐渐增加。2013—2016 年期间全球铜绿假单胞菌对美洛培南的耐药率为 22.6%,其中拉丁美洲 32.3%、欧洲 29.4%、北美地区 18.2% 和亚太地区 17.2%。2020 年我国 CRPA 平均为 18.3%,地区间有一定差别,其中北京市最高,为 27%;宁夏回族自治区最低,为 5.7%,我国 CRPA 整体处于缓慢下降的趋势,对亚胺培南的耐药率从 2005 年的 31.0% 下降至 2020 年的 23.2%。多黏菌素 B 和阿米卡星对其具有较好的体外活性,耐药率分别为 0.7% 和 4.5%。

4. 多黏菌素耐药细菌流行状况及趋势　　多黏菌素是从多黏类芽孢杆菌中分离出来的具有 A~E 等组分的环肽类抗菌药物,在 20 世纪 60 年代开始应用于临床,但由于其具有肾毒性,逐渐被其他抗菌药物所取代。近年来,由于 MDR 细菌的出现,多黏菌素(多黏菌素 B 和多黏菌素 E)已成为临床上治疗 MDR 革兰氏阴性菌感染的最后一线药物。2012 年 WHO 将多黏菌素重新划归为人类重要的抗菌药物,但随着临床使用逐步增加,多黏菌素耐药的现象也随之出现。

据报道,来自我国 25 个省的 65 家医院 2012—2016 年分离的 CRE 菌株中,碳青霉烯耐药大肠埃希菌、阴沟肠杆菌、弗氏柠檬酸杆菌和肺炎克雷伯菌对多黏菌素的耐药率分别为 4%、2.9%、2.4% 和 1.4%。国内某医院 2014—2015 年住院患者分离的大肠埃希菌对多黏菌素耐药率约为 3%,其中染色体基因突变介导的耐药和 *mcr-1* 介导的耐药各占 1.5%;我国临床分离到的 *mcr* 基因阳性肠杆菌目细菌低于 2%,更多的是从畜牧业或从动物中分离到的。一项来自中国的大规模流行病学调查显示,*mcr-1* 虽在临床的分离率仍然较低,但有迅速上升的趋势。欧洲细菌耐药性监测网络(EARS-Net)2019 年数据表明,29% 的 CRKP 对多黏菌素耐药,但碳青霉烯敏感的肺炎克雷伯菌对多黏菌素的耐药率为 3%。同样,美国医院的相关报道指出,13% 的 CRKP 对多黏菌素耐药。沙门氏菌是一种人兽共患的病原体,可以从动物,特别是家禽传播到人的体内,临床来源的沙门氏菌对多黏菌素的耐药率不到 1%。

鲍曼不动杆菌对多黏菌素的耐药早在 1999 年就在捷克发现,之后其耐药率不断上升,各地区差异较大。2013—2014 年 EARS-Net 监测数据显示,17 个欧洲国家临床分离的鲍曼不动杆菌对多黏菌素的耐药率平均为 5%,而在希腊和意大利,耐药率则大于 80%。在法国的一项回顾性研究中,从441个ICU分离到的CRAB中4.4%的菌株对多黏菌素耐药。2020年我国不动杆菌属对多黏菌素B的耐药率为1.0%。

总体来说,我国临床分离的革兰氏阴性菌对多黏菌素的耐药率仍处于较低水平,这可能是与多黏菌素于2018年才在我国临床上市有关。但在养殖动物中分离菌耐药率远高于人临床来源分离率,这可能与 mcr 基因介导的多黏菌素耐药有关,这类基因被认为从动物中传播到人体,其通常位于质粒上,容易接合转移,必须引起临床重视。

第二节　细菌耐药机制

细菌耐药可分为内源性耐药和获得性耐药。内源性耐药指的是由于细菌本身的特殊结构而对某种抗菌药物具有天然耐药性;获得性耐药主要是细菌通过染色体突变或外源可移动遗传元件的水平转移两大途径引起药物灭活/改变、药物结合位点/靶点的改变、细胞内药物蓄积的减少和生物膜形成等,避免自身被药物抑制或杀灭而产生耐药(图1-2)。

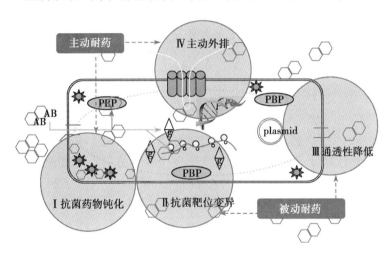

图 1-2　细菌耐药机制示意图

注:图中六边形代表抗菌药物,PBP(青霉素结合蛋白)和菱形代表抗菌药物靶点,太阳星代表药物水解酶,plasmid 为耐药质粒。

一、细菌对抗菌药物灭活或修饰

许多细菌能产生不可逆地修饰和/或灭活抗菌药物的酶,如β-内酰胺酶、氨基糖苷修饰酶、红霉素酯化酶及氯霉素乙酰转移酶等,这些酶能水解或修饰相应的抗菌药物的结构,使其失去抗菌活性。β-内酰胺酶是临床最常见的抗菌药物灭活酶,其作用于β-内酰胺类抗菌药物所共有的β-内酰胺环,通过切断内肽键,使内酰胺环被打开,从而使抗菌药物失活,是革兰氏阴性菌对β-内酰胺类抗菌药物耐药的主要机制。β-内酰胺酶可以由染色体、质粒或转座子编码,既可固有表达,也可诱导表达。根据氨基酸序列的相似度,可将β-内酰胺酶分为A、B、C、D四类。其中,A类、C类和D类酶属于丝氨酸β-内酰胺酶,活性部位包含丝氨酸残基;B类酶是金属β-内酰胺酶,需要依赖其活性部位的 Zn^{2+} 与β-内酰胺相互作用。一般来说,β-内酰胺酶被革兰氏阴性菌分泌释放到质周间隙或由革兰氏阳性菌分泌到细胞外发挥作用。临床常见的 TEM、SHV、CTX-M 和 KPC 型 β-内酰胺酶属于 A 类酶;IMP、VIM 和 NDM 型 β-内酰胺酶属于 B 类酶;AmpC 型 β-内酰胺酶属于 C 类酶;OXA 型 β-内酰胺酶属于 D 类酶。

氨基糖苷修饰酶通过共价修饰特定的药物氨基或羟基,导致氨基糖苷不能与核糖体正常结合,进而导致耐药,是临床氨基糖苷类药物耐药最重要的机制,包括乙酰化酶、核苷酶和磷酸化酶三类。

二、抗菌药物结合位点/靶点改变

抗菌药物与细菌靶点的作用通常是特异的,细菌可以通过改变靶位或保护靶位,导致其与抗菌药物亲和力降低而产生耐药。青霉素结合蛋白(PBPs)的修饰可影响其与 β-内酰胺类抗菌药物的亲和力,是革兰氏阳性菌对 β-内酰胺抗菌药物耐药的主要机制。如 MRSA 的耐药机制主要与细菌获得 *mecA* 基因并大量表达产生特殊青霉素结合蛋白 PBP2a 有关;VRE 耐药机制是由耐药基因修饰细菌中万古霉素结合靶位有关;还有如大环内酯类、林可霉素、链阳霉素、四环素类、氨基糖苷类药物的作用靶位为核糖体的亚基,利福霉素类的作用靶位为依赖于 DNA 的 RNA 聚合酶,喹诺酮类的作用靶位为拓扑异构酶,这些作用靶位结构的改变都可能使细菌对相应的抗菌药物产生耐药。

三、减少细胞内抗菌药物蓄积

抗菌药物需要进入细菌体内并达到一定的浓度,才能作用于靶位发挥其杀菌作用。细菌膜通透性的改变和主动外排机制都会减少细胞内的药物浓度,从而产生耐药。

1. 细菌膜通透性降低　脂多糖是革兰氏阴性菌外膜的主要组成成分,对细菌的渗透障碍起着一定的作用。脂多糖被修饰或减少会导致某些药物无法进入细胞内而发生耐药。如多黏菌素是通过作用于外膜表面携带负电荷的脂质 A 发挥抗菌效果,当脂多糖被修饰后,多黏菌素不能与其结合,无法发挥抗菌活性。

革兰氏阴性菌的外膜含有称为孔蛋白的蛋白质,形成孔道允许包括抗菌药物等许多亲水性物质通过,孔蛋白的丢失将导致进入细胞内的抗菌药物减少。如铜绿假单胞菌外膜孔蛋白 OprD2 的基因突变或缺失致使 OprD2 功能缺失或表达下调,使药物不能到达细胞内,这是铜绿假单胞菌对亚胺培南等碳青霉烯类耐药的重要机制。多重耐药性肺炎克雷伯菌外膜蛋白 OmpK35 和 OmpK36 丢失会导致对 β-内酰胺类药物的敏感性降低,这种机制往往与 β-内酰胺酶协同导致高水平耐药。

2. 细菌主动外排泵　细菌外膜存在多种主动外排泵,可以分为:易化子超家族、耐药结节化细胞分化家族、ATP 结合盒超家族、多重药物和毒性化合物外排家族、小多重性耐药家族五个超家族,这些外排泵类似菌体排泄通道,可以排出细菌代谢产物、毒素、信息素等,也可以排出进入菌体的抗菌药物,其中耐药结节化细胞分化家族与碳青霉烯抗菌药物的耐药有关,也是最早发现的外排泵系统,主要分布在革兰氏阴性菌,参与多种抗菌药物的排出。铜绿假单胞菌含有大量外排泵,其中 MexAB-OprM 和 MexCD-OprJ 的过度表达会导致碳青霉烯类、氟喹诺酮类和氨基糖苷类等多种抗菌药物耐药。在临床菌株中,这类机制往往表现为低水平耐药,当与其他耐药机制协同(如外膜蛋白、水解酶等)时才能产生高水平的耐药。

四、形成生物膜

细菌生物膜的主要成分由细菌分泌的多糖物、藻酸盐等组成,易在惰性物体或生物物体表面如医疗设备、留置导管、坏死的组织上产生,细菌在生物膜内代谢缓慢,对抗菌药物等杀菌剂、恶劣环境及宿主免疫防御机制有很强的抗性。生物膜虽然不是细菌耐药的主要机制,但其可能减弱药物发挥活性所必需的条件;且当细菌经历营养缺乏后可能会对抗菌药物产生耐受,这也是导致这些细菌性疾病难以根治的主要原因,主要见于金黄色葡萄球菌、铜绿假单胞菌,鲍曼不动杆菌和肺炎克雷伯菌。

细菌的耐药机制往往不是孤立存在的,而是相互作用影响细菌的耐药性。如碳青霉烯类耐药铜绿假单胞菌最常见机制是产 AmpC 酶合并孔蛋白的变化。低水平的 AmpC 酶不会导致高水平的碳青霉烯类耐药,但高产 AmpC 合并其他因素导致的膜孔蛋白渗透性减少和/或外排泵过表达往往产生高水平耐药。

第三节　细菌耐药的社会经济学负担

耐药菌感染导致很多感染性疾病的治疗药物选择受限,严重者甚至无药可用,患者的医疗风险及医疗成本增加,消耗更多的社会资源。细菌耐药已经对公共健康、经济增长和全球经济稳定构成了严重威胁。

一、细菌耐药的宏观社会经济学后果

细菌耐药造成严重的社会经济负担已经成为事实,主要表现在感染者住院时间延长、医疗费用上升、病死率增加,并由此导致劳动力丧失、生产率下降等后果。

英国政府细菌耐药评估专家组于 2016 年发表的 *Tackling drug-resistant infections globally : final report and recommendations* 指出,若任由抗菌药物耐药问题持续恶化,到 2050 年全球每年可能会有 1 000 万人死于耐药菌感染,经济损失将累计超过 100 万亿美元。据世界银行组织估计,若不控制耐药问题,全球每年 GDP 将会下降 1.1%~3.8%。

2019 年 4 月 WHO 提交联合国秘书长的报告指出,抗微生物药物耐药性问题是全球危机,危及一个世纪以来卫生领域的进展,可能会阻碍实现可持续发展目标;如果抗微生物药物耐药性问题得不到解决,造成的经济损失可能会类似于 2008—2009 年全球金融危机的冲击,医疗保健支出将大幅飙升,并影响粮食和饲料生产、贸易和生计,加剧贫困和不平等现象;抗微生物药物耐药性的卫生和经济后果皆会成为高、中、低收入国家沉重且日益增长的负担。

仅在欧盟,每年由抗微生物药物耐药性导致的额外卫生保健成本和劳动生产率损失至少达 15 亿欧元。美国疾病预防控制中心发布的《2013 年美国细菌耐药威胁报告》指出,每年因细菌耐药增加 200 亿美元的医疗费用,因细菌耐药所致社会生产力丧失造成的损失高达 350 亿美元。

据研究报道,我国 2005 年因治疗耐药菌感染的抗菌药物费用增加 36.6 亿元,住院费用增加 252 亿元,抗菌药物滥用导致的直接经济损失 925.5 亿~989.3 亿元,间接经济损失 173.7 亿~181.2 亿元。

二、细菌耐药对医疗的影响

1. 耐药菌感染对患者的影响　细菌耐药已成为导致临床治疗失败以及病死率上升的重要原因。耐药菌感染的患者比非耐药菌感染的患者面临更高的临床恶化和死亡风险,而且需要更多的医疗资源,增加了家庭和社会的经济负担。美国研究发现,MRSA 感染的病死率为 21%,而甲氧西林敏感菌感染的病死率仅为 8%;青霉素耐药与敏感的肺炎链球菌肺炎患者平均住院时间分别为 14 天与 10 天,耐药菌感染者人均多花费 1 600 美元;对三代头孢菌素耐药肠杆菌科细菌感染比敏感菌感染导致的死亡率高 5.2 倍,住院时间长 1.5 倍,医疗费用高 1.5 倍;亚胺培南耐药铜绿假单胞菌感染患者住院时间为 15.5 天,亚胺培南敏感菌感染患者住院时间为 9 天,病死率分别为 31.1% 与 16.7%。

我国耐药菌感染与非耐药菌感染比较,患者病死率增加 2.17 倍,人均住院日延长 15.8 天,多花住院费用 16 706 元。我国学者对全国抗菌药物临床应用监测网 187 所成员单位 2015 年的住院患者进行分析,发现因肺炎克雷伯菌、大肠埃希菌耐药造成的经济负担分别高达 26 049.89 万元、35 232.58 万元。上海某医院综合 ICU 住院患者回顾性调查发现,MDR 细菌感染者较非感染者住院日数延长 26 天,住院总费用增加 116 147 元。采用系统评价的方法纳入国内外 19 篇文献数据,发现 MRSA 感染的直接经济损失是 916.61~62 908 美元;CRAB 感染患者的直接经济损失是 4 644~98 575 美元;产超广谱 β-内酰胺酶细菌感染的直接经济损失是 2 824.14~30 093 美元,MDR 细菌感染所造成的直接经济损失达 916.61~98 575.00 美元不等。利用 DALY 与人力资本法结合估计,某三甲医院 2016—2017 年期间的平均疾病负担和平均间接经济负担,发现多重耐药菌感染组均高于非多重耐药菌感染组患者。

2. 泛耐药细菌感染可能导致无药可用　不合理使用抗菌药物导致泛耐药细菌的出现,使临床面临无药可用的挑战。碳青霉烯类是目前临床 MDR 细菌感染的主要治疗药物,然而我国临床 CRE 的分离率逐年上升,CRE 除了对 β-内酰胺类(包括碳青霉烯类)抗菌药物耐药外,通常携带对其他许多抗菌药物高水平耐药的基因,表现为多重耐药和泛耐药,导致治疗上的选择极其有限。体外敏感率较高的药物仅有多黏菌素、替加环素、头孢他啶/阿维巴坦等,但替加环素和多黏菌素由于药物代谢动力学/药效学特性不尽人意,治疗效果也差强人意,因此常常导致临床治疗的失败。研究显示,对于 CRE 引起的各种感染病死率极高,尤其在血流感染方面高达 50% 以上。

3. 细菌耐药最终将严重阻碍临床医学的发展　器官移植、人工器官、肿瘤放疗化疗、免疫抑制的应用等对各种严重疾病的治疗具有划时代的意义,但这些患者也是各种感染的高危患者,感染的控制是患者在接受这类治疗过程中成败的关键,一旦感染的病原体以耐药菌为主,治疗的失败率则会大幅增加,新型医疗技术的开展将难以进行。

耐药菌感染对儿童、老年人、免疫功能低下患者等的危害更大。由于长期使用免疫抑制剂、住院时间较长以及有创手术等因素,往往导致器官移植、化疗、免疫抑制个体等细菌感染的风险较高。Patel 等人研究报道接受实体器官移植的患者获得 CRKP 血流感染的风险增加了 4 倍,CRKP 血流感染也是使实体器官和造血干细胞移植患者的死亡率增加的因素。

第四节　细菌耐药控制的策略与行动

抗微生物药物耐药(antimicrobial resistance，AMR)严重影响人类、动物和环境的健康，对医疗保健系统、农业和国民经济也存在许多不利影响，已成为21世纪的重大公共卫生挑战。面对如此严峻的细菌耐药威胁，全球已经达成共识，必须协调一致采取积极行动，加以控制。

一、WHO有关细菌耐药控制的策略与行动

WHO呼吁全球关注AMR问题。1998年，WHO首次发表了关于遏制AMR的决议。2001年，WHO发布了第一份旨在控制细菌耐药性出现和传播的全球战略，即《世界卫生组织遏制抗菌药物耐药性的全球战略》，并提出了相应的干预框架。2007年，WHO把细菌耐药列为威胁人类安全的公共卫生问题之一。2011年，WHO在世界卫生日提出"今天不采取行动，明天就无药可用"的呼吁。2014年，世界卫生大会通过关于抗击细菌耐药的决议，决定制订全球行动计划抗击抗菌药物耐药。这一计划于2015年正式发布，并要求各成员国结合自身情况制订各自的细菌耐药控制国家行动计划，体现人类对细菌耐药构成健康重大威胁采取行动的全球共识，涵盖多部门及成员国间的磋商结果，其目标是尽可能保证长期持续使用安全有效的药物来治疗和预防传染病。该计划设置了五项战略目标：①提高对抗微生物药物耐药性的认识与理解；②加强监测和研究；③降低感染发生率；④优化抗微生物药物的使用；⑤确保在应对抗微生物药物耐药性方面进行可持续投资。同时提出建立全球抗微生物药物耐药监测系统。自2015年以来，每年11月的第3周是WHO确定的"世界提高抗菌药物认识周"，提高全球对抗微生物药物耐药的认识和警惕。

2016年联合国大会建立机构间抗生素耐药问题协调小组(the Interagency Coordination Group on Antimicrobial Resistance，IACG)，要求在国家、区域和全球各级根据"One Health"方法制订和实施多部门行动计划。WHO、联合国粮食及农业组织(Food and Agriculture Organization of the United Nations，FAO)和世界动物卫生组织(World Organization for Animal Health，WOAH)通过三方合作，持续向各国分发国家自评问卷以评价实施进度。2017年启动全球抗微生物药物耐药性监测系统(the Global Antimicrobial Resistance Surveillance System，GLASS)，支持在全球以标准化方法收集、分析和分享关于抗微生物药物耐药性的数据，以便协助决策工作，推动地方、国家和区域行动，并为开展行动和宣传提供证据基础。根据三方合作制订的指导意见，截至2019年1月，有117个国家确定了国家行动计划，另有62个国家正在制订国家行动计划。

围绕全球行动计划五大战略目标，相关三方制订了相应内容：①提高认识，加强教育：通过针对人类健康、动物卫生和农业实践领域不同受众以及消费者的公共沟通规划，提高对抗微生物药物耐药性的认识并促进行为的改变对于处理此问题至关重要；②开展抗微生物药物耐药监测：为了更好地了解和应对抗微生物药物耐药性模式及主要驱动因素，必须收集关于抗微生物药物耐药性发生率、流行率和趋势的信息；③感染预防和控制：加强个人卫生和感染预防措施，包括疫苗接种，可限制耐药微生物的传播并减少滥用和过度使用抗微生物药物；④优化人类和动物卫生工作中抗微生物药物的使用：为了延长抗微生物药物的使用寿命，必须在临床、药店和兽医实践中消除不必要的配药做法；⑤科学研究和技术开发：必须为

新的抗微生物药物、诊断工具和疫苗研发注入新的活力。2019年4月,在IACG向联合国秘书长的报告中指出:抗菌药物耐药性是一场全球性危机,威胁着一个世纪的健康进步和可持续发展目标的实现,已经没有时间再等了。

二、国际组织细菌耐药控制行动

G7、G20、TATFAR(Transatlantic Taskforce on Antimicrobial Resistance,跨大西洋抗微生物药物耐药控制工作组)、BRICS(金砖五国)、欧盟等国际合作组织高度重视耐药控制工作,都在各自的工作内容和工作目标中设定了耐药控制的条款,包括建立协作机制、增加投入、共享资源与信息等。

G7集团领导人在2015年峰会宣言中将抗菌药物耐药与突发公共卫生事件共同称为影响全球经济发展的两大"健康挑战",指出"应加强对当前和新发展的抗菌药物耐药性的监测"。之后都把抗菌药物耐药性问题作为影响人类健康和全球经济的重要议题而写入相关公报或声明。同样,2016年,中国作为G20主席国,将AMR问题写入《二十国集团领导人杭州峰会公报》,呼吁WHO、FAO、WOAH等组织就应对这一问题及其经济影响提出政策选项,并于2017年提出了遏制AMR的行动指南。2009年,美国与欧盟建立TATFAR,旨在应对耐药的紧急威胁。来自加拿大、欧盟、挪威和美国的技术专家合作并分享经验,主要加强在以下三个关键领域的努力:改善医学界和兽医界对抗菌药物的适当治疗用途,预防与医疗保健和社区相关的耐药性感染,制定改善新抗菌药物渠道的策略。

JPIAMR(Joint Programming Initiative on Antimicrobial Resistance,抗微生物药物耐药控制联合议程)是一个全球协作平台,通过28个成员国的"同一健康"方法来遏制抗菌药物耐药,秘书处由瑞典斯德哥尔摩的瑞典研究委员会主持。该计划协调国家资金,以支持共享的JPIAMR战略研究和创新议程的六个优先领域内的跨国研究和活动:治疗、诊断、监测、传播、环境和干预措施。JPIAMR正在不断寻找AMR研究资金。截至2017年1月1日,JPIAMR成员已投资18亿欧元用于AMR研究。

2017年在汉堡峰会上,G20各成员国一致决定,开展全球抗菌药物耐药性研究计划,建立共同基金,设立研发中心,为此,德国联邦教研部宣布提供5亿欧元支持这项为期10年的研究。

三、主要国家细菌耐药控制行动

1. 英国　2013—2018年期间英国政府耐药控制行动计划主要在感染控制与预防、合理使用抗菌药物、专业培训与公众教育、新药与新技术研发、优化监测体系、加强国际合作等方面采取行动。如英国Fleming基金、Newton基金、女王的千禧奖金等,它们分别从不同的角度进行,旨在帮助解决当今全球抗菌药物耐药性的问题。

2. 美国　2015年3月,美国公布了一项为期5年的遏制AMR国家行动计划,该计划主要包括五个方面:①减缓耐抗菌药物的"超级细菌"的出现速度,预防耐药菌感染的蔓延;②加强"超级细菌"全国性监测,向全国医院和医师提供抗菌药物耐药性实时数据;③开发更好的"超级细菌"诊断工具;④加速研发新型抗菌药物、疫苗和其他疗法;⑤加强有关国际合作,包括建立动物抗菌药物使用的全球数据库、帮助中低收入国家应对抗菌药物耐药性危机等。如美国政府于2012年签署的GAIN法案,旨在激励制药公司和生物技术公司参与创新型抗菌药物的研发,用以治疗耐药菌所致的严重感染性疾病。为了响应美国政府 2015 年 "应对细菌耐药的国家行动计划",美国推出了全球性合作计划 "助力战胜耐药细菌计划" (combating antibiotic resistant bacteria accelerator,CARB-X),这是由波士顿大学牵头的全球性非营利合作组织,旨在为创新性抗菌药物、快速诊断、疫苗和其他救生产品的早期开发提供资金,以应对日益增长的耐药菌威胁。

四、我国细菌耐药控制行动

在我国,细菌耐药控制问题同样受到高度重视。为了进一步加强医疗机构抗菌药物临床应用管理,针对滥用抗菌药物现象,先后颁布了众多管理制度与技术规范,促进抗菌药物合理使用,有效控制细菌耐药,保证医疗质量和医疗安全。

我国卫生系统已经建成了比较完善的耐药控制和抗菌药物合理使用的管理体系。于 2004 年颁布了《抗菌药物临床应用指导原则》;于 2005 年建立了全国细菌耐药监测和抗菌药物应用监测网,设立了临床药师制度,要求医疗机构重视感染、临床微生物人才与团队建设;于 2012 年颁布了《抗菌药物临床应用管理办法》;制定了《国家抗微生物治疗指南》供临床应用。我国已经把抗菌药物合理使用和耐药控制纳入医疗机构核心制度,成为医院等级评审指标,也是公立医院绩效考评内容。

2011 年,卫生部在全国范围内开展了抗菌药物临床应用专项整治活动,具体从以下几方面入手:明确抗菌药物临床应用管理责任制;开展抗菌药物临床应用基本情况调查;建立完善抗菌药物临床应用技术支撑体系;严格落实抗菌药物分级管理制度,加强抗菌药物购用管理;加大抗菌药物临床应用相关指标控制力度;定期开展抗菌药物临床应用监测与评估;加强临床微生物标本检测和细菌耐药监测;严格医师抗菌药物处方权限和药师抗菌药物调剂资格管理;落实抗菌药物处方点评制度;建立完善省级抗菌药物临床应用和细菌耐药监测网;充分利用信息化手段加强抗菌药物临床应用管理;建立抗菌药物临床应用情况通报和诫勉谈话制度;完善抗菌药物管理奖惩制度,严肃查处抗菌药物不合理使用情况等。通过以上措施,达到进一步加强抗菌药物临床应用管理、优化抗菌药物临床应用结构、提高抗菌药物临床合理应用水平、规范抗菌药物临床应用的目的,有效遏制细菌耐药;针对抗菌药物临床应用中存在的突出问题,采取标本兼治的措施加以解决;完善抗菌药物临床应用管理有效措施和长效管理机制;在多方的共同努力下抗菌药物临床合理应用能力和管理水平持续改进等目标取得了卓著的效果。

2016 年,国家卫生和计划生育委员会联合其他十三个部委颁布了《遏制细菌耐药国家行动计划(2016—2020 年)》,从国家层面实施综合治理策略和措施,对抗菌药物的研发、生产、流通、应用、环境保护等各个环节加强监管,加强宣传教育和国际交流合作,应对细菌耐药带来的风险挑战。到 2020 年:争取研发上市全新抗菌药物 1~2 个,新型诊断仪器设备和试剂 5~10 项;零售药店凭处方销售抗菌药物的比例基本达到全国覆盖,省(区、市)凭兽医处方销售抗菌药物的比例达到 50%;健全医疗机构、动物源抗菌药物应用和细菌耐药监测网络,建设细菌耐药参比实验室和菌种中心;建立医疗、养殖领域的抗菌药物应用和细菌耐药控制评价体系,全国二级以上医院基本建立抗菌药物临床应用管理机制;医疗机构主要耐药菌增长率得到有效控制,人兽共用抗菌药物或易产生交叉耐药性的抗菌药物作为动物促生长应用逐步退出,动物源主要耐药菌增长率得到有效控制;对全国医务人员、养殖一线兽医和养殖业从业人员完成抗菌药物合理应用培训;全面实施中小学抗菌药物合理应用科普教育;开展抗菌药物合理应用宣传周。2022年10月,国家卫生健康委员会联合其他十二个部委颁布了《遏制细菌耐药国家行动计划(2022—2025年)》,对我国细菌耐药综合治理提出了更高的要求。

为加强兽用抗微生物药物管理,遏制动物源性细菌耐药,保障养殖业生产安全、食品安全、公共卫生安全和生态安全,农业部于2017年制定了《全国遏制动物源细菌耐药行动计划(2017—2020年)》,该计划以提高动物源细菌耐药和抗微生物药物残留治理能力、养殖环节规范用药水平、畜禽水产品质量安全水平和人民群众满意度为目标,将从推进兽用抗微生物药物规范化使用、推进兽用抗微生物药物减量化使用、优化兽用抗微生物药物品种结构、完善兽用抗微生物药物监测体系、提升养殖环节科学用药水平五个方面实现。

AMR问题是全球性问题,遏制AMR行动是无国界的,各国政府需要高度重视细菌耐药问题,以负责任的态度采取有效应对措施,才能真正解决根本性的问题。如果仍迟迟不投入资金和采取行动,世界今后将不得不付出更高昂的代价来应对失控的抗微生物药物耐药性问题带来的灾难性影响。

(沈 萍)

参考文献

[1] Prince Sultan Military Medical City. WHO Publishes List of Bacteria for Which New Antibiotics Are Urgently Needed. Neurosciences,2017,22(2):159-160.[2022-09-22]. https://www.who.int/news/item/27-02-2017-who-publishes-list-of-bacteria-for-which-new-antibiotics-are-urgently-needed.

[2] DIEKEMA D J,PFALLER M A,SHORTRIDGE D,et al. Twenty-Year Trends in Antimicrobial Susceptibilities Among Staphylococcus aureus From the SENTRY Antimicrobial Surveillance Program. Open Forum Infect Dis, 2019,6(Suppl_1):S47-S53.

[3] HU F,ZHU D,WANG F,et al. Current Status and Trends of Antibacterial Resistance in China. Clin Infect Dis, 2018,67(Suppl_2):S128-S134.

[4] ZHANG S,SUN X,CHANG W,et al. Systematic Review and Meta-Analysis of the Epidemiology of Vancomycin-Intermediate and Heterogeneous Vancomycin-Intermediate Staphylococcus aureus Isolates. PLoS One,2015,10(8):e0136082.

[5] SHEN P,ZHOU K,WANG Y,et al. High prevalence of a globally disseminated hypervirulent clone, Staphylococcus aureus CC121,with reduced vancomycin susceptibility in community settings in China. J Antimicrob Chemother,2019,74(9):2537-2543.

[6] YADAV K K,AWASTHI S. The current status of community-acquired pneumonia management and prevention in children under 5 years of age in India:a review. Ther Adv Infect Dis,2016,3(3-4):83-97.

[7] SADER H S,MENDES R E,LE J,et al. Antimicrobial Susceptibility of Streptococcus pneumoniae from North America,Europe,Latin America,and the Asia-Pacific Region:Results From 20 Years of the SENTRY Antimicrobial Surveillance Program(1997-2016). Open Forum Infect Dis,2019,6(Suppl_1):S14-S23.

[8] REMSCHMIDT C,SCHRODER C,BEHNKE M,et al. Continuous increase of vancomycin resistance in enterococci causing nosocomial infections in Germany-10 years of surveillance. Antimicrob Resist Infect Control,2018,7(1):54.

［9］ZHANG J,ZHENG B,ZHAO L,et al. Nationwide high prevalence of CTX-M and an increase of CTX-M-55 in Escherichia coli isolated from patients with community-onset infections in Chinese county hospitals. BMC Infect Dis,2014,14:659.

［10］CASTANHEIRA M,DESHPANDE L M,MENDES R E,et al. Variations in the Occurrence of Resistance Phenotypes and Carbapenemase Genes Among Enterobacteriaceae Isolates in 20 Years of the SENTRY Antimicrobial Surveillance Program. Open Forum Infect Dis,2019,6（Suppl_1）:S23-S33.

［11］ECDC. Surveillance of antimicrobial resistance in Europe 2017. European Centre for Disease Prevention and Control,2018.［2022-09-22］. https://www.ecdc.europa.eu/en/publications-data/surveillance-antimicrobial-resistance-europe-2017.

［12］LEE H,YOON E J,KIM D,et al. Antimicrobial resistance of major clinical pathogens in South Korea,May 2016 to April 2017:first one-year report from Kor-GLASS. Euro Surveill,2018,23（42）:1800047

［13］WANG Q,WANG X,WANG J,et al. Phenotypic and Genotypic Characterization of Carbapenem-resistant Enterobacteriaceae:Data From a Longitudinal Large-scale CRE Study in China（2012-2016）. Clin Infect Dis,2018,67（Suppl_2）:S196-S205.

［14］LI Z,CAO Y,YI L,et al. Emergent Polymyxin Resistance:End of an Era? Open Forum Infect Dis,2019,6（10）:ofz368.

［15］MAHAMAT A,BERTRAND X,MOREAU B,et al. Clinical epidemiology and resistance mechanisms of carbapenem-resistant Acinetobacter baumannii,French Guiana,2008-2014. Int J Antimicrob Agents,2016,48（1）:51-55.

［16］肖永红. 全面应对细菌耐药的公共卫生危机. 临床药物治疗杂志,2010,8（03）:1-4.

［17］World Health Organization. WHO global strategy for containment of antimicrobial resistance. Anti-Infective Drug Resistance S,Containment T. Geneva:World Health Organization,2001.

［18］ANDERSON M,CLIFT C,SCHULZE K,et al. Averting the AMR crisis. What are the avenues for policy action for countries in Europe. 2019.

［19］World Health Organization. Global Action Plan on Antimicrobial Resistance.（2016-05-18）［2022-09-22］. https://apps.who.int/gb/ebwha/pdf_files/WHA69/A69_24-en.pdf#:~:text=The%20global%20action%20plan%20on%20antimicrobial%20resistance%20was,which%20is%20submitted%20separately%20in%20document%20A69%2F24%20Add.1.

第二章

抗菌药物临床应用现状

第一节　国内外抗菌药物临床应用现状

一、抗菌药物的医疗价值

抗菌药物的开发与临床应用堪称医学史上最为重要的成就之一,被认为是 20 世纪与疫苗同等重要的医学发现。在抗菌药物发现以前,对于由细菌真菌等病原微生物所致的感染无任何有效药物。抗菌药物的出现和应用一举打破了这一局面,挽救了大量细菌真菌感染患者的生命;抗菌药物还作为预防感染药物,为大型手术、放化疗、器官移植等患者保驾护航,在医学的发展中发挥着重要的作用。

抗菌药物对感染性疾病的治疗和预防为促进人类健康作出贡献,主要体现在以下几方面。

（1）抗菌药物的预防作用使很多大型外科手术得以安全开展:在抗菌药物应用之前,即便是相对简单的手术(如阑尾切除术)也可能因为术后感染的存在而威胁到患者的生命。抗菌药物在预防术后感染方面功不可没,有研究指出,抗菌药物应用后,院内术后感染的发生率由 40% 减少至 2%。

（2）抗菌药物的应用能有效控制部分传染病的流行:青霉素于 20 世纪 40 年代开始进入临床应用,自 20 世纪 50 年代初期以来,青霉素成为治疗螺旋体病、淋病、流脑等重大传染病的特效药物,挽救了众多患者的生命。

（3）抗菌药物的应用能大幅降低感染性疾病的病死率:应用抗菌药物后,各种细菌感染的病死率由 1937 年的 2.83‰ 下降至 1996 年的 0.59‰。

（4）抗菌药物对儿童的健康发挥了积极作用:在抗菌药物发现以前,细菌性脑脊膜炎儿童患者的存活率仅为 10% 左右,存活患儿大多数也会出现严重而持久的后遗症。自抗菌药物进入临床应用以后,细菌性脑脊膜炎的预后得到了显著的改善,其致死率也大幅降至10%~15%。

（5）抗菌药物促进孕产妇的健康:1935 年,英国的英格兰和威尔士地区的产妇死亡率为4‰ 左右,主要死因是围生期化脓性链球菌感染。随着磺胺类药物百浪多息和青霉素的应用,自 20 世纪 30 年代中期开始,上述地区的产妇死亡率便呈现出显著的下降趋势;到 1970 年左右,上述地区的产妇死亡率已趋近于零。

二、国外抗菌药物临床应用现状

(一)全球抗菌药物临床应用现状

WHO 于 2018 年首次发布了全球抗菌药物消耗监测报告(以下简称抗菌药物消耗报告),其对全球 65 个国家和地区人用抗菌药物的消耗数据(绝大多数国家和地区提供的是 2015 年的数据,只有少数国家和地区提供的是 2016 年的数据)进行了整理与分析,结果发现全球不同国家和地区在抗菌药物总消耗量方面存在很大差异,最低者仅为 4.4DDDs/(1 000 人·d),最高者达 64.4DDDs/(1 000 人·d)(表 2-1),提示一些国家可能存在过度使用抗菌药物的情况,而另一些国家则可能无法充分地获得抗菌药物。

表 2-1 WHO 监测全球 65 个国家和地区人用抗菌药物消耗数据

国家或地区	年度	消耗量/总 DDDs	消耗量/[DDDs/(1 000 人·d)]	消耗量/吨
非洲地区				
布基纳法索	2015	91 114 955	13.78	136.4
布隆迪	2015	16 533 614	4.44	56.39
科特迪瓦	2015	90 050 956	10.68	134.82
坦桑尼亚	2016	553 622 340	27.29	712.46
美洲地区				
玻利维亚	2016	15 400 592	19.57	22.14
巴西	2016	1 724 124 919	22.75	2 225.47
加拿大	2015	223 101 184	17.05	242.69
哥斯达黎加	2016	25 143 759	14.18	30.17
巴拉圭	2016	31 825 441	19.38	36.45
秘鲁	2016	71 432 278	10.26	94.63
欧洲地区				
阿尔巴尼亚	2015	17 251 602	16.41	18.17
亚美尼亚	2015	10 981 069	10.31	14.39
奥地利	2015	38 081 745	12.17	38.84
阿塞拜疆	2015	26 995 944	7.66	36.45
白俄罗斯	2015	60 556 399	17.48	68.88
比利时	2015	104 860 173	25.57	112.95
波黑	2015	23 033 283	17.85	28.66
保加利亚	2015	53 233 312	20.25	52.18
克罗地亚	2015	31 280 578	20.28	35.27
塞浦路斯	2015	8 389 248	27.14	8.1

续表

国家或地区	年度	消耗量/总 DDDs	消耗量/[DDDs/(1 000 人·d)]	消耗量/吨
捷克	2015	66 073 164	17.18	67.87
丹麦	2015	36 848 791	17.84	53.25
爱沙尼亚	2015	5 822 060	12.13	6.3
芬兰	2015	36 983 121	18.52	47.21
法国	2015	628 986 424	25.92	764.02
格鲁吉亚	2015	33 152 652	24.44	33.04
德国	2015	340 449 193	11.49	290.85
希腊	2015	134 139 320	33.85	139.18
匈牙利	2015	58 664 563	16.31	57.27
冰岛	2015	2 146 458	17.87	2.18
爱尔兰	2015	39 318 933	23.27	50.22
意大利	2015	590 686 917	26.62	662.47
科索沃	2015	13 271 382	20.18	16.62
拉脱维亚	2015	9 644 074	13.3	10.93
立陶宛	2015	16 877 454	15.83	19.87
卢森堡	2015	4 583 651	22.31	4.92
马耳他	2015	3 428 658	21.88	3.55
黑山	2015	6 660 880	29.33	7.97
荷兰	2015	60 338 150	9.78	55.66
挪威	2015	31 998 795	16.97	46.35
波兰	2015	337 067 701	24.3	306.61
葡萄牙	2015	67 089 554	17.72	79.84
摩尔多瓦	2015	17 411 914	13.42	20.87
罗马尼亚	2015	206 717 694	28.5	253.28
俄罗斯	2015	779 270 524	14.82	915.65
塞尔维亚	2015	81 762 868	31.57	98.34
斯洛伐克	2015	48 154 016	24.34	49.55
斯洛文尼亚	2015	10 152 289	13.48	14.07
西班牙	2015	304 475 774	17.96	343.91
瑞典	2015	48 834 144	13.73	72.7
英国	2015	484 761 369	20.47	535.37
亚洲地区				
塔吉克斯坦	2015	68 493 070	21.95	121.12
土耳其	2015	1 090 722 974	38.18	1 195.69
吉尔吉斯斯坦	2015	39 013 935	17.94	77.3

续表

国家或地区	年度	消耗量/总 DDDs	消耗量/[DDDs/(1 000 人·d)]	消耗量/吨
哈萨克斯坦	2015	114 558 903	17.89	162.22
乌兹别克斯坦	2015	97 762 994	8.56	185.9
东地中海地区				
伊朗	2015	1 123 329 829	38.78	1 178.61
约旦	2015	29 836 359	8.92	21.23
苏丹	2015	497 782 564	35.29	675.75
西太平洋地区				
文莱	2015	901 761	5.92	1.13
日本	2015	658 400 748	14.19	524.9
蒙古	2015	69 986 355	64.41	133.24
新西兰	2015	38 036 523	22.68	36.85
菲律宾	2015	304 852 740	8.21	260.55
韩国	2015	515 342 775	27.68	546.37

　　抗菌药物消耗报告指出：在大多数国家，阿莫西林和阿莫西林/克拉维酸是使用最为频繁的抗菌药物。这类抗菌药物属于 WHO 基本药物目录中的"Access"类药物（"Access"类药物包括的抗菌药物都是一些推荐用于普通感染性疾病一线或二线治疗的药物）。在报告所涵盖的 65 个国家和地区中，有 49 个国家"Access"类抗菌药物的消耗量占其抗菌药物总消耗量的 50% 以上。"Watch"类抗菌药物（需要引起重视的抗菌药物，如第三代头孢菌素，喹诺酮类和碳青霉烯类等广谱抗菌药物）的使用，各个国家或地区之间存在明显的差异（有些国家此类抗菌药物的使用占比低于 20%，有些国家此类抗菌药物的使用占比则超过 50%）。除了"Access"类和"Watch"类抗菌药物以外，还有一类属于"Reserve"类的抗菌药物（这类抗菌药物仅用于特定的适应证，如多重耐药菌感染，需要严格控制进行保护）。"Reserve"类抗菌药物在大多数高收入国家的使用占比低于 2%，大多数中低收入国家则并未报告有使用这类抗菌药物。

　　（二）欧盟/欧洲经济区抗菌药物临床应用现状

　　按照欧盟/欧洲经济区抗微生物药物消耗报告，2018 年，该区域供全身应用抗菌药物（即 WHO 解剖学、治疗学及化学分类中 ATC J01 类药物）的平均总消耗量（社区/基层医疗部门和住院部门合计）为 20.1DDDs/(1 000 人·d)，各国总消耗量介于 9.7~34.0DDDs/(1 000 人·d)之间（表 2-2）。在 2009—2018 年期间，欧盟/欧洲经济区在 ATC J01 类抗菌药物年度总消耗量方面并未出现明显的变化趋势，有 11 个国家在 ATC J01 类抗菌药物年度总消耗量方面呈现出明显的下降趋势，另有 4 个国家则呈现出明显的上升趋势。

　　1. 欧盟/欧洲经济区社区抗菌药物应用现状　　2018 年，欧盟/欧洲经济区社区抗菌药物的平均总消耗量为 18.4DDDs/(1 000 人·d)，各国总消耗量介于 8.9~32.4DDDs/(1 000 人·d)之间（见文末彩图 1）。在 2009—2018 年期间，总消耗量方面并未出现明显的变化趋势。社区供全身应用抗真菌药物（即 ATC J02 和 D01B 类药物）的消耗量为 1.0DDDs/(1 000 人·d)，各国总消耗量介于 0.39~3.0DDDs/(1 000 人·d)之间。

表 2-2 2018 年欧盟/欧洲经济区内各国抗菌药物消耗数据

国家或地区	2018 年消耗量/[DDDs/(1 000 人·d)]	2009—2018 年消耗量变化趋势
奥地利	10.4	下降
比利时	22.3	下降
保加利亚	21	上升
克罗地亚	18.8	无明显变化
塞浦路斯	无数据	无明显变化
捷克	无数据	无明显变化
丹麦	15.6	无明显变化
爱沙尼亚	11.8	无明显变化
芬兰	15.5	下降
法国	25.3	无明显变化
德国	11.9	下降
希腊	34	无明显变化
匈牙利	14.8	无明显变化
冰岛	20.4	上升
爱尔兰	22.7	上升
意大利	21.4	下降
拉脱维亚	13.3	上升
立陶宛	17.5	无明显变化
卢森堡	22.2	下降
马耳他	20.9	无明显变化
荷兰	9.7	下降
挪威	15.3	无明显变化
波兰	24.4	无明显变化
葡萄牙	18.6	下降
罗马尼亚	25	无明显变化
斯洛伐克	22	无明显变化
斯洛文尼亚	13.2	下降
西班牙	26	无明显变化
瑞典	12.4	下降
英国	18.8	下降
欧盟/欧洲经济区	20.1	无明显变化

2018 年,欧盟/欧洲经济区社区广谱类青霉素、头孢菌素、大环内酯(红霉素除外)和氟喹诺酮类抗菌药物的消耗量与窄谱类青霉素、头孢菌素和大环内酯类(即红霉素)抗菌药物的消耗量的比值为 2.9,各国比值介于 0.1~24.0 之间。在 2009—2018 年期间,欧盟/欧洲经济区社区部门上述指标总体呈现上升趋势。消耗抗菌药物的具体种类中,青霉素类(ATC J01C

类)最多,占比达44.0%;大环内酯类、林可霉素类和链霉素等(ATC J01F类)占比为16.3%;四环素类(ATC J01A类)和除青霉素类以外的β-内酰胺类(ATC J01D类)占比分别为11.4%(2.1/18.4)和10.9%(2.0/18.4);喹诺酮类(ATC J01M类)占比为8.2%(1.5/18.4);磺胺类和甲氧苄啶(ATC J01E类)占比为3.3%(0.6/18.4)。除以上6类抗菌药物以外的其他抗菌药物占比为6.0%。

2. 欧盟/欧洲经济区住院患者抗菌药物临床应用现状　2018年,欧盟/欧洲经济区住院患者抗菌药物的平均总消耗量为1.8DDDs/(1 000人·d),各国的总消耗量介于0.8~2.5DDDs/(1 000人·d)之间(见文末彩图2)。在2009—2018年期间抗菌药物年度总消耗量并未出现明显的起伏。抗真菌药物的平均总消耗量为0.16DDDs/(1 000人·d),各国的总消耗量介于0.03~0.21DDDs/(1 000人·d)之间。

2018年,欧盟/欧洲经济区住院患者糖肽类、第三/四代头孢菌素类、单环β-内酰胺类、碳青霉烯类、氟喹诺酮类、多黏菌素类、哌拉西林/酶抑制剂合剂、利奈唑胺、泰地唑胺和达托霉素等抗菌药物的消耗量占32.5%,各国占比介于17%~58%之间。2009—2018年,上述指标总体呈现上升趋势;各国指标的变化趋势,或表现出上升势头或保持平稳不变。

2018年住院患者各类抗菌药物的具体消耗情况如下:青霉素类的消耗量最多,占比达37.4%;除青霉素类以外的β-内酰胺类占比20.7%;喹诺酮类占比为11.7%;大环内酯类、林可霉素类和链霉素等占比为8.9%;四环素类占比为4.5%;磺胺类和甲氧苄啶占比为3.9%;除以上6类抗菌药物以外的其他抗菌药物占比为12.8%。

2009—2018年,欧盟/欧洲经济区住院患者用于治疗医疗相关耐药菌感染的抗菌药物的消耗情况为:①哌拉西林/他唑巴坦的年度消耗量呈现上升趋势;2018年碳青霉烯类的消耗量为0.04DDDs/(1 000人·d),2009—2018年碳青霉烯类的年度消耗量并未见有明显的改变;②2018年多黏菌素类的消耗量为0.01DDDs/(1 000人·d),2009—2018年多黏菌素类的年度消耗量呈现出明显的上升势头;③用于治疗多重耐药革兰氏阳性菌感染的药物(如利奈唑胺、达托霉素和替加环素)的年度消耗量呈现上升趋势;④新近获批的抗菌药物,如头孢他啶/阿维巴坦、头孢洛扎/他唑巴坦等的消耗尚处于很低水平。

(三)美国抗菌药物临床应用现状

2016年美国的抗菌药物处方数量还高达2.702亿张,各州之间每1 000人所拥有的抗菌药物处方数量各不相同,指标值最高的州比指标值最低的州高抗菌药物处方数量2.5倍。据2018年美国抗菌药物使用报告,美国的诊所及急诊每年有约4 700万个疗程的抗菌药物处方用于本无必要使用抗菌药物的患者,即有30%的抗菌药物处方是毫无必要的。近年来,美国的抗菌药物处方开具情况有所改善,2016年开具的抗菌药物总量较2011年下降了5%。

美国住院患者抗菌药物使用管理日渐规范。与2014年相比,2017年美国拥有符合要求的抗菌药物管理计划(antimicrobial stewardship program,ASP)的医院的数量几乎翻了1倍。2017年,4 992家医院参与了2017年国家医疗安全网络年度医院调查,仅提供急诊服务的医院里就有3 816家(76.4%)拥有符合要求的抗菌药物管理方案。美国将力争到2020年实现所有医院都能拥有符合要求的ASP。

(四)澳大利亚抗菌药物临床应用现状

1. 澳大利亚社区抗菌药物应用现状

(1)基层保健中心抗菌药物应用现状:自2016年开始,每1 000人所拥有的抗菌药物处方数量及抗菌药物总消耗量的两项指标均呈现逐年下降趋势。2017 年，每 1 000 人所拥有的抗菌药物处方数量为 1 079 张，抗菌药物总消耗量为 22.7DDDs/(1 000 人·d)。关于各年龄段患者群体的抗菌药物使用比例，65 岁及以上患者群体抗菌药物使用比例是各年龄段患者群体中最高的(每 1 000 人所拥有的抗菌药物处方数量高于 1 738 张)。在 65 岁以下患者群体中，2~4 岁儿童患者群体拥有最高的抗菌药物使用比例(每 1 000 人所拥有的抗菌药物处方数量达 1 157 张)。根据药物福利计划数据，抗菌药物处方中，有约 50% 属于重复处方，其中又有一半左右是在原始处方后 10 天内开具的。

2017 年，抗菌药物使用量居于前 5 位的种类分别是以阿莫西林为主的广谱青霉素类、酶抑制剂合剂类、四环素类、第一代头孢菌素类和大环内酯类。

根据 MedicineInsight 数据，26% 的患者在 2017 年一年内曾开具处方抗菌药物供全身应用，这较 2015 年的 31.7% 有所下降；注明抗菌药物使用适应证的处方占所有抗菌药物处方的比例自 2015 年以来并未见有所提升。与临床指南有关推荐相悖的抗菌药物过度使用的现象依然普遍存在，有很大部分患者缺乏抗菌药物应用指征(如流感和急性支气管炎)。2017 年，18~75 岁年龄段的急性支气管炎患者中有高达 92% 的患者被开具了抗菌药物处方，与此同时，超过一半的流感患者被开具了抗菌药物处方。

(2) 养老院抗菌药物临床应用现状：澳大利亚的国家抗菌药物处方调查发现，养老院入住的老年人中有 8.8% 在 2017 年曾使用抗菌药物，绝大多数是口服和局部应用抗菌药物，最常用抗菌药物包括克霉唑、头孢氨苄、阿莫西林、甲氧苄啶和阿莫西林/克拉维酸。调查发现还存在较为普遍的无指征使用抗菌药物的情况，2016—2017 年从这些机构开出的所有抗菌药物处方中，超过一半患者没有任何感染症状或体征，约四分之一并未写明用药理由，一半以上并未写明处方审核及停用日期，约有三分之一属于供局部应用抗菌药物。

2. 澳大利亚住院患者抗菌药物临床应用现状　2010—2017 年，澳大利亚的国家抗菌药物使用监测计划的医院年度抗菌药物消耗量总体呈现下降趋势。2017 年，上述医院抗菌药物的消耗量为 956.8DDDs/(100 000 人·d)，较 2016 年的 932.8DDDs/(100 000 人·d) 稍有增加。

2017 年，澳大利亚医院的抗菌药物按使用量排名居于前 10 位的分别是阿莫西林/克拉维酸、头孢唑啉、氟氯西林、多西环素、阿莫西林、头孢曲松、哌拉西林/他唑巴坦、头孢氨苄、阿奇霉素和甲硝唑。其中，排名居于前 5 位的抗菌药物的总消耗量占上述医院所有抗菌药物总消耗量的一半左右。最常见的抗菌药物使用指征是术后感染预防、社区获得性肺炎、感染(指非术后感染)预防、泌尿道感染和脓毒症。

自 2013 年以来，澳大利亚医院抗菌药物处方的不合理率一直保持在比较稳定的水平，2017 年，不合理利用率为 23.5%。对于术后感染预防使用的抗菌药物，使用时间超过 24 小时的比例由 2013 年的 41.1% 下降到 2017 年的 30.5%。头孢氨苄和阿莫西林/克拉维酸两种抗菌药物使用不当的比例最高。

三、国内抗菌药物临床应用现状

我国自 2005 年建立全国抗菌药物应用监测网以来，参与的医疗机构不断增加，覆盖全国各地区，现有入网单位超过 3 000 家，其中 2/3 为三级医院，每年向管理部门提交监测数据，部分数据向公众开放。本文大部分数据来源于该监测网。

（一）住院患者抗菌药物使用情况

2018年监测医院抗菌药物总消耗量居于前三位的分别是喹诺酮类、第三代头孢菌素和头孢菌素/酶抑制剂合剂，总消耗量居于前三的具体抗菌药物分别是左氧氟沙星、头孢哌酮/舒巴坦和头孢呋辛。2018年住院患者抗菌药物使用率为36.4%，较2017年下降0.5个百分点。其中，非手术组抗菌药物使用率为21.9%，较2017年下降0.8个百分点；手术组使用率为63.0%，较2017年上升0.6个百分点。

2011年以来住院患者抗菌药物使用率呈逐年下降趋势，从2011年的59.4%下降到2018年的36.4%。其中，手术组从2011年的86.3%下降到2018年的63.0%，非手术组从2011年的41.5%下降到2018年的21.9%（图2-1）。

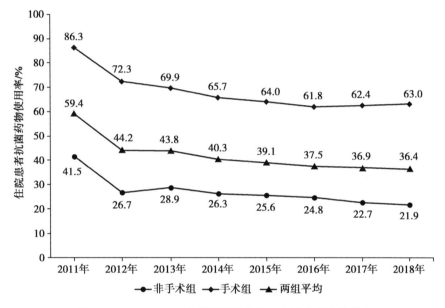

图2-1　2011—2018年我国医院住院患者抗菌药物使用率

按医院级别分析，住院患者抗菌药物使用率总体呈下降趋势。2018年三级综合医院住院患者抗菌药物使用率为38.6%，非手术组抗菌药物使用率为27.8%，手术组抗菌药物使用率为62.9%。二级综合医院住院患者抗菌药物使用率也呈逐年下降趋势，2018年二级综合医院住院患者抗菌药物使用率为43.9%，高于三级综合医院，其中非手术组抗菌药物使用率为36.9%，手术组抗菌药物使用率为68.9%。

2011—2018年手术组不同切口的抗菌药物使用率和预防用抗菌药物使用率整体均呈缓慢下降趋势。2018年手术组抗菌药物使用率为63.0%，其中Ⅰ类、Ⅱ类和Ⅲ类切口抗菌药物使用率分别为45.9%、82.9%和86.8%。手术组预防用抗菌药物的使用率为55.5%，其中Ⅰ类、Ⅱ类和Ⅲ类切口预防用抗菌药物使用率分别为41.7%、72.5%和51.4%。各省（自治区、直辖市）Ⅰ类切口预防用抗菌药物使用率中位数为37.5%，最高为57.3%，最低为27.5%。

2011年以来，住院患者抗菌药物联合用药率总体呈下降趋势。2018年联合用药率为17.8%，其中非手术组为20.2%，手术组为13.3%。

全国住院患者抗菌药物使用强度处于较低水平,自2011年以来开始出现明显下降,2014年后便处于较为稳定的水平(图2-2)。2018年,抗菌药物使用强度中位数为45.93DDDs/(100人·d),平均数为48.43DDDs/(100人·d)。

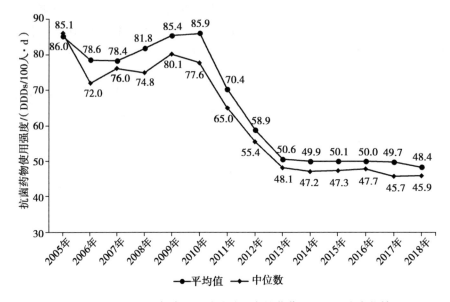

图2-2　2005—2018年我国医院住院患者抗菌药物使用强度变化情况

各种常用抗菌药物中喹诺酮类抗菌药物的使用强度从2011年的8.64DDDs/(100人·d)降至2018年的6.49DDDs/(100人·d)。第三代头孢菌素的使用强度从2011年的11.81DDDs/(100人·d)降至2018年的6.27DDDs/(100人·d)。但头孢菌素酶抑制剂合剂的使用强度持续增加,从2012年的4.30DDDs/(100人·d)升至2018年的5.81DDDs/(100人·d);碳青霉烯类抗菌药物的使用强度呈逐年增加趋势。

(二) 住院患者抗菌药物的使用合理性

在2018年非手术患者中19.3%为无适应证用药病例;在有适应证用药的病例(按例次计)中,药物选择不合理的占31.1%,给药频次不符合规定的占20.6%,单次给药剂量不合理的占20.9%,联合用药不适宜的占5.4%。手术患者中11.7%为无适应证用药病例;在有适应证用药的病例(按例次计)中,药物选择不合理的占24.7%,给药频次不符合规定的占12.7%,单次给药剂量不合理的占14.1%,联合用药不适宜的占2.0%。

(三) 门诊处方抗菌药物的使用率

2011年以来,门诊处方抗菌药物的使用率呈逐年下降趋势(图2-3)。在2018年调查的222 455张处方中,7.9%为抗菌药物处方。对各年龄段患者门诊处方抗菌药物使用率进行分析后发现,儿童患者门诊处方抗菌药物的使用率明显高于成年人和老年人,28天至6岁年龄段的患者门诊处方抗菌药物的使用率最高(19.7%)。

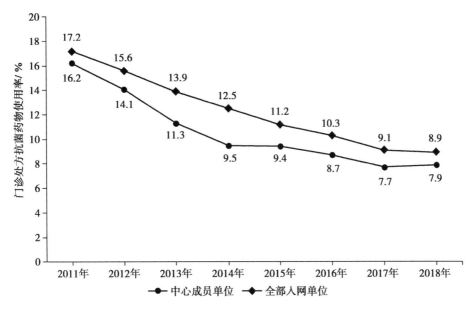

图 2-3　2011—2018 年我国监测网中心单位和全部单位门诊处方抗菌药物使用率

第二节　抗菌药物使用与细菌耐药性

一、抗菌药物合理使用的基本概念

WHO 将抗菌药物的合理使用定义为"可使抗菌药物的临床治疗效果最大化同时又可使药物相关毒副作用和细菌耐药发生率最小化,具有优良成本效益比的抗菌药物使用"。同时符合以下四个原则的抗菌药物使用,被认为是合理的:①仅在有抗菌药物处方的前提下才可以获取和使用抗菌药物。②仅在有相应指征的情况下才使用抗菌药物。换言之,只有出于治疗和/或预防细菌或真菌感染的目的而使用的抗菌药物才被认为有可能是必要的。③所选用的抗菌药物是恰当的,同时抗菌药物的给药剂量、频次、时机、途径和疗程也是合理的。④在抗菌药物的使用过程中,监测和评估潜在的药物相互作用和药物不良反应,以便对抗菌药物的给药方案及时进行适当调整。

按照我国《抗菌药物临床应用指导原则》的要求,抗菌药物临床应用是否合理,基于以下两方面:有无抗菌药物应用指征;选用的品种及给药方案是否适宜。抗菌药物合理使用基本原则包括:①诊断为细菌性感染的患者方可应用抗菌药物;②尽早查明感染病原,根据病原种类及药物敏感试验结果选择抗菌药物;③基于证据的抗菌药物的经验治疗;④按照药物的抗菌作用及其体内过程特点选择用药;⑤综合患者病情、病原菌种类及抗菌药物特点制订抗菌治疗方案。

二、抗菌药物不合理使用的现象

有悖于前述抗菌药物使用原则的抗菌药物使用行为(现象)即为不合理。抗菌药物不合理使用行为(现象)种类繁多,大致可分为以下几类。

（一）无指征使用抗菌药物

抗菌药物只对各种细菌或真菌感染有效，其他疾病均无使用抗菌药物的必要。有研究指出，美国的紧急护理中心、急诊部门、零售诊所及传统的流动护理机构等，经常将抗菌药物用于没有用药指征的普通呼吸道疾病（如普通感冒、支气管炎），这种无指征使用抗菌药物的情况在紧急护理中心尤为常见（高达46%的抗菌药物处方属于这种情况）。以氟喹诺酮类抗菌药物为例，据估计，在美国急诊部门仅2014年就有160万张氟喹诺酮类抗菌药物处方被用于本无必要使用抗菌药物的感冒及支气管炎的治疗。我国临床抗菌药物使用中也存在部分无指征用药现象，对上呼吸道感染、不明原因发热、咽痛等使用抗菌药物的现象也比较常见。

（二）无处方使用抗菌药物

抗菌药物属于处方药物，需要凭医师处方购买与销售。无处方使用抗菌药物表示患者在未取得抗菌药物处方的前提下自行获取并使用抗菌药物，其主要来源包括零售药店、剩余或由他人分享得来的药物。无处方使用抗菌药物在抗菌药物不合理使用问题中显得尤为突出。据统计，在孟加拉国、巴西和苏丹等国，无处方使用抗菌药物的比例很高；在美国纽约以西班牙语为母语的家庭，自行获取并服用抗菌药物治疗发热、呼吸道与胃肠道症状是一种普遍现象。我国无处方使用抗菌药物现已逐步得到纠正。

（三）抗菌药物选用不当

抗菌药物的选择需要考虑感染病原菌和患者情况，无针对性选择抗菌药物和偏爱广谱抗菌药物等都属于选用不当。氟喹诺酮类属于广谱抗菌药物，一般并不推荐作为泌尿道感染或鼻窦炎的一线治疗药物，然而在美国，氟喹诺酮类抗菌药物已成为最常用的泌尿道感染治疗药物。据估计，美国仅2014年就有630万张氟喹诺酮类抗菌药物处方用于泌尿道感染或鼻窦炎的治疗。同样在美国，阿奇霉素也时常被用来作为鼻窦炎的治疗用药，但实际上鼻窦炎的常见病原菌对阿奇霉素及其同类药物的耐药率已经很高，相关指南并不推荐将阿奇霉素用于鼻窦炎的治疗。阿奇霉素不仅不是鼻窦炎的推荐治疗用药，它也不是儿科常见细菌感染性疾病的推荐治疗用药。尽管如此，在美国，根据2013年度的有关数据，阿奇霉素还是经常被用于本不被推荐使用的各种儿童细菌感染的治疗。我国临床医师偏爱使用氟喹诺酮类和头孢菌素，这也属于选用不当之列。

（四）抗菌药物使用疗程不合理

多数感染疗程一般在感染控制后继续用药3~5天为主，特殊感染有其特定疗程。为避免细菌耐药产生，主张短程治疗已经成为一种趋势。有研究指出，美国的初级保健医生为鼻窦炎患者治疗时的抗菌药物使用疗程通常长于临床指南所推荐的疗程，有近70%的处方疗程达10天及以上，远远长于美国感染性疾病协会指南推荐的成人非复杂鼻窦炎感染治疗疗程5~7天。我国临床使用抗菌药物疗程偏长的现象也较为突出。

（五）其他抗菌药物不合理使用现象

其他抗菌药物的不合理使用现象还包括抗菌药物的给药剂量、频次、途径不适宜，未考虑潜在的药物相互作用和药物不良反应，抗菌药物预防性使用不当，过多联合用药等。

三、抗菌药物不合理使用的成因

导致抗菌药物不合理使用的具体原因较多，主要原因有以下几类。

1. 抗菌药物使用管理松懈,容易获得　在许多国家和地区,凭处方销售抗菌药物的制度尚未建立或执行不严,人们无须凭处方即可从零售药店等获得抗菌药物。这种过于便利的抗菌药物获取为抗菌药物的不合理使用甚至滥用创造了条件。实际上,公众普遍缺乏抗菌药物应用方面的专业知识,对抗菌药物的认识存在误区(如我国仍有很多人将抗菌药物视为"消炎药"或"万能药"),任由公众自行获取和应用抗菌药物,对滥用、误用抗菌药物提供了条件,也为细菌耐药的发生"打开了方便之门"。

2. 医务人员的专业能力不足　感染可以涉及临床各专业,因此临床各专业人员都可能使用到抗菌药物;但随着现代医学的发展,临床分科越来越细,专业范围越来越窄,各专业医师对感染的诊治能力和抗菌药物的使用能力存在巨大差别。如果医务人员不具备这方面的能力,其在诊疗过程中很容易出现不规范使用、误用或滥用抗菌药物的现象,具体表现为以下几点。

(1) 对感染性疾病的诊治能力不足,随意使用抗菌药物。

(2) 知识缺乏或更新不足,以个人经验代替循证实践,抗菌药物使用的目的性差。

(3) 对抗菌药物的认知不足,不了解抗菌药物(如抗菌谱、PK/PD 特征、药物不良反应等)的特征,对细菌耐药信息不了解,盲目选药,错误制订给药方案。

3. 对抗菌药物不合理使用的后果与耐药问题认识不足　细菌耐药已经成为严重的公共卫生问题,抗菌药物的误用和滥用会加快抗菌药物耐药现象的产生与扩散。为了使抗菌药物耐药问题得到最大程度的解决,抗菌药物应该被谨慎而合理地使用。细菌耐药与抗菌药物使用之间的关系已经得到充分证明,特别是不合理使用抗菌药物对细菌耐药更是起到推波助澜的效果,应该广泛宣传抗菌药物不合理使用与耐药的危害,使其被全社会知晓。有研究指出,在英国,约有三分之一的人还没听说过"细菌耐药",约有四分之一的人不相信细菌耐药的产生是由于不必要的抗菌药物使用所导致的;该研究还表明,大多数人认为抗菌药物耐药是指人体而非细菌真菌等微生物对抗菌药物产生耐药,并且认为抗菌药物耐药问题不是他们所能控制和解决的。有鉴于此,WHO 自 2015 年开始设立了全球"提高抗菌药物认识周"活动,向全民宣传抗菌药物合理使用与耐药控制的价值。

4. 对抗菌药物的监管不到位、不完善　抗菌药物对人类十分重要,因此应当受到严格的监管。然而,在许多国家和地区,抗菌药物的使用往往无任何专业监督,或者存在监管不到位、不完善等问题,未对医务人员开具抗菌药物处方的权限进行精细化管理,允许零售药店等部门在无抗菌药物处方的情况下向患者出售抗菌药物等。显然,在抗菌药物的监管存在缺陷时,抗菌药物的规范化使用便无法得到保证,抗菌药物不合理使用的现象也无法得到消除。

5. 对感染预防控制工作重视不足　感染防控工作对于避免或减少感染的发生至关重要,如果该工作做不好,医院感染的发生率会呈上升趋势,相应地,抗菌药物的使用就会变得更为频繁。

6. 抗菌药物使用与不恰当的经济利益关联　消除经济利益与药物使用之间的关联是合理用药的重要前提,抗菌药物也不例外。我国政府长期致力于消除药品使用与经济利益的关联工作,无论从行政管理、抗菌药物管理、打击腐败、医疗保险等各方面都采取了相应措施,效果明显。国家卫生健康委员会对医疗机构设定的抗菌药物使用率和使用强度指标、医保所采取的带量采购和诊断相关分组(DRGs)措施等都是十分有效的手段。

四、抗菌药物的使用与细菌耐药

（一）抗菌药物的使用与细菌耐药的产生密切相关

抗菌药物的使用与细菌耐药的产生密切相关，没有抗菌药物使用就不会有细菌耐药产生。对抗菌药物产生耐药是细菌等微生物在正常进化过程中所具备的一种特性，细菌耐药是其面对抗菌药物选择压力所作出的生存反应。细菌在其不断繁殖和进化中都包含有耐药突变，但这种自然突变和其他自然突变一样，处于较低水平，一般每次繁殖，突变率在 10^{-9} 以下，不足以形成耐药群体；但如果细菌处于抗菌药物环境中，耐药突变会被选择和富集，其中抗菌药物起耐药菌选择者的作用。这种被选择出来的耐药菌也存在诸多生存适应限制，抗菌药物持续存在是维持其耐药性的条件，一旦细菌脱离抗菌药物的环境，其耐药性或者耐药基因会逐步丧失。可见，合理使用抗菌药物，避免细菌不必要的抗菌药物暴露，对减少细菌耐药十分必要（图 2-4）。

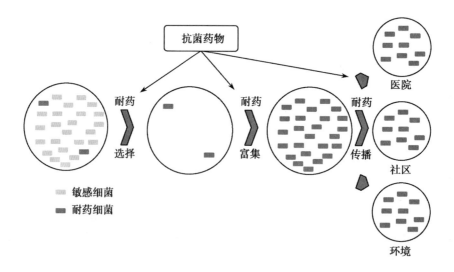

图 2-4 抗菌药物对细菌耐药发生、富集与传播的作用

大量对抗菌药物使用与细菌耐药产生之间关系的研究结果充分表明，在各个层面上（如国家/地区层面、医院层面和社区/门诊层面等）抗菌药物的使用水平与细菌耐药之间均存在很强的正相关。一项系统综述（共纳入 243 项独立研究）指出，在社区层面，抗菌药物的使用可提高细菌耐药的发生率。同样，在欧盟各国中，社区抗菌药物使用量越高的国家，其社区细菌耐药率一般也越高。尽管细菌耐药的现象会自然发生，但抗菌药物的广泛使用带来的选择性压力会加速该现象的产生。

（二）抗菌药物的过度与不合理使用加速细菌耐药的产生与恶化

如上所述，抗菌药物的使用量与耐药性呈正相关，抗菌药物使用越多，耐药越严重。在重症监护病房中，随着碳青霉烯类抗菌药物使用量的增加，碳青霉烯类耐药肠杆菌和鲍曼不动杆菌也愈发常见；先天对碳青霉烯类耐药的细菌也会被选择出来，如嗜麦芽窄食单胞菌具有表达金属 β-内酰胺酶的能力，也在重症监护病房中被富集而常见。

同样的道理，细菌通过产生 β-内酰胺酶所导致的耐药也与抗菌药物使用的不断升级有关。青霉素使用之初就发现葡萄球菌会产生青霉素酶而导致耐药；后来研发出了对青霉素酶稳定的耐酶青霉素和头孢菌素，这些药物广泛使用后发现细菌可以产生水解头孢菌素的广谱β-内酰胺酶（如SHV-1、TEM-1等），后来又研发出对这类酶稳定的第三代头孢菌素：细菌SHV-1型β-内酰胺酶的氨基酸序列中第238位基因突变形成SHV-2型β-内酰胺酶，具有水解第三代头孢菌素的作用。其后的碳青霉烯类抗菌药物的使用也面临着细菌产生碳青霉烯酶的挑战。在此循环中，人类尚未发现解决之道。

（三）抗菌药物的不合理使用促进耐药菌的传播与流行

细菌耐药可以通过基因变异产生，也可以通过携带有耐药基因的质粒、转座子和噬菌体等可移动遗传元件进行传播。抗菌药物的长期存在将使耐药细菌形成优势菌株，在医院与社区中传播流行。

（林志航）

参考文献

[1] MOHR K I. History of antibiotics research. Current Topics Microbiol Immunol, 2016, 398: 237-372.

[2] CASTELLS M, LONGO D L, KHAN D A, et al. Penicillin allergy. N Engl J Med, 2019, 381 (24): 2338-2351.

[3] COHEN A, BONT L, ENGELHARD D, et al. A multifaceted 'omics' approach for addressing the challenge of antimicrobial resistance. Future Microbiol, 2015, 10 (3): 365-376.

[4] WHO. WHO Report on Surveillance of Antibiotic Consumption. (2016-05-18) [2022-09-22]. https://www.who.int/medicines/areas/rational_use/oms-amr-amc-report-2016-2018/en/.

[5] ECDC. Antimicrobial consumption-Annual Epidemiological Report for 2018. (2019-11-18) [2022-09-22]. https://www.ecdc.europa.eu/en/publications-data/surveillance-antimicrobial-consumption-europe-2018.

[6] CDC. Antibiotic Use in the United States, 2018 Update: Progress and Opportunities. (2019-07-03) [2022-09-22]. https://www.cdc.gov/antibiotic-use/stewardship-report/index.html.

[7] 国家卫生健康委员会. 中国抗菌药物管理和细菌耐药现状报告(2019). 北京: 中国协和医科大学出版社, 2019.

[8] FLEMING-DUTRA K E, DEMIRJIAN A, BARTOCES M, et al. Variations in antibiotic and azithromycin prescribing for children by geography and specialty—United States, 2013. Ped Infect Dis J, 2018, 37 (1): 52-58.

[9] KING L M, SANCHEZ G V, BARTOCES M, et al. Antibiotic therapy duration in US adults with sinusitis. JAMA Intern Med, 2018, 178 (7): 992-994.

[10] YI S H, HATFIELD K M, BAGGS J, et al. Duration of antibiotic use among adults with uncomplicated community-acquired pneumonia requiring hospitalization in the United States. Clin Infect Dis, 2017, 66 (9): 1333-1341.

[11] 肖永红. 合理使用抗菌药物, 应对细菌耐药挑战. 中国医学前沿杂志(电子版), 2013, 1: 4-8.

[12] WHO. Antimicrobial resistance. (2018-03-11) [2022-09-22]. https://www.who.int/news-room/fact-sheets/detail/antimicrobial-resistance.

[13] MCCULLOUGH A R, PAREKH S, RATHBONE J, et al. A systematic review of the public's knowledge and beliefs about antibiotic resistance. J Antimicrob Chemother, 2016, 71 (1): 27-33.

[14] GAYGISIZ U, LAJUNEN T, GAYGISIZ E. Socio-economic factors, cultural values, national personality and antibiotics use: A cross-cultural study among European countries. J Infect Public Health, 2017, 10 (6): 755-760.

［15］GOOSSENS H,FERECH M,VANDER STICHELE R,et al. Outpatient antibiotic use in Europe and association with resistance:a cross-national database study. Lancet,2005,365(9459):579-587.

［16］MALHOTRA-KUMAR S,LAMMENS C,COENEN S,et al. Effect of azithromycin and clarithromycin therapy on pharyngeal carriage of macrolide-resistant streptococci in healthy volunteers:a randomised,double-blind, placebo-controlled study. Lancet,2007,369(9560):482-490.

［17］BELL B G,SCHELLEVIS F,STOBBERINGH E,et al. A systematic review and meta-analysis of the effects of antibiotic consumption on antibiotic resistance. BMC Infectious Diseases,2014,14(1):13.

［18］AREPYEVA M A,KOLBIN A S,SIDORENKO S V,et al. A mathematical model for predicting the development of bacterial resistance based on the relationship between the level of antimicrobial resistance and the volume of antibiotic consumption. J Glob Antimicrob Resist,2017,8:148-156.

［19］STAPLETON P J,LUNDON D J,MCWADE R,et al. Antibiotic resistance patterns of Escherichia coli urinary isolates and comparison with antibiotic consumption data over 10 years,2005-2014. Ir J Med Sci,2017,186 (3):733-741.

［20］TAMMER I,GEGINAT G,LANGE S,et al. Antibiotic Consumption and the Development of Antibiotic Resistance in Surgical Units. Zentralbl Chir,2016,141(1):53-61.

［21］WERNER C A,DOMINIQUE L M,STEPHAN H. Antibiotic selection pressure and resistance in Streptococcus pneumoniae and Streptococcus pyogenes. Emerg Infect Dis J,2004,10(3):514.

［22］GOMEZ J,SIMARRO E,BANOS V,et al. Six-year prospective study of risk and prognostic factors in patients with nosocomial sepsis caused by Acinetobacter baumannii. Eur J Clin Microbiol Infect Dis,1999,18(5):358-361.

［23］ELTING L S,KHARDORI N,BODEY G P,et al. Nosocomial infection caused by Xanthomonas maltophilia:a case-control study of predisposing factors. Infect Control Hosp Epidemiol,1990,11(3):134-138.

［24］BRADFORD P A. Extended-Spectrum β-Lactamases in the 21st Century:Characterization,Epidemiology,and Detection of This Important Resistance Threat. Clin Microbiol Rev,2001,14(4):933.

［25］SPRATT B G. Resistance to antibiotics mediated by target alterations. Science,1994,264(5157):388-393.

第三章

抗菌药物临床应用管理概述

第一节　抗菌药物临床应用管理的概念与价值

抗菌药物合理使用(antibiotics rational use)是一个系统工程,既涉及专业技能,也涉及管理规范,还与社会、患者等息息相关。国外已经对抗菌药物合理使用管理开展了大量卓有成效的研究和实践,形成了一套理论体系和实施规范,这一理论体系和实施规范被称为antimicrobial stewardship program(AMS 或 ASP)。这项工作在我国香港被称为"抗菌药物导向计划",鉴于我国内地的具体情况和管理体系现状,这一工作被称为"抗菌药物临床应用管理"。本书所描述的内容与国际通行的 AMS 具有完全相同的内涵。

一、抗菌药物临床应用管理的概念

抗菌药物管理或 AMS 主要是通过多学科合作,在医疗机构实施相关专业管理规范,促进临床抗菌药物的合理应用,达到提高医疗质量、减少不良反应、降低细菌耐药、节约医疗资源的目的。

由于 AMS 的实施必须结合各自医疗机构的实际情况,实施个性化的管理策略,不同医疗保健体系下的具体操作存在差异。不同国家和地区对 AMS 的定义也存在一定的差异。

WHO 对 AMS 定义为:医疗机构或者医疗系统实施的促进抗菌药物合理使用的循证干预策略。

美国感染病学会(Infectious Diseases Society of America,IDSA)对 AMS 定义为:旨在通过优化抗菌药物给药方案(包括给药剂量、途径和疗程)以促进和量化抗菌药物合理使用的协同干预。

澳大利亚医疗安全与质量委员会对 AMS 定义为:系统的协同方法优化抗菌药物使用以达到改善患者预后、确保治疗的性价比、减少抗感染治疗的不良后果与细菌耐药。

英国国家卫生与临床优化研究所(National Institute for Health and Clinical Excellence,NICE)对 AMS 定义为:医疗机构与医疗体系促进与监测审慎使用抗菌药物以使其将来可用的方法。

英国抗微生物化疗学会对 AMS 定义为:以对现在和将来患者的损害最小为目标,对具有适应证(诊断)的患者,在准确的时机,选择恰当的抗菌药物,通过恰当途径给予恰当的剂量。

无论定义如何,抗菌药物管理的目的都在于合理使用抗菌药物,提高医疗质量、控制医疗费用、减少药物不良反应和避免细菌耐药等,是医疗机构与整个卫生系统都需要实施的管理策略。这是一个涉及多学科的管理体系,以感染、药学、微生物和感染控制专家为主体,需要医疗机构管理者的支持和临床各专业人员的参与。

抗菌药物临床应用管理并非单纯的行政管理。虽然字面表述为"管理",但实际上是在行政管理支持下的,由专业人员开展的专业干预,其管理主体是专业人员。在实施管理初期,行政授权是十分必要的,也是必备条件。但是,过程应该是基于科学证据的指导和干预,不能以行政代替专业,否则将难以持续。

二、抗菌药物临床应用管理的价值

(一)促进抗菌药物的合理使用,提高医疗质量

药物的合理使用是临床十分重要的内容,是需要通过长期持续工作不断改进才能实现的目标。抗菌药物是临床应用十分广泛的药物,几乎涉及临床各专业。抗菌药物的使用在感染性疾病患者的康复中发挥了至关重要的作用。因此,临床医师和患者常常对抗菌药物抱有较高的期望,甚至存在部分夸大其作用的现象,进而导致抗菌药物使用过度、错误使用等现象较为突出。所有国家和地区的抗菌药物使用都存在一定程度的不合理现象。美国调查发现,门诊患者中抗菌药物的使用有 1/3 属于无适应证用药。我国基层医疗机构中抗菌药物的使用有 1/3~1/2 属于无适应证用药,在使用方法中还存在一部分药物选择不恰当、药物剂量不正确、疗程过长等现象。

提高药物使用的目的性和优化使用方法是合理使用抗菌药物的目标。通过抗菌药物临床应用管理,可以减少不必要抗菌药物的使用,提高给药方案的针对性,从而达到提高医疗质量的目标。如青霉素是临床第一个应用的抗菌药物,虽然葡萄球菌对其已经产生广泛耐药,但临床常见的各种链球菌仍对其十分敏感,对于社区肺炎、链球菌所致蜂窝织炎,甚至草绿色链球菌所致感染性心内膜炎,青霉素都可以作为首选治疗药物。但抗菌药物监测发现,上述疾病中青霉素类的使用十分有限,临床医师更倾向于使用新型或者价格较高的药物,如头孢菌素、氟喹诺酮类药物。通过加强抗菌药物管理,感染科专家参与各种感染诊疗,可以大幅提高抗菌药物合理使用比例。美国一项研究发现,感染科医师参与的血流感染诊治可以明显提高药物选择和使用的合理性,使患者预后得到明显改善。

同样,抗菌药物 PK/PD 理论的推广与实施也能非常好地改善临床抗菌药物使用方案。基于 PK/PD 研究结果可以指导临床选择性价比高的抗菌药物、制订符合个体需求的抗菌药物剂量和给药频次,进而提高治疗效果。如在社区获得性肺炎患者治疗中,可供选择的药物较多,青霉素类、头孢菌素、氟喹诺酮类、大环内酯类等都是可选药物,其中不同人群所感染的病原菌种类不一样,药物选择也存在差异。对于青壮年患者,可能选择口服阿莫西林/克拉维酸;对于高龄患者可能需要使用左氧氟沙星以覆盖可能出现的非典型病原体。这些合理用药新理论和新理念,需要通过抗菌药物管理流程不断改进。

(二)规范药物使用、减少抗菌药物不良反应

抗菌药物种类繁多,各有特点,所致不良反应也各有不同。药物不良反应与药物本身的

特点、患者人群的差异、用药方法以及药物相互作用密切相关。

抗菌药物比较常见的不良反应,诸如消化道反应、皮疹、生化异常等大多为临床医师所熟悉,但一些少见的不良反应需要经过临床药学或感染医师进行识别与诊断。如头孢菌素使用过程中所出现的双硫仑样反应、喹诺酮类所致的心脏 QT 间期延长、万古霉素可能的红人综合征以及氨基糖苷类神经肌肉接头阻滞作用等,在临床少见,非感染专业医师不易识别。同样,随着医疗进步,各种危重症患者增加,这些患者的用药情况通常比较复杂,药物之间相互作用以及由此导致的药物不良反应都需要临床药学人员关注。

为了提高药物使用的合理性,药物浓度监测常常是一种有效手段。如唑类抗真菌药物在肝脏 CYP 酶系代谢中,既可能抑制酶活性,也可能诱导酶活性,如果与免疫抑制剂联合使用,常常导致两者药物浓度改变,需要及时进行药物浓度监测并调整给药方案,以保证治疗效果,同时避免不良反应。

（三）抗菌药物管理是细菌耐药控制的重要策略

抗菌药物的使用与细菌耐药的发生存在一定的关联性,但研究发现不同地区、不同细菌耐药的发生与抗菌药物的使用强度与合理性存在关系。国外大量研究证明,头孢菌素的使用量常常与肠杆菌科产 ESBL 有关。同样,我们的研究也发现,碳青霉烯类使用量与耐碳青霉烯类肠杆菌发生率相关。

通过抗菌药物管理,纠正临床过于偏向使用某一种抗菌药物的现象,可以减少细菌耐药的产生。在治疗产 ESBL 肠杆菌感染时,可以选择的药物包括碳青霉烯类、β-内酰胺酶抑制剂复方、头霉素等,对轻中度感染可以选择复方制剂或头霉素,对重症感染使用碳青霉烯类,这样可以减少对碳青霉烯类的过度使用,减少对碳青霉烯类耐药细菌的筛选。我们的研究发现,在医疗机构用哌拉西林/他唑巴坦部分替代头孢菌素作为呼吸道感染初始治疗药物,可以减少大肠埃希菌和肺炎克雷伯菌的 ESBL 产率,干预 6 个月的时间使大肠埃希菌 ESBL 发生率从 30% 降低到 20% 以下。

同样,药物的使用剂量与疗程也与耐药细菌的发生有关,特别是低剂量使用抗菌药物常常会有耐药菌产生。临床抗菌药物管理目的在于提高合理用药水平,绝非单纯减少药物使用。在临床实践中,个别医师为了达到抗菌药物使用强度目标,会减少给药剂量,这种给药方式会降低患者治疗效果,反而导致长期用药以及联合用药,最终药物使用强度增加,耐药细菌得以被筛选。

在欧美国家,抗菌药物临床应用管理对医疗机构中艰难梭菌感染的控制具有十分重要的意义。艰难梭菌感染的发生主要与抗菌药物,特别是广谱抗菌药物的使用有关,在欧美国家发病率呈上升态势,我国发病率较低。国外大量研究表明,艰难梭菌感染与广谱抗菌药物、抑酸剂的使用相关,临床感染治疗中需要关注对艰难梭菌相关感染的抗菌药物的合理使用包括碳青霉烯类、替加环素、氨苄西林、克林霉素等。苏格兰通过减少头孢菌素、克林霉素和环丙沙星的使用使艰难梭菌感染减少 50%;同样,加拿大一个医疗机构通过增加抗菌药物目标使用率也能明显减少艰难梭菌感染的发生。

（四）合理用药减少不必要的医疗支出

合理用药显然会减少医疗费用,一方面在于减少不必要的药物使用,另一方面在于使用性价比高的药物。

无适应证抗菌药物的使用在我国仍比较普遍,特别是在基层医疗机构较为突出。我们调查发现,社区卫生服务中心和乡镇卫生院 1/3~1/2 的抗菌药物属于无适应证使用;大型医疗机构中,外科预防用药比例仍比较高。美国医疗机构实施 AMS,减少无适应证抗菌药物的使用,每年可以节约预算数十万美元。我国医疗机构在抗菌药物专项整治前,抗菌药物使用的费用约占所有药费的 1/4,现在已经下降到 10% 左右。

在众多的抗菌药物管理策略中,优化抗菌药物选择、缩短使用疗程以及静脉注射转化为口服治疗的策略都可以大幅减少抗菌药物使用的费用。如静脉注射抗菌药物可能导致静脉炎,增加患者额外的治疗费用,据美国测算,每一例静脉炎的处理费用在 7 500 美元左右。

第二节　抗菌药物临床应用管理的发展

一、抗菌药物临床应用管理的发展历史

自青霉素于 1941 年应用于临床后,很快就发现了葡萄球菌对青霉素的敏感性有所下降,但临床医师通过增加剂量仍然可用于治疗感染,并未引起广泛关注。但实际上,弗莱明在其 1945 年获得诺贝尔奖的演讲中就警示过需要关注细菌耐药问题。而且,法国微生物学家巴斯德以及德国科赫在其研究中也已经发现了微生物耐药这一现象。

随着青霉素的广泛应用,抗生素的作用被无形夸大了。甚至有一部分专业人员认为,只要有抗生素,感染就可以治疗,抗生素被称为"魔弹"。就此,临床出现了对抗生素随意应用的现象。这一现象早在 20 世纪 50 年代就已经引起了个别临床专家的关注,其中最为著名的是美国的 Finland 教授,他在许多场合和杂志中呼吁,临床医生必须改变随意使用抗菌药物的习惯,抗菌药物并不是万能的,有效的抗生素可以挽救患者生命,但耐药细菌所导致的感染常致患者于死地。基于 Finland 教授对细菌耐药的认识,他试图通过教育改变医师随意使用抗生素的习惯,在其后的 20 余年中,Finland 教授及其追随者开展了大量的教育工作,但收效甚微;特别是 20 世纪 70—80 年代,在抗菌药物的开发热潮中,新型药物不断涌现,更使临床医师坚定抗菌药物是不会耗竭的,无须担心细菌耐药的问题。

20 世纪 70 年代,由于环境保护运动的兴起,使 Finland 与他的学生 Kunin 意识到,抗菌药物和其他资源一样,是无法再生的,新型抗菌药物的研究与开发并非可以持续,"抗生素末日"(Antibiotic Armageddon)总有一天会到来。鉴于单纯教育的失败,他们试图推动医疗机构对抗菌药物的使用进行管制。这种管制 1957 年在英国 Hammersmith 医院实施,管制限定青霉素必须按照适应证适用,感染者还必须进行隔离;1974 年在美国波士顿城市医院实施抗生素限制政策,所有抗生素必须有感染专业医师开具处方,药师调配;这两家医院的尝试基本成功。同时期其他地方也有一些小范围的抗菌药物管理措施。

进入 20 世纪 70 年代,美国疾病控制与预防中心(Centers for Disease Control and Prevention,CDC)开始关注医院感染,建立了医院感染管理委员会和预防控制流程,同时也对抗菌药物进行管理。借此机会,IDSA 在 20 世纪 80 年代初制定了医疗机构抗菌药物限制指南,主要内容包括制定抗菌药物处方集、建立感染科医师为主的管理委员会、实施抗菌药物应用监测等,但由于指南并没有提到对所建立的委员会进行管理授权,实际上这些指南并没有发挥良好的作用。

进入 20 世纪 90 年代,细菌耐药进一步恶化,IDSA 重新修订指南,提出了 AMS 概念,规定可以拒绝医生无适应证抗菌药物使用,抗菌药物限制使用也第一次被专家小组确认,其后发现临床抗菌药物使用减少、耐药菌所导致的医院感染减少、广谱抗菌药物使用减少,这种基于预先授权的抗菌药物管理模式逐步建立并逐渐在全球推广。

二、抗菌药物临床应用管理的现状

(一) 国际抗菌药物临床应用管理现状

20 世纪 90 年代,抗菌药物管理理念在美国被正式提出以后,首先在发达国家得到响应,欧洲、澳大利亚、日本等先后开展这项工作,并取得了积极的效果。

整体来看,抗菌药物临床应用管理开展比较早和实施比较好的国家主要在北欧地区,这些国家主要实施政府主导的抗菌药物临床应用管理,其中以瑞典最具代表性,瑞典在 1995 年建立了 STRAMA 系统,开展抗菌药物合理使用和耐药控制工作。

欧美发达国家针对各自不同的情况,开展了耐药监测、抗菌药物使用监测等工作,同时进行了专业人员和普通人群抗菌药物合理使用教育,如美国 CDC 在 1995 年开展的"Get Smart"活动、加拿大的北美抗菌药物耐药伙伴计划(NARP)、澳大利亚在 1996 年开展的全国抗菌药物教育活动、新西兰的"Wise use of antibiotic"、法国 2001 年开展的"Antibiotics are not automatic"、2003 年爱尔兰开展全科医生抗菌药物教育活动,以及欧盟在 2008 年开始的欧洲抗生素警醒日活动等,都极大地推动了抗菌药物临床应用管理。

除了上述各种活动外,各国还制定了抗菌药物管理指南,这些指南中较有影响力的包括:

(1) 美国感染病学会 ASP 指南(2007 年版):https://academic.oup.com/cid/article/44/2/159/328413

(2) 澳大利亚医疗安全与质量委员会 AMS 指南(2018 年版):https://www.safetyandquality.gov.au/our-work/antimicrobial-stewardship/antimicrobial-stewardship-australian-health-care-2018

(3) 美国疾病控制与预防中心(CDC)ASP 核心要素(2019 年版):https://www.cdc.gov/antibiotic-use/core-elements/hospital.html/CDC_AA_refVal=https%3A%2F%2Fwww.cdc.gov%2Fantibiotic-use%2Fhealthcare%2Fimplementation%2Fcore-elements.html

(4) 美国 JCI ASP 标准(2017 版):https://www.jcrinc.com/search/#q=antimicrobial%20stewardship&t=_Tab_All&sort=relevancy&f:_SitesOrganizations=〔Joint%20Commission%20Resources〕

(5) 英国 NICE(2015 版):https://www.nice.org.uk/guidance/ng15

英国抗感染化疗学会(Britain Society for Antimicrobial Chemotherapy,BSAC)还编写了 AMS 电子书:*Antimicrobial Stewardship:from principles to practices*(AMS:理论到实践)。该书比较详细地介绍了 AMS 有关概念、体系构建、人员责任、实施策略、效果评价等,可以直接在网上下载:http://www.bsac.org.uk/antimicrobial-stewardship-from-principles-to-practice-e-book/

从医疗机构开展 AMS 来看,全球各地基本在 WHO 颁布《全球细菌耐药控制行动计划》后开始行动,相比开展工作比较成熟的国家,发展中国家大多处于探索和尝试阶段。在欧美大型医疗机构,大多建立了 AMS 工作组,制定工作策略和目标,取得良好成效;这些医疗机构网页中常常可以发现其相关工作文件和成果。

(二)国内抗菌药物临床应用管理现状

我国抗菌药物临床应用管理的起步基本和全球大多数国家同步(具体请参见第四章),但长期以来主要依靠教育培训,效果不佳。在 2011 年卫生部开展全国抗菌药物临床应用专项整治活动以来,为了使抗菌药物临床应用管理能持续开展,在 2012 年颁布了《抗菌药物临床应用管理办法》,该办法基本借鉴了国际通行的 AMS 理念,提出了授权组建管理团队开展管理工作的方式,同时在浙江大学医学院附属第一医院、天津市第三中心医院、中山大学附属第一医院以及新疆医科大学第一附属医院试点进行 AMS 工作,这对在我国建立科学化抗菌药物临床应用管理奠定了基础。

从调查看,在 2011 年抗菌药物专项整治后,我国二级以上医疗机构都组建了抗菌药物管理小组,进行了相关培训教育,特别是相关学会(协会)组织了一些培训工作。但整体来看,我们还没有成熟的 AMS 工作模式,部分医疗机构所开展的工作局限于抗菌药物临床应用点评和多学科抗感染治疗会诊(multidisciplinary diagnosis and treatment,MDT),基本缺乏从全局开展工作的模式和持续改进措施。

2019 年,中国医院协会成立了抗菌药物管理工作组,中华医学会成立了细菌感染与耐药防治分会,这些分会的主要目标在于推进抗菌药物合理使用工作,其中抗菌药物临床应用管理将是重要内容之一。

第三节 抗菌药物临床应用管理的基本框架

抗菌药物临床应用管理目的在于改善患者预后、减少不良反应、避免细菌耐药和节约医疗费用。围绕这些目的,医疗机构需要建立完善的抗菌药物临床应用管理体系,这个体系包括管理团队、工作团队、条件保障和具体行动计划。按照国际成果经验,管理体系的构建如图 3-1、表 3-1 所示。

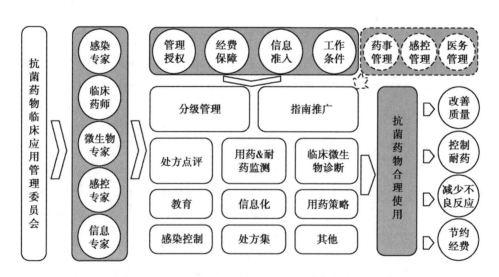

图 3-1 医疗机构抗菌药物临床应用管理体系

表 3-1　医疗机构抗菌药物临床应用管理体系与主要策略

要素	WHO	美国	澳大利亚
管理层支持	1. AMS 列为优先的管理任务 2. 确定 AMS 活动优先顺序 3. 可持续的财政支持	医院领导层的支持与承诺：人力、经费、信息支持	1. 确保 AMS 融入机构医疗质量和患者安全体系 2. 建立多学科的 AMS 团队 3. 提供必要的人力、经费和信息支持 4. 确保对专业人员和患者的抗菌药物与细菌耐药教育
责任与担当	1. 多学科 AMS 领导委员会，责任明确 2. AMS 负责人明确 3. AMS 委员会责任明确 4. AMS 主要成员责任明确 5. 明确与感控团队协作 6. 定期的活动报告	1. 任命一名 AMS 领导：感染科医师或药师 2. 任命药师协助落实 AMS	
行动和干预	1. 及时更新指南 2. 定期审核特殊治疗指南 3. 顺利将信息反馈给处方者 4. 定期查房和选择性干预 5. 具有分级的抗菌药物处方集 6. 容易得到辅助的检查结果 7. 容易利用辅助 IT 系统 8. 标准化处方与医疗记录及规定	开展干预，如前瞻性审计、反馈和预先授权使用限等	1. 实施治疗指南 2. 实施分级管理及处方集 3. 评审抗菌药物处方 4. 实施干预策略 5. 微生物检验的支持（如何送检） 6. 对有重要价值微生物敏感性的目标报告 7. 微生物选择性报告制度
教育	1. 专业人员优化抗菌药物使用基础教育 2. 专业人员优化抗菌药物使用继续教育 3. AMS 团队的定期感染管理教育	教育专业人员和患者有关抗菌药物合理使用和耐药信息	
监测与监控	1. 开展抗菌药物应用合理性监测 2. 抗菌药物用量种类监测 3. 细菌耐药监测 4. AMS 依从性监测	监测抗菌药物的使用、干预的效果，其他产出（如耐药、艰难梭菌感染等）	1. 监测抗菌药物使用 2. 编制年度细菌耐药监测报告
报告与反馈	1. 定期向处方者评价与反馈抗菌药物使用情况 2. 定期与处方者分享耐药信息 3. 与处方者分享合理性评价结果 4. 告知抗菌药物敏感谱	定期报告抗菌药物使用和细菌耐药信息给相关人员	1. 监测与评价结果对处方者的反馈 2. 反馈细菌耐药信息给处方者

一、抗菌药物临床应用管理的行政支持

(一)抗菌药物临床应用管理是医疗质量与患者安全的重要组成部分

医疗机构需要高度重视抗菌药物临床应用管理,清醒地认识到这是患者安全和医疗质量管理的重要组成部分。从卫生行政管理部门的要求来看,抗菌药物管理是医疗机构的核心管理内容之一,管理指标已经纳入医院评级标准中,也是公立医院治疗管理的重要指标;同时从医疗机构的自身发展来看,对确保医院可持续发展十分必要,通过抗菌药物临床应用管理,减少耐药菌发生,以期达到未来在医疗机构中患者的安全,同时确保现代医疗技术成功开展,如器官移植、重症患者救治、化疗、早产儿救治等都离不开有效抗菌药物的保驾护航。从历史事件中可以发现,一旦医疗机构发生各种耐药菌感染流行,将对医疗机构的整体质量和声誉造成十分严重的影响,如日本发生多重耐药鲍曼不动杆菌感染流行迫使医院关闭、我国新生儿病房暴发耐药葡萄球菌感染导致医院降级等,都为医疗机构合理使用抗菌药物敲响了警钟。

医疗机构在制定医疗质量和患者安全管理策略时,必须把抗菌药物临床应用管理纳入其中,并明确管理重点和优先领域,在具体实施层面提出具体要求,结合自身情况开展针对性管理工作,在人员和物质条件方面给予充分保障。

(二)医疗机构抗菌药物临床应用管理委员会负责实施管理工作

医疗机构需要建立常态化的抗菌药物临床应用管理委员会(小组)(AMS committee),授权委员会负责抗菌临床应用管理方针和策略,为管理工作提供必要的支持和条件保障。按照国家卫生健康委员会《抗菌药物临床应用管理办法》的要求,二级以上医疗机构应当设立抗菌药物管理委员会(小组),委员会可以单独设立,或者作为药事管理与药物治疗学委员会(Drug & Therapeutics Committee, DTC)下设分支,负责医疗机构有关抗菌药物管理的工作。

抗菌药物管理委员会成员应当包括行政管理人员(医院领导、医务管理人员)和专业人员(药学、感染性疾病、临床微生物、医院感染管理、临床科室、护理等),小组成员需要比较广泛的人员组成,应该是一支专业、高效的团队,三级医院工作组成员应该控制在 15 人之内,二级医院不应该超过 11 人,工作组需要设主任 1 人,副主任 1~2 人,主任与副主任一般由具有抗菌药物管理经验、具有一定学术地位的医院领导担任,负责领导和组织小组工作;委员会应该设立一名秘书或联系人,负责联系各小组成员、收集成员意见和建议、组织会议、记录工作组活动、起草工作文件等。委员会活动方式主要为全体会议,至少每季度召开一次会议,如果有重要事由,可临时召开工作组会议。抗菌药物管理委员会全体会议参会人数不得少于 80%,会议决议以投票形式做出,至少有与会人数 60% 以上同意才能获得通过。

委员会成员需要定期调整,一般调整周期不低于 1 年,每次调整成员数不超过 1/3,主要以成员在任期内的工作业绩为调整依据。工作繁忙,无法保证足够的时间参与委员会活动的人员,一般不适合参加委员会。

委员会属于医疗机构抗菌药物管理技术核心小组,主要职责包括:①贯彻执行抗菌药物管理相关的法律、法规、制度,制定本机构抗菌药物管理制度并组织实施;②审议本机构抗菌药物供应目录,制定抗菌药物临床应用相关技术性文件,并组织实施;③对本机构抗菌药物临床应用与细菌耐药情况进行监测,定期分析、评估、上报监测数据并发布相关信息,提出干预和改进措施;④对医务人员进行抗菌药物管理相关法律、法规、规章制度和技术规范培训,

组织患者进行合理使用抗菌药物的宣传教育。

二、抗菌药物临床应用管理的专业团队

医疗机构抗菌药物临床应用管理委员会建立之后需要开展切实可行的管理工作,这些行动的落实必须有相应的人员参与,医疗机构需要建立管理团队,人员包括感染专家、临床药师、微生物专家、感染控制人员以及信息技术专家等,专业人员各司其职、相互协作,实现对抗菌药物合理使用的促进工作。

（一）临床感染性疾病专家

按照《抗菌药物临床应用管理办法》要求,医疗机构的感染性疾病科除了完成自身的医疗任务之外,还要配备一定数量的医师,承担医疗机构抗菌药物合理应用的指导和管理工作。这一规定既符合国际惯例,也保证了我国临床抗菌药物合理使用工作的持续发展。

按照国际惯例,感染科医师常常是抗菌药物临床应用管理的核心人物。美国各大医疗机构感染性疾病的诊疗和抗菌药物管理主要由感染科医师负责,医院抗菌药物管理制度与抗感染治疗指南的制定、感染性疾病会诊等都由感染科医师承担,部分医院甚至没有感染科病房,但感染科的作用并没有被削弱;部分感染科医师还承担临床微生物科主任、医院感染控制主任、抗菌药物管理小组负责人等职位。欧洲各国情况也大多如此。韩国感染科医师的工作职责基本与美国等发达国家相同。

我国香港感染科医师的地位和作用更加突出,大多参与到感染性疾病诊疗和抗菌药物应用管理与指导各方面工作;我国台湾省规定,各综合医院需要根据床位数配备额外感染科医师,主要负责感染性疾病的诊疗和抗菌药物应用的会诊,院内会诊感染科医师配置比例大致为每 300 张床位 1 名医师。

按照国家卫生健康委员会的要求,我国二级以上综合医院基本设立了感染科,现状有如下特点:①大部分感染科通过整合原有发热门诊、肠道门诊和呼吸道门诊而成,主要从事各种法定和新发传染病的筛查与门诊处置工作,没有感染科病房,专业人员也比较少;②部分医院将原有传染科更名为感染科,虽然有门诊与病房,但绝大部分工作还是局限于传染病的诊疗,其中病毒性肝炎的诊疗工作占据其绝大部分时间;③感染科医师来源主要包括原有传染科和从其他相关专业转向而来的医师,缺乏完整的专科医师培训经历,对感染性疾病的诊疗能力需要进一步加强;④医疗机构对感染科的地位和作用认识不足,习惯性认为感染科就是传染科,主要业务范围被局限于传染病的筛查和诊治;⑤感染科医师专业人才奇缺:由于专业工作领域不明确、工作条件差及待遇差等原因,感染科医师专业发展困难,感染科的从业意愿比较低。

综合医院需要按要求,高度重视感染性疾病科的建设与发展,提供必要的工作场所与条件,明确工作任务,支持感染科的学科发展与人才培养,使之成为感染性疾病防治与抗菌药物合理应用的主要技术力量。除承担本专业医疗任务外,负责感染性疾病与抗菌药物临床应用会诊与指导的感染科医师数量与医院床位比不低于 1∶300。

感染科医师在医疗机构抗菌药物临床应用管理的具体任务有以下几方面:

(1) 协调与组织实施医疗机构抗菌药物临床应用管理,参与全部相关工作。

(2) 抗菌药物临床应用指导,特别是负责特殊使用级抗菌药物会诊。

(3) 参加医疗机构抗菌药物遴选、评价、淘汰等工作。

（4）组织制定与实施抗感染治疗指南。

（5）负责医疗机构抗菌药物合理应用的专业培训与教育。

（6）协助与支持医院感染管理、临床微生物和药学部门工作。

（二）抗感染临床药师

根据《医疗机构药事管理规定》，药学部门必须开展以合理用药为核心的临床药学工作，提供药学专业技术服务。我国从2005年在医疗机构实施临床药师制度以来，临床药师成长十分迅速，已经成为合理用药的主要实施者，而且已经选择有条件的医疗机构设立了临床药师培训基地，开展了包括抗感染临床药师等多个专业临床药师培训工作，但是抗感染临床药师与临床实际需求还有很大的差距，需要进一步加强，具体体现在：抗感染专业临床药师数量少、临床药师教育背景与临床需要应进一步匹配、临床药师工作范围应集中在临床、临床药师需加强同临床医师间的协作等。

根据《抗菌药物临床应用管理办法》和《医疗机构药事管理规定》，抗感染临床药师的具体工作内容应包括以下几部分。

（1）开展抗菌药物临床应用监测，实施处方点评与超常预警。

（2）参与疑难、危重感染患者医疗救治，提出药学指导意见。

（3）提供抗菌药物信息和为患者提供药学咨询。

（4）参加医疗机构抗菌药物管理小组，参与抗菌药物遴选、评价、淘汰，负责抗菌药物采购。

（5）负责医疗机构抗菌药物合理应用的专业培训与教育。

（6）负责医疗机构公众抗菌药物合理应用的教育和咨询。

（7）联合其他相关学科，开展抗菌药物管理工作。

（三）临床微生物专家

临床微生物检验是感染性疾病诊断和治疗的基础，良好的临床微生物检验结果对保证有效的抗感染治疗具有不可替代的作用。我国临床微生物检验属于医疗机构临床检验的一部分，隶属关系和国外有所不同，欧美国家临床微生物检验多以独立科室设置，或者属于临床病理的一部分，或者为感染性疾病科的组成部分。临床微生物检验和其他临床检验相比，具有人力投入大、自动化程度低、专业要求高、收费低廉等特点，由此导致医疗机构对临床微生物检验重视程度不够，从业人员少、专业发展不平衡等状况。我国三级医院大多具有专业的临床微生物检验人员和条件，部分配置了良好的检验设备，如自动化或半自动细菌鉴定系统、血培养仪等；但二级医院和部分欠发达地区三级医院主要依靠手工进行微生物检验，人员短缺。由于客观条件限制，我国临床微生物检验存在以下状况：①临床微生物检验人员主要从事细菌鉴定与培养工作，与临床之间的沟通与交流较少，临床服务不够；②临床医师对临床微生物检验重视程度不够，表现为临床送检比例低、送检样本合格率低、送检不及时等；③临床微生物检验样本大多来自医院感染患者，社区感染和门诊患者接受检验较少。

为了满足临床抗菌药物合理使用和控制耐药的需要，二级以上医疗机构应该建立标准化的符合生物安全要求的临床微生物检验科（室）、配置良好的检验设备和专业检验人员、加强人才建设与培养，尽快提升临床微生物检验在临床工作中的地位。可以探索多种形式的临床微生物专业设置，如与感染科整合、单独设立专业科室等。临床微生物检验人员在抗菌药物的合理应用中承担以下工作。

（1）积极开展临床微生物检验工作，拓展工作范围，为感染诊断提供科学依据。

（2）加强与临床科室交流与沟通，指导临床微生物送检样本采集，协助临床开展抗感染治疗。

（3）开展细菌耐药监测，定期发布（每半年或1年1次）各机构耐药监测结果，发布耐药预警信息。

（4）参与医疗机构抗菌药物管理与培训。

（5）参与医院感染防控工作。

（四）其他专业人员

抗菌药物临床应用管理是系统工程，除上述直接参与的专业人员外，医院感染控制、信息管理以及质量管理等专业人员也在其中发挥积极作用。

我国感染控制经过30余年的发展历程，已经形成了比较完善的专业团队和管理体系，在医院感染预防控制中发挥了积极作用。从我国医疗机构现行的抗菌药物临床应用管理活动来看，部分医疗机构的主要参与者也是感染控制（简称感控）人员。实际上，已经采取感染控制的医院耐药菌感染预防控制与抗菌药物临床应用管理息息相关，无法分割。在抗菌药物临床应用中，感控人员的主要任务包括：①实施感染控制，减少感染发生，减少抗菌药物的使用量；②实施感染监测，对耐药菌感染实施干预；③参与抗菌药物临床应用管理；④开展感染控制教育培训；⑤重点科室感染控制和抗菌药物管理综合措施的实施，如ICU。

现代医院管理中信息管理越来越重要，在抗菌药物临床应用管理中，充分利用现代信息技术，可以达到事半功倍的效果。信息系统的具体价值可以体现在：①抗菌药物分级管理的实施，包括医师处方权限的设定；②抗菌药物的使用和细菌耐药监测与预警；③教育培训；④抗菌药物管理策略，如抗菌药物处方审核、自动停药等；⑤感染诊治、抗菌药物应用信息检索与咨询等。

在抗菌药物临床应用管理中，护理人员、质量控制人员等也是积极参与者。

三、抗菌药物临床应用管理的资源需求

抗菌药物临床应用管理，需要医疗机构管理者高度重视和授权，建立专业管理团队开展持续管理工作，同时需要给管理团队提供必要条件保障，主要包括以下内容：①提供一定的办公场所与条件：为抗菌药物临床应用管理委员会设定固定办公地点和专职秘书，一般可以和医务（药学或感染控制）联署办公；②医疗机构需要给管理委员会以及管理工作开展提供必要的经费保障，主要管理人员和专业人员需要有相应的待遇；③医疗机构需要给抗菌药物临床应用管理人员授权使用医疗信息系统，获取相应数据的权利；④医疗机构需要授权抗菌药物临床应用管理委员会直接对处方者进行教育和一定范围内的信息沟通和反馈的权力。

第四节 抗菌药物临床应用管理的基本策略与路径

一、医疗机构实施抗菌药物临床应用管理的路径

医疗机构建立了抗菌药物临床应用管理委员会和管理团队，需要实施具体管理策略才能取得抗菌药物合理使用和耐药控制成效。抗菌药物临床应用管理在不同地区和不同医疗

机构,由于需要解决的主要问题不同、可用资源和人才团队的差异,所采取的管理策略各有不同。一般可以先采取容易入手的策略,以历练管理团队,步步推进。

抗菌药物临床应用管理的具体实施过程大致可以分为几个阶段:驱动阶段、准备阶段、实施阶段、评估阶段以及反馈阶段(图 3-2)。

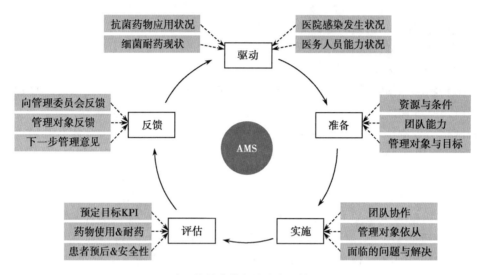

图 3-2   医疗机构抗菌药物临床应用管理实施流程

驱动阶段主要是发现抗菌药物或者细菌耐药控制存在的主要问题。抗菌药物管理委员会需要根据医疗机构抗菌药物使用情况、细菌耐药情况以及医院感染发生状况等发现抗菌药物使用适应证把握、药物选择、方案设定、疗程长短、患者预后与安全性、细菌耐药发生以及主要耐药危险因素等发现主要矛盾,并进一步调查存在问题的主要原因,针对这些原因进行管理策略设计。

在管理策略准备阶段,管理委员会需要进行调查分析,找到抗菌药物使用中出现问题的主要原因,如医师重视程度不够、专业能力不足、药物供应问题、处方习惯等原因,基于主要矛盾设计相关管理策略。如果是处方者专业能力不足,则对处方者开展教育,特别是针对性教育,包括感染诊断、抗菌药物、细菌耐药等内容,同时各种指南的推广对促进医师正确选择抗菌药物具有重要的意义。在此阶段,需要对干预策略实施细则进行准备,包括人员、方式、时间、评价标准等,并对可能面临的管理挑战有所准备。

实施阶段的主要参与者包括管理团队、目标处方者和相关人员,一般普遍管理策略联合针对性管理策略较为有效,如对 ICU 患者抗菌药物使用过度现象,可以采用管理团队多学科查房方式加以改进。在实施干预策略中,必须注意实施方式,使各方面主动参与管理,避免形成被动局面,甚至相互对立的状况。

评估阶段主要对管理效果进行评估,包括实施依从性、参与度、实施效果等,对实施不佳的管理策略需要进一步分析原因,调整策略,为下一步管理调整方向。

反馈阶段主要是把管理实施效果向管理委员会汇报并向管理对象反馈。管理委员会根据管理结果评估实施效果并提出下一步工作计划;管理实施效果的反馈对管理对象也是一种鼓励或鞭策,对积极参与者及其获取得成果给予肯定,对存在的问题进一步指出,并为下一周期干预提前进行准备。

二、抗菌药物临床应用的主要策略

抗菌药物临床应用管理策略较为多样,从抗菌药物处方到患者预后各个环节都可以采取不同的干预措施(表 3-1、表 3-2)。从管理策略的实施过程可以分为主动策略(active strategies)与被动策略(passive strategies),被动策略主要指一些管理政策和专业文件,如指南、教育、处方集限定等,被动策略容易制定,但如果没有主动策略的协同,常常收效甚微。如处方者教育,虽然可以多样化,但常常效果不明显,如果开展针对某一问题的教育,联合评估反馈,处方者的改进较为明显;同样处方集限定也是每个医疗机构必须采用的管理策略,医疗机构常常利用信息系统限定每一位处方者的权限,但在实际工作中可能会出现低权限医师被高权限医师授权处方限制级甚至特殊级别药物的现象,为此必须联合处方审核与反馈情况把分级管理策略落到实处。

我国在 2011 年开展抗菌药物专项整治以来,医疗机构基本成立了抗菌药物临床应用管理委员会,并配备了一定的专业团队,按照《抗菌药物临床应用管理办法》规定,分级管理(处方集限定)属于管理核心策略,是每一个医疗机构必须实施的工作内容,但在实施中需要其他策略加以协作和推进,如处方点评、药物使用监测、感染科医师会诊等,具体各项策略的实施见相应章节描述,这里对一些常用策略进行了比较(表 3-2)。

表 3-2　抗菌药物临床应用管理主要策略比较

策略	操作	价值	主要难点
分级管理	药物、处方权以及适应证分级	容易实施 节约医疗费用 减少重要药物使用	难以严格执行 需要 IT 配合 需要其他措施协作
教育	各种规模和方式的教育提升对抗菌药物和感染的认知	可以进行大规模教育,强化基本理论和概念,提高对抗菌药物合理使用的认知	如果没有其他措施配合,难以持续有效
预授权	抗菌药物处方事先进行审核与批准	可以改进药物选择和患者预后 减少抗菌药物无指征使用 对处方者持续教育过程	处方者会失去自主权 无法实现全天候覆盖 非限制级抗菌药物使用会增加 对审核人员要求较高
推广指南	基于当地患者、细菌耐药等制定个性化指南	指南更符合当地临床实际 标准化抗感染治疗流程 改进药物选择与患者预后	处方者非依从性 提升依从性难度 需要实时更新与维护
临床路径与抗菌药物表单	实现基于感染症候或者诊断的抗菌药物使用	把指南整合到实施策略中 鼓励对常见感染的抗菌药物合理选择 标准化抗菌治疗	适用范围有限 设计与维护比较困难 需要 IT 配合
前瞻性审核与反馈	对使用抗菌药物患者进行直接审核与反馈	可以改进药物选择和患者预后 减少抗菌药物无指征使用 对处方者持续教育过程	反馈建议不具强制性 无法实现全天候覆盖 对审核人员要求较高 需要 IT 支持选择目标患者

续表

策略	操作	价值	主要难点
基于症候群和培养的审计与反馈	基于症候群和阳性培养结果审核与反馈	改进药物选择与患者预后 减少针对性药物选择错误 鼓励降阶梯治疗 可以及时应用最新感染治疗策略	需要 IT 部门配合以确定患者或培养结果 需要审核人员具有较高专业水平
快速诊断	利用快速培养与药敏结果指导	缩短目标治疗时间 促进降阶梯治疗	临床对检验结果的获取与认识偏差 需要整合其他措施
药敏结果分级报告	选择性报告部分药敏结果	改善药物选择 减少耐药	错误报告 隐藏药敏结果
药物过敏预防	AMS 主导过敏的评估	增加对一线抗菌药物的使用 减少非 β-内酰胺类药物使用	需要 IT 协作 需要皮试规范
剂量优化	基于 PK/PD 原则优化给药剂量	剂量优化,患者预后改善 提高用药安全 促进治疗药物监测	需要持续教育和药学部门流程改进
治疗药物监测	对目标抗菌药物进行监测	提高治疗成功率,减少不良反应	需要监测条件支持
静脉到口服的转换	自动实施口服易吸收药物的转换	容易实现的干预 节约药物费用 减少导管相关感染 缩短住院时间 可以成为药学管理常规	需要及时评估转换时机
抗菌药物到期停药	要求一线医师对抗菌药物使用做出预期规划	提高抗菌药物合理使用意识 可以和电子医疗记录整合 资源有限时灵活应用	缺乏该策略的系统研究 处方者产生预警疲劳(alert fatigue)
自动停药	对特定药物实施续用再处方制度	减少不必要的抗菌药物使用	可能发生错误停用
自动感染科医师会诊	基于医院规范的感染科自动会诊	改善预后、减少再入院和并发症 提升理性用药和诊断准确性	需要足够感染科医师 非感染科医师的排斥
AMS 查房	高危患者与病区实施 AMS 的 MDT	扩大 AMS 影响 处方者直接培训教育 深入基于患者的评估	耗费时间 需要资源 难于针对目标处方者
同事结果比较反馈	处方者与其他同事的处方结果比较	改进合理用药 确定目标处方者进行教育提高 鼓励先进鞭策落后	需要 IT 资源配合 需要有先进对照 需要有合理性的定义
新策略探索	抗菌药物使用策略评估与研究	探索有价值的药物使用与耐药控制策略	需要专业人员参与和资源支持

(肖永红)

参考文献

［1］HO P L，WU T C. Reducing bacterial resistance with IMPACT-Interhospital Multi-disciplinary Programme on Antimicrobial Chemotherapy（version 5）. Hongkong：Center for Health Protection，2017

［2］FISHMAN N. Policy statement on antimicrobial stewardship by the Society for Healthcare Epidemiology of America（SHEA），the Infectious Diseases Society of America（IDSA），and the Pediatric Diseases Society（PIDS）. Infect Control Hosp Epidemiol，2012，33：322-327.

［3］National Institute for Health and Care Excellence. Antimicrobial stewardship：systems and processes for effective antimicrobial medicine use.（2015-08-18）［2022-09-22］. http://www.nice.org.uk/guidance/ng15.

［4］Australian Commission on Safety and Quality in Health Care. Antimicrobial Stewardship in Australian Health Care 2018. Sydney：ACSQHC，2018.

［5］WHO. Antimicrobial stewardship programmes in health-care facilities in low- and middle-income countries：A WHO practical toolkit. Geneva：WHO，2019.

［6］LAPLANTE K，CUNHA C，MORRILL H，et al. Antimicrobial Stewardship：Principles and Practice. Boston MA：CABI，2017.

［7］YANG P，CHEN Y，JIANG S，et al. Association between antibiotic consumption and the rate of carbapenem-resistant Gram-negative bacteria from China based on 153 tertiary hospitals data in 2014. Antimicrob Resist Infect Control，2018，7：137.

［8］WANG J，WANG P，WANG X，et al. Use and prescription of antibiotics in primary health care settings in China. JAMA Intern Med，2014，174（12）：1914-1920.

［9］WEN Z，WEI X，XIAO Y，et al. Intervention study of the association of antibiotic utilization measures with control of extended-spectrum beta-lactamase（ESBL）-producing bacteria. Microbes Infect，2010，12（10）：710-715.

［10］中华人民共和国卫生部医政司，卫生部合理用药专家委员会.《抗菌药物临床应用管理办法》释义和抗菌药物临床应用培训教材. 北京：人民卫生出版社，2012.

［11］ZHANG C，LI S，JI J，et al. The professional status of infectious disease physicians in China：a nationwide cross-sectional survey. Clin Microbiol Infect，2018，24（1）：82.e5-82.e10.

［12］BARLAM T F，NEUHANUSER M M，TAMMA P D，et al. Practical implementation of an antibiotic stewardship program. Cambridge：Cambridge University Press，2018.

第四章

国家抗菌药物临床应用管理体系

第一节　国家抗菌药物管理体系的框架

合理用药是一项系统工程,涉及政府、企业、医疗机构、患者等诸多方面,与专业人员水平、普通大众认知、医疗保健体系以及政府财政保障息息相关(图4-1)。整体来看,合理用药由专业和管理两方面加以保障,WHO在2002年提出了促进药物合理使用的12条核心策略,其中既有专业要求,也有管理策略,具体包括:①建立具有一定授权的多学科合理用药协调实体;②制定临床指南;③制定基于治疗用药的基本药物目录;④不同层次的药物治疗委员会;⑤监督、审查与反馈机制;⑥药品信息的客观公正获取;⑦在大学设立药物治疗学课程;⑧强制性医学继续教育;⑨公众用药教育宣传;⑩消除用药与经济利益的直接关系;⑪适当与强制性法规;⑫足够的政府预算以保证药品与医疗服务的提供。

耐药控制受到全球重视并优先处理,WHO在2015年制定了《全球细菌耐药控制行动计

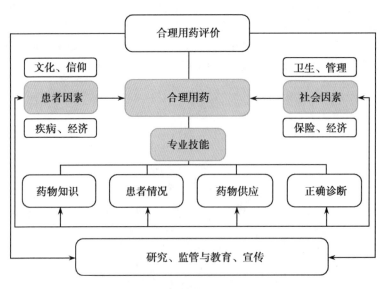

图 4-1　合理用药体系

划》,要求各成员国根据各自的实际情况制定自己的国家行动计划,该计划提出了以下五方面的工作内容。

1. 通过沟通、教育和培训提高对细菌耐药的认识。

2. 通过监测和研究强化细菌耐药的理论与证据。

3. 通过有效改善卫生设施和行动、感染控制措施减少感染发生。

4. 优化抗菌药物在动物和人类中的合理使用。

5. 增加投入和实施有效的经济措施提升新型药物、诊断方法、疫苗和其他干预措施的研究与开发。

其中有关抗菌药物管理(antimicrobial stewardship,AMS)的内容已经包含并整合到各项具体措施中,也构成了国家抗菌药物管理体系的框架(图 4-2)。这些内容可以归纳如下。

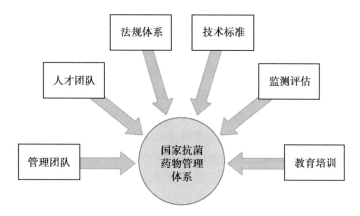

图 4-2　国家抗菌药物管理体系组成

1. **管理团队与体系**　建立跨部门管理与支持实体。

2. **政策法规**　抗菌药物研发、生产、销售、使用等全链条管理体系。

3. **教育培训**　抗菌药物合理使用和细菌耐药的教育培训。

(1) 针对普通人群、医疗卫生、农业专业人员的教育。

(2) 抗菌药物合理使用内容作为执业要求。

(3) 在校教育内容。

(4) 协会与学会积极参与。

4. **监测与研究**　建立监测体系。

(1) 耐药监测系统以及耐药监测参比实验室。

(2) 抗菌药物应用监测系统。

(3) 临床微生物检验的强化与发展。

5. **感染控制**　实施感染控制。

(1) 感染监测系统建设。

(2) 感染预防控制策略的实施。

(3) 推广疫苗接种。

6. **合理用药**　推进抗菌药物的合理使用。

(1) 凭处方购买抗菌药物。

（2）抗菌药物质量与安全控制。

（3）实施抗菌药物基本药物政策。

（4）医疗机构实施 AMS。

（5）消除经济利益与抗菌药物使用的关联。

第二节 我国抗菌药物临床应用管理体系

我国政府自 2000 年以来,对细菌耐药控制和抗菌药物管理高度重视,不断开展相关管理工作、颁布法律法规、建立技术团队和支撑体系等,迄今为止,基本建立了符合我国临床实际的国家管理体系,抗菌药物临床应用管理重点逐步转向落实相关管理法规,推进各医疗机构实施耐药控制策略阶段。

回顾我国抗菌药物管理历程,所开展的管理内容与方式大致可以分为 5 个阶段(图 4-3):第一阶段:2004 年以前,随着改革开放,大量国内外制药企业的新药上市,临床抗菌药物种类日益增加,抗菌药物使用诸多不合理现象产生,由此导致细菌耐药快速上升,在专业人员的推动下,管理部门开始关注抗菌药物合理使用管理,组织编写《抗菌药物临床应用指导原则(2004 版)》,在 2005 年初颁布实施。第二阶段:2005—2010 年,颁布《抗菌药物临床应用指导原则》(2004 版)以后,卫生管理部门直接主导了大量的相关培训教育工作,同时在 2005 年开始试点医院临床药师工作制度。单纯的教育培训并没有对抗菌药物的合理使用发挥积极的作用,细菌耐药在此阶段达到高峰。在这一阶段最主要的成果之一在于建立了"全国细菌耐药和医院抗菌药物使用监测网"。第三阶段:2011—2013 年,这一阶段主要是由卫生部在全国范围实施强制性抗菌药物临床应用专项整治工作,颁布《抗菌药物临床应用管理办法》,制定整治方案与指南,设定整治目标,派遣督查小组到医院检查等,通过连续三年的努力,临床抗菌药物使用率和使用量大幅下降,成绩突出。同期,耐药监测和抗菌药物使用监测网扩大,建立省级监测网。第四阶段:2014—2015 年,专项整治持续开展,但工作方式主要专项政府引导,医疗机构持续工作的模式。经过连续专项整治,医疗机构抗菌药物使用量基本达到管理要求,细菌耐药水平逐渐下降。第五阶段:2016 年以后:颁布《遏制细菌耐药国家行动计划》,跨领域(医疗、农业、环境等)细菌耐药控制工作开展,国家通行的抗菌药物

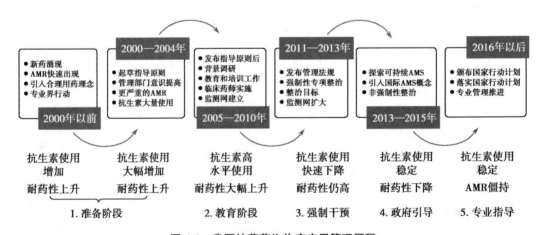

图 4-3 我国抗菌药物临床应用管理历程

管理（AMS）理念逐步引入，医疗机构专业团队摸索与实施 AMS。

　　从我国抗菌药物临床应用管理历程来看，管理经历了从政府主导的强制管理到专业管理体系建设，最终走向专业管理（AMS）的方向；在管理手段来讲，也是从行政强制专业配合向专业指导行政引导的方向。可见，我国抗菌药物临床应用管理走出了"两步走、两手抓"的模式，符合我国医疗体系运行模式（图 4-4）。在长期的管理历程中，我国也建立了比较完善的抗菌药物临床应用管理体系。

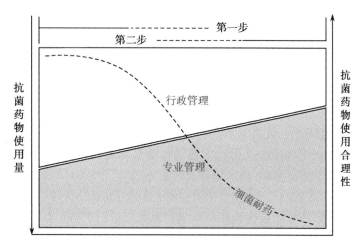

图 4-4　我国抗菌药物临床应用管理"两步走、两手抓"模式

一、我国抗菌药物临床应用管理的主体与团队

（一）我国抗菌药物临床应用行政管理主体与实体

　　抗菌药物合理使用涉及药物研究开发、注册监管、生产销售、使用等各个环节，这些环节的行政主管部门较为分散，对抗菌药物使用的行政管理权限在于国家卫生健康委员会，其中主要由医政司直接负责，包括制定相应管理法规与标准、实施管理行为、开展监督检查等工作。

　　根据我国 2016 年制定颁布的《遏制细菌耐药国家行动计划》需要建立跨部门耐药控制协调小组，该协调小组名称为"应对细菌耐药联防联控工作机制"，该机制牵头单位为国家卫生和计划生育委员会（现国家卫生健康委员会），定期召开会议听取相关耐药控制工作汇报、协调各部门行动、制定耐药控制工作计划等。

　　2011 年开展的全国抗菌药物临床应用专项整治活动由医政医管局（现医政司）直接负责，并制订年度活动方案、实施现场检查、对违规机构实施惩处等，活动对我国临床抗菌药物使用量的控制发挥了积极作用。

　　（二）我国抗菌药物临床应用管理专业团队

　　1. 政府咨询团队　为了科学开展抗菌药物合理使用与耐药控制工作，国家卫生健康委员会先后建立了专业咨询团队，包括国家卫生健康委员会合理用药专家委员会（抗菌药物小组）和抗菌药物临床应用与细菌耐药评价专家委员会，委员会主要由临床、微生物、药学、管理专家组成，为管理部门开展抗菌药物合理使用管理进行专业咨询，同时也开展相应培训教育、学术推广等活动。此外，国家卫生健康委员会医院感染控制专家委员会也参与细菌耐药控制咨询工作。

2. 抗菌药物临床应用管理专业团队 抗菌药物临床应用管理与所有医务工作者息息相关,其中感染科、临床微生物科、临床药学专业、感染控制部门等属于抗菌药物临床应用管理的直接参与者,整体来看,这些专业在我国医疗机构处于式微状态,主要表现为从业人员少、专业水平不高、参与度不够。

感染科作为二级以上医疗机构必需具备的科室,整体发展不佳,部分医疗机构尚无感染科建立或者只保留发热门诊等政府要求的功能部分,在现存的感染科中,70%以上感染科主要从事法定传染病的诊疗工作,主要工作内容为病毒性肝炎、结核病、艾滋病等,从事细菌真菌感染的亚专业医师十分稀缺,主要原因与感染病科未随疾病谱变化适时调整发展方向、医疗机构对经济效益较差的感染科发展支持力度不够有关。国家卫生健康委员会已经在相关管理文件中对感染科建设提出了要求,但鉴于长期形成的工作模式,感染科发展还需时日。

我国大多数临床微生物专业为医院检验科的组成部分,从业人员偏少、专业水平亟待提高,部分医疗机构甚至缺乏专职临床微生物检验人员,和国外临床微生物专业状况相比存在较大差距。我国临床微生物检验人员大多数为检验系列人员,主要从事日常临床送检样本的细菌分离鉴定等工作,极少参与临床感染会诊以及抗菌药物临床应用管理工作。

临床药学是我国临床新兴专业,自2005年开始组建以来,取得了极大发展,整体人才团队年轻、积极性高,部分医疗机构临床药学已初具规模,除日常药学服务外,还开展药物监测、遗传药理学等研究工作。临床药学的发展主要得益于药学专业人员在医疗改革中及时转型,同时也和管理部门的重视息息相关。大部分医疗机构抗菌药物管理的实施主要由临床药师实施,包括处方点评、抗菌药物使用监测等。

医院感染控制部门在我国已有30余年历史,各医疗机构已经建立了独立的医院感染控制部门,承担医院感染的预防控制与监测改进等。由于认识和理念的偏差,我国医院感染控制被认为是行政管理部门,从业人员整体学历较低,大多从事一般性医院感染防控工作,基本缺乏参与抗菌药物临床应用管理的能力和经历。

3. 相关学会(协会) 学会(协会)是专业培训教育主体,在推广抗菌药物合理使用理念、方法、策略等中发挥重要的作用。我国相关医药学会(协会)比较多,在各级地方还存在相应的学会(协会),共同构成了庞大的网络。在中华医学会分支机构中,直接与抗菌药物合理使用和耐药控制相关的分支机构包括"感染病分会""细菌感染与耐药控制分会""临床药学分会"等,在其他各专科机构中还有较多感染学组存在;在中国医师协会中同样有"感染医师分会";在中华预防医学会有"感染控制分会",在中国医院协会中有"药事管理分会"和"抗菌药物管理工作组",在中国药学会中有"抗菌药物分会"等。与欧美国家相比较,我国医疗卫生相关学会(协会)属于行业或者专业团体,具有制定相关指南的能力,但指南和规范的约束力较差。

二、我国抗菌药物临床应用管理的相关法规和制度

(一)《遏制细菌耐药国家行动计划》

按照WHO要求,各国政府应制定符合自己国情的耐药控制国家行动计划。我国政府在2016年8月颁布了由国家卫生和计划生育委员会牵头负责、其他十三个部委共同参与制定的《遏制细菌耐药国家行动计划》(2016—2020年),虽然该计划并非国家法律,但却是一

个国家的庄严承诺,我国各领域的细菌耐药控制工作基本以此为蓝本展开。

《遏制细菌耐药国家行动计划》主要措施包括:①履行各部门职责,发挥联防联控优势;②加强抗菌药物应用和耐药控制体系建设;③加大抗菌药物相关研究开发力度;④加强抗菌药物供应保障;⑤完善抗菌药物应用和细菌耐药监测体系;⑥提高专业人员细菌耐药防控能力;⑦加强抗菌药物环境污染防治;⑧加大公众宣传力度以及广泛开展国际交流与合作。

按照《遏制细菌耐药国家行动计划》的规划,到 2020 年,我国需要取得如下成就:①争取研发上市全新抗菌药物 1~2 个,新型诊断仪器和设备 5~10 项;②零售药店凭处方销售抗菌药物达到全覆盖,凭兽医处方销售兽用抗菌药物比例达 50%;③健全医疗与动物抗菌药物应用和细菌耐药监测网络,建设参比实验室和评价体系;④二级以上医疗机构建立抗菌药物应用管理体系,细菌耐药增长得到有效控制;⑤人兽共用或易产生耐药抗生素退出动物促生长使用,动物细菌耐药得到良好控制;⑥对全国医务人员、养殖一线兽医和养殖业从业人员完成抗菌药物合理应用培训;⑦全面实施中小学抗菌药物合理应用科普教育;⑧开展抗菌药物合理应用宣传周。

(二)《中华人民共和国药品管理法》

围绕药物合理使用,我国具有比较完善的法规体系,从国家基本法规来看,《中华人民共和国药品管理法(2019 年修订)》第六章第七十二条规定:"医疗机构应当坚持安全有效、经济合理的用药原则,遵循药品临床应用指导原则、临床诊疗指南和药品说明书等合理用药,对医师处方、用药医嘱的适宜性进行审核。医疗机构以外的其他药品使用单位,应当遵守本法有关医疗机构使用药品的规定。"这里对医疗机构药物合理使用作出了明确规定。

(三)《抗菌药物临床应用管理办法》

国家卫生和计划生育委员会 2012 年颁布的 84 号部长令属于卫生管理部门抗菌药物合理使用的最高规章,是国家卫生和计划生育委员会(现国家卫生健康委员会)开展抗菌药物管理的依据。2016 年,我国已经把抗菌药物管理纳入医院核心医疗管理制度中。

该办法是医疗机构抗菌药物合理使用管理的系统性法规,分为六大部分(总则、组织机构和职责、抗菌药物临床应用管理、监督管理、法律责任、附则),共五十九条。从"总则"到"附则"逐一叙述抗菌药物管理的责任、权利、义务、管理、处罚、适用范围等;其中"总则"主要说明管理办法的起草依据、目的、定义、适用范围、卫生行政部门的责任和主要管理措施;"组织机构和职责"主要对医疗机构管理责任、管理体系、管理团队等作出要求;"抗菌药物临床应用管理"是主要内容,系统规定了医疗机构开展抗菌药物管理的具体人员、方法、手段、权限、目标等,为医疗机构构建了完善的抗菌药物管理体系;"监督管理"主要就卫生行政部门、医疗机构如何开展抗菌药物临床应用监督管理作出规定,明确了对违规行为与人员的处理方法;"法律责任"规定了医疗机构及其从业人员在抗菌药物临床应用中违法行为的处理方式与方法;"附则"设定了管理办法的开始执行时间、指定中医药管理局负责所辖机构的抗菌药物临床应用管理。

抗菌药物临床应用管理办法所规定的核心管理策略是抗菌药物分级管理。对药物、医师处方权限以及抗菌药物适应证进行分类管理。

(四)其他相关法规

除上述与抗菌药物临床应用管理直接相关法规外,国家卫生健康委员会还制定了其他相关法规。《处方管理办法》(卫生部第 53 号令)于 2007 年颁布,对医院处方开具、审核、管理、评价等进行了规范,对抗菌药物合理使用具有重大影响。《医疗机构药事管理规定》(卫医政发〔2011〕11 号)对医疗机构药品采购、存储、调剂、使用等进行了详细规定,其中明确规定医疗机构必须建立"药事管理与药物治疗学委员会",负责组织实施药物合理使用工作。《医院感染管理办法》(卫生部第 48 号令)第十六条要求加强抗菌药物临床使用和耐药菌监测管理。

在原卫生部发布的《三级综合医院评审标准(2011 年版)》中合理用药指标、单病种指标以及外科预防用药指标中都有涉及抗菌药物目标;"公立医院绩效评价指标体系"中也把"抗菌药物使用强度"作为核心指标之一。

(五) 抗菌药物临床应用管理制度

基于上述法规,原卫生部先后制定与发布了抗菌药物临床应用的管理制度,包括:《预防与控制医院感染行动计划(2012—2015 年)》《关于提高二级以上综合医院细菌真菌感染诊疗能力的通知》《抗菌药物临床应用管理专项整治通知》以及各年度更新等,这些管理制度对抗菌药物合理使用都有明确要求。

三、我国抗菌药物临床应用管理的技术支撑体系

1. 专业实验室和设施　我国尚缺乏抗菌药物合理使用相关的专业实验室和设施,也缺乏相关研究机构。有关工作开展主要依托医疗机构各专业科室进行,如细菌耐药监测主要依托医疗机构临床微生物室提供数据,抗菌药物合理使用监测则主要由医疗机构药学部提供数据。对耐药监测数据质量没有参比实验室,主要由各级临床检验质控中心负责。按照《遏制细菌耐药国家行动计划》以及实际工作需要,应该建立相关参比实验室进行质量控制,需要有研究机构对抗菌药物合理使用策略、方法进行研究,对管理效果加以评估。

2. 监测体系　我国较早建立了与抗菌药物合理使用和细菌耐药控制相关的监测体系,这些监测网络及时了解抗菌药物使用以及细菌耐药变化情况,为管理部门制定管理策略提供数据支持,同时也为临床抗菌药物应用提供依据。

(1) 全国细菌耐药监测网和抗菌药物临床应用监测网:在 2004 年卫生部颁布《抗菌药物临床应用指导原则》后,为抗菌药物合理使用的科学管理,于 2005 年同时建立"全国细菌耐药监测网"和"全国抗菌药物应用监测网",两个监测网建立之初有 100 余家医疗机构参与,主要为部属部管三级甲等医院,监测网的组建参考欧洲细菌耐药监测网和抗菌药物监测网管理模式,开展技术培训和指导工作。细菌耐药监测网采用被动检测方式,制定了统一监测方案,包括监测目的、方法、目标药物和细菌、数据分析、质量控制等,监测网定期采集医疗机构临床微生物检验日常数据,利用 WHONET 软件进行质量控制与数据分析,编织年度报告提交国家卫生健康委员会,同时在 2005—2010 年期间,监测数据以论文和专著的方式发表,为临床抗菌药物合理使用发挥了积极作用。

全国抗菌药物临床应用监测网所覆盖医院与细菌耐药监测网重叠,对医疗机构抗菌药物使用进行数量与质量监测,包括医疗机构一般运行状况、药物使用状况、抗菌药物使用总量、抗菌药物使用率[门(急)诊、住院患者]、各主要类别抗菌药物使用量等,同时抽样对门诊和住院患者抗菌药物使用合理性进行评价,对外科预防用抗菌药物也进行评价。

自 2010 年国家卫生健康委员会开展抗菌药物临床应用专项整治后,上述监测网进一步

扩大。一方面,国家监测网成员单位扩展到 1 300 余家医疗机构,其中有 200 余家二级医疗机构参加;另一方面,各省(自治区、直辖市)也按照要求建立了监测网。国家监测网进一步扩大可以采集更多数据,获得更为准确的结果。抗菌药物使用监测网进一步分为中心网和全网,前者主要是监测网成立之初的医疗机构,主要目的在于使监测工作具有连续性和可比性,同时保证监测质量。在监测手段上,两个网络均采用网络数据报送系统,可以对数据进行简单筛选。细菌耐药监测和抗菌药物合理使用监测专业性强,需要持续改进。

(2) 全国医院感染监控网和真菌病监测网:全国医院感染监控网于 1998 年建立,全国 154 家医院入网,但参与调查监测医院数量已经超过 2 000 家。多采用医院感染现患率的断面调查,同时采集医院感染中分离细菌真菌情况。全国真菌病监测网于 2019 年成立,尚无具体监测数据报告。

3. 指南与技术规范

(1)《抗菌药物临床应用指导原则》:这是我国卫生行政管理部门制定颁布的第一个规范抗菌药物合理使用的技术文件,在 2004 年颁布第 1 版,2015 年修订后再次发布。两版指导原则整体结构与主要内容相似,由抗菌药物合理使用基本原则、抗菌药物临床应用管理、各类抗菌药物简介以及感染性疾病抗菌药物治疗原则四部分组成。该原则明确提出,抗菌药物临床应用是否合理,基于以下两方面:①有无抗菌药物应用指征;②选用的品种及给药方案是否适宜。该原则内容比较简洁,适用于抗菌药物合理使用管理者参考,因此已经成为大多数医疗机构抗菌药物管理的必备文件。

(2)《国家抗微生物治疗指南》(第 3 版):2012 年,国家卫生和计划生育委员会组织临床、药学与临床微生物专家编写了《国家抗微生物治疗指南》,并于 2017 年、2023 年两次修订再版。该指南参考国际各种综合性指南的编写风格,以表格方式呈现相关内容,便于查阅和携带。内容分为四大部分:抗感染经验治疗、抗感染目标治疗、抗感染药物药学特征、儿童抗感染治疗。《国家抗微生物治疗指南》中包括了各种病原体(病毒、细菌、真菌、支原体、衣原体、寄生虫等)感染和各系统感染,列出各类感染治疗的首选药物和备选药物,临床工作者可以通过感染部位和感染微生物进行检索。

(3) 临床路径:近十余年来,国家卫生健康委员会组织各专业专家编写了各专业疾病的临床路径,供临床医师参考,路径也成为了医疗保险按病种付费的参考依据。各种临床路径中,对抗菌药物使用也有相应规范。在 10 年前发布的临床路径,抗菌药物的应用可能欠规范,但近 10 年所颁布的各种路径中,有关抗菌药物应用大多遵照《抗菌药物临床应用指导原则》进行。

(4) 其他技术规范:除上述技术指南外,国家卫生健康委员会还在不同时期,就一些特殊问题制定和发布过指南或者专家共识,如《碳青霉烯类抗菌药物临床应用专家共识》《碳青霉烯类抗菌药物临床应用评价细则》《替加环素临床应用评价细则》《产 NDM-1 泛耐药肠杆菌科细菌感染诊疗指南》《多重耐药菌医院感染预防与控制技术指南(试行)》等,这些技术文件在特定抗菌药物管理和耐药控制中发挥了一定作用。

四、我国抗菌药物临床应用管理教育

按照 WHO《全球细菌耐药控制行动计划》的要求,抗菌药物临床应用包括专业教育和公众教育,专业教育应该覆盖相关专业人员的整个职业生涯,包括在校教育和继续教育。整体来看,我国相关教育还做得不够。

我国医科大学基本没有药物治疗学或者合理用药的课程设置,部分学校设有相关选修课;临床医学学生所掌握的有关抗菌药物知识大多来自药理学以及各临床专业教育,基本没有形成系统教育框架,学生也没有系统掌握相关内容。从业过程中,管理部门对临床工作人员继续医学教育有一定要求,但并没有对抗菌药物合理使用作出特殊要求。按照《抗菌药物临床应用管理办法》第十条规定:对医务人员进行抗菌药物管理相关法律、法规、规章制度和技术规范培训,组织对患者合理使用抗菌药物的宣传教育。第二十四条规定:二级以上医院应当定期对医师和药师进行抗菌药物临床应用知识和规范化管理的培训。医师经本机构培训并考核合格后,方可获得相应的处方权。

医务人员抗菌药物合理使用继续教育大多由学会、协会组织,在此过程中需要避免由于培训经费不足的原因而依赖于制药企业开展此项工作。

公众抗菌药物合理使用教育在我国开展不多,自 2016 年起 WHO 设定的每年"抗菌药物活动周"在我国已经持续开展,但整体影响力不足。公众教育对减少处方者不合理用药的压力非常有价值,通过教育,可以改变普通大众对抗菌药物过度迷信和依赖,减少非细菌性感染用药,如上呼吸道病毒感染、非感染性发热、食物中毒性腹泻等。

公众教育可以形式多样,也可以充分利用现有的各种传播媒介,报纸、杂志、广播、电视、网络等都是有价值的载体。

第三节　国外抗菌药物临床应用管理的国家体系

由于各国经济发展水平、医疗保健体系差异,各国临床抗菌药物管理体系以及实施情况各不相同。迄今为止,全球对抗菌药物临床应用管理成效显著的国家和地区包括北欧各国、荷兰、德国、澳大利亚等,但他们所建立的管理体系和管理行动各不相同,北欧、澳大利亚等地主要以政府管理为主,美国主要以医疗机构为管理主体。

1. 美国临床抗菌药物管理体系　美国医疗技术先进,医疗体系以私营医院为主,医疗保险为普通人群的主要医疗保障,医疗支出也十分庞大。美国缺乏完整的抗菌药物临床应用管理体系,更多抗菌药物合理使用通过专业指导和法律规范加以实现。

美国在 2015 年颁布了耐药控制国家行动计划,对到 2020 年的整体目标和耐药控制成果作出了明确规定,并且给予该计划建立耐药控制总统咨询委员会,为全国耐药控制提出咨询意见。

按照美国国家行动计划,到 2020 年将实现以下几方面内容。

(1) 减少耐药菌发生并防止其传播。

(2) 强化国家基于 One-health 策略的耐药控制工作。

(3) 加快和使用创新快速诊断技术以明确耐药菌及其特点。

(4) 加快新型抗菌药物、治疗手段和疫苗的基础与应用研究。

(5) 加强耐药控制相关的国际合作。

按照其国家行动计划,对具体耐药细菌的控制目标将是:与 2011 年相比较,艰难梭菌感染下降 50%,多重耐药铜绿假单胞菌减少 35%,甲氧西林耐药金黄色葡萄球菌减少 50%,多重耐药沙门菌减少 25%;住院患者碳青霉烯类耐药肠杆菌减少 60%;头孢曲松耐药淋球菌维持在 2% 以下;多重耐药结核减少 15%;与 2008 年相比,5 岁以下儿童和 65 岁以上老年人耐药肺炎链球菌感染减少 25%。按照 2020 年美国 CDC 报告,以上目标基本已经达到。

美国细菌耐药控制体系包括 CDC 组建的系统和专业团队开展的监测。CDC 监测系统包括结核监测网、淋球菌监测网、脑膜炎奈瑟菌监测网以及全国抗菌药物耐药监测系统(NARMS),这些监测系统数据大多可以在 CDC 网站查询,此外 CDC 还进行全国医院感染监测(NNIS,1970 年建立),该系统后被纳入国家医疗安全监测系统(NHSN)。具有专业人员组建的细菌耐药监测网为 SENTRY,该网由 JMI 实验室运行,已经成为覆盖全球的细菌耐药监测网。美国尚无抗菌药物使用监测网。

美国 CDC 对耐药控制也编制相关指南,如碳青霉烯类耐药肠杆菌控制指南、医院感染防控指南等。

美国学会(协会)在专业指导方面具有较强的影响力,相关学会(协会)组织编写了大量的指南和共识供临床应用,如在我国具有较大影响力的美国感染病学会指南内容比较全面。此外,各医疗机构也自行编写抗感染治疗指南,如"约翰霍普金斯抗感染指南"。

2. 澳大利亚抗菌药物临床应用管理体系 澳大利亚对抗菌药物合理使用较为重视,较早开展了有关监测和制定指南规范,抗菌药物应用和细菌耐药控制效果较为突出。澳大利亚在 1978 年编写了第一本抗生素指南(*Antibiotic guidelines*),2010 年编写出版了澳大利亚医疗机构抗菌药物管理指南。

2015 年 WHO 颁布《全球细菌耐药控制行动计划》后,澳大利亚颁布了"应对抗微生物药物耐药威胁:2015—2019 国家战略",该战略主要基于"One Health"理念,在医疗、农业等领域协同开展耐药控制;该计划在 2020 年进行修订,同时颁布新的战略规划,在医疗保健领域的抗菌药物管理以此为依据,主要由国家医疗质量与安全中心(the National Safety and Quality Health Service,NSQHS)来实施。

NSQHS 在 2002 年制定了第 1 版"医疗机构抗菌药物管理指南"(AMS),最新版本为 2018 年版。该管理文件对医疗机构如何开展抗菌药物管理、相关策略、人员责任、技术方法、评价评估等进行了详细介绍,并以此为基础编写了具体指标、标准以及基层医疗机构抗菌药物管理指南。该管理规范已经成为国际上较为完善的体系。

在 AMS 体系下,澳大利亚 2016 年建立了相关监测网,抗菌药物使用和耐药监测系统(AURU)和全国抗菌药物处方监测系统(NAPS),监测数据包括所有医疗卫生系统抗菌药物使用信息并定期发布。

NSQHS 还制定颁布了较为全面的抗菌药物和耐药控制标准,如"医院感染预防控制指南""临床管理标准"等。

"澳大利亚抗菌药物应用指南(*Therapeutic Guidelines:Antibiotics*)"在我国具有一定影响力,该指南从 1978 年开始编写,现已改由澳大利亚指南编写有限公司编写维护。

抗菌药物合理使用教育在澳大利亚开展也比较普遍,对临床工作者、患者等教育形式多样。在 AMS 研究方面也有较多产出,主要研究内容包括 AMS 实施的主要障碍、AMS 信息共享、鼓励相关部门和私人机构参与 AMS、把研究结果用于 AMS 等。

澳大利亚 AMS 相关协会学会包括澳大利亚传染病协会、澳大利亚抗微生物学会、澳大利亚感染预防控制学院以及澳大利亚医院药师协会。

3. 瑞典抗菌药物临床应用管理体系 瑞典作为高福利国家,实行全民医疗保险制度,在医疗资源的有效使用方面具有比较完善的管理体系,特别在抗菌药物应用与细菌耐药控制方面堪称楷模。瑞典在20世纪90年代就成立了跨部门的瑞典控制细菌耐药战略项目(the Swedish strategic program against antibiotic resistance,STRAMA),该项目是瑞典抗菌药物合理使用与细菌耐药控制的保证与依托,负责医疗和动物用抗菌药物的合理使用与细菌耐药控制工作,通过科研、监测、教育、指南、培训、教育等手段,将抗菌药物使用率、使用强度、合理使用率、细菌耐药率等有效地控制在理想水平。

STRAMA 由多个政府部门与机构共同组成,直接向卫生部长负责,与诸多政府部门、监督管理机构、耐药与抗菌药物使用研究与教育部门、学术团体、专业人员等相联系,负责医疗、农业、动物保健抗菌药物应用和细菌耐药的管理与促进工作;2010年起,STRAMA 与瑞典传染病控制研究所整合,但仍保持相对独立运行。

STRAMA 为自上而下覆盖全国的抗菌药物合理使用与控制细菌耐药机构,由国家与地方两级组织构成。国家 STRAMA 机构由全国指导小组、全国协调办公室和专家小组构成。国家 STRAMA 主要工作内容包括全国性信息采集、分析与传递,突出与优先问题的发现与解决,未来工作方向的规划等;全国 STRAMA 为地方 STRAMA 提供指导与支持。地方 STRAMA 接受国家 STRAMA 机构指导,与各地药物治疗学委员会(drug & therapeutics committee,DTC)保持良好的沟通与联系,负责各地区抗菌药物与细菌耐药相关监督检查培训教育工作,所需工作经费由当地政府提供。

瑞典抗菌药物监测数据来源于全科医师处方、个人就医信息(每个居民拥有专有医疗保险号)、诊断相关信息等,对所采集信息进行抗菌药物使用强度、使用频度、使用类别、处方质量、感染治疗是否遵循指南、每位医师用药情况、每种感染用药情况等分析,同时监测时间流程中抗菌药物使用的动态趋势。监测网络已经覆盖了全国85%的各级各类医疗机构。

瑞典细菌耐药监测体系比较健全,建立了30余个质量良好的临床微生物检验中心,按照 STRAMA 的要求,各临床微生物检验中心必须上报 MRSA、VRE、PRSP、ESBL(+)肠杆菌等细菌的耐药情况与所有菌株。监测结果除供 STRAMA 应用外,还对专业人士和公众开放不同数据内容。

STRAMA 在日常工作中,对常见感染性疾病逐步制定用药指南。指南也被编辑成手册分发到每一位有处方权的医师手中,并积极鼓励患者根据指南对处方医师不同于指南的处方提出质疑。指南颁布后还进行跟踪调查并适时更新。

4. 泰国抗菌药物临床应用管理体系   泰国是抗菌药物管理逐渐形成体系的发展中国家。于2015年发布耐药控制国家行动计划,以此计划为基础,组建了跨部门全国细菌耐药协调委员会,委员会由泰国卫生部协调,并设立咨询委员会。

按照其国家行动计划,耐药控制主要行动包括:强化 One Health 的细菌耐药监测、管理抗菌药物分配、动物与人类抗菌药物合理使用与耐药控制、提高公众认识。并预期到2021年耐药菌发生率减少50%,人类抗菌药物使用减少20%,动物抗菌药物使用减少30%,公众认识提高20%,按照 WHO 国际卫生条例使行动计划落实达到4级。

泰国全国抗菌药物使用和耐药监测网在1998年建立,但参与的医疗机构仅有92家(占9%),现正在进一步扩展。

(肖永红)

参考文献

［1］World Health Organization. Global action plan on antimicrobial resistance. Geneva：WHO，2015.

［2］World Health Organization. Promoting rational use of medicines：core components. Geneva：WHO，2002.

［3］XIAO Y H. Antimicrobial Stewardship in China：Systems，Actions and Future Strategies. Clin Infect Dis，2018，67（S2）：S135-S141.

［4］肖永红. 我国细菌耐药控制需要"两步走、两手抓". 中国医学前沿杂志（电子版），2017，9（4）：1-5.

［5］国家卫生计划生育委员会 . 国家卫生计生委等 12 部门召开应对细菌耐药工作会议.（2016-04-11）［2022-09-22］. http://www.nhc.gov.cn/yzygj/s7659/201604/eec89b1d760141fd8387f039f966911e.shtml.

［6］XIAO Y H，LI L. A national action plan to contain antimicrobial resistance in China：contents，actions and expectations. AMR Control，2017：17-20.

［7］肖永红.《抗菌药物临床应用管理办法》简析. 医药导报，2013，32（8）：166-169.

［8］The White House.National action plan for combating antibioticresistant bacteria，2015.（2015-05-14）［2022-09-22］. https://www.whitehouse.gov/sites/default/files/docs/national_action_plan_for_combatingantibotic-resistant-bacteria.pdf.Accessed 14 May 2015.

［9］Australian Commission on Safety and Quality in Health Care. Antimicrobial Stewardship in Australian Health Care 2018. Sydney：ACSQHC，2018.

［10］肖永红. 瑞典控制细菌耐药战略项目介绍. 中国执业药师，2011，8（6）：42-44.

［11］TANGCHAROENSATHIEN V，SATTAYAWUTTHIPONG W，KANJANAPIMAI S，et al. Antimicrobial resistance：from global agenda to national strategic plan，Thailand. Bull World Health Organ，2017，95：599-603.

第五章

医疗机构抗菌药物管理体系的建立与发展

第一节　医疗机构抗菌药物管理体系

医疗机构是抗菌药物应用的主要场所之一,也是抗菌药物不合理使用的常见发生地,提升医疗机构抗菌药物合理使用水平不仅可以有效治疗感染、遏制细菌耐药,也是全社会抗菌药物合理使用的引领与表率。医疗机构抗菌药物合理使用需要不断提升相关专业人员能力,还需要通过管理、教育、规范与引导。抗菌药物合理使用影响因素众多,关系错综复杂,涉及众多学科,是技术和管理的融合,需要众多部门及多个学科的专家共同参与。

一、抗菌药物管理理念

20 世纪 80 年代,面对不断出现的细菌耐药和抗菌药物不合理使用现象,发达国家率先提出了抗菌药物管理(antimicrobial stewardship,AMS)理念,这一理念主要针对临床抗菌药物无指征使用、不合理用药方案等现象,希望通过教育培训与督导加以解决。其后在 AMS 的框架下,相关专业人员开展了大量科学研究、教育培训、技术指南、用药与耐药监测等,参与人员也不断壮大,从最初的感染科医师,迅速扩展到药学、微生物学、感染控制等专业,其后信息技术的迅猛发展,医院信息管理等人员也不断参与其中。经历 30 余年的发展,AMS 的专业管理内容已经具有了完整的体系,属于医疗机构提升医疗质量的重要组成,也被纳入各种医疗质量评价指标体系中。

我国长期以来对医疗机构管理主要依靠行政制度和指令,抗菌药物的管理也不例外。以 2004 年卫生部颁布《抗菌药物临床应用指导原则》为标志,我国医疗机构抗菌药物管理正式成为医疗机构质量管理的重要内容。其后,国家卫生行政管理部门在建立抗菌药物管理体系和实施方面采取了积极行动。迄今为止,在管理制度与条件保障方面,我国国家层面医疗机构抗菌药物管理体系也基本完善(见第四章)。

AMS 的核心内容在于专业管理,从字面意思来看,"stewardship"完全没有管理概念,应该属于"看护、照顾、关爱"等范畴,该理念最初在我国香港特别行政区实施时,便被译为"抗菌药物导向计划"。鉴于我国医疗体系和长期以来的医院管理方式,AMS 在我国被理解为"抗菌药物管理"或者"抗菌药物科学化管理",这种语境常常容易误认为 AMS 纯粹是行政管理,但实际上 AMS 更应该是在行政支持下的专业行为,更需要专业人员的积极参与。从我国 AMS 历程来看,卫生行政管理部门也基本采用"以行政开始,向专业管理发展"的一种模式。

二、医疗机构抗菌药物管理体系的框架

按照国际成功的经验和我国《抗菌药物临床应用管理办法》的规定,医疗机构开展 AMS 工作,需要有一定条件保障和人力资源,在工作中逐渐形成良好的管理体系,该体系包括行政支持、专业团队和基础条件,行政支持主要来源于医院管理层和医务管理部门,专业团队主要包括临床感染专家、临床微生物专家、临床药师、感染控制等人员,基础条件则包括监测与检测条件(图 5-1)。

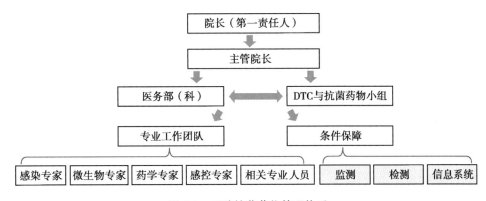

图 5-1　医院抗菌药物管理体系

医院行政管理部门通过加强领导、完善制度、强化督查、实施奖惩等手段使抗菌药物使用率、使用强度和手术预防用药率等明显下降,达到预期管理目标,以实现减缓细菌耐药的最终目的。

各家医疗机构行政管控方面应设立院长或副院长作为抗菌药物管理工作组的第一负责人,成立有医务处、感染科医师、临床微生物检验人员、临床感染药师、医院感染管理部门及护理部门的团队,共同负责医院日常抗菌药物使用管理工作,并建立完善的抗菌药物管理工作制度。

医院开展 AMS 工作,首先需要建立抗菌药物管理委员会(小组)和工作团队,形成抗菌药物长效管理机制和多部门协作的技术管理团队。工作团队成员需要有较高的专业素养与水平,以感染性疾病科医师为核心,包括抗感染专业临床药师、微生物专家、信息专家、医院感控专家和医院流行病学专家。工作团队应当有充分的权利、合理的报酬和预期的管理效果。

医疗机构 AMS 条件保障主要包括微生物检测和治疗药物监测实验室、细菌耐药监测、抗菌药物使用和医院感染监测网,完善的信息系统对保障 AMS 顺利开展和提高效率也十分重要。

第二节 医疗机构抗菌药物管理目标

医疗机构开展 AMS 的最终目的在于控制细菌耐药,在常态化的工作中,也需要设定相关的工作目标。围绕"采用最佳的抗感染治疗的药物选择、剂量和用药时间,以期达到临床治疗或感染预防的最佳结果并最大可能减少药物毒性和降低耐药性产生"理念,组织团队正确管理医院抗菌药物使用,达到以下目的:①规范使用抗菌药物,减少临床抗菌药物使用;②降低治疗费用,减少住院费用;③降低细菌耐药率;④优化临床结果和医疗资源。监督临床做到感染患者正确诊断、感染病原菌尽快明确、根据病原菌选择合适的抗菌药物、根据药物选择合适的给药途径、以最少的副作用和最少的抗菌药物使用时间达到临床治疗效果,缩短住院时间和降低死亡率。

AMS 管理目标包括长期目标与定期目标,长期目标在于通过持之以恒的努力,培养人才、养成习惯、构建良好的运行体系,确保 AMS 工作长期可持续开展;定期目标则主要指在一定时间内达到管理指标,这又可以分为常规目标和特定目标。美国 JCI 对医疗机构认证中具有一套完整的 AMS 要求(表 5-1)。

表 5-1 美国 JCI 医疗机构认证中 AMS 要求

1. 领导层把开展 AMS 置于优先考虑,包括: 　(1) 责任落实文件 　(2) 预算支持 　(3) 感控方案 　(4) 改进计划 　(5) 工作策略 　(6) 信息化系统进行数据监测 2. 医院工作人员和处方者开展 AMS 相关的定期教育培训 3. 患者与家属 AMS 相关教育培训 4. 医院具有多学科 AMS 工作团队 5. AMS 工作需要包括以下内容: 　(1) 领导承诺:人力、财力、信息资源 　(2) 担当:明确的团队责任人,成功实施 AMS 　(3) 药学专家:任命高年药学专家参与 AMS 　(4) 行动:有 AMS 具体策略与行动 　(5) 追踪:监测耐药与抗菌药物使用	(6) 报告:定期报告 AMS 相关工作情况、监测数据 　(7) 教育:教育职工、处方者、患者有关耐药与用药知识 6. 具有核准的 AMS 多学科方案 　(1) 处方限制(分级管理) 　(2) 社区肺炎抗菌药物使用合理性评估 　(3) 皮肤软组织感染抗菌药物使用合理性评估 　(4) 尿路感染抗菌药物使用合理性评估 　(5) 艰难梭菌感染处置 　(6) 成人抗菌药物应用指南 　(7) 儿童抗菌药物应用指南 　(8) 注射口服转换治疗策略 　(9) 特殊级抗菌药物审批 　(10) 预防用药管理 7. AMS 数据分析与报告 8. AMS 发现问题后的行动与措施

一、医疗机构 AMS 长期目标

1. 建立完善管理模式 通过 AMS 工作组科学化的长效机制管理,建立和完善抗菌药物管理模式,形成相对固定的工作团队,明确各负责人在抗菌药物临床应用管理中的责任,实现常态化管理。

2. 提供良好的工作条件 医疗机构实施 AMS 需要相关的条件保障,包括检测、监测与信息系统。临床微生物检测对支撑感染性疾病诊断治疗和指导 AMS 工作具有十分重要的价值,鉴于我国临床微生物人才团队现实,AMS 工作小组必须通过不断努力在人才和检测条件上给予指导和支持;同样,治疗药物浓度监测对现代医学也十分必要,也是保障实施 PK/PD 优化抗感染治疗、减少不良反应的重要抓手;细菌耐药监测和抗菌药物应用监测对发现问题、评估效果尤为重要;信息系统是 AMS 实施的重要手段之一。

3. 培养专业人才 AMS 是一项长期任务,并非医疗机构的临时任务。为保障 AMS 能持续开展,专业人才队伍必不可少。人才的成长来源于工作,AMS 在工作中发现具有相关潜质的年轻人才,主动加以引导与培养,在医疗机构中形成结构合理、后继有人的专业队伍。

4. 营造合理用药文化 相较于医疗机构整体人员,AMS 团队人员相对较少,不可能实现对每一次抗菌药物应用实施指导和管理。AMS 团队需要在工作中对抗菌药物合理使用和耐药控制理念进行教育培训,要医务人员逐步树立合理用药的理念,在医疗机构内形成合理用药的氛围,提升医疗机构抗菌药物合理使用水平。

二、医疗机构 AMS 定期目标

AMS 工作团队需要结合各自情况,发现急需解决的问题,制定干预措施,取得预期工作目标。一般 AMS 团队需要有年度工作目标。根据我国抗菌药物管理和细菌耐药控制要求,国家卫生健康委员会每年都发布相关工作要求,提出工作目标,各医疗机构可以此为基础开展相关工作。具体来看,AMS 团队目标可以包括以下内容。

1. 实现管理部门年度抗菌药物和细菌耐药控制目标 自 2011 年卫生部开始实施抗菌药物专项整治以来,已经制定了相应的管理目标值,包括抗菌药物使用率、抗菌药物使用强度、微生物送检率、手术预防用抗菌药物率等,经过 10 余年的努力,绝大部分医疗机构已经达到管理目标,但个别医疗机构还存在管理不达标的现象,主要包括手术预防用抗菌药物比例和抗菌药物使用强度两项指标,其中原因各有不同,医疗机构需要根据各自情况,查找原因加以落实。

2. 耐药控制目标 我国整体细菌耐药形势较为严峻,各地区也存在一定差异,如碳青霉烯类耐药肠杆菌(CRE)流行率在个别地区已经超过 30%,这类医疗机构必须采取行动加以遏制,否则将严重影响医疗质量和患者安全。对 CRE 高发机构,需要从抗菌药物合理使用、医院感染控制等方面着手,控制耐药发生的关键因素,力求使 CRE 快速上升态势得到控制。

3. AMS 重点干预策略 针对医疗机构中普遍存在的抗菌药物不合理使用现象,AMS 团队需要寻找原因,针对性采取措施,如指南制定与推广、教育培训、信息化管理等。

4. AMS 常规工作目标 AMS 常规需要完成的工作包括处方者分级管理落实、处方集制定、教育培训、处方点评与反馈、微生物检查推广、耐药监测与抗菌药物使用监测、抗菌药物治疗监测等。

5. AMS 创新工作 AMS 团队需要在工作中发现问题,除实施现有的干预策略外,还需要尝试开展创新管理,如抗菌药物应用与耐药关联、耐药菌院内传播因素确定、信息化处方管理等。

第三节 医疗机构抗菌药物管理团队责任

医疗机构建立完善的 AMS 团队,团队各成员需要有明确的分工与责任,根据原卫生部颁布的《抗菌药物临床应用管理办法》等相关法规和制度,结合国际通行做法,各相关人员责任如下。

1. 医疗机构行政领导　按照《抗菌药物临床应用管理办法》的规定,医疗机构负责人是抗菌药物管理的主要责任人。在实际工作中医院院长需要承担领导责任,在建立 AMS 团队和提供条件保障时需要给予支持,同时也承担直接管理责任。医院主管医疗或药学的副院长直接负责 AMS 各项工作,确定方向、组建团队、布置任务、督促执行、检查效果、激励处罚等。

2. 医务管理部门　医疗机构医务部(科)是医疗质量与安全的责任机构,抗菌药物合理使用和细菌耐药控制与医疗质量及患者安全密切相关,AMS 工作团队需要与医务管理部门紧密合作实施管理策略。医务管理部门在 AMS 管理中主要承担协调与支持工作。

3. 抗菌药物管理小组　抗菌药物管理小组是医疗机构 AMS 责任主体,在主管院长的直接领导下开展工作,具体任务如下。

(1) 贯彻执行抗菌药物管理相关的法律、法规、规章,制定本机构抗菌药物管理制度并组织实施。

(2) 审议本机构抗菌药物供应目录,制定抗菌药物临床应用相关技术性文件,并组织实施。

(3) 对本机构抗菌药物临床应用与细菌耐药情况进行监测,定期分析、评估、上报监测数据并发布相关信息,提出干预和改进措施。

(4) 对医务人员进行抗菌药物管理相关法律、法规、规章制度和技术规范培训,组织对患者进行合理使用抗菌药物宣传教育。

(5) 协助建设 AMS 相关技术设施与条件。

4. 感染科医师责任　感染科医师具有良好的感染诊治、临床微生物与抗菌药物应用背景知识,是 AMS 核心专业人员,但鉴于我国感染学科发展现状,在没有感染科医师的医疗机构,其他相关学科人员,如呼吸科、重症医学科、血液科、外科等具有较强感染诊疗能力的人员可以替代感染科医师责任。感染科医师在 AMS 团队中的具体责任如下。

(1) 各种传染与非传染性感染性疾病的诊断治疗。

(2) 发热性疾病的诊治。

(3) 感染性疾病会诊,特别是各种疑难和耐药菌感染患者诊疗。

(4) 抗菌药物临床应用指导,特别是负责特殊使用级抗菌药物会诊。

(5) 参加医疗机构抗菌药物管理小组,负责抗菌药物遴选、评价、淘汰等工作;指导制定 AMS 管理策略,包括感染性疾病诊治指南。

(6) 负责医疗机构抗菌药物合理应用的专业培训与教育。

(7) 协助与支持医院感染管理、临床微生物和药学部门工作。

5. 临床药师的责任　临床药师是医疗机构重要专业团队,抗感染临床药师是直接承担 AMS 工作的主要力量。临床药师需要不断增强自身工作能力,深入临床一线,发现问题,提出与落实管理策略。根据原卫生部《医疗机构药事管理规定》,医疗机构药学部门必须开展以合理用药为核心的临床药学工作,提供药学专业技术服务。抗感染临床药师主要责任如下。

(1) 落实抗菌药物分级管理制度。

(2) 开展抗菌药物临床应用监测,实施处方点评与超常预警。

（3）参与疑难、危重感染患者医疗救治,提出药学指导意见。

（4）提供抗菌药物信息和药学咨询。

（5）参加医疗机构抗菌药物管理小组,参与抗菌药物遴选、评价、淘汰等处方集维护,负责抗菌药物采购。

（6）负责医疗机构抗菌药物合理应用的专业培训与教育。

（7）开展抗菌药物治疗监测与临床药学研究,并指导临床用药。

（8）负责医疗机构公众抗菌药物合理应用教育和咨询。

（9）联合其他相关学科,开展抗菌药物管理工作。

6. 临床微生物检验 临床微生物检验是感染性疾病诊断和治疗的基础,良好的临床微生物检验结果对保证有效的抗感染治疗具有不可替代的作用。为了满足临床抗菌药物合理使用和控制耐药的需要,二级以上医疗机构应该建立标准化符合生物安全要求的临床微生物检验科(室)、配置良好的检验设备和专业检验人员、加强人才建设与培养,尽快提升临床微生物检验在临床工作中的地位。可以探索多种形式的临床微生物专业设置,如与感染科整合、单独设立专业科室等。临床微生物检验人员在抗菌药物合理应用中承担以下工作。

（1）积极开展临床微生物检验工作,拓展工作范围,不断提高自身专业水平。

（2）加强与临床科室交流与沟通,指导临床微生物送检样本采集,解释微生物检验结果,协助临床开展抗感染治疗。

（3）开展细菌耐药监测,定期发布各机构耐药监测结果,发布耐药预警信息。

（4）参与医疗机构抗菌药物管理与培训。

（5）参与医院感染防控工作。

7. 医院感染控制部门 医院感染控制部门是 AMS 团队的重要协同力量,在医院耐药菌感染防控中发挥重要作用。我国医院感染控制工作经历 30 余年发展,已经建立了一支比较稳定的工作团队,开展了大量医院感染控制工作,取得了十分重大的进步。在 AMS 工作中,院感控制部门主要针对细菌耐药控制开展工作,建立医院感染防控的标准化流程,并组织实施;监控医院感染,并参加感染会诊;与微生物检验人员定期汇总、发布细菌耐药情况,定期分析医院耐药监测数据;及时发现耐药菌感染暴发并采取控制措施;定期参加医院 AMS 小组讨论学习,汇报总结数据,参与并组织院内抗菌药物合理应用培训;督导相关部门和科室落实院感防控措施,为有效降低抗菌药物使用率和使用量提供保障。

8. 其他部门 在 AMS 工作中还需要其他部门共同参与:①信息中心密切配合和支持抗菌药物管理工作,能够实现医师抗菌药物处方权和药师抗菌药物处方调剂资格,抗菌药物使用的品种及疗程、抗菌药物使用网上会诊、抗菌药物处方点评;抗菌药物管理及使用相关指标的监测统计;抗菌药物管理策略实施,信息化决策系统、手术预防用药、自动停药策略实施等。②医疗质量管理部门可以根据医疗机构业务运行情况提供抗菌药物管理指标意见。③护理部可以通过专科护理培训,促进护理人员正确使用抗菌药物,以及发现抗菌处方中不合理之处。

第四节 医疗机构抗菌药物管理的工作方式

抗菌药物管理已成为世界各国重视之议题,但各国、各地区甚至各家医院抗菌药物管理方式及临床抗菌药物实际应用的效果都存有一定的差异。在全国 116 家三级甲等医院调查研究中,结果显示,AMS 团队在 110 家医院(94.8%)建立了抗菌药物管理计划,30 家医院缺乏正规的感染科,116 家医院均以行政主导措施加强合理用药,其中以抗菌药物分类管理和处方后复核反馈最为常见,近 50% 的医院实行处方预授权和处方前反馈评审管理办法。

综合国内先进医院 AMS 管理团队方式,实施效果较好的主要体现在团队各部门职责分工明确,相互协作,感染科在其中起到关键的技术作用。医院有完善的抗菌药物管理制度体系包括抗菌药物遴选制度、分级管理制度、抗菌药物临床应用监测与评价制度、静脉输液管理制度、质控指标考核制度、抗菌药物临床应用指导原则实施细则等。医院有细菌耐药监测机制,定期向临床反馈医院感染病原菌及耐药谱,制定并统计抗菌药物使用监测指标。在此基础上通过多学科协作模式达到提高诊疗质量水平,促进抗菌药物合理使用的目的。

AMS 团队开展工作的方式包括日常工作与重点任务,日常工作主要针对抗菌药物合理使用和耐药控制中共性问题开展持续性推进,重点任务则主要指针对突发或者特殊问题进行的一系列措施。

一、AMS 日常工作方式

AMS 日常工作内容包括抗菌药物应用的全链条,从采购到应用、监测、点评、反馈等,其中包括系统建设与维护、监测与检测、教育培训、点评与反馈、干预与评价等。WHO 在 2019年制定了中低收入国家 AMS 指引,其中以下工作核心要素可供参考(表 5-2)。

表 5-2　WHO 中低收入国家医疗机构 AMS 工作核心要素

工作要素	具体内容
领导支持	1. AMS 列为医院优先任务 2. 明确的 AMS 计划 3. 对 AMS 财物支持
责任明确	1. AMS 小组责任 2. AMS 小组负责人责任 3. AMS 各专业人员责任 4. 其他相关人员责任 5. 与其他部门(如院感)合作关系 6. 定期 AMS 工作报告制度
行动	1. 指南更新与推广 2. 定期抗菌药物使用评估 3. 处方反馈 4. AMS 团队查房 5. 处方集管理 6. 临床微生物检验的参与和支持 7. 信息化技术 8. 标准化抗菌药物处方 9. 抗菌药物处方管理

续表

工作要素	具体内容
教育	1. 抗菌药物合理使用基本教育 2. 抗菌药物合理使用继续教育 3. 医院感染管理教育
监测与检测	1. 抗菌药物使用合理性试点流行病学调查 2. 抗菌药物使用量监测 3. 细菌耐药监测与检测 4. AMS 策略依从性监测
点评与反馈	1. 定期对处方者评价与分享抗菌药物监测数据 2. 定期对处方者评价与分享耐药监测数据 3. 与处方者评价与分享抗菌药物使用合理性数据 4. 常用抗菌药物抗菌谱与用药信息

（一）AMS 系统构建与完善

AMS 团队在工作中不断完善，包括人员构成，目标任务确定等，具体内容如下。

1. AMS 人才培养与团队建设 AMS 团队在工作中结合各自需求，培养专业人才，吸引有潜质的专业人才进入团队中，与医院管理层沟通，优化人才团队。

2. 临床微生物实验室建设 临床微生物实验室大多隶属医院检验科，临床微生物检验工作对 AMS 尤为重要，团队需要与检验科协作，积极开展微生物检验，开发新技术，提升专业能力。

3. 医院信息化建设 在医院信息化建设中，AMS 结合需求与信息管理部门协调，通过现代信息技术实施 AMS 策略，提高管理效率，如分级管理制度、手术预防用药、抗菌药物应用数据处理等。

（二）AMS 文本制定与维护

1. 抗菌药物处方集 医疗机构需要根据各省级卫生行政管理部门的抗菌药物分级管理目录制定抗菌药物处方集，实施三级医院 50 个品种和二级医院 35 个品种的管理要求。处方集并非随时更改，一般在一年以上可以修订，两年以上必须修订。修订需要药物治疗学委员会投票决定包括对进入处方集药物的遴选、评估。在日常工作中，对未进入处方集的抗菌药物实施临时采购管理。

2. 抗感染治疗指南 临床指南较多，有专科指南和系统指南，我国卫生行政部门组织制定的《抗菌药物临床应用指导原则》和《国家抗微生物治疗指南》对大多数医疗机构具有参考价值，各医疗机构可以结合各自主要问题，针对性制定专业指南，如社区呼吸道感染指南等。

（三）监测与检测

1. 抗菌药物临床应用监测 主要对医院整体与各专业科室抗菌药物用量和合理性进行监测，主要指标包括使用率、使用强度等，定期发布。近年来国际通行的抗菌药物使用-细菌耐药-医院感染联合试点调查（point prevalence survey，PPS）对发现抗菌药物应用和细菌耐药的突出问题具有重要价值，可以在我国实施。

2. 细菌耐药监测 主要由微生物检验部门落实，通过监测促进送检和提高质量，进而达到提高感染诊治和抗菌药物应用水平的目标。监测数据可以每半年或者每一年发布一次。

3. 抗菌药物治疗监测　有条件的医疗机构应该开展抗菌药物治疗监测(therapeutic drug monitoring, TDM),特别对治疗窗窄、浓度变异大、器官功能不全患者、重症患者等具有重要价值。TDM 也是实施 PK/PD 优化抗感染治疗的基础。

4. 临床微生物检验　AMS 团队需要不断推进微生物检验工作,通过教育培训、督导等方式提高临床微生物送检积极性。我国临床微生物送检比例较低,检测结果所得到的监测数据可能存在偏倚,只有提高送检率和送检质量,才能更好地反映细菌耐药形势与发展趋势。

(四) 干预与评价

AMS 常用干预措施包括处方点评与反馈、指南推广、微生物检验指导、教育等。

1. 抗菌药物分级管理　抗菌药物分级管理策略是 AMS 的基本策略,每个医疗机构都必须严格执行。

2. 处方点评与反馈　临床药师对抗菌药物处方的适应性、合理性进行点评,发现存在的问题,针对性采取反馈、教育等干预,提高抗菌药物处方合理性。

3. 指南推广　可以利用国家指南或各自编写指南,通过教育、点评等进行推广。

4. 临床微生物干预　有条件的医疗机构可以开展如微生物专家下临床、选择性微生物检验报告制度等进行干预。

(五) 教育培训

1. 处方权授权教育　按照《抗菌药物临床应用管理办法》要求,临床医师在获得抗菌药物处方权之前,需要经过系统抗菌药物临床应用培训,并根据职称能力分级授权;授权医师每年还要接受培训,在权限变更前也需要进行培训。

2. 继续教育　AMS 团队需要根据各专业情况和存在的问题开展形式多样的培训,如理论培训、问题导向培训、面对面讨论等。

3. 公众教育　医疗机构在医疗活动场所开展公众抗菌药物合理使用与细菌耐药宣传教育活动,可以有海报、视频、音频、文字材料等教育方式。

二、重点任务工作方式

重点任务工作方式主要对日常工作中发现的问题制定针对性解决方案实施干预。如医疗机构针对严重耐药菌流行的干预、针对特殊抗菌药物的管理、针对过度使用的抗菌药物进行管理等都属于这类工作。一般这类工作需要在 AMS 团队内进行讨论分析,然后制定策略,并得到管理部门和管理者的支持(图 3-2)。

(李家斌)

◥ 参考文献

[1] 中华人民共和国卫生部. 抗菌药物临床应用管理办法. (2012-04-24) [2022-09-22]. http://www.gov.cn/flfg/2012-05/08/content_2132174.htm.

［2］ZHOU J,MA X. A survey on antimicrobial stewardship in 116 tertiary hospitals in China. Clin Microbiol Infect,2019,25(6):759.e9-759.e14.

［3］PICKENS C I,WUNDERINK R G. Principles and Practice of Antibiotic Stewardship in the ICU. Chest,2019,156(1):163-171.

［4］BARLAM T F,COSGROVE S E,ABBO LM,et al. Implementing an Antibiotic Stewardship Program:Guidelines by the Infectious Diseases Society of America and the Society for Healthcare Epidemiology of America. Clin Infect Dis,2016,15,62(10):e51-77.

［5］DILIP NATHWANL. Antimicrobial stewardship:principles and practice. British Society for Antimicrobial Chemotherapy,2018:40-59.

［6］WHO,Antimicrobial stewardship program in health-care facilities in low-middle income countries:a WHO practical toolkit. Geneva:WHO,2019.

第六章

抗菌药物临床应用管理评估

抗菌药物临床应用管理能减少不必要的抗菌药物使用、在一定程度上改善感染患者的预后、减少抗菌药物相关的不良反应和附加损害（如抗菌药物相关性腹泻）、延缓细菌对抗菌药物耐药性的产生和发展、降低相关的花费。然而，抗菌药物临床应用管理也消耗人力财力等资源，需要多种专业技术和信息系统支撑，对临床医疗行为有一定程度的干预。因此，亟需进行管理效果评估和成本效益分析，以便将有限的资源做最优化的使用，并减少对临床医疗过多的干预，使患者、医务人员、医疗机构和社会获得最大的效益。虽然恰当的抗菌药物临床应用管理没有明显的不良后果，但不恰当管理，如不符合临床实际的过多行政干预、过分追求使用指标而忽视患者预后、因管理流程导致药物使用延迟等将患者和医务人员置于风险中，可能带来不良后果。这也提示对抗菌药物临床应用管理进行评估需要求真务实，避免形式主义，不断优化。

评估有助于发现机构 AMS 亮点、盲点、不足和瓶颈等，便于有针对性地制订下一步管理计划、项目及资源配置。总之，我们需要牢记抗菌药物临床应用管理的初心和主要目标是最大限度地优化抗感染治疗临床效果、最大限度地减少抗菌药物使用所带来的不良反应、最大限度地避免某些病原体被选择出来和延缓耐药性的产生。在上述基础上的第二级目标是在保证医疗质量的同时，降低费用支出。这都需要对抗菌药物临床应用管理进行评估。

AMS 评估可从多种维度、多种方式、多种指标、多种解读等多方面进行。从现实角度来看，卫生行政部门和医疗机构都难以做到面面俱到、毫无遗漏的评估。因此，评估者在评估前需要明晰评估的目的和评估后下一步计划，选取符合需求的内容、方式和指标，避免动用大量资源追求大而全的评估。

在国家卫生健康委员会的领导下，我国医疗系统自 2011 年起大规模、系统性地开展抗菌药物临床应用管理，管理已经提升到了新阶段；因而，评估时除了强调对医疗机构及其科室总体指标（如住院患者抗菌药物使用率、使用强度）外，更重要的是评估抗菌药物临床应用管理对患者预后、不良反应和耐药性等方面的影响，并聚焦到特定疾病种类（如导尿管相关尿路感染、社区获得性肺炎）、特定人群（如新生儿、孕产妇、老年患者、血液病患者）、特定病区（如 ICU、急诊、儿科）、特定药物（如碳青霉烯类、替加环素和抗真菌药物）、特定环节（如头孢菌素类皮试）、特定情况（如痰培养中分离到念珠菌），依据自身的监测数据、临床反映的情况等开展有针对性的干预和评估。AMS 的理念、措施、指标等大多借鉴国外发达国家的体系，在评估中也需要充分考虑我国的实际情况进行调整，如与抗菌药物临床应用相关的医疗投诉或纠纷在我国也可能是有意义的评估指标。

第一节　医疗机构抗菌药物临床应用管理体系评估

AMS 评估也分为多个层面，常见的有两种情况：①卫生行政部门对医疗机构进行评估；②医疗机构对其自身、科室和医务人员进行评估。无论从哪个层面出发，开展评估主要包括：组织架构、支撑体系、制度与规范、执行情况与效果。评估需要重点关注 AMS 实际工作，避免仅仅是形式的构建。

一、评估抗菌药物管理组织构架

医疗机构主要负责人是抗菌药物临床应用管理第一责任人，需要高度重视抗菌药物临床应用管理并将其纳入医疗质量和医院管理的核心内容，设置抗菌药物管理工作（小）组，明确各部门职责分工。

依据《抗菌药物临床应用管理办法》（卫生部令第 84 号）等对管理组织进行以下评估。

1. 二级以上的综合医院、妇幼保健院及专科疾病防治机构　①是否在药事管理与药物治疗学委员会下设有抗菌药物管理工作组；②工作组成员是否由医务、药学、感染性疾病、临床微生物、护理、医院感染管理等部门负责人和具有相关专业高级技术职务任职资格的人员组成；③日常管理工作是否由医务、药学等部门共同负责。

2. 其他医疗机构　是否设有抗菌药物管理工作小组或者指定专（兼）职人员负责具体管理工作。

二、评估抗菌药物管理支撑体系

（一）AMS 相关专业学科建设

为提高抗菌药物临床应用技术与管理水平，医疗机构应加大感染病学、临床微生物、临床药学、医院感染管理等相关学科建设力度，强化人员队伍建设，健全抗菌药物临床应用管理技术支撑体系。评估需要关注：是否出台加强感染科、临床微生物室、临床药学、医院感染管理等学科建设方案，是否制订感染相关医师、微生物检验人员、临床药师和管理人员培养方案及其落实情况。

由于历史和疾病构成原因，我国感染病学科正处于从诊治病毒性肝炎、结核等法定传染病为主转变为以诊治各种感染为主的关键转型期，医疗机构需要加强感染病学科内涵建设。二级以上综合医院需要：①设置以收治细菌真菌感染为主的感染病区或医疗组；②制订以感染性疾病科为主体的涵盖感染病诊疗、疑难感染病会诊、医院感染控制、培训教育等内容的学科建设方案。

临床微生物检验是感染性疾病诊断的重要保障，加强临床微生物室软硬件建设，不断提高病原学诊断水平，运用经典方法和分子生物学技术准确、快速确定感染病原体协助诊断，同时应加强与临床沟通，提升对感染的认识。评估临床微生物室内容包括：①临床微生物室规模、布局、设备、人员等是否满足工作需求；②检测项目是否涵盖细菌、真菌、病毒、非典型病原体、寄生虫等;③是否符合生物安全管理有关规定;④是否制定临床微生物检验全流程质量控制规范;⑤是否定期参加国家或省级、市级临床检验中心组织的微生物室间质控;⑥是否参与临床感染性疾病会诊与咨询。

医院感染管理部门是 AMS 团队的重要组成部分,也是患者安全的重要保障部门。医疗机构需要高度重视医院感染防控专业队伍培养与建设,完善医院感染技术方法与体系,建立以医院感染管理专业人员为主导的管理模式,形成比较完整的学科体系。与 AMS 相关的评估内容包括:①是否设立独立的医院感染管理部门;②是否有完善的医院感染管理的规章制度、工作规范与技术体系;③是否参与 AMS 工作;④是否关注医疗机构耐药菌防控。

临床药师是 AMS 具体实施人员,我国临床药师具有队伍年轻、教育背景不断提升、工作积极性高等特点,限于既往医院药学的管理模式,临床药师正处于转变服务模式,不断提升自身能力的过程中。临床药学建设内容包括:①是否配备与医疗活动相匹配的抗菌药物相关专业临床药师;②临床药师承担 AMS 日常工作情况;③临床药师开展抗菌药物处方点评与反馈;④临床药师参与抗感染治疗会诊;⑤三级医疗机构是否建立药物治疗浓度监测实验室,开展抗菌药物治疗浓度监测。

（二） AMS 相关信息化建设

《抗菌药物临床应用指导原则(2015 版)》和《抗菌药物临床应用管理办法》都要求医疗机构充分利用信息化管理手段实施抗菌药物临床应用管理。在医疗机构信息化系统中,需要关注:①是否实现医师抗菌药物处方权限和药师抗菌药物处方调剂资格管理;②是否实现抗菌药物会诊流程信息化管理;③是否运用自动化电子提醒决策技术实时监控用药医嘱/处方,根据设置的条件对门(急)诊抗菌药物处方适应证、禁忌证、用法用量、相互作用,及对住院医嘱微生物标本送检、禁忌证、用法用量、配伍禁忌、相互作用等进行审核,提示或拦截不合理处方,医嘱,提醒并帮助医师、麻醉师、护士控制抗菌药物用药时间;④是否实现对外科围手术期抗菌药物预防用药指征、时机、品种、疗程的实时管控与动态监测;⑤是否实现院、科两级抗菌药物使用率、使用强度等指标信息化手段实时统计、分析、评估和预警;⑥是否建立抗菌药物相关资源数据库供临床参考,包括处方集、药品说明书、诊疗指南等。

（三） 抗菌药物管理团队

AMS 采用基于证据的干预措施促进抗菌药物的合理使用。其基本策略包括抗感染指南实施、抗菌药物分级管理、处方点评与反馈、抗菌药物应用监测、微生物检验选择性报告等,其多学科团队成员包括感染科医师、感控专家、药师、各专业临床医师。AMS 既需要行政力量的推动,也需要专业技术力量的支撑,医疗机构抗菌药物管理第一责任人要树立"以多学科专业协作管理为主"的科学理念,全面推行 AMS 策略,组建 AMS 团队,借助多学科专业团队力量促进临床合理用药。团队建设需要评估:①是否组建 AMS 工作团队;②小组成员是否包括医院相关管理、感染、微生物学、临床药学、医院感染控制和信息管理人员等,人员职责是否明确;③是否给予 AMS 小组明确授权;④是否提供相应的人财物条件保障;⑤是否定期对 AMS 团队工作进行检查和促进;⑥AMS 工作情况。

三、评估抗菌药物管理制度与规范

医疗机构应当制定本机构 AMS 工作制度和监督管理机制,严格控制抗菌药物供应目录品种品规数,落实抗菌药物分级管理核心策略,制定抗菌药物临床应用技术规范。

（一）抗菌药物供应目录（处方集）

按照《抗菌药物临床应用管理办法》的要求，医疗机构严格控制本机构抗菌药物供应目录的品种数量，建立抗菌药物择优遴选、定期调整制度。评估内容包括：①抗菌药物处方集的建立与调整过程是否科学规范，品规数量与分级是否符合要求；②抗菌药物入选、清退或替换过程是否科学规范；③抗菌药物处方集调整周期是否为 2 年，最短不得少于 1 年，避免无理由地频繁调整；是否每次调整后 15 个工作日内向核发其"医疗机构执业许可证"的卫生行政部门备案；④临时采购抗菌药物管理是否规范。

（二）抗菌药物分级管理与处方权限

抗菌药物临床应用的分级管理是抗菌药物管理的核心策略，医疗机构应当建立健全的抗菌药物临床应用分级管理制度。评估内容包括：①医疗机构是否按照省级卫生行政部门制定的抗菌药物分级管理目录制定、调整本机构的抗菌药物供应目录（处方集），并向核发其"医疗机构执业许可证"的卫生行政部门备案；②是否有抗菌药物临床应用培训考试记录和处方授权文件，结合专业技术职称和不同科室诊疗需要授予不同医师不同级别抗菌药物处方权，和药师抗菌药物处方调剂资格；③是否有特殊使用级抗菌药物会诊授权文件，会诊成员可由具有抗菌药物临床应用经验的感染性疾病科、呼吸科、重症医学科、微生物检验科、药学部门等具有高级专业技术职务任职资格的医师和抗菌药物等相关专业临床药师组成。

（三）抗菌药物合理使用技术规范

医疗机构开展 AMS，需要向医务人员提供相关技术文件作为参考，具体包括处方集、指南等，这些文件为疾病诊断、微生物送检、用药品种选择、剂量制定、疗程控制等提供标准，通过临床路径、操作规范、可视化图表促进指南应用程度。评估内容包括：①是否为医务人员提供处方集、指南等技术文件，包括但不限于《抗菌药物临床应用指导原则》《国家抗微生物治疗指南》《中国国家处方集》等；②是否定期提供各自细菌耐药监测报告；③是否制定专业特定的技术规范，并定期修订。

四、评估管理活动

（一）感染性疾病多学科诊疗模式

建立感染性疾病多学科诊疗体系，加强学科间交流协作，提高对疑难危重症感染患者治疗水平。评估主要内容：①是否建立多学科诊疗模式（multidisciplinary diagnosis and treatment，MDT）工作机制和标准化操作流程；②MDT 开展情况。

（二）抗菌药物临床应用合理性评价

医疗机构科学设置临床各专业抗菌药物临床应用控制指标，监测动态趋势；抗菌药物管理工作组组织医务、药学、感染、医院感染管理、临床微生物、信息等部门人员组成点评小组，开展抗菌药物处方、医嘱专项点评。

1. 抗菌药物临床应用基本情况　　主要评估：①是否开展抗菌药物临床应用基本情况调查，包括抗菌药物品种、剂型、规格；②院科两级抗菌药物使用量、使用金额，使用量和使用金额分别排名前 10 位的抗菌药物品种；③住院患者抗菌药物使用率、使用强度、Ⅰ类切口手术和介入诊疗抗菌药物预防使用率；④特殊使用级抗菌药物使用率、使用强度；⑤门诊抗菌药物处方比例（门诊患者抗菌药物使用率）、急诊抗菌药物处方比例（急诊患者抗菌药物使用率)。

2. 围手术期抗菌药物预防性应用监测　主要评估:①医疗机构是否按照国家《抗菌药物临床应用指导原则》中有关预防用药的要求,制定本机构围手术期预防性应用抗菌药物技术规范,对外科手术的预防用药指征、用药时机、品种选择、维持时间有明确规定;②是否有围手术期预防性应用抗菌药物监测与评价制度。

3. 特定感染抗菌药物治疗性应用　通过特殊感染性疾病的抗菌药物使用管理,实现AMS目标,效果明显。如针对社区获得性肺炎的干预措施侧重于提高诊断准确性、指南依从性、培养结果应用比例;针对泌尿道感染的干预措施侧重于避免不必要的治疗(无症状菌尿),和根据药敏结果选择恰当的品种(感染患者);针对皮肤和软组织感染的干预措施侧重于确保患者不会接受过于广谱强效的"经验治疗",以及用法用量合理、疗程恰当。评估内容:医疗机构针对特定感染性疾病开展AMS工作。

4. 特殊抗菌药物专档管理　医疗机构严格落实专档管理要求,加强碳青霉烯类、替加环素、多黏菌素、新型β-内酰胺酶抑制剂复方等临床应用管理,遏制多重耐药与泛耐药菌发生。主要评估:①是否制定特殊使用级抗菌药物使用管理制度;②是否对重要抗菌药物(如碳青霉烯类、替加环素、多黏菌素等)实施专档管理,专档管理是否覆盖处方开具、处方审核、临床使用和处方点评等各环节。鼓励医疗机构对耐药率较高抗菌药物和新抗菌药物进行专项管理。

(三) 细菌耐药监测

细菌耐药监测有助于掌握临床重要病原菌对抗菌药物的敏感性变迁,为抗感染经验治疗与优化治疗、耐药菌感染防控、新药开发以及抗菌药物的遴选提供依据。主要评估:①是否参加国家或省级细菌耐药监测网;②是否建立常见病原菌耐药性监测与定期公布机制;③是否建立细菌耐药预警机制及制定干预措施。

(四) 医院感染预防和控制

医院感染是影响抗菌药物过度使用与细菌耐药性增长恶性循环的重要因素,医疗机构制定本机构医院感染防控规章制度。主要评估:①是否制定手卫生管理、环境/器械的清洁与消毒、无菌操作技术、医疗废物的处理、医务人员职业卫生防护等技术规范;②是否制定手术部位感染、导管相关血流感染、呼吸机相关肺炎、导尿管相关尿路感染等重点医院感染类型的预防制度;③是否制定医院感染,特别是耐药菌感染的判断标准,建立医院耐药菌感染监测制度。

(五) 特殊人群抗菌药物应用管理

建立儿童、老年人、孕产妇等特殊人群的用药监测制度。评估内容包括:①儿童医院(含妇幼保健院)是否建立儿童感染性疾病科和制订感染专业相关医务人员培养方案,建立儿童门(急)诊和住院抗菌药物使用监控制度;②非儿童医院是否针对儿童、老年人、孕产妇等重点人群特点,采取有效措施,加强抗菌药物临床应用管理。

五、评估管理依从性

卫生行政部门或各级质控中心对医疗机构抗菌药物管理执行情况开展督导检查工作,召开座谈会听取医疗机构负责人对抗菌药物管理工作落实情况与下一步计划的汇报,现场查阅、复核相关资料,查阅工作记录等。各家医疗机构根据国家文件要求、评价指标与标准,结合自身特点组织自查。

对于 AMS 依从性评估主要包括:①通过 AMS 工作情况,评估组织构架与支撑体系执行情况;②检查处方医师培训、考核与授权情况,评估分级管理执行情况;③通过调查抗菌药物处方集管理执行情况,评估抗菌药物品规管理;④评估抗菌药物处方、医嘱专项点评与反馈开展情况,评估专档管理落实情况;⑤评估临床监测执行情况,包括抗菌药物使用监测、耐药监测。抗菌药物临床应用的核心要点清单(表 6-1)。

表 6-1 抗菌药物临床应用管理评估要点清单

管理内容		评估要点	评估结果
组织构架		1. 是否在药事管理与药物治疗学委员会下设有抗菌药物管理工作组	□是 □否
		2. 工作组成员是否由医务、药学、感染性疾病、临床微生物、护理、医院感染管理等部门负责人和具有相关专业高级技术职务任职资格的人员组成	□是 □否
		3. 日常管理工作是否由医务、药学等部门共同负责	□是 □否
支撑体系	感染性疾病科	1. 设置以诊治细菌真菌感染为主要疾病的感染病区或医疗组	□是 □否
		2. 制订以感染性疾病科为主体的涵盖感染病诊疗、疑难感染病会诊、医院感染控制、培训教育等内容的学科建设方案	□是 □否
		3. 感染科医师参与 AMS 工作	□是 □否
	临床微生物室	1. 临床微生物室规模、布局、设备、人员等是否满足工作需求	□是 □否
		2. 检测项目是否涵盖细菌、真菌、病毒、非典型病原体、寄生虫等	□是 □否
		3. 是否符合生物安全管理有关规定	□是 □否
		4. 是否制定临床微生物检验全流程质量控制规范	□是 □否
		5. 是否定期参加国家或省、市级临床检验中心组织的微生物室间质控	□是 □否
		6. 是否参与临床感染性疾病会诊与咨询	□是 □否
	医院感染管理	1. 是否设立独立的医院感染管理部门	□是 □否
		2. 是否有完善的医院感染管理的规章制度、工作规范与技术体系	□是 □否
		3. 是否参与 AMS 工作	□是 □否
		4. 是否关注医疗机构耐药菌防控	□是 □否
	临床药学	1. 是否配备与医疗活动相匹配的抗菌药物相关专业临床药师	□是 □否
		2. 临床药师承担 AMS 日常工作	□是 □否
		3. 临床药师开展抗菌药物处方点评与反馈	□是 □否
		4. 临床药师参与抗感染治疗会诊	□是 □否
		5. 是否建立药物治疗浓度监测实验室,开展抗菌药物治疗监测	□是 □否

续表

管理内容		评估要点	评估结果
支撑体系	信息化建设	1. 是否实现医师抗菌药物处方权限和药师抗菌药物处方调剂资格管理	□是　□否
		2. 是否实现抗菌药物会诊流程信息化管理	□是　□否
		3. 是否运用自动化电子提醒决策技术实时监控用药医嘱/处方	□是　□否
		4. 是否实现对外科围手术期抗菌药物预防用药指征、时机、品种、疗程的实时管控与动态监测	□是　□否
		5. 是否实现院、科两级抗菌药物指标信息化手段实时统计、分析、评估和预警	□是　□否
		6. 是否建立抗菌药物相关资源数据库供临床参考,包括处方集、药品说明书、诊疗指南等	□是　□否
	AMS团队建设	1. 是否组建 AMS 工作团队	□是　□否
		2. 小组成员是否包括多学科人员、职责是否明确	□是　□否
		3. 是否给予 AMS 小组明确授权	□是　□否
		4. 是否提供相应的人财物条件保障	□是　□否
		5. 是否定期对 AMS 团队工作进行检查和促进	□是　□否
		6. AMS 是否开展工作情况	□是　□否
制度与规范	抗菌药物处方集	1. 抗菌药物处方集的建立与调整是否科学规范,品规数量与分级是否符合要求	□是　□否
		2. 抗菌药物清退或替换过程是否科学规范	□是　□否
		3. 抗菌药物处方集是否每次调整后及时向卫生行政部门备案	□是　□否
		4. 临时采购抗菌药物管理是否规范	□是　□否
	分级管理授权	1. 是否按照省级卫生行政部门制定的抗菌药物分级管理目录制定、调整本机构分级目录,并向核发其"医疗机构执业许可证"的卫生行政部门备案	□是　□否
		2. 是否有抗菌药物临床应用培训考试记录和处方授权文件	□是　□否
		3. 是否有特殊使用级抗菌药物会诊授权文件	□是　□否
	技术文件	1. 是否为医务人员提供处方集、指南等技术文件	□是　□否
		2. 是否定期提供各自细菌耐药监测报告	□是　□否
		3. 是否制定专业特定的技术规范,并定期修订	□是　□否
管理活动	MDT诊疗模式	1. 是否建立 MDT 工作机制和标准化操作流程	□是　□否
		2. 是否有 MDT 工作开展	□是　□否
	合理性评价	1. 是否有抗菌药物应用基本情况调查与监测	□是　□否
		2. 是否有围手术期预防用抗菌药物监测	□是　□否
		3. 是否有特定感染抗菌药物应用评估	□是　□否
		4. 是否有特殊抗菌药物专档管理	□是　□否
	耐药监测	1. 是否参加国家或省级细菌耐药监测网	□是　□否
		2. 是否建立常见病原菌耐药性监测与定期公布机制	□是　□否
		3. 是否建立细菌耐药预警机制及制定干预措施	□是　□否

续表

管理内容		评估要点	评估结果
管理活动	医院感染防控	1. 是否制定医院感染防控技术规范	□是 □否
		2. 是否制定特定医院感染的预防制度	□是 □否
		3. 是否制定医院耐药菌感染的判断标准,建立耐药菌感染医院感染监测制度	□是 □否
	特殊人群管理	1. 儿童医院(含妇幼保健院)是否制定系统 AMS 制度	□是 □否
		2. 非儿童医院是否针对特殊人群实施 AMS	□是 □否
管理依从性		1. 通过 AMS 工作情况,评估组织构架与支撑体系执行情况	□有 □无
		2. 检查处方医师培训、考核与授权情况,评估分级管理执行情况	□有 □无
		3. 通过调查抗菌药物处方集管理执行情况,评估抗菌药物品规管理	□有 □无
		4. 评估抗菌药物处方、医嘱专项点评与反馈开展情况,评估专档管理落实情况	□有 □无
		5. 评估临床监测执行情况,包括抗菌药物使用监测、耐药监测	□有 □无
管理效果		1. 住院患者抗菌药物使用率	□达标 □未达标
		2. 住院患者抗菌药物使用强度	□达标 □未达标
		3. MRSA 流行率	□低于全国 □高于全国
		4. 碳青霉烯类耐药肺炎克雷伯菌流行率	□低于全国 □高于全国
		5. 多重耐药感染发生率	□低于全国 □高于全国

六、抗菌药物管理效果评估

评估 AMS 成效关键指标如抗菌药物使用率及使用强度、特殊使用级抗菌药物使用率及使用强度、I 类切口手术和介入诊疗抗菌药物预防使用率、静脉输注抗菌药物比例是否呈好转趋势。关注重症感染,如脓毒症(包括败血症)、感染性休克的初始抗菌方案合理性,上呼吸道感染(尤其是呼吸科和耳鼻咽喉科门诊)、急性腹泻抗菌药物处方比例,血液科患者抗菌方案联合用药比例,特殊药物如碳青霉烯类及替加环素适应证合理率。

评估细菌耐药控制与医院感染防控效果。关注多重耐药菌如甲氧西林耐药金黄色葡萄球菌、万古霉素耐药肠球菌、产 ESBL 肠杆菌科细菌、碳青霉烯类耐药肠杆菌科细菌、碳青霉烯类耐药铜绿假单胞菌、碳青霉烯类耐药鲍曼不动杆菌检出率变化趋势。儿童医院(含妇幼保健院)还应关注红霉素耐药肺炎链球菌、产 ESBL 肺炎克雷伯菌、碳青霉烯类耐药肺炎克雷伯菌、碳青霉烯类耐药大肠埃希菌检出率与成人数据的比较。检查手卫生依从性,关注导管相关血流感染、导尿管相关尿路感染、透析相关感染、手术部位感染、呼吸机相关肺炎、手术后肺炎发生率。

第二节 抗菌药物临床应用管理评估方法

一、横断面调查

通过信息系统调查某一日或某一时间段的抗菌药物临床应用情况,如全院住院患者抗菌药物使用率、使用强度、抗菌药物使用前微生物标本送检率、Ⅰ类切口手术预防用药率是否达到国家要求,或某一病种的抗菌药物使用率、使用强度、静脉输液率、品种分布与同级别医院或全球性监测网数据的实时比较。腹股沟疝修补术(包括补片修补术)、甲状腺疾病手术、乳腺疾病手术、关节镜检查手术、颈动脉内膜剥脱手术、颅骨肿物切除手术和经血管途径介入诊断手术患者原则上不预防使用抗菌药物,横断面调查临床实际情况。

抗菌药物使用断面时点调查,常称时点流行率调查(point prevalence survey,PPS)。该调查整合了抗菌药物应用、细菌耐药和医院感染内容,实现了相关内容的整合,对发现相互影响和问题具有重要价值,该方法具有全球统一的调查方法和指标,也便于相互比较。WHO在 2019 年也出台了关于 PPS 的指南供各国参考。

Global-PPS 调查方法为在线参与,如自选 1 天早上 8:00 作为横断面调查时间截点,通过网站上传数据,参与医院均为自愿,由医师、药师、护士负责完成 Global-PPS 数据采集。主要数据内容包括:抗菌药物使用量、种类及给药途径,使用的是不是广谱抗菌药物、是否基于病原学诊断,预计使用时间及是否定期调整,抗菌药物处方的理由、适应证是否记录,是否是预防性使用抗菌药物,最常用的抗菌药物类型等。可通过 Global-PPS,获得本医院结果与该国、地区和欧洲平均结果进行横断面比较的匿名反馈。我国由中华医学会委托浙江大学医学院附属第一医院在 2017 年开展第一次 PPS 试点工作;在此基础上,2019 年联合卫生健康委员会医院管理研究开展了第一次全国 PPS 调查,20 家医院参与。

二、纵向前后比较

鼓励建立管理评估长效机制,运用前后对照试验法、时间序列分析法、整群随机对照试验法等研究方法评估管理成效。前后对照法在于对抗菌药物临床应用与细菌耐药性进行动态趋势监测与超常预警。通过信息系统监测临床使用量和使用金额分别排名前 10 位的品种,点评合理性,对用量异常增长、经常超适应证使用的品种作出调整。监测未达标指标的变化趋势,如部分医疗机构的外科Ⅰ类切口手术预防用药率、Ⅰ类及Ⅱ类切口手术预防用药疗程控制在 24 小时内的比例是否呈好转趋势。动态监测主要目标细菌耐药率、多重耐药菌分离率增长趋势是否延缓。间断时间序列分析法较为流行,即运用时间序列分析模型,对干预措施(如抗菌药物专项整治活动)实施前后两个时间截面的数据进行对比分析,干预前后的差异通过线性回归方程进行检验,这种研究方法的优点是简便。

三、目标对照调查(横向比较)

将本机构抗菌药物监测指标如使用率、使用强度同全国、省级、市级的监测结果,或同级别医疗机构监测数据作对比,帮助明确现阶段水平和下阶段目标。针对当前抗菌药物管理中存在的问题,如过度依赖抗菌药物预防手术感染、临床微生物标本质量问题等,确立国内、国际先进水平标杆医院,通过对比寻找差距,取人之长、补己之短,创造性地借鉴先进经验,制定并落实改进措施。

四、适应性调查

现场随机抽查病历,评价抗菌药物处方/医嘱合理性。具体方法随目标有所不同。抽取120份门诊处方,按顺序查前100份(同一患者多份处方视为1份),统计抗菌药物处方比例,查看是否使用特殊使用级抗菌药物;随机抽取一定时间内100份出院病历,按照《抗菌药物临床应用指导原则》调查住院患者抗菌药物使用率、药物选择合理性、方案合理性等;随机抽查20份Ⅰ类切口手术病历,统计围手术期抗菌药物预防用药率,评价预防用药时机、品种选择、用法用量、疗程是否合理;随机抽查20份特殊使用级抗菌药物患者病历,查看是否有会诊记录,计算特殊使用级抗菌药物使用前微生物送检率(按规定不低于80%);随机抽查5份碳青霉烯类或替加环素病历,根据《碳青霉烯类抗菌药物临床应用评价细则》和《替加环素临床应用评价细则》对病历用药合理性(适应证、品种选择、给药方案、病原学及疗效评估、会诊权限)进行评价。

五、干预性策略评估

系统追踪体现系统管理的思想与落实情况。

1. 碳青霉烯类专档管理 选取使用碳青霉烯类抗菌药物病例→评价临床应用合理性→现场询问管床医师相关知识→处方开具(处方医师请会诊执行情况与特殊级抗菌药物处方授权文件)→处方审核(药师调剂资格授权文件与处方审核执行情况)→处方点评(有无点评、有无整改措施、有无改进成效)→信息系统(对微生物送检、请会诊、权限管理、医嘱审核的支撑作用)→专档管理制度、培训、工作记录。

2. 多重耐药菌感染管理 选取多重耐药菌病例→询问医疗组长相关知识(判断标准、报告流程)→追查科室相关措施落实情况→预警与处置预案→医院有无相应制度和培训记录→管理部门监管记录。

六、问卷调查

问卷调查医护人员对合理用药、医院感染防控知识、微生物标本采集规范、头孢菌素类皮试问题的掌握或理解程度,对本病区主要评价指标的知晓率,以及对抗菌药物科学化管理、多学科协作诊疗的临床需求。相关知识问卷调查也可作为实习生岗前培训的考核方式。

七、人员访谈

人员访谈对了解医疗机构实施 AMS 情况以及被访谈者对抗菌药物合理使用能力具有一定价值,同时也能发现 AMS 中存在的管理误区。一般人员访谈可以采用一对一的访谈,也可以采用小型会议的方式进行,需要根据调查目的而定。人员访谈中需要采用对话方式进行,让被访谈者提供真实情况,避免引导和主观臆断,对不清楚回答一定要进行确认。

八、卫生经济学评估

长期以来,我国医药卫生领域中更强调安全性和有效性,对经济性思考不足,抗菌药物管理评价也以效果评价为主。鼓励医疗机构对抗菌药物管理开展卫生经济学评估,从患者、医疗机构、医保或全社会角度评价抗菌药物管理的经济性,以便将有限的资源做最优化的使用。如运用成本效果、成本效益分析法比较实施和不实施 AMS 在成本和效果上的差别,分析现有的抗菌药物管理措施是否具有低投入高产出的特征,研究结果作为医疗机构和卫生行政部门改进管理策略的决策依据。

第三节　医疗机构抗菌药物临床应用管理与效果评估指标

一、主要指标类别

跟踪和报告抗菌药物使用结果是抗菌药物管理的关键组成部分,监测抗菌药物应用适应性和处方质量数据,包括结构、过程、结果和平衡性指标,不仅仅是关注监测指标是否达标,更是为评估管理效果并提出持续改进建议。评估既要考核结构性指标是否符合临床需求,结果指标是否与减少抗菌药物过度使用和滥用的预期相符,也要注重过程指标,强化过程管理保障合理用药,更要注重平衡性指标,各项指标下降不应带来住院时间延长或死亡率增加。

（一）结构性指标

“结构”指的是医疗机构中各类资源的静态配置关系与效率,与 AMS 相关的包括人力物力资源配置、组织构架、支撑体系、制度规范、品种目录、培训记录、处方授权文件、监测工作(抗菌药物临床应用监测网、细菌耐药监测网、医院感染监测网)建设等。

按照国家卫生健康委员会的要求,医疗机构抗菌药物目录管理指标为:三级综合医院抗菌药物品种原则上不超过 50 种,二级综合医院抗菌药物品种原则上不超过 35 种;口腔医院抗菌药物品种原则上不超过 35 种,肿瘤医院抗菌药物品种原则上不超过 35 种,儿童医院抗菌药物品种原则上不超过 50 种,精神病医院抗菌药物品种原则上不超过 10 种,妇产医院(含妇幼保健院)抗菌药物品种原则上不超过 40 种;且保障品种、规格结构合理,头霉素类抗菌药物不超过 2 个品规,三代及四代头孢菌素(含复方制剂)类抗菌药物口服剂型不超过 5 个品规,注射剂型不超过 8 个品规,碳青霉烯类抗菌药物注射剂型不超过 3 个品规,氟喹诺酮类抗菌药物口服剂型和注射剂型各不超过 4 个品规,深部抗真菌类抗菌药物不超过 5 个品种。

（二）过程指标

过程表示医疗机构动态运行的质量和效率,如评估感染性疾病抗菌药物使用。过程指标包括不同严重程度的患者比例、病历记录适应证、用药理由比例(最好>95%)、停药时间记录在病历(最好>95%)、遵循指南用药情况、处方适宜性审核、对手术预防用药超 24 小时的评估、随时间变化的抗菌药物使用率与使用强度、用药沟通与持续改进、培训宣教等。抗菌药物临床应用依然存在指征把握不严、初始抗菌方案品种选择级别过高、不重视病原学送检而“大包围”联合用药、病情改善后未降阶梯治疗等过度使用或无使用指征而滥用抗菌药物的突出问题,需强化过程管理来纠正这一问题。

合理用药过程指标常包括适应证、品种选择、用法用量、疗程合理率,指南规范依从性、联合用药、降阶梯治疗、静脉转口服序贯治疗比例等。微生物过程指标包括标本采集、运送、培养、报告全过程。标本采集严格执行"能采必采、应采必采"的原则,考核病原学送检率,进一步细分为限制使用级抗菌药物、特殊使用级抗菌药物的送检率,如我国卫生行政部门明确要求"接受限制使用级抗菌药物治疗的住院患者抗菌药物使用前微生物检验样本送检率不低于50%,接受特殊使用级抗菌药物治疗的住院患者抗菌药物使用前微生物送检率不低于80%"。可作为计算抗菌药物治疗性使用时微生物检查送检率的项目类型包括:合格标本的细菌培养、无菌体液(离心后)细菌涂片染色细菌检查、肺炎链球菌尿抗原、军团菌抗原/抗体检查、真菌涂片及培养、血清真菌G实验或GM实验和降钙素原检测7项。同时,还要关注标本采集质量,包括痰标本合格率、血培养送检套数、血液及其他无菌标本的送检比例等。落实及时运送原则,考核采集后2小时内送检比例。关注检验项目室内质控开展率、室间质评参加率、危急值通报率、危急值通报及时率、检验报告正确率等。

(三) 结果指标

结果是指对医疗机构结构与运行最终质量的测量,即采用相关指标评价AMS实施效果,主要包括抗菌药物消耗指标、患者预后改善、用药安全性改善、减少细菌耐药、降低成本几大方面。

抗菌药物消耗指标有使用率、使用强度等。我国卫生行政部门要求综合医院住院患者抗菌药物使用率不超过60%,门诊患者抗菌药物处方比例不超过20%,急诊患者抗菌药物处方比例不超过40%,抗菌药物使用强度力争控制在40DDDs/(100人·d)以下;专科医院使用率/处方比例、使用强度控制标准各异。如果需要对临床专业科室下达具体指标(如使用率、使用强度等),指标应基于该病房收治患者的疾病谱、患者病情情况和发生感染的风险等做到个性化,并且定期评估和作出必要的调整。

患者预后指标包括感染患者住院时间、感染患者的治疗有效率、感染患者的死亡率等。虽然这些预后指标不一定与抗菌药物使用直接有关,还受患者就诊时间、病情严重程度等多种因素影响,但评价这些指标有助于了解抗菌药物使用的效果。

安全性的改善可以通过监测与抗菌药物使用相关的不良事件来衡量,如减少艰难梭菌二重感染、降低医院感染的发生率、恰当的经验治疗降低死亡率和不良反应风险(如使用适当的剂量和治疗药物监测降低万古霉素相关肾毒性)。

降低耐药率包括病原菌对指向性抗菌药物的耐药率、多重耐药菌感染检出率、多重耐药菌感染发生率等。多重耐药菌主要包括甲氧西林耐药金黄色葡萄球菌、万古霉素耐药肠球菌、碳青霉烯类耐药肠杆菌科细菌、碳青霉烯类耐药铜绿假单胞菌、碳青霉烯类耐药鲍曼不动杆菌;该监测结果反映出多重耐药菌的医院感染情况。

降低成本,可以减少抗菌药物的使用或从昂贵的药物转向较便宜的药物,尤其是抗真菌药物;也可评估早期静脉序贯口服给药、缩短住院时间和减少不良事件等节省的费用,以及外推到相关结局如本院致病菌耐药性降低、感染患者治愈率提高以及因恰当预防用药而术后感染率降低带来的获益。

(四) 平衡性指标

过度干预可能带来的负面影响,如不恰当地减少抗菌药物处方量可能导致感染治疗不足和预后较差,平衡性指标提供了干预是否引起新问题的衡量方法。平衡性指标包括抗菌药物临床应用不良反应发生率(如心脏毒性、肾功能损害)、感染相关死亡率、感染相关28天内非计划再入院率、手术部位感染发生率等。关注不良反应发生率,必要时依此调整抗菌药物分级。外科手术部位感染包括表浅切口感染、深部切口感染、器官腔隙感染,监测手术部位感染发生率、各类手术切口感染率、不同危险程度手术部位感染率。

二、指标的计算

(一) 抗菌药物使用率

1. 住院患者抗菌药物使用率

$$住院患者抗菌药物使用率(\%)=\frac{出院患者使用抗菌药物总例数}{同期出院患者总数}\times100\%\qquad 式(6\text{-}1)$$

$$住院患者特殊使用级抗菌药物使用率(\%)=\frac{出院患者使用特殊使用级抗菌药物总例数}{同期出院患者总数}\times100\%$$

$$式(6\text{-}2)$$

注:一个病历中无论使用了几种抗菌药物(包括不同剂型),都只记为一例使用了抗菌药物的病历。

2. 门(急)诊患者抗菌药物使用率

$$门诊抗菌药物处方比例(\%)=\frac{门诊处方中含有抗菌药物的处方数}{同期门诊总的处方数}\times100\%\quad 式(6\text{-}3)$$

$$急诊抗菌药物处方比例(\%)=\frac{急诊处方中含有抗菌药物的处方数}{同期急诊总的处方数}\times100\%\quad 式(6\text{-}4)$$

注:①一张处方中无论使用了几种抗菌药物(包括不同剂型),都只记为使用了抗菌药物的一张处方。②门诊处方不包括急诊处方。

由于门诊、急诊的同一个患者可以开具多张处方,计算处方比例将低估门诊、急诊使用抗菌药物的情况,改为门诊、急诊患者抗菌药物使用率更恰当,如式(6-5)、式(6-6)所示。

$$门诊患者抗菌药物使用率(\%)=\frac{门诊患者使用抗菌药物人次}{同期门诊总人次}\times100\%\qquad 式(6\text{-}5)$$

$$急诊患者抗菌药物使用率(\%)=\frac{急诊患者使用抗菌药物人次}{同期急诊总人次}\times100\%\qquad 式(6\text{-}6)$$

(二) 抗菌药物使用强度

不同药物使用剂量各不相同,因此不能简单地对药物消耗量进行直接比较。每日药物协定用量(defined daily dose,DDD)药物在成人患者中针对其主要适应证设定的每日平均用量,DDD 值在 WHO 挪威协作中心网站可查(https://www.whocc.no/atc_ddd_index/),药物的消耗量除以其 DDD 值可以得出药物的 DDD 数(克/DDD 值),药物的消耗量就进行了标准化,从而使得不同的药物之间具有了可比性,如式(6-7)所示。

$$某一药品 DDD 数 =\frac{使用该药品的总量}{该药 DDD 值标准}\qquad 式(6\text{-}7)$$

在我国,抗菌药物使用强度特指住院患者每100人每天中累计消耗的抗菌药物DDD数,如式(6-8)所示。

$$住院患者抗菌药物使用强度 = \frac{所有抗菌药物\,DDD\,数的和（累计\,DDD\,数）}{同期出院患者人次 \times 同期平均住院天数} \times 100$$

式(6-8)

同理,按式(6-9)计算特殊使用级抗菌药物使用强度。

$$\begin{array}{c}住院患者特殊使用级\\抗菌药物使用强度\end{array} = \frac{所有特殊使用级抗菌药物\,DDD\,数的和（累计\,DDD\,数）}{同期出院患者人次 \times 同期平均住院天数} \times 100$$

式(6-9)

在国外,非住院患者(如医院门诊、社区诊所就诊患者)的抗菌药物使用也有使用强度(欧洲国家常用每 1 000 居民每天中累计消耗的抗菌药物 DDD 数来计算)。

（三）抗菌药物治疗疗程

美国 CDC NHSN 采用抗菌药物治疗疗程(duration of treatment,DOT)来监测抗菌药物的使用,通常以每千住院日中抗菌药物治疗天数(DOT/1 000 人·d)表示,是对特定抗菌药物用于特定患者的总处方天数和全部患者住院天数比值按照分母(1 000 人·d)校正后得结果。

$$住院患者抗菌药物治疗天数 = \frac{对特定抗菌药物用于特定患者的总处方天数}{同期全部患者住院天数} \times 1\,000$$

式(6-10)

DOTs 关注抗菌药物使用时间长短,不能反映抗菌药物的用量,DDDs 能反映用量,但在儿科患者中的应用受到限制,二者配合使用,相得益彰。

抗菌药物治疗时长(length of therapy,LOT),即患者接受系统性抗菌药物治疗的天数,也可以每千住院日中抗菌药物治疗时长(LOT/1 000 人·d)表示。DOT 与 LOT 的区别在于,如 1 个患者 1 天同时接受了氨苄西林和庆大霉素,则计 2DOTs 或 1LOT。

（四）外科手术和介入诊疗抗菌药物预防应用

1. 预防用药指征（Ⅰ类切口手术和介入诊疗）

$$Ⅰ类切口手术抗菌药物预防使用率（\%）= \frac{Ⅰ类切口手术预防用抗菌药物总例数}{同期\,Ⅰ类切口手术总例数} \times 100\%$$

式(6-11)

$$介入诊疗抗菌药物预防使用率（\%）= \frac{介入诊疗预防用抗菌药物总例数}{同期介入诊疗总例数} \times 100\% \quad 式(6-12)$$

$$\begin{array}{c}经血管途径介入诊断手术\\抗菌药物预防使用率（\%）\end{array} = \frac{经血管途径介入诊断手术预防用抗菌药物总例数}{同期经血管途径介入诊断手术总例数} \times 100\%$$

式(6-13)

2. 预防用药时机

$$\begin{array}{c}外科手术预防使用抗菌药物时间控制\\在术前 30 分钟至 1 小时内的比例（\%）\end{array} = \frac{\begin{array}{c}外科手术预防使用抗菌药物时间控制在\\术前 30 分钟至 1 小时内的手术例数\end{array}}{同期使用抗菌药物的外科手术总例数} \times 100\%$$

式(6-14)

注:万古霉素和环丙沙星等由于需输注较长时间,应在术前 1~2 小时给药。

3. 预防用药品种选择 有预防用药指征时,品种选择参照《抗菌药物临床应用指导原则(2015)》或《国家抗微生物治疗指南》以及本医疗机构技术规范,点评合理性:

$$\frac{\text{外科手术预防用抗菌药物}}{\text{品种选择合理率(\%)}} = \frac{\text{外科手术预防用药品种选择符合指南的例数}}{\text{同期外科手术预防用药总例数}} \times 100\%$$

式(6-15)

4. 预防用药疗程(Ⅰ类切口手术)

$$\frac{\text{Ⅰ类切口手术预防使用抗菌药物}}{\text{时间不超过 24 小时的比例(\%)}} = \frac{\text{Ⅰ类切口手术预防使用抗菌药物时间不超过 24 小时的手术例数}}{\text{同期使用抗菌药物的Ⅰ类切口手术总例数}} \times 100\%$$

式(6-16)

(五) 静脉输液指标

盲目输液、过度输液会给患者带来感染、热原、血管内膜损伤等,提倡能口服就不注射、输液,统计静脉输液使用率、住院患者抗菌药物静脉输液占静脉输液百分率。

$$\text{住院患者静脉输液使用率(\%)} = \frac{\text{出院患者静脉输液使用人数}}{\text{同期出院患者总人数}} \times 100\% \quad \text{式(6-17)}$$

$$\text{门诊患者静脉输液使用率(\%)} = \frac{\text{门诊患者静脉输液使用人次}}{\text{同期门诊患者总人次}} \times 100\% \quad \text{式(6-18)}$$

$$\text{急诊患者静脉输液使用率(\%)} = \frac{\text{急诊患者静脉输液使用人次}}{\text{同期急诊患者总人次}} \times 100\% \quad \text{式(6-19)}$$

$$\frac{\text{住院患者抗菌药物静脉输液}}{\text{占静脉输液百分率(\%)}} = \frac{\text{出院患者抗菌药物静脉输液人数}}{\text{同期出院患者静脉输液总人数}} \times 100\%$$

式(6-20)

(六) 微生物送检指标

$$\frac{\text{接受抗菌药物治疗的住院患者抗菌药物使用前微生物检验样本送检率(\%)}}{} = \frac{\text{住院患者接受抗菌药物治疗前微生物检验样本送检例数}}{\text{同期接受抗菌药物治疗住院患者总例数}} \times 100\% \quad \text{式(6-21)}$$

$$\frac{\text{接受限制使用级抗菌药物治疗的住院患者抗菌药物使用前微生物检验样本送检率(\%)}}{} = \frac{\text{住院患者接受限制使用级抗菌药物治疗前微生物检验样本送检例数}}{\text{同期接受限制使用级抗菌药物治疗住院患者总例数}} \times 100\%$$

式(6-22)

$$\frac{\text{接受特殊使用级抗菌药物治疗的住院患者抗菌药物使用前微生物检验样本送检率(\%)}}{} = \frac{\text{住院患者接受特殊使用级抗菌药物治疗前微生物检验样本送检例数}}{\text{同期接受特殊使用级抗菌药物治疗住院患者总例数}} \times 100\%$$

式(6-23)

（七）医院感染发生率

$$手术部位感染发病率（\%）=\frac{指定时间内某种手术患者的手术部位感染数}{指定时间内某种手术患者数}\times100\%$$

式（6-24）

$$某危险指数手术感染发病率（\%）=\frac{指定手术该危险指数患者的手术部位感染数}{指定手术某危险指数患者的手术数}\times100\%$$

式（6-25）

$$血管导管相关血流感染发病率（\%）=\frac{中心静脉导管患者中血流感染人数}{患者中心静脉导管总天数}\times100\%$$

式（6-26）

$$呼吸机相关肺炎感染发病率（\%）=\frac{使用呼吸机患者中肺炎人数}{患者使用呼吸机总天数}\times100\%$$

式（6-27）

$$医院感染患病率（\%）=\frac{同期存在的新旧医院感染例（次）数}{观察期间实际调查的住院患者人数}\times100\%$$

式（6-28）

三、部分指标目标值

2015 年,国家卫生和计划生育委员会发布的《关于进一步加强抗菌药物临床应用管理工作的通知》再次重申各级医疗机构抗菌药物管理的关键指标及应达到的标准,部分指标详见表 6-2。其中全部医院目标值相同指标包括:

（1）Ⅰ类切口手术预防用抗菌药物百分率:≤30%。
（2）Ⅰ类切口手术预防用药时机合理率:100%。
（3）接受抗菌药物治疗的住院患者抗微生物送检率:≥30%。
（4）接受限制使用级抗菌药物治疗的住院患者抗微生物送检率:≥50%。
（5）接受特殊使用级抗菌药物治疗的住院患者抗微生物送检率:≥80%。

抗菌药物使用前微生物合格标本的送检率,合格标本指下呼吸道痰标本（上皮细胞<10 个/低倍视野、白细胞数>25 个/低倍视野）、肺泡灌洗液、清洁中段尿液、组织和血液、脑脊液等无菌体液标本。

表 6-2　我国抗菌药物管理规定的指标和需达到的标准

医院类型	抗菌药物品种数[a]	住院患者抗菌药物使用率	门诊患者抗菌药物使用率	急诊患者抗菌药物使用率	抗菌药物使用强度（每 100 人 d 的累计 DDD 数）[b]
三级综合医院	≤50	≤60%	≤20%	≤40%	≤40
二级综合医院	≤35	≤60%	≤20%	≤40%	≤40
口腔医院	≤35	≤70%	≤20%	≤50%	≤40
肿瘤医院	≤35	≤40%	≤10%	≤10%	≤30

续表

医院类型	抗菌药物品种数[a]	住院患者抗菌药物使用率	门诊患者抗菌药物使用率	急诊患者抗菌药物使用率	抗菌药物使用强度（每100人 d 的累计 DDD 数）[b]
儿童医院	≤50	≤60%	≤25%	≤50%	≤20[c]
精神病医院	≤10	≤5%	≤5%	≤10%	≤5
妇产医院（含妇幼保健院）	≤40	≤60%	≤20%	≤20%	≤40

[a] 抗菌药物品种数＝本医疗机构药品采购目录中抗菌药物品种数，复方磺胺甲噁唑[磺胺甲噁唑与甲氧苄啶，SMZ/TMP]、呋喃妥因、青霉素、苄星青霉素、氟胞嘧啶可不计在品种数内。

[b] 抗菌药物使用强度是指住院患者每100人 d 中消耗的抗菌药物 DDD（每天限定剂量）数，其指标为力争达到。

[c] 按成人规定日剂量标准计算。

（肖桂荣，宗志勇）

参考文献

［1］国家卫生和计划生育委员会，国家中医药管理局，解放军后勤部卫生部. 抗菌药物临床应用指导原则. 2015 年版 .（2015-08-27）［2022-09-22］. http://www.gov.cn/xinwen/2015/08/27/content_2920799.htm.

［2］中华人民共和国卫生部. 抗菌药物临床应用管理办法 .（2012-04-24）［2022-09-22］. http://www.gov.cn/flfg/2012-05/08/content_2132174.htm.

［3］XIAO Y. Antimicrobial stewardship in China：systems，actions and future strategies. Clin Infect Dis，2018，67：S135-S141.

［4］Australian Commission On Safety And Quality In Health Care. Antimicrobial Stewardship in Australian Health Care 2018. Sydney：ACSQHC，2018.

［5］MACDOUGALL C，POLK R E. Antimicrobial stewardship programs in health care systems. Clin Microbiol Rev，2005，18：638-656.

［6］FILE TM JR，SOLOMKIN J S，COSGROVE S E. Strategies for improving antimicrobial use and the role of antimicrobial stewardship programs. Clin Infect Dis，2011，53 Suppl 1：S15-S22.

［7］Infectious Diseases Society of America and the Society for Healthcare Epidemiology of America guidelines for developing an institutional program to enhance antimicrobial stewardship. Clin Infect Dis，2007，44：159-177.

［8］杨小强，吴永佩. 抗菌药物临床应用监测与评价. 中国执业药师，2012，6：25-29.

［9］American Academy of Pediatric Dentistry. Guideline on antibiotic prophylaxis for dental patients at risk for infection. J Am Dent Assoc，2015，146（1）：11-16.

［10］AL-HASAN M N，WINDERS H R，BOOKSTAVER P B，et al. Direct Measurement of Performance：A New Era in Antimicrobial Stewardship. Antibiotics（Basel），2019，8.

［11］APISARNTHANARAK A，KWA A L，CHIU C H，et al. Antimicrobial stewardship for acute-care hospitals：An Asian perspective. Infect Control Hosp Epidemiol，2018，39：1237-1245.

［12］BENNETT N，SCHULZ L，BOYD S，et al. Understanding inpatient antimicrobial stewardship metrics. Am J Health Syst Pharm，2018，75：230-238.

［13］BROTHERTON A L. Metrics of Antimicrobial Stewardship Programs. Med Clin North Am，2018，102：965-976.

［14］CUNHA C B. Antimicrobial Stewardship Programs：Principles and Practice. Med Clin North Am，2018，102：797-803.

［15］ DIK J W,HENDRIX R,POELMAN R,et al. Measuring the impact of antimicrobial stewardship programs. Expert Rev Anti Infect Ther,2016,14:569-575.

［16］ IBRAHIM N H,MARUAN K,MOHD K H A,et al. Economic Evaluations on Antimicrobial Stewardship Programme:A Systematic Review. J Pharm Pharm Sci,2017,20:397-406.

［17］ MOEHRING R W,ANDERSON D J,COCHRAN R L,et al. Expert Consensus on Metrics to Assess the Impact of Patient-Level Antimicrobial Stewardship Interventions in Acute-Care Settings. Clin Infect Dis,2017,64:377-383.

［18］ MORLEY G L,WACOGNE I D. UK recommendations for combating antimicrobial resistance:a review of 'antimicrobial stewardship:systems and processes for effective antimicrobial medicine use'(NICE guideline NG15,2015)and related guidance. Arch Dis Child Educ Pract Ed,2017.

［19］ NAYLOR N R,ZHU N,HULSCHER M,et al. Is antimicrobial stewardship cost-effective? A narrative review of the evidence. Clin Microbiol Infect,2017,23:806-811.

［20］ RENNERT-MAY E,CHEW D S,CONLY J,et al. Clinical practice guidelines for creating an acute care hospital-based antimicrobial stewardship program:A systematic review. Am J Infect Control,2019,47:979-993.

［21］ ROGER P M,COURJON J,LEOTARD S,et al. Antimicrobial stewardship policy:time to revisit the strategy. Eur J Clin Microbiol Infect Dis,2015,34:2167-2170.

［22］ YOU J. Antimicrobial stewardship programs-cost-minimizing or cost-effective. Expert Opin Pharmacother,2015,16:155-157.

第七章

抗菌药物处方集

第一节 抗菌药物处方集的概念及价值

一、抗菌药物处方集的概念

处方集(formulary)是被相关部门批准使用的药品清单,内容包括药物特点、适应证、使用方法、不良反应、价格等内容,处方集属于管理性文件,纳入处方集药品需要经过一定的遴选与审批程序,一般处方集依照国家药物政策、国家标准治疗指南和国家基本药物目录编写。处方集按照指定层级与部门可以包括 WHO 处方集、国家处方集、区域处方集和医疗机构处方集。处方集用于指导处方者遵照国家规定,对患者合理、安全、有效地进行药物治疗的专业文件,也是医院进行医疗管理、执行国家基本药物制度和实施国家药物政策的重要文件。处方集在一定程度上可理解为处方信息汇编,医院处方集制度是医院根据患者治疗的需要,结合国家有关政策,将临床较常用、较实用的处方进行汇编,为医师、药师提供用药信息,选择所需药品,指导医师、药师的处方配药,同时,提供用药的治疗评估、相互作用、临床应用等依据,旨在确定经济、有效并能满足患者治疗需要的药品。WHO 对处方集的定义为:处方集是一本手册,包含所选药物的重要药理信息摘要,亦可包含给药方法和剂量调整信息供处方人员参考。美国医院药师协会(American Society of Hospital Pharmacists,ASHP)认为,处方集是一部不断修订再版的药品汇编(附有重要的补充资料),它反映了医疗单位对当前所用药品的临床评价。

抗菌药物处方集指包含抗菌药物的专门处方集或者处方集中抗菌药物部分,目的在于指导临床医师合理使用抗菌药物。以国家处方集为例,抗菌药物处方集部分是用于指导医师遵照国家规定,对患者合理、安全、有效地进行抗菌药物治疗的专业文件,是按照各国的国家药物政策、标准治疗指南和基本药物目录编写的指导性文件,也是医院进行抗菌药物管理、执行国家基本药物制度和实施国家抗菌药物政策的重要文件。医院抗菌药物处方集是根据患者治疗需要和抗菌药物管理要求而制定的抗菌药物处方信息汇编,是医疗机构制定的抗菌药物处方规范和指南。它可以让医务人员迅速了解有关本院的常备抗菌药物品种、抗菌药物使用规定,有利于患者获得适当的抗菌药物,接受安全有效的抗菌药物治疗。

二、抗菌药物处方集的形式

处方集一般分为非限制性(开放式)处方集和限制性(封闭式)处方集。非限制性处方集作为医疗机构的用药指南,很少限制医师对药品的选择。限制性处方集则严格规定处方者只能开处方集所列药品,成为对一个健康保险支付计划唯一的药品目录。抗菌药物处方集的形式与此相同。一般情况下,国家或协会等制定的抗菌药物处方集,如《中国国家处方集》中的抗菌药物部分通常作为临床医师治疗用药的指南使用,并不限制医师对抗菌药物的选择。而特定医疗机构制定的抗菌药物处方集通常都是限制性处方集,即不在医院处方集中的抗菌药物是不允许被调剂和使用的,且医师需依据医院内部抗菌药物处方集设定的处方权限开具对应药物。

三、抗菌药物处方集的内容

与处方集类似,抗菌药物处方集一般分为三个部分:前记部分、正文部分、附录和索引部分(图 7-1)。

×××处方集

1. 编写者姓名与头衔
2. 目录
3. 药物政策相关内容
（1）药物治疗学委员会
（2）处方集编写目的与流程
（3）药物处方与调配过程
（4）药学服务与流程
（5）处方集使用说明
4. 药物处方信息
（1）修订内容
（2）药品名称，包括品牌与仿制药品
（3）药品治疗价值
（4）药品信息
　　1）药品生产信息
　　2）管理分类
　　3）药品药理信息
　　4）药品适应证
　　5）用法用量
　　6）不良反应
5. 附件
（1）集中调配清单
（2）特殊人群用药剂量换算
（3）药物管理过程

图 7-1　药物处方集基本结构

前记部分主要内容为目录、致谢、缩略语、前言、度量单位、附加信息。目录与索引是最常用的部分,所以要细心设计其结构和版式,以达到最清晰和最实用的目的。致谢部分包含对处方集的制定作出贡献的人。缩略语指在各处广泛使用的国际通用单位和符号。前言通常描述制定该抗菌药物处方集的目的、预期使用者、抗菌药物处方集的版权或者官方出版机构、抗菌药物的范围和类型，以及通讯地址。抗菌药物处方集里使用的缩写应该统一成最小单位以减少潜在的混淆和误解。建议避免使用给药途径和给药次数的缩写。附加信息还应包括如何使用处方集、词汇表、国家政策和规程以及版本变更信息。如何使用处方集部分能简洁地指导读者在书的每个部分都能读到什么内容，并且能解释标志和代码。来源和价格的解释也可以包含在内。词汇表为在处方集里最常用的医疗词汇及其定义，通常占用1~2页的篇幅，对没有医学背景的人来说将会非常有用。国家政策和规程可以分开到几个部分里书写，有的可以做成"对处方者的建议"，如：特殊人群抗菌药物使用方案，合理使用抗菌药物的原则等。版本变更信息可以提示读者抗菌药物处方集修订版的改变之处。需要列出的变化包括：在治疗学信息方面的重大改变；增加和删减的抗菌药物；抗菌药物的剂量或者分类的改变等。

多数抗菌药物处方集将药物以列表方式给出，因此都有自己的分类系统。分类要考虑到治疗机制、人体系统、疾病和药物的化学结构。每个分类系统各不相同，且无法评述哪个最优。目前在国外较流行的分类系统主要有：美国药典老年医疗保险模式指南（USP medicare model guidelines），美国医院处方集服务红皮书（redbook AHFS），美国退伍军人全国药品文件（VA national drug file）等。总体来说，建立药物分类系统的作用是便于药品信息的管理，利于回顾和更新。

正文的抗菌药物信息一般可归纳为三个方面：抗菌药物基本信息、抗菌谱和治疗相关的信息。一般来讲，针对抗菌药物的自身相关信息通常以表格形式列出，以单个抗菌药物为一行，涉及内容包括抗菌药物通用名、给药剂量、给药途径、药物浓度范围、药物药动学信息（如蛋白结合率、半衰期、肝肾排泄途径与比例、胆汁浓度、脑脊液浓度、乳汁浓度、生物利用度）、给药时间（餐时或非餐时）等，此外还可加入药物相互作用、不良反应、储存条件和稳定性等内容。抗菌谱通常以病原菌分行，以表格形式分别列举病原菌对药物的敏感度。一般情况下，抗菌谱是基于治疗指南和建议、体外活性、主要的敏感或耐药机制进行推荐，通常可分为敏感、中介、耐药、抗菌活性不确定。细菌耐药方式因地域而不同，也因感染发生场所（如：社区获得性感染、医院获得性感染等）而迥异。对于不同地区可能存在的特有耐药或者流行病学特征可在表格附注中指出。治疗相关信息一般以疾病分类，部分处方集根据解剖学分类，也有部分处方集根据病原菌分类。列表与段落章节描述在这一部分可有效呈现相关治疗信息。在这一部分中，对于感染性疾病的介绍往往先于抗菌药物治疗，抗菌药物治疗方案往往不是单一的，抗菌药物处方集应尽可能结合指南、政策以及循证依据给出首选方案以及备选方案，对于需说明问题可在辅助诊断或治疗方法说明中进行备注。部分处方集对于抗菌药物治疗信息做了进一步细分，将抗菌药物处方集分为针对病原菌不明的感染的经验性治疗，以及明确病原菌情况下的目标性治疗。经验性治疗通常需根据疾病可能涉及的病原菌以及疾病严重程度进行抗菌药物选择，因此不同地区以及医疗机构应结合当地或本医疗机构流行病学资料进行病原菌分析，给出对应的推荐治疗方案。明确病原菌情况下的目标性治疗，在涉及多种可选抗菌药物的情况下，可参考地区或医疗机构分级管理制度，以及实际可获取的抗菌药物品种，对治疗方案进行推荐。抗菌药物适应证、用法用量、警示、禁忌证等也可在这一部分进行叙述。

附录一般介绍药物相互作用、妊娠期与哺乳期妇女抗菌药物使用选择、肝肾功能不全患者的抗菌药物的选择与剂量。也有一些抗菌药物处方集将这一部分内容作为正文的一部分。通常,这些内容都会以表格形式呈现。抗菌药物妊娠期分级通常作为孕妇用药的评判标准,哺乳期妇女使用抗菌药物可参考乳汁浓度进行推荐。此外,抗菌药物处方集还可根据国家政策等,加入一般细菌感染或手术预防用药抗菌药物选择推荐方案、肥胖患者用药推荐方案、免疫缺陷患者抗菌药物使用推荐方案、接受体外支持治疗[如血液透析、持续肾脏替代治疗(continuous renal replacement therapy,CRRT)、体外膜肺氧合(extracorporeal membrane oxygenation,ECMO)]等患者抗菌药物剂量调整方案,以及循证等级较高的指南推荐的抗菌药物超说明书用药。

四、抗菌药物处方集的价值

医师所开具的药物是否适合患者所需,一直是临床医师难以肯定回答的问题。要解决好这一问题,需要用循证医学的理论和实践方能达到,建立处方集就是循证医学在处方规范中的具体方式。标准的治疗指南、基本药物目录和处方集"三位一体、合理应用",可以确保医疗机构规范、合理用药。我国卫生部(现国家卫生健康委员会)颁布的《处方管理办法》,自2007年5月1日起在各医疗机构实施,其中十五条规定:"医疗机构应当根据本机构性质、功能、任务,制定药品处方集。"

处方集兼具管理与专业价值。进入处方集的药物是一个医疗机构的用药范围,只有经过严格筛选与评价的药品才能进入处方集,医疗机构药学部依照处方集采购和调剂药品,超出处方集的药品一般不能成为医院常备药品,临时用药需要经过严格的审批程序;另一方面,处方集对药品相关专业内容进行了介绍,这些内容应该是具有科学研究数据支持的,具有权威性,处方者可以依据处方集开具处方。

抗菌药物在治疗感染性疾病、挽救患者生命、保障公共卫生安全中发挥了非常重要的作用。制定处方集,尤其是抗菌药物处方集具有广泛的意义。抗菌药物处方集可针对抗菌药物以及感染性疾病治疗等提供新的、全面的指导依据。国家级的抗菌药物处方集可为卫生行政部门调整和完善管理政策提供有益参考,可为医疗机构选择抗菌药物提供有力支持,对完善国家应用技术指南、提高抗感染诊疗水平具有十分重要的学术和管理价值。制定国家级的抗菌药物处方集对临床医师规范使用抗菌药物起到了积极引领的作用,同时也对延缓细菌耐药、安全合理用药作出了较大贡献。

地区及医疗机构或医院的抗菌药物处方集一般情况下更具有临床使用的指导性,适用于临床上大多数病例。医师可以根据患者的具体情况,从抗菌药物处方集中选择所需处方,有利于处方的规范,避免或减少开方的随意性,对于规范处方行为有较强的意义。除医师外,抗菌药物处方集对于调配抗菌药物的药师以及执行处方的护士的工作都具有规范作用。抗菌药物处方集对已明确诊断的疾病的用药方案均已明示,既可遵照执行,同时又作为合理用药的理论依据,提出药学监护计划和处方监督管理措施,对合理使用抗菌药物进行处方分析和用药评价;避免滥用抗菌药物和不合理用药,节约有限的医药资源。

抗菌药物处方集包含多种用药方案,一般还包括说明书外循证证据较高的超说明书治疗方案。作为手册,大大增加了临床医师制订有效治疗方案的便利性,同时也可作为临床医师的学习指南,提高治疗方案的有效性。此外,抗菌药物处方集通常格外强调用药安全,包含有提示药品的禁忌证、监护点,潜在的药物相互作用,基因组、蛋白组和肝药物代谢酶对药物代谢的影响等,借以规避不良事件发生。注释部分的指导性内容,可以避免或减少处方的抗菌药物品种过多、剂量不当、联合用药不合理等情况,在开方、调配、用药的各个环节上层层把关,减少抗菌药物的毒副作用,确保用药安全有效,提高医疗质量。

第二节   抗菌药物处方集的制定流程

抗菌药物处方集的制定流程通常为:首先由处方集制定机构组织合适成员,对拟纳入处方集抗菌药物进行遴选,设定处方集格式,对处方集内容进行撰写,由团队审核、确立及发布实施,经临床应用后在需要时进行修订(图7-2)。

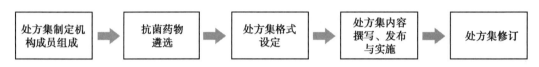

图 7-2   医疗机构抗菌药物处方集制定流程

一、处方集制定组的成员组成

抗菌药物处方集可分为国家、地区、医院等各级别,与此对应的,制定抗菌药物处方集的机构也包含多种组织。WHO 的《示范处方集》(Model Formulary)由 WHO 专家委员会组织制定,通常由药物与治疗学委员会(drug and therapeutics committees,DTC)管理,DTC 通常由不同临床学科的医师和药师组成,这些委员们有丰富的经验,在药物治疗和供应方面训练有素。《中国国家处方集》由中华人民共和国卫生部(现国家卫生健康委员会)组织编写;《国家抗微生物治疗指南》(第 3 版)由国家卫生健康委合理用药专家委员会组织编写;各级医院抗菌药物处方集通常通过建立的医院处方集委员会来制定。

抗菌药物处方集的制定成员通常由管理人员与临床多学科团队组成。在我国,处方集制定的成员通常由医疗卫生部门或机构的行政管理人员、临床医师、临床药师组成,也会聘请一些感染性疾病专家和药理学专家参与处方集的编写和审查工作。

在欧洲的公立医院,药物经常被处方集委员会选择和评价,委员会的建立和组成每个国家各不相同。在法国,处方集委员会通常由药师和医师组成。在德国,药剂师或医学专家经常处于委员会主席的位置。在英国,国民健保制度的医院通常由一个由药学人员、护士和医师组成的药物治疗委员会来制定处方集。

二、抗菌药物的遴选

抗菌药物选择必须符合一个既定标准,且入选抗菌药物符合医疗服务需要,需能反映处方集的主要目的。我国要求三级医院抗菌药物品种不超过 50 种,二级医院不超过 35 种。在有限的品种设定下,一般情况下抗菌药物处方集制定委员会以投票的方式来进行抗菌药物的选择。选择抗菌药物的决策过程应当考虑健康以及经济学研究结果。健康以及经济学研究结果可能包括药物文献,通常最注重同行评议的文章,特别是在循证基础上得到的临床结果。药品生产商也可能应抗菌药物处方集制定委员会要求提供未公布的信息。在回顾现有药品信息时有的可能要比较其成本-效果或者药物经济学的数据。

通常选择药物的步骤是：先考虑安全性，再考虑有效性，考察药物在治疗上的地位是有优势、等同还是处于劣势，然后再考虑价格。一种抗菌药物必须首先证明其有效性和安全性，然后才能被添加进处方集。只有确定这些之后，才会考虑该抗菌药物的成本。有些抗菌药物具有类似的有效性和安全性，但成本却更低。这时，成本更低的抗菌药物就会被添加进处方集，而成本高的抗菌药物则不会被添加进去。少数抗菌药物虽疗效不确切或不良反应大，但在其他抗菌药物难以代替的情况下，也应编入处方集，但应予以说明，慎重使用。其他的因素也可能影响决策，如运费、贮存条件和有效期的长短。如果处方集已经确定，有品种需要替代时，则需有关医师提交申请，说明替换的理由，经抗菌药物处方集制定委员会同意，就可以完成品种的替换。

按照《抗菌药物临床应用管理办法》的规定，医疗机构抗菌药物遴选从临床用药科室开始，一般临床各专业结合自身治疗需要提出申请报告，药学部作为 DTC 依托部门，先行对提交申请药物进行专业评估，评审符合需求药物提交抗菌药物小组进行讨论，2/3 以上抗菌药物小组成员投票同意后，再进一步提交 DTC 全体会议讨论，遴选进入处方集药品也需要DTC 成员 2/3 以上同意。进入处方集的抗菌药物一年之内不得调整，两年之后必须重新遴选。在处方集使用期间，如果发现药品使用存在问题，应该由处方者、药师等提出报告，经抗菌药物小组 1/2 以上成员同意便可以剔除或者替换，并在 DTC 进行备案。

抗菌药物是否纳入到处方集，需要考虑较多因素，包括临床需求、药学、临床效果、安全性、经济学、医疗保险等（图 7-3）。

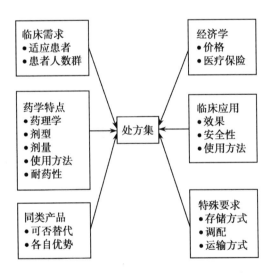

图 7-3　抗菌药物处方集药物遴选考虑因素

三、处方集的格式设定

抗菌药物处方集的格式可有多种形式，多数处方集将抗菌药物以列表方式给出。抗菌药物处方集一般情况下可考虑根据抗菌药物品种或适应证进行分类叙述。如抗微生物药物分类可考虑按抗细菌药物、抗真菌药物、抗病毒药物等分类，也可按照解剖学、治疗学、化学结构分类（ATC分类）以及提供的配方和剂量、服用途径、药效学和药动学注释分类。涉及疾病时，可考虑不同部分可能常见感染类型，涉及感染病原菌，对应介绍可选择的主要治疗药物、疗程等。具体介绍抗菌药物时，应列出相应的剂型规格、适应证、禁忌证、注意事项、使用剂量，包括成人和儿童的剂量、不良反应等。此外，抗菌药物处方集通常也包括妊娠期与哺乳期妇女抗菌药物选择，肝功能或肾功能不全患者抗菌药物剂量调整等内容。医院处方集包括在同一类药物中选择一种抗菌药物代替另一种抗菌药物的理由，可以考虑治疗指征、平均剂量、日服剂量和每种抗菌药物一日量的价格。

四、处方集的编写、发布与实施

处方集是具有药物使用指导性质的文件，需要有严格的质量保证，避免出现错误。编写一般采用：起草、审稿、修改、再审稿、定稿过程，编写完成需要提交DTC进行批准，然后发布实施。

抗菌药物处方集内容应尽量覆盖对应涉及区域。如我国国家级抗菌药物处方集需考虑我国幅员辽阔、医疗机构众多、各地区疾病构成不同、药物供应与使用习惯存在差异，感染的疾病也各有特点等情况，需编写能满足全国各地区和各级别医务人员需求的抗菌药物处方集。如为某一机构或医院发布的抗菌药物处方集，应涉及各个科室可能使用的抗菌药物以及可能面对的感染疾病，综合编写适用于各病区的抗菌药物处方集。

抗菌药物处方集在撰写草稿后应经多次审阅直至最终定稿。在审阅到最终定稿的过程中应充分考虑各位专家的意见。这一过程不仅对抗菌药物处方集的可信性和权威性有重要影响，也会对抗菌药物处方集的可接受性和潜在影响力有一定的作用。对草稿的最终定稿是一个冗长的过程，需要委员们进行长期高效的沟通，期间可进行分组讨论以节省时间。国家级别或地区级别的抗菌药物处方集的结稿需要精细而高强度的编辑工作，这些工作需要有充足的人力资源及技术资源（如全职的编辑、适合的计算机硬件和软件）。抗菌药物处方集在撰写后经审核、确立后方可发布。

对于实施抗菌药物处方集来说，广泛有效的宣传是至关重要的。研究表明，没有广泛有效的宣传，临床医师在开具处方时很可能不会参考相关信息，从而达不到编写抗菌药物处方集的主要目的。在实施过程中，①相关制定机构应加强对医务人员的教育工作，对医务人员提供最新抗菌药物价格数据和介绍治疗计划；②举办有关合理使用抗菌药物的讲座，特别强调要避免没有必要使用抗菌药物治疗的情况发生；③介绍抗菌药物已有临床经验的口服应用适应证，或尽早将抗菌药物静脉注射给药转换成口服给药的适应证；④举办最重要和最常见的感染性疾病的临床表现、诊断、治疗以及最新抗菌药物耐药情况讲座；⑤在指导方针的基础上组织定期对抗菌药物治疗进行评价；组织对细菌耐药性进行评估并定期反馈。

在抗菌药物处方集实施后，对抗菌药物处方集的实用性、使用情况、影响力的评估是非常必要的，其最好通过规范的监测手段来完成。此外，实地调研或走访以及从使用者那里反馈的意见也应在修订过程中给予充分的重视。建议处方集制定机构如医院处方集委员会系统地记载处方集的不遵循问题，定期合理地评价不遵循处方集的行为，加强处方集的管理，并积极制定政策去适应处方集。例如，加快对某些新上市抗菌药物的收录工作，对某些特殊药物的限制政策根据临床需要做相应调整。在医院抗菌药物处方集实施过程中，应呈现由于预算处罚部门的干预使整个医院范围内对处方集遵循程度增强的现象。另外,还要考虑到有些情况下非处方集的请求是合理的:例如严重疾病、药物不耐受、被证实无效、与安全有关的不良反应等。通常,这些情况将表明医师开具处方集之外的新上市抗菌药物的行为是正确的。因此,处方集的遵循率不可能达到100%,对某些医院来说,90% 左右可能更加合理。

五、处方集的修订

抗菌药物处方集发布实施一段时间后,由于细菌耐药、药物不良反应、新药上市以及药物管理政策改变等,经临床应用后可在必要时进行修订。突出的处方集事件的公告应当定期发送给开处方者。国外有些医院的处方公告每2个月发给所有开处方者,突出处方集重要部分、修正之处和可以提供的新药物。处方集应根据临床应用反馈,每半年到1年更新或修改1次。定期修订或更新处方集内容有利于抗菌药物合理使用的推进。

《国家抗微生物治疗指南》包含各类抗菌药物的重要的药理、药动学摘要信息,包含给药方式和剂量调整信息。以《国家抗微生物治疗指南》(第3版)为例,我们对抗菌药物处方集的修订流程进行分析与讲解,该抗菌药物处方集是基于《国家抗微生物治疗指南》(第2版)为基础进行修订。

对于抗菌药物处方集的修订,通常需要基于客观需求。《国家抗微生物治疗指南》(第1版)自2012年底出版以来,较好地推动了中国抗菌药物的规范使用,已成为我国临床医师进行感染性疾病治疗的重要依据,也是卫生行政部门开展抗菌药物合理使用管理的重要参考,具有里程碑意义。随着时间的推移,临床抗感染治疗研究成果也日新月异,为及时向临床呈现最新学术成果,不断提高抗感染治疗效果和合理用药水平,有必要对《国家抗微生物治疗指南》再次进行修订。

为保证指南内容的连续性,《国家抗微生物治疗指南》的修订工作保留了原班编者,包括医疗管理行政人员、感染科医师、抗感染专业药师等。在第1版发布期间,该编委会已使用网络收集各方面意见,为处方集的修订奠定了基础。针对新的处方集,修订主要依据近年来临床抗感染的最新研究成果、细菌耐药变化趋势、新型抗微生物药物的上市使用情况、国内外相关专科专病指南的更新情况进行,仍按照四大部分进行,第一部分为各种感染性疾病治疗经验(包括预防用药),第二部分各种微生物感染目标治疗(包括传染病和各种特殊病原体感染治疗),第三部分为儿童感染性疾病治疗相关内容,第四部分为抗微生物药物药学与药理学和安全性内容。整个修订过程经历编者修订、主编审稿、稿件修改、集中审稿、主编定稿的一系列流程,最终成稿。

第三节　国外抗菌药物处方集介绍

一、《世界卫生组织示范处方集》

1995 年,世界卫生组织专家委员会建议制定《世界卫生组织示范处方集》(*World Health Organization Model Formulary*,WMF),以补充世界卫生组织基本药物目录。于是自2002年首次发表以来,WMF 已成为世界范围内药品政策制定者和处方者关于基本药物的独立信息来源,之后每 2~3 年更新一次,2008 年进行修订后未再进行修改。目录包括名词缩写汇总、简介、更改、对处方者的建议、各论、附录和索引。

　　WMF 各论中的第六章(图 7-4)介绍抗感染药物,分为抗寄生虫药、抗细菌药、抗真菌药、抗病毒药、抗原虫药等五大类论述。涉及疾病时,介绍导致疾病的病原体、主要治疗药物、疗程;具体介绍药物时,列出了剂型规格、适应证、禁忌证、注意事项、成人和儿童的常用剂量、不良反应等(图 7-5)。孕妇与哺乳期妇女抗菌药物选择在附录中以英文字母顺序用表格列出选择的建议;肝功能或肾功能不全患者抗菌药物的选择也在附录中以表格形式列出,以药物的英文字母顺序排列,内容包括药物对肝功能或肾功能的影响程度、选择建议及剂量调整方案。

　　2010 年 WHO 发布了首个《世界卫生组织儿童示范处方集》(*World Health Organization Model Formulary for Children*,WMFC),是在 2009 年《WHO 基本药物目录(儿童版)》的基础上建立的,为 0~12 岁的儿童提供了如何使用基本药物治疗儿童疾病的信息。WMFC 各论中的第六章介绍抗感染药物,分为抗寄生虫药、抗细菌药、抗真菌药、抗病毒药、抗原虫药。对疾病介绍较 WMF 简洁,对抗菌药物的介绍包括 ATC 分类编码、适应证、禁忌证、注意事项、用法用量、肾功能不全、肝功能不全、不良反应、药物相互作用和参考文献,其中用法用量根据不同适应证、不同年龄段的儿童列出(图 7-6)。

SECTION 6: Anti-infective medicines
6.1 Anthelminthics
　　6.1.1 Intestinal anthelminthics
　　6.1.2 Antifilarials
　　6.1.3 Antischistosomals and antitrematode medicine
6.2 Antibacterials
　　6.2.1 Beta Lactam medicines
　　6.2.2 Other antibacterials
　　6.2.3 Antileprosy medicines
　　6.2.4 Antituberculosis medicines
6.3 Antifungal medicines
6.4 Antiviral medicines
　　6.4.1 Antiherpes medicines
　　6.4.2 Antiretrovirals Fixed-dose combinations
　　　　6.4.2.1 Nucleoside/Nucleotide reverse transcriptase inhibitors
　　　　6.4.2.2 Non-nucleoside reverse transcriptase inhibitors
　　　　6.4.2.3 Protease inhibitors
　　6.4.3 Other antivirals
6.5 Antiprotozoal medicines
　　6.5.1 Antiamoebic and antigiardiasis medicines
　　6.5.2 Antileishmaniasis medicines
　　6.5.3 Antimalarial medicines
　　　　6.5.3.1 For curative treatment
　　　　6.5.3.2 For prophylaxis
　　6.5.4 Antipneumocystosis and antitoxoplasmosis medicines
　　6.5.5 Antitrypanosomal medicines
　　　　6.5.5.1 African trypanosomiasis
　　　　6.5.5.2 American trypanosomiasis

图 7-4 《世界卫生组织示范处方集》(2008)抗菌药物部分目录

Amoxicillin

Capsule or tablet: 250 mg; 500 mg (anhydrous).
Powder for oral liquid: 125 mg (anhydrous)/5 ml.

Uses: urinary tract infections, upper respiratory tract infections, bronchitis; pneumonia; otitis media; dental abscess and other oral infections; osteomyelitis; Lyme disease; endocarditis prophylaxis; post-splenectomy prophylaxis; gynaecological infections; gonorrhoea; anthrax; *Helicobacter pylori* eradication (section 17.1).

Contraindications: hypersensitivity to penicillins (see introductory note above).

Precautions: history of allergy to penicillins (see introductory note above); renal impairment (Appendix 4); erythematous rash common in glandular fever, cytomegalovirus infection, chronic lymphatic leukaemia, and sometimes in HIV infection; maintain adequate hydration with high doses (risk of crystalluria); pregnancy (Appendix 2) and breastfeeding (Appendix 3); **interactions:** Appendix 1.

Dose:

Infections due to sensitive organisms, *by mouth*, **ADULT** and **CHILD** over 10 years, 250 mg every 8 hours, doubled in severe infections; **CHILD** up to 10 years, 125 mg every 8 hours, doubled in severe infections.

Severe or recurrent purulent respiratory tract infections, *by mouth*, **ADULT**, 3 g every 12 hours.

Pneumonia, *by mouth*, **ADULT**, 0.5–1 g every 8 hours

Dental abscess (short course), *by mouth*, **ADULT**, 3 g repeated once after 8 hours.

Urinary tract infections (short course), *by mouth*, **ADULT**, 3 g repeated once after 10–12 hours.

Uncomplicated genital chlamydial infection, non-gonococcal urethritis, *by mouth*, **ADULT**, 500 mg every 8 hours for 7 days.

Gonorrhoea (short course), *by mouth*, **ADULT**, 3 g as a single dose (with probenecid, 1 g).

Otitis media, *by mouth*, **ADULT**, 1 g every 8 hours; **CHILD**, 40 mg/kg daily in 3 divided doses (maximum, 3 g daily).

Adverse effects: nausea and vomiting, diarrhoea; rash (hypersensitivity or toxic response; may be indicative of a serious reaction – discontinue treatment); hypersensitivity reactions including urticaria, angioedema, anaphylaxis, serum sickness-like reactions, haemolytic anaemia, and interstitial nephritis (see also introductory note above); rarely antibiotic-associated colitis; neutropenia, thrombocytopenia, coagulation disorders; rarely central nervous system disorders including convulsions (associated with high doses or impaired renal function).

图 7-5 《世界卫生组织示范处方集》(2008)中阿莫西林的介绍

二、《英国国家处方集》

《英国国家处方集》(*British National Formulary*,BNF)由英国医学会和大不列颠皇家药学会联合出版,1939 年为第二次世界大战准备战时配方发布通用处方,并于 1949 年发行第 1 版。1981 年对处方集进行全面修订后,纸质版每 6 个月更新一次,电子版和移动端的更新更加频繁,具有很强的实效性和实用性。目录包括引言、总论、各论和附录。BNF各论中的第五章介绍感染性疾病及其治疗药物,包括抗细菌药、抗真菌药、抗病毒药、抗原虫药、抗寄生虫药等五节,每节根据感染部位推荐经验治疗方案和疗程;节内再分小节,每小节对一类药物进行综述,主要是临床应用、注意事项和不良反应。涉及具体药物时介绍适应证、注意事项、禁忌证、肝功能不全、肾功能不全、妊娠期用药、哺乳期用药、不良反应、备注。

2005 年《英国国家处方集(儿童版)》(*British National Formulary for Children*,BNFC)发

Amoxicillin
ATC code: J01CA04
Powder for oral liquid: 125 mg (anhydrous)/5 ml; 250 mg (anhydrous)/5 ml
Solid oral dosage form: 250 mg; 500 mg (anhydrous)
Indications: Urinary tract infections, upper respiratory tract infections, bronchitis; pneumonia; otitis media; dental abscess and other oral infections; osteomyelitis; Lyme disease; endocarditis prophylaxis; post-splenectomy prophylaxis; gynaecological infections; gonorrhoea; anthrax.
Contraindications: Hypersensitivity to penicillins (see section notes); penicillin-associated jaundice or hepatic dysfunction.
Precautions: History of allergy (see section notes); renal impairment; erythematous rashes common in glandular fever, cytomegalovirus infection, chronic lymphatic leukaemia and possibly HIV infection; maintain adequate hydration with high doses (risk of crystalluria).

Dose:
Infections due to sensitive organisms.
　Oral:
　Child *up to 10 years* 125 mg every 8–12 hours, doubled in severe infections;
　over 10 years 250 mg every 8–12 hours, doubled in severe infections.
Otitis media.
　Oral:
　40 mg/kg daily in three divided doses (maximum 3 g daily).

Renal impairment: Mild to moderate: risk of crystalluria with high doses.
Severe: reduce dose; rashes more common and risk of crystalluria.
Hepatic impairment: Dose reduction not necessary.
Adverse effects: Common Diarrhoea, nausea, rash, urticaria, superinfection (including candidiasis), especially during prolonged treatment with broad-spectrum penicillins, allergy.
Uncommon Fever, vomiting, erythema, exfoliative dermatitis, angioedema, *Clostridium difficile*-associated disease.

Rare Anaphylaxis, bronchospasm, tooth discoloration, interstitial nephritis, serum sickness-like syndrome, haemolytic anaemia, electrolyte disturbances (due to their sodium or potassium content), neurotoxicity (e.g. seizures with high doses or impaired renal function), coagulation disorders, blood dyscrasias (e.g. neutropenia (related to dose and duration of treatment); thrombocytopenia), nephropathy (with parenteral use), Stevens-Johnson syndrome, toxic epidermal necrolysis.
Interactions with other medicines (* indicates severe):
　Allopurinol: increased risk of rash.
　Contraceptives, oral: contraceptive effect of estrogens possibly reduced (risk probably small).
　Methotrexate: reduced excretion of methotrexate (increased risk of toxicity).
　Warfarin: studies have failed to demonstrate an interaction, but common experience in anticoagulant clinics is that INR can be altered by a course of amoxicillin.
References:
Hill SR, Kouimtzi M, Stuart MC, eds. *WHO model formulary*. Geneva, World Health Organization, 2008.
Hodding JH, Kraus DM, Taketomo CK. *Pediatric dosage handbook. 16th ed.* Hudson, Lexi-Comp, 2009.
Paediatric Formulary Committee. *British national formulary for children 2009.* London, BMJ Group RBS Publishing, 2009.
WHO expert committee on the selection and use of essential medicines. The selection and use of essential medicines: report of the WHO expert committee, October 2007 (including the model list of essential medicines for children). *WHO Technical Report Series,* 2008, 950 (http://www.who.int/medicines/publications/essentialmeds_committeereports/TRS_950.pdf).

图 7-6　《世界卫生组织儿童示范处方集》(2010) 中阿莫西林的介绍

行第 1 版,由英国医学会、大不列颠皇家药学会、儿科与儿童健康皇家学院及新生儿与儿科药师协会联合出版,之后每年更新 1 次纸质版,同时为了保证信息的准确性每月更新 1 次电子版数据库。BNFC 各论中的第五章介绍抗感染药物,包括抗细菌药、抗真菌药、抗病毒药、抗原虫药、抗寄生虫药等五节。每节根据感染部位推荐经验治疗方案和疗程,节内再分小节,每一小节对一类药物进行综述。涉及具体药物时介绍注意事项、禁忌证、肝肾功能不全、哺乳期与妊娠期使用对儿童的影响、不良反应、适应证与剂量、用法、规格、厂家与价格(图7-7、图 7-8)。

三、《澳大利亚药品处方集与手册》

　　《澳大利亚药品处方集与手册》(*Australian Pharmaceutical Formulary and Handbook*, APF)由澳大利亚药学会、英联邦及其他组织联合出版,于 1902 年发行第 1 版,每 2~3 年更新一次。APF 由原来小册子处方集,经过 100 多年的演变,逐渐成为一本囊括药学实践和学术知识的

CONTENTS

1 Amoebic infection page
2 Bacterial infection
   2.1 Anthrax
   2.2 Lyme disease
   2.3 Methicillin-resistant *Staphylococcus aureus*
   2.4 Tuberculosis
   2.5 Urinary tract infections
3 Fungal infection
   3.1 Pneumocystis pneumonia
4 Helminth infection
5 Protozoal infection
   5.1 Leishmaniasis
   5.2 Malaria page
   5.3 Toxoplasmosis
6 Viral infection
   6.1 Hepatitis
   6.2 Hepatitis infections
      6.2a Chronic hepatitis C
   6.3 Herpesvirus infections
      6.3a Cytomegalovirus infections
   6.4 HIV infection
   6.5 Influenza
   6.6 Respiratory syncytial virus

图 7-7　《英国国家处方集（儿童版）》(2015—2016)抗感染药物部分

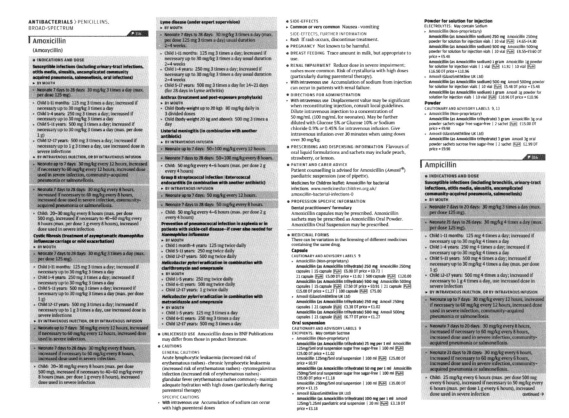

图 7-8　《英国国家处方集（儿童版）》(2015—2016)中阿莫西林的介绍

临床药学手册。APF 所包含的内容根据药师工作内容、工作环境、患者教育内容的改变而不断修订,其封页即介绍了包含的内容。以第 24 版(2018)为例,APF 共分为九个部分,分别为调剂和发放、药物治疗原则、治疗管理、常用药物专论、补充药物专论、常见疾病治疗指南、仅供药剂师调配的药品、政策和专业实践、卫生信息和资源。

与其他处方集不同,在介绍常用药品时 APF 以药品名字顺序排列介绍,而非以药物的药理作用进行归类总结,因此并没有单独一个章节介绍抗感染药物。当涉及具体药物时介绍药理作用、警示标签、注意事项、妊娠期和哺乳期、常用剂量(图 7-9)。

amoxycillin
moderate spectrum beta-lactamase labile penicillin

Cautionary advisory labels: D; and for suspension also use 6, 7a

Notes
- Confirm appropriate antibiotic and dose regimen.
- Space doses as evenly as possible during waking hours.
- Ask about any previous reaction to penicillin.
- If a skin rash occurs, seek medical advice.
- Other common adverse effects—nausea, diarrhoea, gastric upset.
- Reduce dose in severe renal or hepatic impairment.

Renal impairment (severe): Caution. Dosage adjustment necessary.

Cl_{cr} 10–30 mL/min = 250–500 mg twice daily.

Cl_{cr} <10 mL/min = 250–500 mg once daily.

Pregnancy: A.

Breastfeeding: May be used. Trace amounts excreted in breast milk. Monitor for adverse effects (e.g. diarrhoea, thrush) in infant.

Common dosage range
Adult dose
Oral, 250–500 mg eight-hourly or 1 g twice daily.

IM/IV, 250 mg to 1 g every six to eight hours.

Uncomplicated UTI: 3 g as a single dose.

Other indications: see Product Information.

Paediatric dose
Oral, 7.5–25 mg/kg every eight hours.

IM/IV, 10–25 mg/kg every eight hours. Maximum 50 mg/kg every four hours.

Acute otitis media: 15 mg/kg up to 500 mg orally, eight hourly for five days. If compliance is a problem, 30 mg/kg (maximum 1 g) orally, 12-hourly for five days.

图 7-9 《澳大利亚药品处方集与手册》中"阿莫西林"的介绍

在澳大利亚各地区都有该地区的处方集,以昆士兰为例,该地区的处方集以目录清单的形式呈现。与 APF 相似,该处方集以药品名字顺序排列介绍剂型、规格、使用的限制条件,与我国《国家基本医疗保险、工伤保险和生育保险药品目录》类似(图 7-10)。

amoxicillin			
	capsule	250 mg 500 mg	
	powder for oral liquid	250 mg/5 mL 500 mg/5 mL	
amoxicillin + clavulanic acid	injection	1 g + 200 mg	On the advice of an infectious diseases physician, clinical microbiologist or in conjunction with an antimicrobial stewardship (AMS) team protocol.
		2 g + 200 mg	See above
		500 mg + 100 mg	See above
	powder for oral liquid	125 mg/5 mL + 31.25 mg/5 mL	In conjunction with an antimicrobial stewardship (AMS) team protocol
		400 mg/5 mL + 57 mg/5 mL	See above
	tablet	500 mg + 125 mg	In conjunction with an antimicrobial stewardship (AMS) team protocol
		875 mg + 125 mg	See above

图 7-10   昆士兰处方集中阿莫西林、阿莫西林-克拉维酸的介绍

四、美国《约翰·霍普金斯医院处方集》

美国《约翰·霍普金斯医院处方集》(*Formulary List of Covered Drugs*)是美国约翰·霍普金斯医院健康计划中 Advantage MD 计划制定的医院药品目录,同时为 Advantage MD Plus 和 Advantage MD Premier 计划服务,覆盖了批准医疗保险的药品。约翰·霍普金斯医院也是在药品福利管理者(pharmacy benefit manager)的药品管理模式下制定的处方目录。处方集中的药品目录一般每月更新一次或发生变化时更新。

处方集分为说明、名词缩略语、费用说明、具体药物和索引五部分。在说明部分对版本制定时间、入选药品、药品目录更改、使用方法、仿制药、医疗保险范围、非处方集药物、医师或患者要求开具处方集外的药物进行说明。抗微生物药物分为抗真菌药、抗疟疾药、抗 HIV 药和复方制剂、抗结核药、抗病毒药、头孢菌素类、大环内酯类、喹诺酮类、青霉素类、四环素类、其他。该处方集仅提供了药品的规格、剂型和医疗保险类别,是为了满足降低服务费用、促进合理用药的目的(图7-11)。

FLUOROQUINOLONES-DRUGS TO TREAT INFECTIONS	
CIPRO SUSR 500mg/5ml	4
ciprofloxacin hcl tab 100mg	2
ciprofloxacin hcl tab (generic of CIPRO) 250mg, 500mg	1
ciprofloxacin hcl tab 750mg	1
ciprofloxacin in d5w	2
levofloxacin (generic of LEVAQUIN) TABS	1
levofloxacin in d5w	2
levofloxacin inj 25mg/ml	2
levofloxacin oral soln 25 mg/ml	2

图 7-11　美国《约翰·霍普金斯医院处方集》中对氟喹诺酮类的介绍

五、美国《斯坦福医疗中心处方集》

美国《斯坦福医疗中心处方集》是由医疗委员会的药学和治疗委员会制定的,旨在促进药物的客观评价、选择和使用,作为合理用药的依据。该处方集采用电子版的形式,通过医院工作站访问 LexiComp 数据库获取。

LexiComp 数据库建于 1978 年,内容覆盖应用、疾病诊断、治疗、实验室检查、护理、患者用药信息普及等多个方面。在药物信息数据部分涉及老年人用药、儿童用药、牙科用药、天然药物、药物与营养损耗及各科核心药物。电子版的药物信息实时更新,纸质书籍一般每年更新一版。

第四节　国内抗菌药物处方集介绍

一、《抗菌药物临床应用指导原则》

中国针对抗菌药物临床应用的第一部指导性意见,是由原卫生部委托中华医学会组织从事抗菌药物临床研究的学科带头人和资深权威专家组成的编委会编写的《抗菌药物临床应用指导原则》(以下称《指导原则》),2004 年发行第 1 版,2015 年发行第 2 版。目录包括印发通知、各论和附录,附录包含了自 2011 年我国关于抗菌药物管理的各项通知与整治方案。

《指导原则》共分四部分,一是"抗菌药物临床应用的基本原则",二是"抗菌药物临床应用中的管理",三是"各类抗菌药物的适应证和注意事项",四是"各类细菌性感染的治疗原则及病原治疗",分别就细菌性感染的抗菌治疗原则、预防应用抗菌药物原则、制定合理用药方案及管理进行了阐述并提出了要求。同时列举了常用抗菌药物的适应证、注意事项及导致常见细菌性感染的病原治疗原则,以指导医师提高感染性疾病的抗菌治疗水平,防止滥用抗菌药物,减缓细菌耐药发生的速度和概率。

严格意义上《指导原则》不属于处方集,更像政府管理文件,其中有部分药物介绍,但并没有关于具体产品、药物使用及具体方法介绍,主要作为医疗机构抗菌药物管理的文件,尚不能为临床医师提供用药参考。

二、《中国国家处方集》

《中国国家处方集》(*Chinese National Formulary*,CNF)是我国第一部国家级处方集,由原卫生部医政司委托中国医院协会组织编写,2010年发行。目录包括总论、各论和附录。

CNF各论中的第九章介绍感染性疾病用药,其中又分为法定传染病及其药物治疗、微生物感染及其药物治疗、抗菌药物、抗结核药、抗麻风药、抗病毒药、抗真菌药、寄生虫感染及其药物治疗等八部分分别论述。涉及疾病时,介绍导致疾病的病原体、首选药物和次选药物;具体介绍抗菌药物时,列出药物的适应证、注意事项、禁忌证、不良反应、用法用量、制剂与规格。特殊人群如妊娠与哺乳期妇女禁用的抗菌药物、肝肾功能不全患者抗菌药物剂量调整在总论中以表格的形式列出。

《中国国家处方集·化学药品与生物制品卷·儿童版》(*Chinese National Formulary*,*Chemicals and Biological Products for Children*,CNFC)由原卫生部医政司委托CNF编委会组织编写,2013年发行。CNFC涵盖了新生儿至18岁不同年龄、月龄段的疾病治疗方案及药物的用法、用量,为儿科临床药物治疗提供了指导与依据。CNFC各论中的第十章介绍感染性疾病用药,具体分为法定传染病及其药物治疗、微生物感染及其药物治疗、抗菌药物、其他病毒性疾病及其用药、小儿结核病和麻风病及其用药、真菌感染及其用药、寄生虫感染及其用药等七个部分。涉及疾病时,介绍导致疾病的病原体、临床特征、治疗。具体介绍抗菌药物时,列出药物的抗菌谱、药动学特征、适应证、注意事项、不良反应、禁忌证、用法用量、制剂与规格。肝肾功能不全患者的抗菌药物剂量调整在总论中以表格的形式列出,药物相互作用在附录中以文字的形式列出。

三、我国医疗机构处方集列举

(一)《浙江大学医学院附属第一医院处方集》

该处方集由医院药事管理与药物治疗学委员会、药学部制定。自2008年编写第1版,纸质版最近一版于2016年编写,之后以电子版的形式嵌入在院内办公电脑和"掌上浙一医护版"APP,使该院的医务人员在处方时能及时了解医院现有药品的信息。

以2016版的处方集为例,目录包括前言、编写说明、使用指南、药品目录、附录和索引目录,药品目录中按药理作用分为24章,1 100余种药品信息。药品目录的第一章就是抗微生物药物,分为抗生素、合成抗菌药、抗结核病及抗麻风病药、抗真菌药和抗病毒药,第二章收录的是抗寄生虫药。涉及具体药品时内容包括药品通用名、药品商品名、药品英文名、作用与规格、妊娠危险等级,不包括医保类别和零售价(图7-12)。

第一章 抗微生物药物
　第一部分 抗生素
　　一、青霉素类
　　二、头孢菌素类
　　三、碳青霉素类
　　四、单环β-内酰胺类
　　五、氨基糖苷类
　　六、大环内酯类
　　七、四环素类
　　八、糖肽类
　　九、其他类
　第二部分 合成抗菌药
　　一、喹诺酮类
　　二、磺胺类
　　三、硝基咪唑类
　第三部分 抗结核药及抗麻风病药
　第四部分 抗真菌药
　第五部分 抗病毒药
第二章 抗寄生虫药

图 7-12 浙江大学医学院附属第一医院处方集(2016)中抗感染药物目录

(二)《西安交通大学第一附属医院处方集》

该处方集由医院药事管理与药物治疗学委员会制定。涉及的具体药品信息包括药品通用名、药师提示、药品说明书。在抗微生物药物部分,药师提示内容涉及抗菌药物分级、过敏及过敏试验、给药途径即推荐剂量、溶媒及配制、成品输液及输注、重要的相互作用及用药禁忌。医院根据药品说明书采购的药品,以商品名的形式一一列出(图 7-13)。

注射用美罗培南

一、药师提示
1.本品属特殊级抗菌药物。
2.过敏及过敏试验:有资料显示本药有可能发生过敏反应,需询问过敏史。
3.给药途径及推荐剂量:静注或静滴。成人,0.5～2g/次,一日三次;儿童及婴幼儿依据病情调整剂量;肾功能异常患者需调整剂量。
4.溶媒及配制:静注时用无菌注射用水配制,浓度约 50mg/mL。静滴时用 5%、10%GS 或 0.9%NS 等输液溶解稀释均可。
5.成品输液及输注:静脉推注时间应大于 5 分钟,静脉滴注时间大于 15～30 分钟。
6.相互作用及用药禁忌:本品不能与丙磺舒、丙戊酸、戊酸甘油酯等同时使用。
二、药品说明书
1.美平
【药品名称】
　通用名称:注射用美罗培南
　商品名称:美平
　英文名称:Meropenem for Injection

图 7-13 《西安交通大学第一附属医院处方集》中美洛培南的介绍

(卢晓阳)

参考文献

[1]《抗菌药物临床应用指导原则》修订工作组. 抗菌药物临床应用指导原则 . 2015 年版. 北京: 人民卫生出版社, 2015.

[2]《中国国家处方集》编委会. 中国国家处方集化学药品与生物制品卷. 北京: 人民军医出版社, 2010.

[3]《中国国家处方集》编委会. 中国国家处方集化学药品与生物制品卷. 儿童版. 北京: 人民军医出版社, 2013.

[4] 国家卫生健康委合理用药专家委员会 . 国家抗微生物治疗指南 . 3 版 . 北京: 人民卫生出版社, 2023.

第八章

临床诊疗指南的价值与制定

第一节　临床诊疗指南的价值

一、临床诊疗指南的定义

WHO 对其自身制定的指南描述为:任何由 WHO 制定,包含了有关临床实践或公共卫生政策推荐意见的文件。推荐意见告诉最终目标用户在特定情况下能够做什么或应该做什么,以从个人或集体角度获得可能的最佳健康结果。它在预期对卫生保健和资源利用产生积极影响的不同干预或举措之间提供选择。推荐意见有助于指南用户在是否采取特定干预、临床试验或公共卫生举措,以及如此做的地点和时间方面作出明智的决定。推荐意见还能帮助用户在各种潜在的干预手段中作出选择并优先考虑。

按照美国医学研究所(US Institute of Medicine)定义,指南是系统性制定的旨在帮助医务人员或患者对某一特定临床情况作出恰当诊疗决定的意见。这些阐述可以简洁明了地为医务人员或患者说明应该做什么样的检查,需要用什么药物或进行什么手术,需要住院多长时间等。

由此可见,制定指南指导临床实践已经成为全球非常积极和热衷的方法,无论欧美发达国家还是发展中国家,都在结合各自医疗保健体系,制定相关指南以提高医疗保健质量和水平。指南已经不仅仅限于临床医疗实践,涵盖临床医疗、预防、公共卫生、卫生应急等各方面。在全球范围内已经形成完善的指南编写、修订规范,也有专门机构对指南编写与应用提出了指导意见。

临床诊疗指南(clinical practice guideline)是基于证据的推荐意见,与专家共识、综述、荟萃分析等完全不同,即便各种指南,由于编写人员不同、目标读者差异,以及证据利用偏倚等质量也有所不同,临床工作者需要使用高质量的指南参考,否则对临床实践毫无益处。

二、指南的临床价值

临床诊疗指南产生于 20 世纪 70 年代,此时的临床医学飞速发展、专业分科日益精细,临床情况愈加复杂,在此情况下,每一位临床医师除自身专业领域以外的知识更新变得非常困难。为了减少临床患者诊疗的错误，美国一些专业人员率先开始制定专家共识，专家共识主要基于专业人员临床实践，参考一些无须系统分析得到的临床经验为临床提供患者管理策略。20世纪80年代后，循证医学的理念出现使制定更加严谨的指南成为可能，这种基于循证医学的临床诊疗指南强调研究证据而不是个人意见，具有提高医疗质量、保证医疗质量同质性、减少差异，甚至影响公共卫生政策，使患者能直接参与医疗决策等作用。

1. **提高医疗质量**   基于证据的高质量的指南是在充分检索分析各种研究证据基础上作出的科学推荐意见，常常推荐临床采用确定有效的干预措施，避免使用已经证明无效甚至有害的各种诊疗方式方法，各种推荐也不断更新与时俱进。如面对严峻的细菌耐药形式，如何预防控制和治疗耐药菌感染已经成为全球共识，相关研究层出不穷，在研究设计、干预策略、评估方法和研究结论上各不相同，只有通过系统评估，才能得到准确的信息，形成指南意见。就多黏菌素对泛耐药革兰氏阴性菌治疗而言，体外抗菌活性测定常常表现出耐药率低、敏感性高等特点，但临床治疗效果始终不高，有效率大多在60%左右，如何提高其治疗效果是临床医师所关注的问题；通过大量文献评价发现，多黏菌素存在体外抗菌活性测定方法不确定、体内药代动力学过程差异大、用药剂量无法达到PK/PD目标等现象，由此推荐临床不应该单一使用多黏菌素治疗泛耐药菌感染，应该采用联合用药为主的方法。同样，万古霉素作为临床一线治疗MRSA感染药物，虽然已经在临床应用超过60年，但相关用法和剂量优化并没有取得最终共识，相关研究结果不断变化，既往认为万古霉素血药浓度谷浓度需要达到15~20mg/L才能取得良好疗效，但近期研究认为谷浓度并非疗效预测的最佳指标，应该通过AUC/MIC预测其治疗效果，相应的指南也在不断更新。

2. **为患者提供同质化医疗服务**   临床医学既是科学也是经验，由于患者状况不同、医疗资源利用不同、医务人员工作经历不同等，同一种疾病的处理常常存在巨大差异，这就会导致同样一种疾病在不同医院、不同地区、不同专科形成完全不同的干预策略，最为典型的例子见于肿瘤治疗，在手术、放射治疗、化学治疗、免疫治疗、传统医药治疗等之间进行选择，结果可能完全不同，当然患者的预后也一定不同。感染治疗也是如此，由于感染在各临床专业都可发生，但感染治疗并非各专业医务人员的专业领域，由此导致感染治疗方式千差万别，如常常发现个别临床医师对不同代别头孢菌素的认识即是如此，使用三代头孢菌素治疗各种葡萄球菌感染、选用碳青霉烯类治疗窄食单胞菌感染等。如果非感染专业临床医师能参照高质量的指南进行抗感染治疗，有可能使相同感染的患者得到相似的抗感染治疗，期望使其可能获得类似的治疗结局。

3. **节约医疗资源**   高质量的临床实践指南并不单纯只考虑医疗过程，其对医疗过程所导致的社会整体经济负担、患者治疗性价比等都进行全面考量，在指南推荐中常常对性价比高的干预措施有效推荐，这样可以使医疗资源效率最大化，同时患者获益最高。在众多国家和地区，各种医疗保险体系也常采用临床诊疗指南实施医疗保险。

4. **患者参与医疗决策**   指南最根本的原则在于不仅仅针对医务人员，患者也是重要的使用者，同时指南最大特征在于其公开透明，制定过程邀请相关利益方共同参与，各方面达成共识与妥协而成。指南颁布后，常常需要采用各种方式进行推广使用，其中对患者的宣传也在其中，这些宣传包括制备小手册、新闻报道、影视和网络宣传等。患者可以通过指南了解对自身医疗保健最有价值的处理意见，据此和医务人员进行探讨，参与制定最有利于疾病管理的诊疗意见。

5. 影响公共卫生政策 指南常常针对临床各种难以处理的情况或者存在混乱理念的问题进行制定,指南的颁布与使用对公共卫生政策也具有一定影响,特别是对一些被忽视的特殊患者人群的医疗服务等,如罕见病指南对管理部门重视这类疾病管理,提供必要医疗资源,开展相关防治和科学研究等都具有重要价值。

当然,指南也有其局限性,可能对患者以及医务人员产生不利影响。一方面指南推荐如果过于武断、缺乏科学证据或者不及时更新,诊疗选择过于单纯或者有失科学,不利于多样化患者人群管理;另一方面,指南对医疗资源和公共卫生的引导可能使资源再分配,影响其他患者人群的医疗保健。为了避免指南的不利影响,最为重要的在于制定和选择使用高质量的指南。

三、抗感染治疗指南与抗菌药物临床应用管理

抗菌药物临床应用管理的目的在某种程度上与指南制定有相似性,指南制定与推广也是 AMS 重要策略之一,医疗机构在实施抗菌药物分级管理中,为各专业临床医师制定和提供相关指南,在患者医疗照护和药物合理使用之间搭建桥梁,避免因限制部分抗菌药物使用而降低医疗质量和导致医疗差错。从国内外众多的 AMS 实践中可以看出,抗感染治疗指南确实发挥了重要作用。澳大利亚一家医院采用诊室张贴急性呼吸道感染诊疗指南的办法推动医师合理使用抗菌药物效果明显,与对照相比,实施指南推广组抗菌药物合理使用大幅提高,干预后两组不合理用药率分别为 52.7% 和 33.7%。具体内容参见第十八章。

第二节 临床诊疗指南体系

一、临床诊疗指南的类型

临床诊疗指南从 20 世纪 80 年代开始制定以来,由于对临床、患者以及公共卫生具有重要价值,得到各国的高度重视,相关政府、组织、专业团体等都在制定临床诊疗指南。具体来讲,临床诊疗指南可以按照覆盖内容、制定主体、使用人群与范围等分成不同种类,各种指南各具特点。

(一)按指南内容分类

按照指南所关注的内容分,指南大致可以分为:综合类和专题类(包括治疗类、诊断类、预防类、管理类)指南。

综合类指南常常包括对某一大类疾病或者临床状况所制定的指南(如各种抗感染治疗指南、各专科全部疾病诊疗指南等)和针对某一种疾病或者临床状况制定的系统性指南(如社区肺炎指南、血流感染诊疗指南等),前者包罗内容比较多,一般采用重点描述进行编写,为临床提供可快速查阅的重要专业意见;后者则全面、系统地描述一种疾病管理的全过程,包括诊断、治疗、预防等措施,同时对疾病流行病学内容也有描述,这种指南的每一条推荐意见都需要有证据支持,包括证据来源、证据强度以及推荐意见和强度等。

专题类指南常常局限于对某一疾病或者临床情况的某一具体环节进行推荐,如某一种药物使用的指南、某一种干预措施的指南等,这种指南主要针对专业人员而制定,如多黏菌

素临床应用指南、多重耐药菌防控指南、二代测序技术临床应用指南、快速诊断技术在感染诊断中应用指南等。

（二）按照制定主体分类

按照指南制定主体分类，指南可以分为官方指南与非官方指南。官方指南包括 WHO 与各国政府主导制定的指南，如英国国家卫生与临床优化研究所（National Institute for Health and Care Excellence，NICE）、澳大利亚医疗保健安全与质量委员会（the Australian Commission on Safety and Quality in Health Care，ACSQHC）等机构制定的指南，以及我国国家卫生健康委员会颁布的《抗菌药物临床应用指导原则》和《国家抗微生物治疗指南》均属于此。非官方指南主要由各学会、协会制定，也有临时就某一临床问题组建的指南编写专家组制定的，这部分指南较多，在某些国家也把其中高质量指南纳入国家指南体系中，如美国医疗质量和研究机构（Agency for Healthcare Research and Quality）的国家指南库（National Guideline Clearinghouse）。

（三）按照使用对象与覆盖范围分类

按照使用对象和覆盖范围分类，指南可以分为国际指南、区域性指南、全国性指南、地区指南和医疗机构指南。国际性指南由各国际组织制定颁布，如 WHO 制定和颁布的各种指南，欧洲 CDC 制定与颁布的指南属于区域性指南，各国政府和协会学会制定与颁布的指南则属于全国性指南，部分医疗机构也制定了符合自身医疗实践的指南，特别在 AMS 工作中，这种指南更具价值。

虽然指南分类各不一致，但之间相互交叉，也互相关联（图 8-1）。

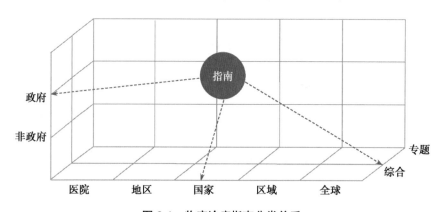

图 8-1   临床诊疗指南分类关系

二、国际临床诊疗指南的技术体系

目前，制定临床指南已经成为国际热点，各国的医学团体、政府机构及其他组织都在积极制定各种疾病诊治指南。而基于循证医学方法制定临床诊疗指南在我国也得到了逐步开展和重视，循证指南最关键的三个要素是全面收集现有研究证据，对收集到的证据进行质量评价并根据质量评价结果对推荐意见进行分级。为了保证指南质量，各主要国家都建立了相应的指南制定机构、提出了指南制定方法，也有相关的指南质量评价标准。

（一）国际指南制定情况

WHO 设立有相关的指南编写机构，按照全球通用的 GRADE（the grading of recommendations， assessment,development and evaluation)方法进行指南编写。WHO各种指南主要针对全球各种主要公共卫生问题进行,如与感染有关的《医疗机构手卫生指南》《医院感染预防与控制指实用南》《医疗机构碳青霉烯类耐药肠杆菌、铜绿假单胞菌和鲍曼不动杆菌预防控制指南》《中低收入国家医疗机构抗菌药物临床应用管理:WHO工具箱》等,同样也有关于制定指南的指南,对WHO如何制定指南的具体过程进行了详尽描述。

美国指南大多由各学会制定,政府采纳,也有政府部门制定的指南,如CDC制定的一些疾病防控指南等供医疗机构参考。美国制定的指南基本按照GRADE方法进行,主要感染相关指南可在美国感染病学会网站下载(https://www.idsociety.org)。

英国的临床指南主要由NICE制定,该机构属于英国全民医疗保健服务系统,也有关于指南制定的指南。除此以外,英国相关学会也制定指南。NICE指南制定方法与GRADE稍有不同,主要体现在证据强度分类和推荐级别分类差异。澳大利亚指南制定主要由ACSQHC制定,但也有政府委托相应的商业机构制定,如澳大利亚治疗指南有限公司(https://www.tg.org.au),这是一家独立的非商业性质的指南编写公司,通过指南销售维持运营,在我国比较知名的《抗生素治疗指南》(Antibiotic Therapeutic Guideline)也是由其制定。

(二) 指南制定程序与标准

经历几十年的发展,指南制定已经形成了比较完善的体系。大部分国家和地区都采用GRADE方法进行指南制定,特别是指南所采用的证据强度和推荐程度。

GRADE方法是由GRADE工作组于2004年推出的证据质量和推荐强度分级方法,GRADE分级方法受到国内外学者最广泛的认可,目前WHO和Cochrane协作网在内的多个国际组织、协会已采纳GRADE分级方法。GRADE方法不仅是一个评级方法,它提供了一个透明和结构化的过程,用于制定卫生保健领域的系统评价和指南的证据摘要,以及执行制定建议所涉及的步骤。它突破了单从研究设计角度考虑证据质量的局限性,在对推荐建议分级时将证据质量和其他因素(如患者选择、资源可利用性等)进行综合考虑。

与目前存在的其他证据分类分级标准相比,GRADE方法具有以下优势:①它由一个具有广泛代表性的国际指南制定小组制定;②明确界定了证据质量和推荐强度;③清楚评价不同治疗方案的重要结局;④对不同级别证据的升级与降级有明确、综合的标准;⑤从证据评级到推荐意见强度全过程透明;⑥明确承认患者价值观和意愿;⑦就推荐意见的强弱,分别从临床医师、患者、政策制定者角度做出了明确实用的诠释;⑧适用于制作系统评价、卫生技术评估及指南开发。

各指南制定机构都颁布了自己的指南制定的指南,对指南制定流程、内容和质量控制等作出了明确规定(表8-1),这种流程可以称之为标准化指南制定流程。

(三) 指南质量评价

AGREE(the Appraisal of Guidelines for Research and Evaluation)是现在全球公认的指南质量评价系统(https://www.agreetrust.org),该系统是由加拿大、英国等13个国家研究人员成立的临床指南研究与评价国际工作组,对临床诊疗指南制定方法、最终推荐意见、影像指南应用等三方面进行评价。AGREE可用于评价各种临床指南,包括临床实践、健康促进、疾病预防、诊断治疗等。具体评价标准包括六个领域(表8-2),现阶段使用的标准为AGREE Ⅱ 。

表 8-1 WHO 制定指南流程

阶段	主要执行者	工作方式与内容
规划	WHO 成员国/国家办事处/公共或私人组织	提出制定指南的请求
	技术部门	1. 确定是否需要制定指南:评审现有的 WHO 和外部指南,从 WHO 相关技术单元的办事处获得指南制定的批准,与指南评审委员会(Guidelines Review Committee,GRC)秘书处和 WHO 中拥有指南制定经验的其他工作人员讨论过程 2. 形成 WHO 指南指导小组 3. 确定充足的资源;决定时间范围
	指南指导小组	1. 起草指南范围;开始制备计划书 2. 确定指南制定小组(Guidelines Devolopment Group,GDG)及其主席的潜在成员 3. 获取利益声明,并处理 GDG 潜在成员间发生的任何利益冲突
	GDG 和 GRC	形成 PICO(Population,Intervention,Comparison,and Outcome)格式的关键问题;确定优先顺序
	GRC	1. 确定指南计划书,并将其提交至 GRC 加以评审 2. 评审并批准指南计划书
制定	系统评价团队	1. 对每一关键问题的证据进行系统评价 2. 评估每一重要结局的证据质量;酌情运用 GRADE
	GRC	GDG 召开会议
	GDG	采用 GRADE 框架制定推荐意见
	GRC	起草指导文件
	外部评审小组	外部同行评审
出版与更新	GDG 和编辑	1. 确定指南文件;完成副本编辑和技术编辑;提交指南 2. 终稿至 GRC 进行评审和批准
	GRC	评审并批准指南
	GDG 和编辑	排版、校对、出版
	技术部门与项目管理者	传播、改编、实施、评估
	技术部门	更新

表 8-2 AGREE 指南质量评价标准

范围与目的	表述清楚性
1. 明确阐述了临床诊疗指南的总体目标	1. 推荐意见明确,不含混
2. 明确阐述了指南所涵盖的卫生保健问题	2. 不同意见清楚呈现
3. 明确阐述指南的应用人群(患者/公众)	3. 关键推荐意见易于辨识
参与人员	应用性
1. 指南制定小组包含所有相关的专业人员	1. 描述指南应用中的促进与阻碍因素
2. 应用人群的意见得到征询	2. 提供如何应用推荐意见的建议/配套工具
3. 明确了指南使用者	3. 考虑了推荐意见应用的潜在资源需求
	4. 有监控和审计标准

续表

指南编写的严谨性	编辑独立性
1. 应用系统方法搜索证据	1. 赞助者的观点不影响指南内容
2. 证据选择标准明确	2. 记录并考虑了指南制定成员利益冲突
3. 清楚描述证据的优势与不足	
4. 形成推荐意见的方法清楚	
5. 在形成推荐意见中考虑了健康获益、副作用和危险因素	
6. 推荐意见和支持证据能清晰链接	
7. 指南出版前得到外部专家的审阅	
8. 指南更新的程序明确	

三、常用抗感染治疗指南介绍

各种临床抗感染指南众多,但从编写形式和内容来看,大致有以下几种,各具特点,供不同对象使用。

1.《热病:桑福德抗微生物治疗指南》(https://www.sanfordguide.com)(简称《热病》)这是一本由美国抗感染治疗公司编写的临床抗感染治疗指南,从 1970 年第 1 版出版已有 50 余年,迄今为止已有多种文字版本在全球发行。我国不定期翻译该指南,内容完全和英文版相同。

《热病》由四部分组成,包括感染性疾病的经验治疗、目标治疗、抗菌药物药理学和其他相关内容。该指南更像是一本手册,内容丰富,便于携带。该指南对各种临床感染直接进行治疗药物推荐,不对推荐证据进行分析。这种方式可以使临床各专业人员快速查阅相关内容,适合于临床各专业。由于该指南各版本内容完全和英文版一致,没有结合各地细菌耐药和感染性疾病情况,使用时应加以注意。

我国国家卫生健康委合理用药专家委员会组织编写的《国家抗微生物治疗指南》与此类似,编写内容结合我国具体情况,内容部分把儿童抗感染治疗单独成章,编写内容充分考虑我国感染性疾病构成、细菌耐药以及药物供应情况,该指南 2012 年出版第 1 版,2017 年出版第 2 版,2023 年出版第 3 版,在临床使用中得到广泛欢迎。

2. **专题指南**　这是制定最多的临床诊疗指南,无论国际还是国内,各专业学会都有相关指南出版。在我国具有一定影响力的抗感染专题指南主要源于美国感染病学会编辑指南,其中使用较多的有社区肺炎指南、医院获得性肺炎指南、MRSA 感染治疗指南、各种侵袭性真菌感染指南等,我国各专科学会在指南制定中对此参考比较多。

这种专题指南的制定和内容基本符合标准化指南的要求,具有专门的指南制定委员会、有制定流程、证据查询和分级标准,对各种推荐意见都有明确的证据来源。这种指南适合于专科医师使用,通过指南阅读和学习,可以较好的了解相关疾病临床标准处理流程和方法,对存在的问题也能了然于心。

3. **医疗机构指南**　在各医疗机构实施 AMS 中,有条件的医疗机构可以制定自己的抗感染治疗指南,并能根据医疗机构处方集、细菌耐药流行状况和感染性疾病构成进行实时修订。实际上,医疗机构指南也有两种,一种类似于《国家抗微生物治疗指南》,是一本供临床各专业使用的手册,如霍普金斯大学医院的抗感染治疗指南(*Johns Hopkins ABX Guide*),该指南既有纸质版出版,也有网络版供查询。另一种指南主要针对临床突出问题针对性制定,一般比较简单,可以制成单页卡片形式,置于诊室或者由临床医师随身携带;这类指南应该是各种专题指南的简化版。

第三节　抗感染治疗指南的编写与修订

指南制定(或修订)是一项复杂的系统工程,由于指南的价值重大,高质量指南才能发挥相应的正向作用,低质量指南可能对患者医疗、公共卫生、社会经济负担等造成不利影响。为了保证制定出高质量的指南,国际上已经有相关制定指南的机构,包括 WHO、英国 NICE、澳大利亚国家健康与医学研究委员会(National Health and Medical Research Council)等,本节就相关标准化流程做简要介绍(表 8-1,图 8-2)。

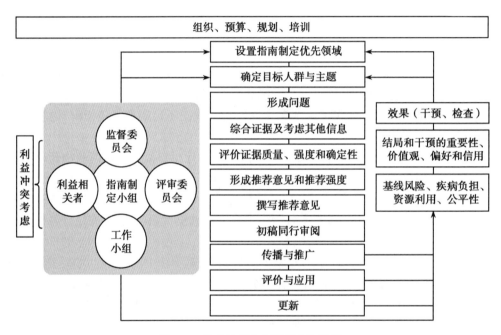

图 8-2　标准化指南制定组织与流程

一、标准化指南的制定

(一) 指南制定的规划

1. 指南制定的规划　制定指南必须对其必要性加以确认。临床有许多问题需要解决,有的已经形成比较好的规范,临床执行良好。制定指南需要选择那些在临床(或公共卫生等)存在较大行为差异或混乱、社会经济负担差异大等急需进行规范的问题,希望通过指南制定与颁布,改善临床患者诊疗或者减少不必要的社会经济负担。

同时,指南制定前应充分了解同领域有无其他指南和可利用资源,是否已有证据的质量。若同领域有相同或相近指南,指南制定者应对已有指南和资源进行评估。评估意见应着重于已有指南和证据的质量和适用性。

2. **指南制定的审批**　任何人都可以制定指南,但指南质量的保证以及发布后的影响力常常需要相关管理部门参与,一般指南由政府管理部门和学会(协会)组织实施,因此在决定制定指南时,需要确定管理主体,并获得核准。主管部门也需要评估指南制定的必要性,对已有的质量较高、适性好的指南,可以采取修订方式进行,对无同类指南、或指南质量差者,可启动指南制定程序。规划阶段应明确指南制定(或修订)的目的、资金来源、使用者、受益者及时间安排。

3. **确定指南制定的主题和目的**　临床诊疗指南所解决的问题应来源于临床实践。指南所针对的问题应明确描述,包括适应证如何确立、合理的干预措施以及干预措施的危害及对卫生经济学的影响等。临床指南的制定应重点关注对临床实践有重要影响的干预与政策,以及存在争议的领域,并兼顾实际推荐意见的可行性。临床指南的主题是单个临床实践问题或某类疾病领域的诊断、适应证和治疗等一系列临床问题。主题的选择一般由指南制/修订小组首席专家及指南制/修订负责人提出,征求各有关方面意见后决定。

制定该指南的目的,即指南实施可导致的结果包括规范临床诊疗行为、引导行业水平提高和进步、保障医疗质量、改善患者结局、保障医疗安全等。制/修订者、使用者、受益者三者的目的均应包括其中。

4. **指南及其相关证据的检索**　确定指南主题后,进行文献预检索以确定相关资源,包括与指南主题相关的现有指南、现有系统评价、医学技术评估报告与经济学评价。用"指南的指南"的评价标准对已有的指南进行评价分析。若未发现与主题有直接相关的指南,则制定新指南。

5. **确定指南类型**　标准指南是最为常见的指南类型,该类指南是针对单一专业的临床实践问题而制定的。标准指南并不需要完全覆盖各种疾病所有问题,其推荐意见必需基于有质量的临床研究证据。附属延伸版本指南是基层医疗的指南版本,大多是由标准指南精简而成(见本节"医疗机构简化指南的制定")。

6. **指南制定计划**　指南制定一旦确定,需要向相应主管部门报告制定计划,以便获得管理部门批准、支持与管理。项目计划包括指南制定的必要性、资金来源、可行性、参与人员、时间安排。若通过审核,负责人应成立指南的制定小组。

7. **成立指南制定小组**　指南制定小组一般由具备以下专业技能的成员组成:临床专业、循证医学、卫生经济学、流行病学、文献学、统计学等。根据具体指南的相应内容,增设本领域或其他领域的有关人员,包括邀请县级医院的代表和患者代表作为成员。WHO在其《指南制定手册》还特别强调,制定小组需要包括指南应用对象(如患者)、人员性别、地区来源等,这对类似我国地域辽阔的国家也非常必要。指南制定小组成员除有专业的分工外,在指南制定中的责任分为:首席专家、指南制定工作小组组长和小组成员。对于重要指南,还应该设立指导委员会,以确保质量、提高指南编写透明性、减少偏倚。

(1)首席专家:应该对指南所涉及的病种具有充分的了解和较高的诊疗水平,熟悉制定指南的程序及相关要求,原则上应在本学科领域具有极高的学术地位和影响力。首席专家主要负责指南的总体设计和指导,具体领导指南编写工作逐步开展,控制工作进度,监查指南编写工作质量以及发表后的继续监查、验证和结局评价。首席专家由指南主管部门任命。

（2）工作小组组长：在具备较高学术水平的基础上，需要学习、了解指南制定/修订方法学，并有时间和精力从事本项工作，主要负责指南制订方案的制定、草案撰写和组织管理等，协调成员之间的分工合作，确保组内正常有效地运作，在各自擅长的领域履行相应的职责。

（3）工作小组成员：制定小组成员应为本领域的专家，在首席专家的指导下，由工作小组组长带领完成指南的一个部分（或几个部分）的撰写工作。按照 WHO 要求，指南制定小组成员还必须包括基层专业人员和指南使用对象（患者）。

指南制定/修订工作小组成立后，在开展指南制定工作前，就循证指南的制定流程及管理原则、意见征询反馈的流程、指南发布的注意事项、指南推广和指南实施后结局（效果）评价等方面，对工作小组全体成员进行专题培训。

8. 利益声明与处理　全体受邀并切实参与到指南制定过程的人员都必须签署利益申明表，且必须同意在指南中标明。在工作中被认为会影响个人客观性和独立性的任何利益关系都属于需要公布的利益冲突加以申明声明的内容包括：①指南制定过程的各类交通费、食宿费及讲课费的来源；②是否持有相关商业机构的股份或债券；③咨询、雇佣关系及其费用；④是否接受相关商业机构和企业的科研资助。

在指南发表的内容中，必须声明指南制定的经费来源。应杜绝各利益相关企业、组织及团队赞助和支持制定国家级指南的任何环节。如果指南制定得到某企业赞助，需要告知管理部门，经过正常程序后接受赞助，并在发布指南时，必须清楚的说明得到某企业赞助。对指南制定小组的每一个成员，均应对该指南中所涉及的药物、器械等商业机构有关的问题做出利益申明。

指南在说明经费来源的合理、合法性后，必须包含涉及如下内容的总结：①利益申明的收集过程，声明的利益冲突及其处理方法的简要说明，若无利益冲突同样需要申明，并提供相应的说明信息；②指南工作小组全体参与者均应有利益冲突申明，并签字确认。内容①须列入正式公布的指南中。

（二）指南制定的实施

1. 构建关键问题　关键问题应针对推荐的干预措施有效性，以及潜在干预措施的不良后果、社会认可度或成本效益信息等，为推荐意见的形成提供基础。如疾病的定义、疾病的流行病学和病理学等背景信息不需要全面的评价。指南中所使用的专业名词须统一使用全国名词审定委员会发布的名词。

关键问题的构建一般应用 PICO 方式，即适应人群（patients）、干预措施（intervention）、对照（control）和结局（outcome）（表 8-3）。

P：考虑干预措施或者暴露是针对哪些群体或人群？如何能够最精确地描述目标人群的成员？相关人口学特征是什么？考虑年龄、性别和其他与指南主题相关的社会、人口和环境特征。处于什么环境（例如：医院、社区、工作场所或者学校）？应考虑任何亚组（例如：可能包括的地理位置或其他特征而使他们面临更多环境暴露风险，难以获得卫生服务或者从此类服务中获益较小的亚组）？应该特别考虑和单独分析某些亚组（例如：孕妇、儿童或者感染 HIV 的人群）？

I："干预"的定义非常宽泛，它是指从诊断试验或者其他技术到复杂的公共卫生措施，到旨在修订卫生保健系统方方面面的措施，到给出一些实例。当干预较为复杂时，考虑指南的

表 8-3　PICO 格式的关键问题类型（WHO 和 NICE 建议）

关键问题类型	句法	人群	干预	对照	结局	示例
干预效应和/或效果	在患有某些疾病或某些健康状况的个人（P）中，某种治疗或者方法（I）产生有利结局（O）的效果如何？	与哪些人群有关？哪些亚组人群？	所关注的干预，治疗或者方法？	主要的替代治疗或者方法是什么？	对于受疾病或患者健康状况，影响的个人，什么结局最为重要？	在感染 HIV 的儿童中（P），异烟肼预防用药（I）与不预防相比，在防止肺结核（O）方面的效果如何？
干预危害	在患有某些疾病或某些健康状况的个人（P）中，某种治疗或方法（I）的意外结局是什么（危害）？	同上	同上	同上	对于经历干预的个人来说，干预的什么危害或者负面效果影响最大？	在感染 HIV 的儿童中（P），用于预防肺结核的异烟肼（I）与非预防性用药相比，危害和负担是什么？
诊断	在出现某些健康状况的患者中（P），与参考标准相比（C），在诊断某一特定疾病（O）方面某种测试（I）的准确性如何？	该试验适合哪些人群？哪些亚组人群？	正在评估什么试验或者策略？	对比试验什么（通常参考标准或当前诊断方法）？	用于检测目标疾病的诊断准确性是什么（通常包含敏感性，特异度，预测值相关参数）？	在患有急性胸痛的患者中，与血清酶试验（C）相比，在诊断急性心肌梗死（O）方面，心电图的精确度如何（I）？
价值观和偏好	患有某一疾病或某些健康状况个人（P）在干预或患者暴露（I）方面的价值观和偏好是什么？	与哪些人群有关？哪些亚组人群？	正在考虑什么干预，治疗或者方法？	主要的替代治疗或者方法是什么？	对于受疾病或患者健康状况影响的个人来说，哪些结局最为重要？他们对干预或患者的可能利益与其可能的危害的看法如何？在干预方面，受干预或者暴露影响的人群的态度是什么？	在埃博拉治疗中心工作时，卫生保健人员如何评价受穿戴个人防护装备在影响的结局？相关结局可能包括手部灵巧度、与患者交流的能力，感染埃博拉病毒或者死亡。在佩戴护面罩（I）和护目镜（C）方面，卫生保健工作人员（P）的偏好（O）是什么？

续表

关键问题类型	句法	人群	干预	对照	结局	示例
风险或者预后	在患有某种疾病的患者中(P),预后或改变与基线风险(C)相关的某一事件的风险(O)?	同上	与哪些暴露有关?哪些个人或者环境因素预测结局?	什么是基线风险(未暴露)?	暴露状况的发病率或患病率是什么?	在患有前列腺癌的患者(P)中,腰椎转移(I)是否比无腰椎转移的5年病死率(O)高?
资源考虑因素	在Y环境下,干预X的费用是多少?对于结局Z而言,Y环境下,干预X的成本效果如何?	同上	正在考虑什么干预、治疗或者方法?	主要的替代治疗或者方法是什么?	干预X的费用是多少?哪些结局对受病者状况影响的个人最为重要,且能够提供成本效果的标准?	西非埃博拉治疗部门管理人员(P)所用的无乳胶手套(I)费用是多少?药品X(I)是防止患有2型糖尿病的成年人(P)因心血管疾病而死亡(O)的具有成本效果的药品吗?

HIV:人类免疫缺陷病毒;PICO:人群、干预、对照、结局。

哪些部分是目标人群最关注的以及如何最佳地描述它们,"暴露"是能够影响既定结局风险的任何因素。一些暴露因素决定基线风险或者预后,而其他因素能够改变基线风险。

C:最重要的对照通常是那些与当前行为联系最为紧密的对照,因为它们为指南制定者提供与用户需求相关推荐意见的信息用于制定指南。

O:需要考虑干预或者暴露的潜在获益是什么? 潜在的危害是什么? 它对公平性(卫生的分布)有什么影响?

由指南制定小组负责组织临床专家和患者制作结局清单,清单需要在制定小组里统一进行分级和排序。对需要进行系统评价的问题进行排序,优先解决亟需回答的问题。

2. 证据的检索和综合 指南中的推荐意见应建立在对科学文献进行系统评价的基础上。对科学文献的系统评价应以正在考虑当中的与干预、暴露或者方法相关的具体关键问题为指导。对指南推荐的干预相关的问题要进行系统评价(指运用系统和明确的方法对清晰阐述的问题进行评价,以确认、选择并严格评价相关研究并从所纳入的研究中提取和分析数据),确保推荐意见是基于当前可得到的最佳证据。如果有新近发表(2年内)的高质量系统评价,可考虑直接参考使用。对无相关的系统评价、已有系统评价质量不高、非近期发表、系统评价结果适用性低,应该做系统检索、每一篇研究论文的质量评价、整合相应的原始研究证据的分级(证据力度)工作。

3. 证据评价 对系统检索出来的论文和综合证据需要进行质量评价,评价工具包括牛津循证医学中心临床证据水平分级和推荐级别(Oxford Centre for Evidence-Based Medicine,OCEBM)及 GRADE 标准等。现在大多指南都以 GRADE 进行证据评价。指南制定检索的证据可来源于众多数据库,如 Medline、EMBASE、Cochrane、万方数据库、CNKI 等数据库(图8-3)。

4. 按照循证证据形成推荐意见 对证据进行评价并讨论其与临床问题的符合程度后,

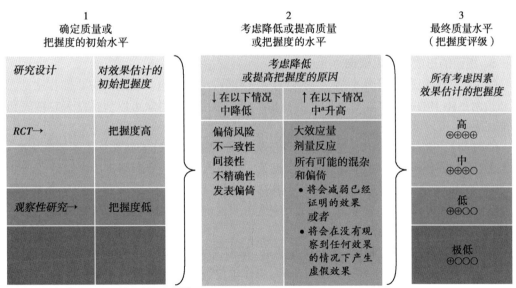

GRADE:推荐分级的评估、制订与评价。
[a]质量升级的标准仅适用于无任何降级理由的观察性研究。

图 8-3 GRADE 证据质量评价方法

将证据转化成推荐建议。推荐建议均应有证据支撑,相应的证据来源应列入参考文献。推荐建议的等级依据按 OCEBM、GRADE(表 8-4)推荐强度分级。

表 8-4 GRADE 证据质量和推荐强度说明

证据质量:

1. 高质量 对真实效果值接近效应估计值很有信心;未来研究不太可能改变现有效果评价结果的可信度。
2. 中等质量 对效果估计值有中等程度的信心,真实值有可能接近估计值,但仍存在二者大不相同的可能性;未来研究可能对现有效果评估有重要影响,可能改变评价结果的可信度。
3. 低质量 对效果估计值的确信程度有限,真实值可能与估计值大不相同;未来研究很可能对现有效果评估有重要影响,很可能改变评估结果的可信度。
4. 极低质量 对效果估计值几乎没有信心,真实值很可能与估计值大不相同;任何效果的评估都很不确定

推荐意见:

1. 强推荐
(1) 大多数患者都希望采用该推荐,只有少数不愿意。
(2) 大多数工作人员将采用该推荐。
(3) 政策制定者可能采纳该意见。

2. 弱推荐
(1) 在这种情况下,大多数人都希望采取建议的行动,但许多人不愿意。
(2) 工作人员以患者、医院和价值观决定何种措施。
(3) 政策决定会有较多争论,需要所有利益相关者参与

专家共识形成推荐建议:除了对证据质量和利弊权衡以外,患者价值观、干预的成本和可及的资源等都是影响推荐强度的重要因素。专家共识在这些方面可以发挥一定作用。对于临床上广泛运用的病例报道和未经系统研究验证的专家观点,可选用专家共识的方法形成推荐意见,但必须标明"来源于专家共识"。

5. 指南的形成和意见征询

(1) 指南格式:指南可分小结、主体和附录三部分,小结应包含指南的主要推荐意见。小结和指南主体中的每项推荐意见的证据质量都应详细说明。附录可以包括结果总结表和证据描述表等,可以以电子版形式发布。

(2) 同行评审:评审的内容包括系统评价的方案(概括了研究方案并纳入了排除标准)及纳入的研究,证据概要表的草稿和推荐意见等。评审人员应是指南制定小组以外的独立成员,包括临床、方法学等多方面的专家以及患者代表。

(3) 试用及意见征询:在正式发布前,应组织一定规模的临床试用,发放征询意见稿,通过各种渠道收集试用反馈信息并汇总。

(4) 编制说明:在制定指南的同时,应起草"编制说明",其内容应包括以下内容。

1) 工作简况:包括任务来源、经费来源、协作单位、主要工作过程、主要起草人及其所做工作等。

2) 指南制定/修订原则:①文献检索策略、信息资源、检索内容及检索结果;②文献纳入、排除标准,论文质量评价表;③专家共识会议讨论的实施过程;④指南征求意见的处理过

程和依据:通过信函形式及指南发布平台进行意见征询;⑤指南制定/修订小组应认真研究反馈意见,完成意见汇总,并对征询意见稿进行修改、完善,形成终稿;⑥指南试行的结果。

（三）指南的发布、推广与修订

1. 发布审核　指南发布前需经主管部门审核,审核表决通过后,首先在统一的指南发布平台进行发布。

2. 指南传播　通过发布传播,使指南有效的宣传及其更大范围的发行。可选的途径包括互联网在线出版、期刊出版和其他方式（如新闻发布会、发通讯稿和会议发布等）。

3. 指南验证　对某一领域的指南进行某专题范围的前瞻性（及回顾性）应用指南改善结局的有效性验证,通过以上过程,既培养临床研究人才,也提高了指南的循证医学验证水平。

4. 指南更新与修订　指南的更新与证据的更新和临床需要有关。一般来说,指南更新的时间大约为2~5年。指南更新应优先处理有争议的领域、或出现新证据的领域。指南修订是指根据学科的发展情况对指南的内容进行增减,包括框架、推荐意见等。

5. 指南的实施与结局评价

（1）指南实施

1）设计包括完整的实施计划和步骤,并着重考虑以下因素:①如何促进指南推荐意见的利用,使整体环境与指南内容相符;②分析各地需求,将指南做出满足各层级需求的版本;③确定所有阻碍与促进因素。

2）发布指南及推出指南解读。

3）探讨指南对第三方约束机制,如执业医师考试、住院医师规范化培训、医疗保险赔付等。

4）寻找一切可利用的推广资源。

（2）结局评价监测:每个指南均应对主要推荐意见的结局指标进行临床验证,对主要推荐意见的结局指标和绩效评价进行监测。应对比分析指南干预前基线测量的结果与指南干预后结局改善的结果。需要克服以前指南只重视发布,不重视发布后的社会效果和卫生经济学效果的弊端。

（3）绩效评估

1）绩效评估的内容:①指南的传播情况;②临床实践的改变情况;③应用指南后临床结局的改变情况;④指南对临床实践和临床结局改变的贡献;⑤使用者对指南的掌握与临床结局改善的卫生经济学。

2）绩效评估的3个层次:①患者层次的评价;②实施者层次的评价;③组织者层次的评价。

（4）卫生经济学评价:对制定/修订指南的有关花费和传播、推广指南有关费用的总和（即成本）与因临床诊疗指南导致临床结局改善（即效果）,均需按卫生经济学的规范方法进行成本-效果分析。

二、医疗机构简化指南的制定

医疗机构在进行医疗质量管理,推广各种指南时,可以对国家或地区指南进行修订,结合各自医疗条件、患者人群、卫生管理要求、医疗保险等情况做出适当的修改,这种指南更符合各医疗机构需求;当然,对某一特定情况,医疗机构也可以将标准化指南的附属延伸版本提供给医务人员,供实时参考。

医疗机构制定指南的基本流程与标准化指南制订类似,但鉴于有标准化指南的基础,医疗机构指南制定可以简化,包括流程、组成人员、内容等都可以做适当压缩,提高效率。

如 AMS 中对某特定感染制订指南,可以对指南制订中所规定的关键问题、证据评价等过程简化,直接给出各种推荐意见,并且以简洁的表达方式展现,如指南卡、壁报、手机小程序等提供给使用者,简洁易行。

（肖永红）

参考文献

[1] ROSENFELD R,SHIFFMAN R N. Clinical practice guideline development manual:A quality-driven approach for translating evidence into action. Otolaryngol Head Neck Surg,2009,140 (6 Suppl 1):S1-43.

[2] MEEKER D,KNIGHT T K,FRIEDBERG M W,et al. Nudging Guideline-Concordant Antibiotic Prescribing:A Randomized Clinical Trial. JAMA Intern Med,2014,174 (3):425-431.

[3] 蒋朱明,詹思延,贾晓巍,等. 制/修订《临床诊疗指南》的基本方法及程序. 中华医学杂志,2016:96 (4):250-253.

[4] MURAD M S. Clinical Practice Guidelines:A Primer on Development and Dissemination. Mayo Clin Proc,2017,92 (3):423-433.

[5] WOOLF S H,GROL R,HUTCHINSON A,et al. Potential benefits,limitations,and harms of clinical guidelines. BMJ,1999,318:527-530.

[6] KREDO T,BERNHARDSSON S,MACHINGAIZE S,et al. Guide to clinical practice guidelines:the current state of play. Intl J Qual Health Care,2016,28 (1):122-128.

第九章

抗菌药物临床应用监测

抗菌药物临床应用监测是开展抗菌药物合理使用管理的重要基础性工作,属于 AMS 的条件保障。通过对医疗机构抗菌药物使用量、种类、合理性等监测,可以发现抗菌药物应用中存在的问题,并可以就此开展干预,促进抗菌药物合理使用。医疗机构抗菌药物使用监测可以在不同层面开展,在医疗机构层面可以了解各专业科室与处方者抗菌药物使用习惯与合理性,在区域和国家层面监测,可以掌握监测区域或国家医疗机构抗菌药物使用情况,对制定宏观管理策略具有价值,也能对不同医疗机构或区域之间进行比较,起到相互促进的作用。

按照 WHO《全球细菌耐药控制行动计划》要求,各成员国需要建立抗菌药物应用监测,包括医疗机构抗菌药物使用监测,目的也在于掌握各自情况,设定比较标准和目标,促进抗菌药物合理使用。迄今为止,全球大型的抗菌药物临床应用监测网主要为欧洲监测网,澳大利亚、韩国、瑞典、英国、法国等国家监测网,我国在 2005 年建立全国抗菌药物临床应用监测网,在管理政策制定和目标设定中发挥了重要作用。

临床抗菌药物应用监测包括定量监测与定性监测两部分内容。定量监测前者主要对抗菌药物使用率、使用强度、使用时间等进行监测;定性监测主要对抗菌使用适应性与合理性进行评估,如是否具有用药指征、药物选择是否恰当、药物使用方案是否正确等。在定量与定性监测基础上,还可以利用各种数学模型进行深入描述和分析,了解各种干预策略的效果等。

第一节 抗菌药物临床应用监测现状

一、全球抗菌药物临床应用监测情况

(一) 全球抗菌药物临床应用监测网

目前全球主要抗菌药物临床应用监测网共有 16 个,其中国际级 3 个、国家级 13 个,以欧洲监测网为主。负责机构以卫生行政部门为主,其次为科研机构和高校,资助机构主要是政府相关部门。各监测负责机构均由多学科人员组成,主要包括药师、医师、统计学专家等。国际级监测网/项目中,各参与国均派协调员参与项目协调和实施。现有监测以医院

和社区为主要监测对象,另各有 1 个监测分别监测了社区药店和养老院;针对儿童抗菌药物使用的监测网/项目有 2 个,分别为全球新生儿和儿童抗菌药物耐药性、处方和疗效监测网(the Global Antimicrobial Resistance,Prescribing and Efficacy among Neonates and Children,GARPEC)和欧洲儿童抗菌药物耐药和处方监测网(Antibiotic Resistance and Prescribing in European Children,ARPEC),另外还有 6 个针对儿童用药数据的监测网(项目)(表 9-1)。

(二) 全球抗菌药物临床应用监测网(项目)的数据采集及来源

数据采集方面,以主动报告为主。其中,欧洲抗菌药物消费监测网(ESAC-Net)、ARPEC 和加拿大抗菌药物耐药性监测综合规划(CIPARS)在正式数据采集前先通过预调研评估数据方案,ESAC-Net 和 ARPEC 主要采集总体数据。监测内容以抗菌药物使用与消耗的现状和趋势为主,数据采集方式具体包括成员单位上报或数据库采集,包含药品使用(消耗)、人口(患者)两类数据,较少涉及使用合理性评价(表 9-2)。其中,ESAC-Net、ARPEC 等采集总体数据。

数据来源方面,药品数据主要来源于医疗机构、卫生行政部门、医药信息服务提供商和研究机构,其中医疗机构是其主要来源。在发达国家,某些医药市场研究公司因已拥有该国主要抗菌药物使用数据,故成为了监测数据主要的来源机构(如加拿大的艾美仕市场研究公司)(表 9-2)。

数据分析方面,数据分析层次与监测范围、目的相关,以医疗机构和抗菌药物类别分类最为常见;限定日剂量是计算抗菌药物消耗量最常用的统计指标(表 9-3)。

目前,定期公布监测报告的监测网/项目有 10 个,包括我国在内的多数国家以年报形式发布,仅澳大利亚 NAUSP、SAAUSP 每 2 个月发布 1 次。欧洲 ESAC-Net 和英国 ESPAUR 有监测报告计划书。

二、我国抗菌药物临床应用监测情况

(一) 全国抗菌药物临床应用监测

为贯彻落实《抗菌药物临床应用指导原则》,加强医疗机构抗菌药物临床应用的监督和管理,促进合理用药,提高我国抗菌药物临床应用水平,保护患者用药权益,原卫生部医政司、国家中医药管理局和原总后卫生部决定建立全国"抗菌药物临床应用监测网"(以下简称监测网),委托中国医院协会药事管理专业委员会负责监测网的总体规划设计、运行工作。原卫生部医院管理研究所负责"监测网"的日常运行和对数据库及网络系统进行维护,主要职责是收集、整理、汇总、统计、分析各监测单位上报的信息,提出对抗菌药物临床不合理应用的干预措施和政策建议,经原卫生部医政司授权,定期向监测单位反馈、发布相关信息。具体构架如图 9-1 所示。

我国于 2004 年 12 月在全国范围内启动了"监测网"的试点工作,并于 2006 年 5 月正式成立运行。该监测网以医院为单位,覆盖全国六大行政区域(华北、东北、华东、中南、西南、西北)。随着监测工作的持续开展,"监测网"从试运行的 34 家医疗机构增加到正式成立运行时的 143 家,截至 2018 年 9 月 30 日,共有注册入网单位 3 472 家,分属 32 个分网,其中三级甲等医院 1 799 家,二级甲等医院 1 673 家。

"监测网"的工作步骤包括:

(1) 确定监测工作专家小组。

表 9-1 全球主要 16 个抗菌药物使用监测网/项目的基本情况

地区	国家/组织	监测网/项目名称	组建时间	负责机构	人员结构	资助机构	监测对象
国际	全球	The Global Antimicrobial Resistance, Prescribing, and Efficacy among Neonates and Children (GARPEC)	2015 年	St George's University of London	药师,护理人员,医师,统计学专家	the Paediatric European Network for Treatment of AIDS (PENTA) Foundation	医院
	28 个欧盟国家和 2 个非欧盟国家	European Surveillance of Antimicrobial Consumption Network (ESAC-Net)	2012 年	European Centre for Disease Prevention and Control (ECDC)	药师,医师,统计学专家	ECDC	社区和医院
	欧洲	Antibiotic Resistance and Prescribing in European Children (ARPEC)	2010 年	St George's University of London	药师,医师(新生儿,儿科,感染),微生物学专家,统计学专家	European Commission's Directorate-General for Health and Consumer Protection	医院
美洲	美国	Antimicrobial Use (AU)	2011 年	National Healthcare Safety Network (NHSN)	不详	美国 CDC	不详
	加拿大	Canadian Integrated Program for Antimicrobial Resistance Surveillance (CIPARS)	2002 年	Public Health Agency of Canada	药师,医师,高校科研人员,信息专业人员,统计学专家	不详	社区药店及医院,动物管理机构
		The Canadian Antimicrobial Resistance Alliance (CARA)	2007 年	The Canadian Antimicrobial Resistance Alliance (CARA)	不详	不详	不详
欧洲	丹麦	the Danish Integrated Antimicrobial Resistance Monitoring and Research Programme (DANMAP)	1995 年	National Food Institute, Technical University of Denmark National Veterinary Institute	药师,医师,政府管理人员,高校科研人员,统计学专家	Ministry of Health, the Ministry of Science, Innovation and Higher Education and the Ministry of Food, Agriculture and Fisheries	基层医疗机构,食用动物管理机构
	英国	English Surveillance Programme for Antimicrobial Utilisation and Resistance (ESPAUR)	2013 年	Public Health England	药师,医师,护理人员,统计学专家	英国政府	社区及医院

续表

地区	国家/组织	监测网/项目名称	组建时间	负责机构	人员结构	资助机构	监测对象
欧洲	苏格兰	Scottish Antimicrobial Prescribing Group (SAPG)	2008年	The Scottish Government Health Department (SGHD)	药师,医师,护理人员,统计学专家	苏格兰政府	社区及医院
	威尔士	Welsh Antimicrobial Resistance Programme (WARP)	不详	Public Health Wales	不详	威尔士政府	社区及医院
	瑞典	Swedish Strategic Programme against Antibiotic Resistance (Strama)	1995年	Swedish Institute for Infectious Disease Control	不详	瑞典政府	医院
	荷兰	Consumption of Antimicrobial Agents and Antimicrobial Resistance Among Medically Important Bacteria in the Netherlands (NethMap)	1996年	Dutch Foundation of the Working Party on Antibiotic Policy, in Collaboration with the Centre for Infectious Disease Control of the RIVM, the National Institute for Public Health and the Environment of the Netherlands	药师,医师,统计学专家	The Netherlands Society for Infectious Diseases, the Netherlands Society of Hospital Pharmacists and the Netherlands Society for Medical Microbiology	社区,医院,养老院
	德国	Surveillance of Antimicrobial Use and Antimicrobial Resistance in Intensive Care Units (SARI)	2000年	不详	不详	不详	医院重症监护病房
大洋洲	澳大利亚	National Antimicrobial Utilization Surveillance Program (NAUSP)	2004年	The Infection Control Service, Communicable Disease Control Branch, SA Health	药师,医师,信息专业人员	The Australian Government Department of Health and SA Health Department for Health and Ageing	三级医院门诊
		The South Australian Antimicrobial Utilization Surveillance Program(SAAUSP)	2001年	The Infection Control Service, Communicable Disease Control Branch, SA Health	药师,医师,信息专业人员	The Australian Government Department of Health and SA Health Department for Health and Ageing	三级医院门诊
亚洲	中国	抗菌药物临床应用监测网 (Center for Antibacterial Surveillance, CAS)	2005年	国家卫生健康委员会	不详	国家卫生健康委员会	医院

表 9-2　抗菌药物使用监测网（项目）的数据采集及来源

| 监测网/ 项目名称 | 数据采集 | | | 数据来源 | |
	采集方法	采集频率		药品消耗（使用）数据	人口/患者数据
ESAC-Net	a	每季度		药品零售系统、卫生部或药品管理局药品使用系统	人口统计报告
APREC	a	不详		医院药品管理系统	不详
AU	a	每月		医院药品管理系统、医院药品条码系统	不详
CIPARS	不详	每年		医药公司、市场研究公司、加拿大全国药房管理系统、CompuScript 人口统计报告	不详
CARA	不详	不详		市场调研药品销售及处方系统	不详
DANMAP	b	每年		抗菌药物研究机构数据库、国家医药产品注册统计系统	患者信息系统
ESPAUR	b	不详		二级医院（艾美仕市场研究公司及 Rx Info 公司）、基层医院和社区（药品处方系统）	不详
SAPG	b	不详		一级医院（药品处方系统）、二级医院（医院药品处方系统）	人口统计报告
WARP	b	每月		基层医院药品处方系统和二级医院药品处方系统	患者信息系统
Strama	b	每年		诊所（药品供应及处方系统）、医院（药品供应系统和当地药品统计系统）	患者信息系统
NethMap	a	每年		社区药房（药品统计数据库）、医院（医院药师调查表）、养老院药品供应系统	人口统计报告
SARI	a	不详		医院感染监测系统	医院感染监测系统
NAUSP	a	每月		医院药品管理系统	医院信息系统
SAAUSP	a	每月		医院药品管理系统	医院信息系统
CAS	a	每月，每季度，每年		医院药品管理系统	医院信息系统

备注：a 表示成员单位向监测网/项目上报数据，b 表示监测网/项目从数据库中提取数据。

表 9-3　抗菌药物使用监测网（项目）的数据分析方法

监测网/项目名称	方法	层次							统计指标			
		按地域分类	按医疗机构类别分类	按抗菌药物类别分类	按患者年龄分类	按性别分类	按诊断分类	按科室分类	DIDs	DBDs	DADs	其他
ESAC-Ne	PPS		√						√			√
ARPEC	PPS							√				√
AU	不详	√	√	√	√		√		√			√
CIPARS	不详	√	√	√	√	√	√		√			
CARA	不详	√							√			
DANMAP	不详	√	√	√					√	√	√	
ESPAUR	PPS	√	√	√					√		√	
SAPG	不详		√		√		√		√			
WARP	不详	√	√	√	√				√	√		√
Stram	不详	√	√	√	√				√		√	
NethMap	PPS		√	√					√			√
SARI	不详		√	√						√		
NAUSP	不详	√	√	√				√	√	√		
SAAUSP	不详	√	√	√				√	√	√		
CAS	不详			√							√	

备注：√表示该监测网（项目）涉及此内容；PPS为时点断面调查，即研究特定时点或时期和特定范围内人群中的有关变量（因素）与疾病或健康状况的关系；DIDs为每1 000名居民每日的限定日剂量数，即限定日剂量总数×1 000/（居民数×天数）；DBDs为每100个床位每日的限定日剂量数，即限定日剂量总数×100/（床位数×天数）；DADs为每100名住院患者的限定日剂量数，即限定日剂量总数×100/住院患者数。

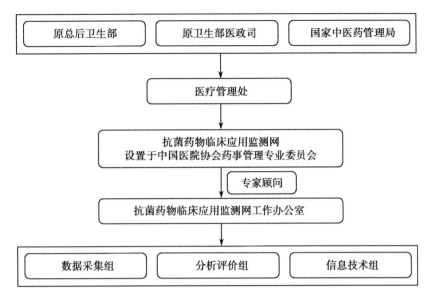

图 9-1 全国抗菌药物临床应用监测网构架图

(2) 制订工作计划。

(3) 建立用药评价标准。

(4) 工作培训。

(5) 收集数据与数据分析。

(6) 监测结果反馈。

(7) 后续干预措施。

"监测网"具体监测内容包括：

1. 上报数据信息 上报数据分为按月报告、按季度报告和按年度报告三部分数据。

(1) 月报告数据分为病历和处方上报数据，主要包括：住院患者非手术组抗菌药物使用情况、住院患者手术组抗菌药物使用情况和门诊患者处方抗菌药物使用调查情况。

(2) 季度报告数据为住院患者抗菌药物消耗情况。

(3) 年度报告数据为医院抗菌药物使用管理情况。

2. 主要统计指标

(1) 住院患者抗菌药物使用情况。

(2) 非手术组住院患者抗菌药物使用情况。

(3) 手术组住院患者抗菌药物使用情况。

(4) 手术组清洁手术住院患者抗菌药物使用情况。

(5) 门诊处方调查统计情况。

(6) 住院患者抗菌药物使用强度。

(7) 住院患者使用抗菌药物合理性评价情况。

(8) 抗菌药物费用情况。

(9) 医院及抗菌药物使用管理的基本情况。

(10) 其他相关指标。

3. 抽样数量、方法与步骤

（1）病历抽样：每月 11 日至 20 日所有出院患者病历，分成非手术组和手术组两组，分别抽取 15 份病历，共 30 份，全年共 360 份。

（2）门诊处方抽样：每月 16 日从当天的门诊普通成人处方中抽取 100 张处方。如遇 16 日为法定公休日或节假日时，将抽样时间提前至公休或节假日前的一个工作日。

1）抽样间隔数的确定：以当日门诊普通成人处方总数除以所需抽取的样本数，得数取整，即为抽样间隔数。如处方总数为 982 张，用 982（张）除以所需抽取的样本数 100（张），得数 9.82，得数取整为 9，则"9"为该组的"抽样间隔数"，即每隔 9 张处方抽一张作为样本，以此类推，直至抽足所需样本数为止。

2）首个样本处方的确定：采用随机检索的方式确定首个抽样处方在当日处方排列中的位置，即首个样本的顺序号。随机检索方式有多种，本方案以抽取人民币编号为例，介绍如何确定首个样本处方的顺序号：随机抽取一张人民币，以其编号的第一个阿拉伯数字作为抽取首个样本处方的顺序号，假设其编号为 AG67397130，其编号的第一个阿拉伯数字为"6"，则处方排列顺序第 6 张处方，即为首个样本处方。

（3）住院患者抗菌药物使用消耗量及品种数：每季度按药品通用名统计出住院患者抗菌药物消耗量、品种及品种数（可从医院信息管理系统中提取）。

（4）医院抗菌药物管理基本信息及药品使用金额情况：每年度从医院统计部门或医院信息管理系统中提取年度抗菌药物使用管理的基本情况，及药品收入、抗菌药物使用金额情况。

4. 数据报送时间及要求

（1）上报时间：每月上报的相关数据资料应在下个月月底前完成上报工作，即 3 月份的数据信息，在 4 月 30 日前完成上报，以此类推。

（2）数据要求

1）每年度 12 个月的病历调查表填写患者基本情况、出院诊断和用药情况；其中 6 月、12 月的病历调查表在完成上述项目外，还要按要求做用药合理性评价。

2）住院患者抗菌药物使用消耗情况为季度报表，按药品通用名统计，只统计口服和注射剂，外用药和抗结核药暂不列入统计。

3）病历抽取后不得随意剔除。

4）在填表前请仔细阅读相关的填表指南和说明，并按照指南与说明认真填写表中各项内容。填写后认真检查核对。

（3）上报形式：全国抗菌药物临床应用监测数据利用上报系统采取网络直报形式上报（数据上报系统网址为：http://y.chinadtc.org.cn），该系统不仅实现数据网上直报，及时统计，还将通过数据资源共享、权限配制，实现"监测网"各省、自治区、直辖市抗菌药物临床应用监测分网和医疗机构三级数据统计分析等。

（二）地区抗菌药物临床应用监测

按照《抗菌药物临床应用管理办法》（卫生部令第 84 号）要求，为充分发挥"两网"（全国抗菌药物临床应用监测网和全国细菌耐药监测网）对于全国抗菌药物临床应用管理工作的技术支撑作用，更加及时、准确地反映全国抗菌药物临床应用情况，2012 年卫生部发布了《关于加强抗菌药物临床应用和细菌耐药监测工作的通知》，要求各省级卫生行政部门应做好省级"两网"的组建与管理工作,各省级"两网"应在 2012 年 6 月 1 日前正式运行,2012 年 12 月底向卫生部提交 2012 年度监测报告。

省级抗菌药物临床应用监测网是在国家级"监测网"监测单位的基础上扩大监测单位范围,逐步实现覆盖全部二级以上医院,并可使用国家级"监测网"提供的公共网络信息平台及数据上报软件,实现与国家级"监测网"信息的互联互通、资源共享。各省级卫生行政部门负责省级"监测网"的组建与管理工作,各监测单位负责配备必要的设备、设施和人员,认真、及时、准确做好数据的收集、处理和上报工作,保障监测工作的顺利开展。各省抗菌药物监测网通过开展抗菌药物合理应用监测和建立抗菌药物合理应用评价体系,使该省能全面了解不同地区、不同级别医院抗菌药物的应用特点及使用现状。截至 2019 年底,抗菌药物临床应用监测网已经建立了 34 家省市级分网,主要负责分网组织、管理、审核、督导的职能和相关工作。通过建立分网健全了分级管理的架构,使每个分网根据各自区域抗菌药物使用及管理工作的特点,充分发挥各自的作用,进一步提高抗菌药物应用监测与管理工作的准确性和科学性。

(三) 医疗机构抗菌药物临床应用监测

2011—2019 年,国家卫生行政部门办公厅多次下发《关于进一步开展全国抗菌药物临床应用专项整治活动的通知》,要求各级医疗机构在认真总结专项整治工作的基础上,巩固和扩大活动成果。此后,各级医疗机构开展抗菌药物临床应用监测工作成为工作常态。

各医疗机构抗菌药物监测内容主要包括:

(1) 监测本机构及临床各专业科室抗菌药物使用情况,评估抗菌药物使用适宜性。

(2) 对抗菌药物使用趋势进行分析,出现使用量异常增长、使用量持续居于前列且频繁不合理使用、企业违规销售以及频繁发生药物严重不良事件等情况,及时调查并采取有效干预措施。

(3) 有条件的医院充分利用信息化手段提高抗菌药物临床应用监测工作的效率。

(四) 社区抗菌药物临床应用监测

近年来,在社区卫生服务综合改革的推进下,以家庭医生制度、社区首诊制度、分级诊疗制度和按需转诊制度等为基础的就医下沉制度的落实使患者下沉到社区卫生服务中心就诊人次逐渐增加,这使得抗菌药物在社区卫生服务中心的使用量呈增加趋势。但由于历史原因,受医疗管理体制不够完善和专业技术人员缺乏等因素影响,我国社区卫生服务机构还没有完全开展社区抗菌药物临床应用监测工作,故社区抗菌药物临床应用监测尚无统一监测方案。

我国有条件的地区开展社区抗菌药物临床应用监测已经具备条件,应积极推进。如上海市崇明区开展了 18 家社区医院 2016—2018 年抗菌药物使用监测,处方调查包括每个季度每家社区医院抽取处方 100 张,3 年共抽取 18 家社区卫生服务中心 21 600 张处方,监测表明 18 家社区卫生院 2016—2018 年度使用抗菌药物处方的百分率分别为 16.55%、15.31%、14.43%,均未超过国家规定使用比例,并呈逐年下降的趋势,但离上海卫生健康委员会的规定尚有一定差距。调查中所有的 21 600 张处方均按要求使用通用名,随着电子处方的普及,社区卫生服务中心目前均已为电子处方,故调查中未出现商品名处方。因此,崇明区社区卫生服务中心抗菌药物的合理使用水平正持续改善,可为基层医院用药管理提供一定参考。

三、我国抗菌药物临床应用监测体系中存在的问题及改进措施

对比国外发达地区成熟的监测网,结合我国抗菌药物临床应用监测体系的发展现状,我国的监测网及其开展工作还处于起步阶段,无论是在数据监测技术手段、统计分析方法和相关服务方面都有待完善和提高,监测网在管理精细化水平上仍有不足。特别是针对特殊人群(如儿童、孕产妇等)抗菌药物使用的监测尚未广泛开展,现有方法用于特殊人群时仍存有明显的局限性。针对存在的问题,主要的改进措施包括以下几方面。

(一) 监测技术手段和服务功能需要逐步完善

进一步完善监测网数据上报系统(平台)功能,提高可靠性。注意收集和采纳相关卫生行政主管部门和监测网成员单位的意见和建议,改进和完善在实际上报数据中遇到的问题,如数据库字典的补充完善、科室设置的细化等。对上报数据的准确性进行动态评估,及时、准确、全面掌握各项上报数据。积极探索和开发基于数据的收集、整理、统计、分析流程方面的标准化、规范化。在多指标评价体系中,由于各评价指标的性质不同,通常具有不同的量纲和数量级,而统一、规范的标准度量指标,是实现全国范围及城市各监测网之间数据交换、资源共享和对接的前提,在此基础上才能达到使抗菌药物信息化高质量、秩序化的运行和实现数据的高效、准确的传输以及应用的目标。用药合理性评估的目的之一就是及时了解用药情况,从用药安全性、有效性等方面评价防病治病效果,从社会、经济等方面评价其合理性,及时发现用药当中存在的问题,关注潜在的问题,采取针对性的干预和指导,更好地促进抗菌药物的合理使用。用药合理性评估是一个复杂的工作,建立一套合理且相对准确的评价体系十分必要,前期监测网也探索做了相关工作,如建立了 29 种Ⅰ类切口手术预防用药合理性评价标准及体系,在此基础上应该进一步挖掘监测网的数据潜力,并进一步验证完善。

(二) 监测网的管理架构需要逐步完善

目前我国抗菌药物临床应用监测网已经建立了 34 家省市级分网,主要负责分网组织、管理、审核、督导的职能和相关工作。通过建立分网健全分级管理的架构,使每个分网根据各自区域抗菌药物使用及管理工作的特点,充分发挥各自的作用,进一步提高抗菌药物应用监测与管理工作的准确性和科学性。此外,要不断加强感染专业临床药师及数据上报信息员的相关临床专业知识的培训,提升上报人员业务水平,从而提高上报信息的准确性及合理用药评价水平。

(三) 监测数据的利用

大数据时代的到来及其应用的迅速发展已经受到了社会的普遍关注,尤其在医药卫生领域,具有广泛的应用前景。有效利用数据能避免过度用药、减少错误用药和重复用药,从而降低治疗费用,提升治疗效果。全国抗菌药物监测网数据填报的目的是切实反馈抗菌药物的使用情况,提高合理用药水平,为政府部门制定相关政策提供科学依据。要充分利用各成员单位所采集的数据进行深入分析研究。目前,各个入网医院可以从监测网平台上查阅到各自的统计数据、所在地区统计的情况以及全国的平均统计指标情况,但对于数据的二次挖掘和利用并没有引起各级医疗机构的应有重视。在这方面,各级医疗机构应充分利用监测网所提供的大数据开创性地深入做一些更细致的工作,更好地为临床合理使用抗菌药物提供数据支持。

（四）利用监测网信息平台开展相关研究

监测网不仅将监测数据统计分析结果提供给各级卫生行政管理部门,同时也可以利用统计数据资源和网络成员单位资源的平台,开展有关抗菌药物临床应用管理方面的调研和研究课题,如"清洁切口手术围手术期使用抗菌药物的临床研究""住院患者侵袭性真菌感染患者抗菌药物使用的病例研究""常见病原菌耐药性与抗菌药物使用强度的相关性研究"等。另外,亦可与国外学术组织积极开展交流与合作,如中国与瑞典合作的"住院患者抗菌药物使用与病原菌耐药水平的相关性研究"等都是通过监测网所提供的数据进行的有价值的研究项目。

加强抗菌药物临床应用管理,遏制细菌耐药是一项长期、艰巨且十分重要的工作。抗菌药物监测工作是其中最基础,最重要的一环。进一步完善和改进监测网（系统）自身建设,不断规范工作流程和技术标准,提高数据采集、整理和统计工作的效率,提高数据的准确性、真实性和时效性,以及统计结果反馈速度和质量,对国家加强抗菌药物应用管理,遏制细菌耐药将起到积极作用。

第二节　抗菌药物临床应用的监测方法

医疗机构抗菌药物临床应用监测可以运用多种方式和手段,主要包括定量监测方法和定性监测方法。定量监测法是通过综合调查以确定问题所在,定性监测法是对特定问题进行深入调查与评估,为最终制定与落实改进措施提供依据。

一、抗菌药物临床应用的定量监测

定量监测法包括数据汇总监测法和指标监测法。数据汇总监测法所使用的数据不是指患者的个体医疗信息数据,收集起来相对容易。这类方法主要包括 ABC 分析法,治疗类型分析法,VEN 分析法和限定日剂量法等。

（一）ABC 分析法

ABC 分析法又称主次因分析法,它是根据事物在技术或经济方面的主要特征,进行分类排队,分清重点和一般,从而实现区别对待区别管理的一种方法。由于它把被分析的对象分成 A、B、C 三类,故又称为 ABC 分析法。就抗菌药物临床应用监测而言,ABC 分析法主要是对年度抗菌药物消耗量和金额进行分析,以确定各种药品或者各类药品使用量和使用金额各自的所占比例,并进一步进行分析、排序、评估。ABC 分析法分析步骤包括:

（1）列出所有药品,记录每种药品用药金额和年消耗总量,总金额是所有药品金额的总和。

（2）将通用名称相同的药品金额合并作一种药品的金额并计算每种药品金额占药品总金额的百分比。

（3）将用药金额占比由高到低排序。

（4）计算累计百分比,即从首位开始依次与下面的药品金额百分比相加。

（5）根据累计百分比将药品分为 A、B、C 三类:A 类药品累积百分比为 70%~80%,品种数占总品种数 10%~20%;B 类药品累计百分比为 80%~90%,品种数占 10%~20%;C 类药品累计百分比为 90%~100%,品种数占 60%~80%（图 9-2）。

ABC 分析、排序后,还应对单个药品进行检查,以鉴定重复用药、本机构"药品处方集"

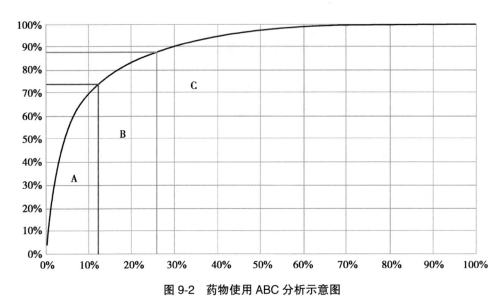

图 9-2　药物使用 ABC 分析示意图

注:横轴为药物种类占比,纵轴为药物使用金额占比。

和"基本药品供应目录"以外药品使用品种和使用率,以及有更经济的等效治疗方法的贵重药品的使用情况。其主要优点是可以确定大多数药品消耗金额用于何处,主要消耗在哪些药品上;其主要的缺点是无法在不同类别/疗效的药品之间进行比较。

（二）治疗类型分析法

在 ABC 分析法的基础上,治疗类型分析可以用于鉴定消耗最多、开支最大的治疗药品种类。如果结合发病模式,则可以提示潜在的不合理用药情况。通过鉴定过度使用的药物以及消耗量与某种疾病病例数不相符合的药物,有助于管理部门在治疗种类中选择性价比最高的药物以及进行药品的替换。其分析过程与 ABC 分析法类似,具体步骤包括:

（1）按 ABC 分析法的前 3 步作出所有项目消费量和金额列表。

（2）按照相关的药品目录或分类目录,将每种药物归入相应的治疗类别。

（3）将列表按治疗类别重新排序,并累计每个类别的百分比,以便鉴定占用开支最大的治疗类别。与 ABC 分析法的分析结果相似,少数高成本治疗种类占据了开支的大部分。可以对每个高成本治疗种类进行更深入的详细分析,以鉴定成本较高的药品和性价比较高的备选疗法。

（三）VEN 分析法

VEN 分析是一种设定采购药品和保持库存优先权的主要方法。根据药物对健康的影响,将其划分成关键、必需和非必需 3 类。ABC 分析和治疗类型分析只能对有相似功效或活性的药品进行比较,而 VEN 分析则可以对不同功效的药品进行比较。

（1）关键药物（V）:对于拯救生命、提高生活质量或提供基本医疗服务至关重要的药品。

（2）基本药物（E）:对不太严重但很重要的疾病有效,但不一定对提供基础医疗服务有关键作用。

（3）非基本药物（N）:用于轻微的或自限性疾病。可以是处方药也可以不是,有效也可能无效,是库存药品中重要性最小的一类。

完成 VEN 分析后,还应比较 ABC 分析和 VEN 分析的结果,以确定在次要药品中是否还存在支出相对较高的情况。尤其要尽力去除存在于 ABC 分析中高成本/高消耗量的 A 类中的"N"药品。

(四) 限定日剂量法(DDD 法)

限定日剂量(daily defined dose,DDD)为药物主要适应证的成人平均日维持剂量。限定日剂量法(DDD 法)是由挪威奥斯陆的 WHO 药物统计方法合作中心(https://www.whocc.no/atc_ddd_index/)针对全球而制定的一种监测方法,也是目前我国应用最广泛的监测方法。

1. DDD 法可以将获得的产品数量资料(如粒、片、支、瓶)进行转化和标准化,成为临床药品使用的粗略估计值,如每日剂量数等。DDD 是基于成人的平均维持剂量制定的,用于儿科时可进行适当的调整。对于固体口服制剂(如片剂和胶囊剂),药物推荐剂量的单位可采用毫克;而对于口服液或注射剂,则可采用毫升。将从药品存货记录或销售统计中得到的合计数量转化成每日剂量,则可以粗略估计出某种药物采购、分发或消耗的治疗日。

可以采用以下指标来进行比较。

(1) 药品消耗评价:每 1 000 名成人住院患者每天消耗的 DDD 数量。

(2) 医疗机构药物使用情况评价:每 100 张病床每天(100 床日)消耗的 DDD 数量,例如对阿莫西林的计算表明,2002 年每 1 000 名住院患者每天的消耗量为 4DDD,这提示在任何的 1 天中,每 1 000 名患者中,有 4 个成年人接受每日 1g 剂量的阿莫西林。如果庆大霉素使用情况的计算结果为每 100 床日 2DDD,则提示医院里每 100 个病床日中,每日有 2 名患者接受 240mg 的庆大霉素。其前提是按 WHO 确定的阿莫西林的 DDD 为 1g,庆大霉素的 DDD 为 240mg。这种解释是假设每日处方剂量(开给患者的实际处方量)与限定日剂量相同,而并不考虑实际用药中超剂量使用的情况。

DDD 单位可以用来在相同治疗组中比较不同药品的消耗数量情况,这些药物可能疗效相似,但药品剂型、剂量不同或者用于不同的治疗组。可以随时比较药品的使用情况以达到监控用量的目的,同时可以衡量管理部门干预措施的影响从而改善药品的使用。另外,还可以用这种方法比较不同地区或医院的药物消耗情况。

2. DDD 分析法的要点　　DDD 是在经过制药企业、临床试验结果、专家意见等各方面充分商讨的基础上建立的一个药品使用计量单位,在用于患者的实际处方用量时可以根据具体疾病和当地的治疗指南而有所变化。在此基础上,进一步提出了处方日剂量(prescribed daily dose,PDD)的概念,通过概括样本处方,再按照计算 DDD 的方法将其转化为容易利用的综合数据。当实际的 PDD 与 DDD 有显著差异时,必须首先了解其原因和潜在的问题,然后才能正确解释调查发现。

DDD 提供了一种与药物价格和组方无关的计量单位,从而可以估计药物消耗的趋势,并在不同群体和医疗保健系统之间进行对比。但目前针对局部使用的药物,还没有建立适当的 DDD 值,因此无法应用 DDD 法对此类药物进行监测分析。

通过 DDD 方法,医疗机构可以进行住院患者使用抗菌药物的情况(病历)调查、门诊处方抗菌药物使用情况和全年不同阶段住院患者抗菌药物使用消耗情况[消耗量、使用金额、DDDs(使用强度)]分析,通过相关数据的统计分析,结合医疗机构临床用药情况的综合评价分析,得到可靠的相关药物临床使用数据资料。

3. DDD 法调查监测的主要内容

(1) 住院患者抗菌药物使用情况(病历)调查(分为非手术组和手术组),通过对住院患者用药病历的调查统计分析,统计出抗菌药物使用率和联合用药率;通过对其用药情况的分层综合评价,统计出住院患者用药合理率。

(2) 门诊处方抗菌药物使用情况调查分析,通过对某一日 100 张处方的调查统计,得出门诊抗菌药物的使用强度。

(3) 年度(或季度)住院患者抗菌药物使用情况调查,经过统计得出住院患者抗菌药物使用消耗量(DDD 数)、使用强度[DDD 数/(100 人·d)]和品种数等。

抗菌药物消耗量(DDDsum,DDDs)和使用强度[DDDs/(100 人·d)]是目前比较流行,且在国际上广泛采用的一种用于研究药物使用消耗情况的参数。DDDs 是指某一药品实际消耗(或使用)的 DDDs;某类药物的 DDDs 为这类药物中各个药品的 DDDs 累计值;依此类推可以得出一种、一类、或全部药物 DDDs。使用强度[DDDs/(100 人·d)]是每 100 人一天中消耗的 DDDs,即使用强度[DDDs/(100 人·d)]=[DDDs/同期收治人天数]×100。

DDD 是为达到主要治疗目的用于成人的药物评价日剂量,但是实际治疗过程中存在药物剂量的差异,DDD 的确定没有考虑到肝肾功能不全的患者用量减少,还存在依据体重给药的情况,即没有考虑到药物使用的个体差异。因此,应用 DDD 进行的药物消耗调查,只能显示一个较粗略的消耗情况,并不是确切、真实的用药频度。另外,DDD 只是药物利用研究中用于比较不同研究结果的技术测量单位,而不是推荐给临床的实际使用剂量,不同国家或地区的 DDD 值可能有所差异;DDD 值只考虑药物的主要适应证的用药剂量,未能包括病程的不同时期的用药剂量,当剂量变异大时,或一种药物可用于一种以上适应证,或者联合用药情况以及患者的不依从性等因素,利用 DDD 值进行分析要注意其限度;DDD 值是成人的日剂量,用于儿童会出现偏低的现象。

二、抗菌药物临床应用的定性监测

定性监测法是指一旦确定不合理用药的范围(即本机构临床用药的现状和存在的问题,确定专项监测的范围与内容),就对特定的某种或某类药品临床使用的适宜性进行专项监测,也可对特定的某种疾病的药物治疗的合理性进行专项监测。这类的专项调查与监测包括以下几方面。

(一) 专项处方或用药医嘱点评

专项处方或用药医嘱点评是监测评估特定药物或特定疾病的药物治疗是否与诊疗指南相符。医疗机构根据《医院处方点评管理规范(试行)》和《2012 年抗菌药物临床应用专项整治活动方案》的文件,结合本机构临床用药现状和存在问题,制定专项处方或用药医嘱点评制度。

1. 成立抗菌药物处方点评工作组　工作组成员由药剂科、医务科、院感科等相关专业、具有中级以上技术职称任职资格的人员组成,负责具体实施抗菌药物处方、医嘱专项点评工作。

2. 成立抗菌药物处方点评专家组　专家组成员由医务科、院感科、药事委员会、检验科等部门负责人或具有中级专业技术职称的人员组成。负责抗菌药物处方点评相关问题的咨询工作。

3. 点评范围　全院门诊处方、医嘱。

4. 点评方法　目前处方、医嘱审核分为事前审核和事后审核。事前审核即目前各医疗机构开展的前置审方工作。事后审核即采取抽查的方式进行处方医嘱点评。重点抽查感染科、外科、呼吸科、重症医学科等临床科室以及 I 类切口手术和介入治疗病例。

5. 点评内容　抗菌药物的分级管理、抗菌药物的治疗性应用、围手术期预防用抗菌药物、不适宜处方和超常处方等。

6. 有下列情况之一的,应当判定为用药不适宜处方:①适应证不适宜;②选择的药品不适宜;③药品剂型或给药途径不适宜;④用法用量不适宜;⑤联合用药不适宜;⑥重复用药;⑦有配伍禁忌或者不良相互作用;⑧其他用药不适宜情况等。

7. 有下列情况之一的,应当判定为超常处方:①无适应证用药;②用药与诊断不相符合;③无正当理由开具高价药;④无正当理由超说明书用药;⑤无正当理由为同一患者同时开具 2 种或 2 种以上药理作用相同的药物。

8. 点评结果奖惩制度　根据点评结果,不同医疗机构对点评结果采取措施存在差异。总体而言,对合理使用抗菌药物的医师予以表扬,对不合理使用抗菌药物的医师在全院范围内进行通报、批评或与质控分挂钩。点评结果作为科室和医务人员绩效考核重要依据。

(二) 药物利用评价

药物利用评价(drug use evaluation,DUE)专指对药品处方、调剂、给药及治疗适宜性进行科学客观评估。DUE 的目的是力求实现临床用药的合理性。这种合理性不仅指从医疗方面评价临床药物治疗疾病的疗效、安全性,还指从社会、经济等方面评价其合理性,以获得最大的社会和经济效益。

1. DUE 的目的　DUE 的目的是促进优化药物治疗,保证临床药物治疗符合现行药物治疗标准。其他还包括:建立药品遴选办法和药物临床治疗指南(标准);评价药物治疗效果;明确药物使用过程中的责任和作用;控制药品支出;预防与药物相关的问题发生,例如药物治疗失败,适应证不适宜、用量不适宜、用法不正确、严重药物不良反应(adverse drug reaction,ADR)以及非处方集药物的使用等;确定需要进一步收集信息的领域以及对医务人员进行再培训的领域。

一旦明确主要的问题(药物数据的综合指标分析、医疗机构药物治疗指标、药物质量与临床使用研究、其他有关的药物利用研究、药事管理与治疗学委员会成员的建议等),即可迅速建立 DUE 系统。

2. DUE 的步骤　以抗菌药物利用评价为例,DUE 分析步骤如下:

(1) 首先要建立和实施抗菌药物利用评价的程序:确定责任人,组成多学科的专家小组,对于医院抗菌药物利用评价过程进行监督和指导。要有实施计划,在一个年度中列出哪些抗菌药物或临床应用状况需要进行 DUE 研究。

(2) 确定评价的目标以及所需评价的范围:范围可以很广泛,也可以侧重于某一个具体的问题。如汇总数据分析所显示的用于预防和治疗用量大、价格昂贵的抗菌药品;抗菌药物敏感性报告所提示的抗菌药物选择的错误;患者记录表,严重 ADR 报告所提示的某种特定抗菌药品的不合理使用(适应证、给药途径、剂量、使用方法)等。

(3) 建立 DUE 的标准:包括正确使用抗菌药物的各个方面,应当在医疗机构的抗菌药物治疗指南或现有国家或地方的指南、其他相关文献、或公认的国际及地方专家的建议基础上建立的规范或标准。其可信度以及被接受的程度取决于 DUE 标准是否来源于可信的循证医学资料及已经经过处方者的讨论、并取得共识。

(4) 收集数据:数据采集可以是回顾的方式,通过患者的病历或其他记录收集数据,或采用前瞻的方式,在药品准备或调配过程中进行。回顾性的数据收集方式更加迅捷,并且最好远离患者服务区域和各种干扰。而前瞻性的方式好处在于评估者可以在药品配制的过程中随时干预,以避免药品剂量错误、适应证、相互作用或其他错误,例如在某些药房所使用的计算机系统,当药师输入电脑的患者数据不符合已经建立的标准时,电脑系统可以随时警告并提出改正的要求。这种系统同样可以为回顾性调查研究提供数据库。数据必须来自于医疗机构的患者记录表及处方记录的随机样本。通常由药学专业技术人员来选择,也可以由护士或者病历记录者选择。每个医疗机构至少需要收集 30 个或 50 个临床常见病例的数据。

(5) 数据分析:收集到的数据按照 DUE 标准制成表格,计算和总结符合每条标准要求的百分率。按季度将正在进行的所有 DUE 项目向医院药事管理与治疗学委员会汇总报告。

(6) 向医师反馈结果和制定持续改进措施:医院药事管理与治疗学委员会接到报告后应该对结果进行合理性、准确性评估;通过信件、专题学术讨论或讲座、时事通讯、面对面讨论等各种方式将评估结果反馈给处方者或调剂者或给患者用药者(护士);实施纠正抗菌药物使用问题的干预措施,如在职教育、建立制定处方限制条件,修改处方目录或处方手册,修改临床标准治疗指南等。

(7) 后续追踪:在抗菌药物应用评估过程中,后续措施是保证不合理使用问题得以适当解决的关键。如果没有对干预措施进行评价或者药物使用问题没有得到解决,药物应用评估就毫无意义。因此,抗菌药物应用评估工作需要定期加以评价(至少 1 年 1 次),对使用没有显著影响的 DUE,需要重新设计,以改善临床抗菌药物不合理使用。如果后续追踪做得好、做得持久,处方者、调剂者、给患者用药者在知道自己今后还会面临评估时,可能会在各方面改进其行为方式。

三、医疗机构抗菌药物临床应用指标

各医疗机构和抗菌药物临床监测网在进行抗菌药物使用监测时,都需要得到相关的指标数据反映具体情况,为此 WHO 和美国 MSH 联合制定并推荐了以下指标供选择(表 9-4)。

表 9-4 医疗机构抗菌药物使用指标

指标类型	具体指标
医院指标	是否有抗感染标准治疗指南和处方集
	医疗机构是否有关键指标抗菌药物
	在一年中的关键抗菌药物缺失时间
	抗菌药物费用占比
处方指标	住院患者使用抗菌药物比例
	住院患者平均抗菌药物处方数量
	使用处方集抗菌药物比率
	住院患者抗菌药物平均费用
	平均抗菌药物疗程
	外科手术患者预防用抗菌药物比率
	特定感染(如肺炎)按照指南用抗菌药物比例
	以通用处方抗菌药物比例
患者照护指标	患者实际按照处方用药比例
	抗菌治疗患者平均住院时间
附加指标	接受抗菌治疗者微生物药敏报告率

第三节　抗菌药物临床应用监测结果分析与应用

一、抗菌药物临床应用监测数据的质量控制

对监测数据进行质量控制的重要技术手段是数据校验,而数据校验是目前抗菌药物监测的薄弱环节。除 ESAC-Net、ARPEC、NAUSP 外,其他监测网(项目)均未开展数据校验工作或未提及明确的数据校验方法。其中,ESAC-Net 采用系统校验、国家间数据对比和专家校验方式进行数据校验,具体步骤为:①数据上报过程中内置校验程序;②数据汇总过程中对比各国数据;③数据核对过程中由专业人员对比往年数据,检查离群值。NAUSP 将当月数据与前一年均值进行比较,当差异超过 2 个标准差时启动数据核查程序。ARPEC 通过系统内置程序校验,能在出现错误信息或不完整数值时阻止提取。

ARPEC 在全世界 73 家医院进行的新生儿和儿科抗菌药物网络点患病率的调查研究中,所有数据均使用了 ARPEC-webPPS 软件对数据质量(数据完整性和验证过程)进行控制。该软件由比利时安特卫普大学医学微生物学实验室设计,并提供了软件使用的在线培训课程。该软件对输入的所有数据均使用在线验证程序进行验证,以发现或拦截调查中出现的错误或向提供研究者警告(例如重复的抗菌药物治疗)。一旦发现错误的数据信息,系统会直接与研究者联系以核实和修改数据。通过 ARPEC-webPPS 软件对抗菌药物监测数据质量的有效控制,对监管部门评估抗菌药物处方的适宜性以及制定和监测干预措施起着积极且重要的作用。

二、抗菌药物临床应用监测结果分析

对抗菌药物临床应用监测结果进行分析的方法主要包括对照试验法、整群随机对照试验法、多中心对比分析、时间序列分析法等,其中时间序列分析法(autoregressive integrated moving average model, ARIMA)使用较多。

(一) 对照试验法

对照试验法是将某个要研究的事物同一个已经确定知道其结果的事物做对比,以便确定某种因素的影响。下面以 "运用对照试验法分析台湾省三家医院三种不同的处方干预策略效果" 为例,分析对照试验法在抗菌药物管理方面的临床应用。

该研究以台湾省三所医院为研究对象,进行了为期六年的回顾研究。主要目的是明确不同处方干预策略对抗菌药物的消耗量和耐药率的影响。研究方法如下:三所医院分别使用不同的抗菌药物管理模式:A 医院要求感染科医师先审核全院所有科室(包括所有重症监护病房)的广谱抗菌药物处方后再执行医嘱,这些抗菌药物包括 β-内酰胺酶抑制剂复方制剂、第三代和第四代头孢菌素、糖肽类、替加环素、碳青霉烯类和氟喹诺酮类;B 医院使用相同的程序,但审核科室不包括所有重症监护病房;C 医院采取开具处方后再审核处方的干预方式。分析广谱抗菌药物的消耗量和引起医院感染的革兰氏阴性杆菌(如大肠埃希菌、肺炎克雷伯菌、铜绿假单胞菌、鲍曼不动杆菌)的耐药性。结果表明,在抗菌药物消耗量方面,三家医院的抗菌药物使用量均逐年增加,但 A 医院的使用量最低。在抗菌药物耐药方面,碳青霉烯耐药鲍曼不动杆菌在三家医院均随时间显著增加,但在 A 医院,环丙沙星耐药铜绿假单

胞菌和鲍曼不动杆菌,碳青霉烯耐药铜绿假单胞菌的耐药率均呈下降趋势。该研究认为,在全院范围内采取预先审核干预策略是降低革兰氏阴性杆菌耐药最有效的方法。

(二) 整群随机对照试验

整群随机对照试验又称群随机试验或组群随机试验。临床试验报告的统一标准(consolidated standards of reporting trials,CONSORT)指南将整群随机对照试验定义为由具有某些共同特征个体构成的整群(如家庭、社区等)而非单个体作为研究对象,采用随机抽样的方法(单纯随机、分层随机等)将整个群体分配到不同处理组的试验,基于整群作为研究对象进行干预、随访,比较不同处理组的效应。目前,这种设计方案被推荐用于复杂干预研究中,也广泛用于包括健康教育、健康行为、卫生保健制度等非治疗性干预措施的评价中。

整群随机对照试验的单位是多种多样的,包括社区、家庭、学校、诊所、工作场所等。整群随机对照试验包括两个水平:群体水平和个体水平,这是其和传统随机对照试验(RCT)的最大区别。这个特点决定了整群随机对照试验在设计、选择研究对象、计算样本量、数据分析等方面既要考虑个体水平,又要考虑群体水平。

整群随机对照试验适用于以下 3 种情况。

(1) 干预措施影响整个整群,而非个体:例如使用当地电台开展健康教育或健康促进活动,会对整个地区的人群造成影响。

(2) 干预措施虽然针对个体,但会影响到整群中的其他人,即出现沾污(contamination)情况:例如开展减少吸烟的干预研究,参与减少吸烟干预的研究对象,会与社区的其他对象分享信息,从而影响其他对象的吸烟行为。

(3) 采用整群随机对照试验更加低廉和方便。

下面以"运用整群对照前后干预试验法评价法国一家综合医院采取建立抗菌药物管理小组对抗菌药物使用进行干预的效果评价"为例,分析整群随机对照试验在抗菌药物管理方面的应用。

该试验的主要目的是评估一个包括 1 名感染医师和 1 名临床药师组成的抗菌药物管理小组在降低医院抗菌药物消耗和成本方面的有效性。试验方法如下:

采用整群控制的前后对照研究,前后对比。结果显示,"之前"阶段(T1)(2005 年)是药房临床药师对开具的抗菌药物处方不做任何干预,"之后"阶段(T2)(2007 年 7 月至 2008 年 6 月)是医院对抗菌药物使用采取管控措施,要求所有抗菌药物处方需由药房临床药师审核后才能执行医嘱。在"之后"阶段,对药房临床药师审核后发现的不合理处方,采取两种干预方式,干预组(site 1):由 11 个内科和外科病房(共 720 张病床)组成,上述病房都有由一名感染医师和一名临床药师组成的抗菌药物管理小组负责对药房审核发现的抗菌药物不合理处方进行干预,对照组由 6 个病房(共 484 张病床)组成,药房临床药师发现这些病房出现不合理处方后,会书面通知处方者。该研究使用混合效应线性模型,比较了两组患者使用抗菌药物的总体情况以及治疗药物[每千患者住院日的限定日剂量(DDDs)]"治疗前"和"治疗后"两组的成本节约情况。

试验结果表明,医院对抗菌药物使用采取管控措施后抗菌药物总消耗量明显下降,其中干预组下降 33.6%,对照组下降 3.3%(P=0.003)。与对照组相比,干预组中各类治疗药物(广谱青霉素类、注射用氟喹诺酮类、糖肽类)和特定药物(亚胺培南、环丙沙星、替考拉宁)使用量下降明显高于对照组。而干预组的总成本节约是对照组的 14 倍。因此,该研究认为,由

1 名抗感染医师和 1 名临床药师组成的管理团队能显著降低抗菌药的使用率和费用。

（三）多中心对比分析

近年来，国际上开始趋向于运用多中心对比分析的方法验证医院抗菌药物管理（antimicrobial stewardship，AMS）策略实施效果。下面以"多中心比较分析法分析美国 31 家儿童医院在 2004—2012 年期间实施 AMS 对医院抗菌药物平均处方率的影响"为例，了解多中心对比分析在抗菌药物管理中的应用。

该试验的目的是比较一组具有正式 AMSs（AMS+）的儿科医院和一组没有正式 AMSs（AMS2）的同期对照儿科医院的抗菌药物处方率。试验方法如下：试验评估了一组 31 家独立儿童医院（9 个 AMS+，22 个 AMS2）中，以每千患者住院日的抗菌药物治疗天数（days of antibiotic therapy，DOT）（days of therapy/1 000 patient-days）来衡量 AMS 对抗菌药物处方的影响；试验比较了 2007 年美国传染病学会制定 AMS 指南前（2004—2006 年）和制定 AMS 指南后（2007—2010 年）所有 AMS+ 和 AMS2 医院的平均抗菌药物使用的差异；试验还比较了所有抗菌药物（包括任何通过静脉注射、口服或肌内注射途径使用的抗菌药物，不包括局部抗菌药物、全身抗真菌药物和抗病毒药物）和部分重要抗菌药物（万古霉素、碳青霉烯类、利奈唑胺）的使用情况。对于每个 AMS+ 医院，试验通过动态回归的中断时间序列法来确定项目开始前后抗菌药物使用的平均月变化的差异。

试验结果表明，总体而言，与指南发布前的年份相比，2007—2012 年期间，AMS+ 医院的平均抗菌药物使用量比 AMS2 医院的下降幅度更大（11% vs 8%，P=0.04）。对于 AMS+ 医院，与 AMS 指南实施前相比，AMS 指南实施后，9 家 AMS+ 医院中的 8 家医院显示了抗菌药物使用量的下降，每千患者住院日的抗菌药物治疗天数（DOT/1 000 人·d）平均每月下降 5.7%，在抗菌药物的选择方面，监测药物（万古霉素、碳青霉烯类、利奈唑胺）的使用量明显下降，每月平均下降 8.2%。该研究认为，儿童医院规范化的 AMS 能有效减少抗菌药物的使用。

（四）时间序列分析

时间序列分析是估算和研究某一时间序列在长期变动过程中所存在的统计规律性的方法，其主要目的是根据已有的历史数据对未来短期的数据趋势进行预测，是统计模型中最常见的一种用来进行时间序列预测的模型。Box and Jenkins 的专著 *Time Series Analysis：Forecasting and Control* 提供了对时间序列进行分析、预测，以及对 ARIMA 进行识别、估计和诊断的系统方法，所以这种方法简称为 B-J 方法。

ARIMA 模型要求时序数据是稳定的（stationary），或者是通过差分化（differencing）后是稳定的，本质上只能捕捉线性关系，而不能捕捉非线性关系。标准的 ARIMA 为 ARIMA(p,d,q)(P,D,Q)s，其中 p，q 分别表示自相关函数（ACF）、偏自相关函数（PACF）的阶，d 表示差分的次数，P、Q 分别表示季节性自相关、偏自相关的阶，D 表示季节性差分的次数，s 表示季节性的周期。在模型筛选过程中，选择拟合优度判定系数 R^2 和标准化（BIC）值来确定最优模型，R^2 值越大表示模型拟合程度越好，BIC 值越小说明模型对数据的解释力越强。

ARIMA 建模基本步骤如下：

1. 获取被观测系统时间序列数据。

2. 对数据绘图，观测是否为平稳时间序列；对于非平稳时间序列要先进行 d 阶差分运算，化为平稳时间序列。

3. 经过第二步处理，已经得到平稳时间序列。要对平稳时间序列分别求得其自相关系数 ACF 和偏自相关系数 PACF,通过对自相关图和偏自相关图的分析,得到最佳的阶层 p 和阶数 q,由以上得到的 d、q、p,得到 ARIMA 模型。然后开始对得到的模型进行模型检验。

4. 模型诊断   对模型进行诊断分析,以证实所得模型确实与所观察到的数据特征相符。若不相符,重新回到第 3 步。

下面以"运用时间序列法评估实施限制性报销政策对喹诺酮类抗菌药物临床使用的影响"为例,了解时间序列分析法在抗菌药物管理中的应用。

某地区为了使医师合理使用喹诺酮类药物,实施了一项新的处方限制报销政策,为了评估该政策在促进抗菌药物合理使用中的作用,该研究使用间断时间序列法分析了处方限制报销政策对喹诺酮类药物使用结果的影响。结果表明,实施该政策前后,喹诺酮类药物合理使用的比例分别为 42.5% 和 58.5%。与政策实施前相比,政策实施后,患者住院率、死亡率、喹诺酮类药物的月使用率无明显变化,但在尿路感染和上呼吸道感染处方中的使用比例明显下降。因此该研究认为,该政策的实施与短期内改善喹诺酮类抗菌药物处方的适宜性有关。

三、抗菌药物临床应用监测结果反馈与应用

医疗机构应充分利用自身机构的抗菌药物临床使用数据,通过上述适当的技术分析手段获得"精确"的本机构抗菌药物使用过程中的"症结"所在,并针对问题采取适当的管控措施,达到纠错的目的。

基于国家级、省级层面的"监测网"的监测结果主要反映各级医疗机构抗菌药物使用与用药水平的整体状况,每年会以"全国医院抗菌药物临床应用监测报告"的形式反馈给各省(自治区、直辖市)医疗机构。各个入网医院可以从监测网平台上查阅到各自的统计数据、所在地区统计的情况以及全国的平均统计指标情况。

不管是机构自身的抗菌药物使用情况分析结果还是从国家级、省级或市级层面获得的监测数据,都应该及时应将监测结果反馈给各医疗机构、各临床科室和具体处方的医师。同时,国家层面及各省(自治区、直辖市)、各医疗机构应针对临床出现的抗菌药物不合理使用情况,采取行政干预和技术干预相结合的方式来促进和保障抗菌药物在临床的合理使用,最终达到通过监测来控制抗菌药物滥用的目的。

(陈勇川)

参考文献

[1] 曾力楠,张祚洁,张伶俐,等. 全球抗菌药物使用监测现状的循证评价. 中国药房,2018,29(2):145-150.

[2] 中华人民共和国卫生部,国家中医药管理局,总后卫生部. 关于建立抗菌药物临床应用及细菌耐药监测网的通知. 卫办医发〔2005〕176 号.(2005-11-29)〔2022-04-20〕. http://www.nhc.gov.cn/zwgkzt/pyzgl1/200804/18487.shtml.

[3] 中华人民共和国卫生部,国家中医药管理局,总后卫生部. 卫生部关于加强抗菌药物临床应用和细菌耐药监测工作的通知. 卫办医政发〔2012〕72 号.(2012-06-11)〔2023-04-20〕. https://ishare.iask.sina.com.cn/f/33351774.html.

[4] 胡吕萍,倪艳羡,杨忠英,等. 上海崇明 18 家社区医院 2016—2018 年抗菌药物使用监测分析. 中国药房,

2019,30(23):3192-3195.

［5］杨小强.我国抗菌药物临床应用监测网工作现状与发展.中华临床感染病杂志,2016,9(5):388-389.

［6］杨小强,吴永佩.抗菌药物临床应用监测与评价.中国执业药师,2012,06:25-29.

［7］中华人民共和国卫生部.卫生部关于印发《医院处方点评管理规范(试行)》的通知.卫医管发〔2010〕28号.(2010-02-10)［2023-04-20］.http://www.nhc.gov.cn/zwgk/glgf/201306/094ebc83dddc47b5a4a63ebde7224615.shtml.

［8］中华人民共和国卫生部.2012年抗菌药物临床应用专项整治活动方案.卫办医政发〔2012〕32号.(2012-03-05)［2023-04-20］.https://ishare.iask.sina.com.cn/f/2YU8SiiYkKi.html.

［9］Wold Health Organization,Management Sciences for Health. Drug and therapeutics committees:A practical guide.(2004-01-15)［2023-04-20］. https://apps.who.int/iris/bitstream/handle/10665/68553/WHO_EDM_PAR_2004.1.pdf;jsessionid=95885A85FAA0F7EDF96CE4C91D2B2323?sequence=1.

［10］Rational Pharmaceutical Management Plus Program Center for Pharmaceutical Management,Management Sciences for Health. How to Investigate Antimicrobial Drug Use in Hospitals:Selected Indicators.(2012-11-01)［2023-04-20］. https://pdf.usaid.gov/pdf_docs/PA00HT18.pdf.

［11］VERSPORTEN A,BIELICKI J,DRAPIER N,et al. The Worldwide Antibiotic Resistance and Prescribing in European Children(ARPEC)point prevalence survey:developing hospital-quality indicators of antibiotic prescribing for children. J Antimicrob Chemother,2016,71:1106-1117.

［12］LAI C C,SHI Z Y,CHEN Y H,et al. Effects of various antimicrobial stewardship programs on antimicrobial usage and resistance among common gram-negative bacilli causing health care-associated infections:A multicenter comparison. J Microbiol Immunol Infect,2016,49(1):74-82.

［13］BEVILACQUA S B,DEMORÉ B,ERPELDING M L,et al. Effects of an operational multidisciplinary team on hospital antibiotic use and cost in France:a cluster controlled trial. Int J Clin Pharm,(2011)33:521-528.

［14］HERSH A L,LURGIO S D,THURM C,et al. Antimicrobial Stewardship Programs in Freestanding Children's Hospitals. Pediatrics,2015,135(1):33-39.

［15］MANNS B,LAUPLAND K,TONELLI M,et al. Evaluating the Impact of a Novel Restricted Reimbursement Policy for Quinolone Antibiotics:A Time Series Analysis. BMC Health Serv Res,2012,12:290.

第十章

细菌耐药监测

合理使用抗菌药物,控制耐药菌的传播是解决细菌耐药问题的关键。而要达到这个目的,需要临床医师、院感控制部门、医疗卫生行政单位及时掌握本国或本地区甚至本部门细菌耐药相关流行病学数据,细菌耐药监测对于控制感染和抗菌药物应用管理各个方面都是至关重要的。

WHO 在《全球细菌耐药控制行动计划》中指出,建立不同层面的细菌耐药监测网,实时获取细菌耐药流行状况与发展趋势,发现新的耐药机制,是控制耐药的基础;为此 WHO 与瑞典合作,建立了全球细菌耐药监测网(the Global Antimicrobial Resistance Surveillance System,GLASS),参与成员国不断增加,为 WHO 制定全球耐药控制策略提供了重要数据。

耐药监测工作是一项复杂的系统工程,需要多学科合作才能获得比较准确的监测信息,高质量的监测工作需要从临床微生物样本送检开始,只有严格把握采样、细菌鉴定、药敏测定、数据分析等各环节的质量控制,才能得到具有重要价值的监测结果。

耐药监测经历长期发展,已经取得长足进步,随着临床微生物检验、基因测序、生物信息分析、网络技术的发展,耐药监测也在发生快速变化,无论监测覆盖面、数据量、监测方法等日益更新,开展监测的同时需要时刻关注。

第一节　细菌耐药监测的目的和意义

细菌耐药监测是一项系统收集、整体分析和全面评价细菌耐药现状与发展趋势的基础科学工作。准确、可靠的细菌耐药监测结果可为细菌感染治疗指南制定、提高抗菌药物合理使用、延缓细菌耐药发生、公共卫生干预和感控措施制定,以及新型抗菌药物研发提供必要的信息。

1. 确定不同地区、部门和人群的细菌耐药现状,指导与优化临床抗感染治疗。抗感染治疗需要有的放矢,需要明确导致感染可能的病原体及其耐药性,只有以此为基础的抗菌药物选择以及方案制订才更加科学合理,细菌耐药监测结果尤其对初始抗感染治疗尤为重要。细菌耐药具有复杂性和难预知性,受多种因素影响和制约,如医学、生物、物理、社会经济、医疗保健体系等,不同区域细菌耐药具有其特殊性,不能简单地根据一个地区的细菌耐药情况推断另一个地区;同时,细菌耐药会随时间发生变化,监测工作也需要长期和不间断地进行,把握细菌耐药流行规律和趋势。澳大利亚抗菌药物使用和细菌耐药监测网(the Antimicrobial Use and Resistance in Australia Surveillance System)通过从不同维度分析细菌耐药数据发现,不同病原菌具有不同流行病学特征。在农村和边远地区,甲氧西林耐药金黄色葡萄球菌的流行率高于城市,而万古霉素耐药肠球菌仅在医院中分离。美国 SENTRY 耐药监测项目(the SENTRY Antimicrobial Resistance Surveillance Program)对全球不同地区 20年(1997—2016 年)中的血流感染细菌耐药监测数据发现,在 1997—2006 年监测中,MRSA、VRE 等分离率是逐年增加,而在 2007—2016 年,则呈下降趋势;相反,重要的革兰氏阴性杆菌如产 ESBL 的肠杆菌科细菌、碳青霉烯耐药肠杆菌科细菌等则在监测期内逐年上升。因此,通过细菌耐药监测,可以根据不同的细菌耐药发展趋势指导临床抗感染的治疗。

耐药监测数据尚可进一步进行 PK/PD 研究、指导抗感染指南修订等,为临床优化抗感染治疗提供依据。

2. 细菌耐药监测与抗菌药物使用监测等数据整合分析,确定抗菌药物的使用与细菌耐药发生之间的关系,指导抗菌药物管理。抗菌药物的使用是导致细菌耐药发生的主要原因,明确细菌耐药趋势和抗菌药物使用关系是耐药监测的重要内容。通过细菌耐药监测数据可以了解抗菌药物在加速细菌耐药发生、发展中的作用,同时也可以评价抗菌药物合理使用的有效性(包括优化抗菌药物使用、抗菌药物限制级使用等)。国家卫生健康委员会发布的"2017 年国家医疗服务与质量安全报告"显示,我国门诊抗菌药物使用率从 2010 年的19.4% 下降到 2017 年的 7.7%,下降了 11.7 个百分点;住院患者抗菌药物使用率从 2010 年的 67.3% 下降到 2017 年的 36.8%,下降了 30.5 个百分点;同期细菌耐药监测数据显示,细菌耐药趋势总体平稳。医疗机构可以通过耐药和用药监测数据进行相关分析,发现抗菌药物使用是否会导致耐药上升并采取相应措施;同样有研究发现,在抗菌药物使用与耐药发生之间存在一定差异,有的药物使用后,细菌耐药快速上升(如喹诺酮类耐药肠杆菌科细菌),而有的药物使用对耐药发生影响不明显,甚至可能对部分耐药有减缓作用(如厄他培南使用与非发酵菌对碳青霉烯类耐药呈负相关)。

3. 细菌耐药性变化趋势,发出耐药预警,为耐药控制政策提供科学依据。定期细菌耐药监测可以发现不同细菌耐药发展趋势,也可以发现新型耐药细菌的出现,为耐药控制策略提供科学数据。如 2002 年美国发现全球首例对万古霉素耐药金黄色葡萄球菌后,美国 CDC采取了积极措施,开展深入研究,制定控制指南,医疗机构也高度重视,迄今为止,全美该耐药菌发现不到 20 例。2010 年,全球发现产金属酶 NDM-1 的肠杆菌后,各国高度关注,采取积极措施,对这类细菌流行控制发挥了积极作用。我国国家卫生健康委员会要求细菌对抗菌药物耐药率达到一定程度后就需要采取警惕、暂停使用等措施。2013 年和 2019 年,美国CDC 两次发布抗菌药物耐药威胁报告,其中根据耐药细菌的流行情况与趋势、可传播性、有效治疗药物等因素,将主要耐药菌按对人类威胁程度分为紧迫(urgent threats)、严重(serious threats)和关注(concerning threats)三级,以对不同等级进行精准控制。WHO 也发布了世界上最具耐药性、最能威胁人类健康的"超级细菌"名录,将主要耐药菌根据危险程度的不同可以分为三类:"严重致命、高度致命、中度致命",三种不同的程度代表了应对措施的急迫程度。

4. 耐药监测是控制耐药科学研究的基础。通过耐药监测,可及时发现新型耐药现象并开展流行病学调查、深入进行耐药机制研究,既可为少见或罕见耐药细菌的解释提供依据,亦可为后续遏制此类耐药细菌的流行播散提供科学依据。美洛培南年度敏感性项目(MYSTIC)连续 10 年(1999—2008 年)的监测数据发现,美洛培南对呼吸道重症感染常见病原菌保持良好的抗菌活性;同时在监测细菌耐药基础上,通过使用分子技术来识别耐药机制、克隆扩散,发现产 KPC 酶肺炎克雷伯菌在美国较欧洲更为流行,KPC 酶可通过移动遗传元件在不同的肠杆菌科细菌之间进行传播,但 SME 酶仅在黏质沙雷菌中发现。我国学者在动物来源细菌耐药检测中发现对多黏菌素耐药大肠埃希菌快速增长,其后深入研究发现了质粒介导的耐药基因(mcr-1),并为此提醒全球,加强对多黏菌素管理,在我国也取消了多黏菌素作为动物促生长使用。

5. 引导和指导新型抗菌药物的研究开发。对一种新型抗菌药物的需求通常是由一种新的病原菌和/或病原菌耐药的出现与广泛传播所驱动,新型抗菌药物的研发需要经历至少 10 年以上时间,如果耐药监测在特殊耐药现象发生之初就加以重视,积极开展针对性药物研究与开发,实现药物研究开发与耐药发展赛跑,当耐药达到一定程度时也可能获得有效的治疗药物。如产碳青霉烯酶肠杆菌科细菌在 20 世纪 80 年代虽有零星报道,但在世界上大多数地区这类感染的发生频率仍然很低,直到近十年来不断增加,美国 SENTRY 监测数据表明,美国 CRE 的总体频率从 1999—2003 年的 0.1%~0.3% 上升到 2004 年的 0.7% 和 2005 年的 1.2%,2006—2015 年保持在 1.4%~2.0% 之间。正是如 SENTRY 等大型细菌耐药监测项目的数据记录了 CRE 发生频率的持续增加,对新型药物的发展提出了需求,以解决这些难治疗耐药菌感染,现在临床碳青霉烯酶抑制剂(如阿维巴坦)的应用正是如此开发而成。此外,细菌耐药项目有助于药物开发企业和科学家确定耐药菌发生的地理位置和患者类型,以集中临床试验,并监测新药对市场的影响。

6. 分享耐药监测数据,加强耐药控制国际合作。WHO 提出的《全球细菌耐药控制行动计划》强调需要"同一个健康(One Health)"的有效思路,涉及协调众多国家和国际部门。世界经济论坛也将抗菌药物耐药性确定为"一种任何一个组织或国家无法独自管理或减轻的全球风险"。

第二节　细菌耐药监测现状及发展趋势

细菌耐药监测是一项系统工程,需要临床、微生物、信息学、管理等多部门多学科协作。因监测目的不同,所开展工作的方式也大相径庭,但就整体情况而言可以分为以下几种类型。

(1) 基于感染的主动监测:针对某一特殊感染,在诊断明确的基础上,采集标本、获取病原菌的抗菌药物敏感性和耐药性。这类监测能比较好地掌握各种感染流行状况、病原菌构成、感染危险因素、细菌耐药发生发展趋势等。

(2) 基于感染的被动监测:针对某种特殊感染,在诊断基础上,常规收集临床微生物检验结果进行监测。与前一种监测相比,这种监测效率较高,但准确性低。

(3) 基于细菌的主动监测:针对某种病原菌进行的监测,不关注其感染类型。这种监测可获得特殊细菌耐药情况,适合于特殊感染监测,如结核、淋病等。

(4) 基于细菌的被动监测:采集常规临床分离细菌,不关注感染类型。这种监测准确性最差,需要有主动监测数据进行校正。

一、主要细菌耐药监测体系和方法

1. 按照监测范围不同分为国际级、国家级、地区级及多中心或单个医疗机构细菌耐药监测。国际或国家级的细菌耐药监测可以从全局上把握和制定相关政策,更新耐药菌治疗指南以及制定相关的干预措施,为新药研发提供更多数据基础;地区或单个医疗机构的细菌耐药监测则为更新感染性疾病病原谱及病原菌治疗方案的选择、临床经验性用药指导和制定病原菌感染控制措施提供指导性意见。

(1) WHO 建立的全球耐药监测网(GLASS):为了支持 WHO《全球细菌耐药控制行动计划》而设立的首个全球合作的标准化抗菌药物耐药性监测网,使 WHO 的全球行动计划与各国的国家行动计划相协调,以便指导决策制定,促进地方、国家和区域行动,并为开展相关行动和宣传提供证据。GLASS 提供收集、分析、共享抗菌药物耐药性数据的标准化方案,以规范各国的数据收集方式;同时收集病原菌实验室数据、流行病学、临床、人群水平等方面的数据;通过将患者、实验室和流行病学监测数据相结合的方式,加强对细菌耐药的流行程度和影响的了解。GLASS 的目标是:①培育和建立国家监测体系和统一的全球标准;②用精选的指标评估全球细菌耐药的程度和负担;③定期分析和报告细菌耐药的全球数据;④发现新的耐药细菌和机制及其在全球的传播状况;⑤了解特定的预防控制方案的实施情况以及评估干预措施的影响。GLASS 早期将重点关注在全球范围内构成最大威胁的耐药菌,尤其是治疗选择受限的多重耐药细菌,包括不动杆菌属、大肠埃希菌、肺炎克雷伯菌、淋病奈瑟菌、沙门菌属、志贺菌属、金黄色葡萄球菌和肺炎链球菌等;同时在有条件的国家开展基于病例的临床症状监测,以提供比常规监测更准确、偏倚更少的细菌耐药监测信息。到 2018 年 7 月 31 日,全球一共有 68 个国家参加 GLASS,包括 10 个低收入国家、16 个中低收入国家、15 个中等收入国家和 27 个高收入国家。GLASS 已先后发布 2 次监测报告。

(2) 欧洲细菌耐药监测网:欧洲细菌耐药监测网(the European Antimicrobial Resistance Surveillance Network,EARS-Net)是欧洲最大的细菌耐药监测系统,其监测数据是欧洲国家细菌抗菌药物耐药发生、发展和传播的重要指标。EARS-Net 数据在提高政治层面、公共卫生官员、科学界和公众的认识方面发挥着重要作用。目前,一共有 30 多个国家参与。EARS-Net 收集的数据是基于成员国临床微生物实验室常规分离细菌的耐药数据,其重点监测细菌包括大肠埃希菌、肺炎克雷伯菌、铜绿假单胞菌、不动杆菌属、肺炎链球菌、金黄色葡萄球菌及肠球菌属。除细菌信息外,EARS-Net 还采集基本的临床和人口数据、药敏试验方法、医院类型和规模等信息,并区分住院和门诊患者。EARS-Net 报告方案中规定不同病原菌的抗菌药物组合,并推荐特殊耐药类型检测方法。为了使细菌耐药数据在不同国家之间具有可比性,EARS-Net 对收集人群的覆盖范围、标本的采集、实验室日程检测能力及药敏方法进行了细致的规定。EARS-Net 每年发布一份以上的年度监测数据报告,分析欧洲不同时间和地区的细菌耐药发生和传播趋势信息;同时与欧盟的另外两大监测网,欧洲抗菌药物使用监测网和医院感染监测网进行数据交汇,形成抗菌药物使用量、细菌耐药趋势及医院感染的数据库,为有关机构的研究提供长期数据支持。

(3) 全国细菌耐药监测网(China Antimicrobial Resistance Surveillance System,CARSS):属于我国的国家级细菌耐药监测网络,覆盖全国二、三级医疗机构。CARSS 于 2005 年成立,

2012 年进一步扩大。目前,CARSS 监测网设有南、中、北三个技术分中心和一个质量管理中心,每个省份设有省级监测中心,并设有全国细菌耐药监测学术委员会。CARSS 的监测方式为被动监测,参加监测网的医疗机构将其日常微生物药敏实验数据按季度定期经细菌耐药监测信息系统上报至主管部门,利用 WHONET 软件,通过计算机和人工分析处理,每年度统计出临床常见病原菌对各类抗菌药物的敏感率和耐药率。

2. 依据耐药监测组织者的不同,细菌耐药监测可以由政府、企业、学会及专家等发起。

(1) 政府发起和组织的耐药监测网:具有收集面广、样本量大、行政力度强等特点,如 EARS-net、CARSS、美国 NHSN 监测网络等。

2005 年,美国疾病控制中心启动了国家医疗安全网络(the national healthcare safety network,NHSN),该系统涵盖 CDC、医疗单位、国家卫生部门及医疗保险和医疗补助服务中心,其中包括医院感染监测系统。NHSN 医院感染监测系统可以追溯到成立于 1970 年初的国家医院感染监控系统(national nosocomial infection surveillance,NNIS),最初有 130 家医院参加,目前有超过 17 000 个不同类型的医疗设施参加,涵盖美国 50 个州,是美国最大的医疗感染相关的监测系统。相关数据统一收集到国家数据库中。NHSN 监测对象是成人和儿科 ICU 患者、高危婴儿室和外科患者装置相关感染。监测报告内容包括医院感染发生率、耐药菌发展趋势、特定致病菌的流行病学研究和感染危险因素等信息,最终通过分析医院感染的发生和流行,评价潜在危险因素的重要性、医院感染致病菌的特点和耐药机制,以及选择的监测内容和预防策略。NHSN 数据的分析提供了抗菌药物耐药性流行率的总结性措施;这些措施有助于为有关感染预防实践、抗菌药物开发和管理以及旨在检测和预防耐药细菌及其传播的公共决策提供信息。此外,NHSN 的涵盖面广,能够更加准确地分析、评估不同的细菌耐药流行情况在不同医疗机构的分布范围;同时也监测不同州及医疗机构在遏制细菌耐药发生和传播上的措施。但 NHSN 中获得的抗菌药物数据几乎包括了美国所有临床微生物实验室,而实验室之间的检测和报告方法可能存在差异,因此可能导致报告数据不一致;同时,NHSN 仅收集细菌药敏结果的判读值而不是测量值,因此对实验室判读点的解释存在差异。

(2) 企业组织的耐药监测:多为针对企业自身产品的耐药监测等特点,如在美国开展的多中心利奈唑胺耐药监测项目(the Linezolid Experience and Accurate Determination of Resistance,LEADERS)、美洛培南耐药监测项目(Meropenem Yearly Susceptibility Test Information Collection,MYSTIC)、替加环素耐药监测项目(the Tigecycline Evaluation and Surveillance Trial,TEST)等,都旨在研究特定抗菌药物或新抗菌药物对常见细菌的药物敏感性。

MYSTIC 项目建立于 1997 年,是以美洛培南作为目标监测药物的国际性监测项目,由阿斯利康公司建立。项目通过针对特定病房的特定类型病原菌进行监测,分析提供医院感染常见病原菌对美洛培南和对照药耐药趋势以及抗菌药物使用信息。如 MYSTIC 的 2007 年监测结果显示:肠杆菌科细菌对美洛培南的耐药率(1.9%~2.4%)最低,而对氟喹诺酮类耐药率最高(17.3%~18.3%)。另外,在枸橼酸杆菌、肠杆菌属和大肠埃希菌中都检测到了 KPC 酶。这项监测结果证明,不断有新型 β-内酰胺酶和多重耐药菌出现,认为应该监测碳青霉烯类对肠杆菌科细菌和非发酵菌的抗菌活性。通过对 1999—2008 年 10 年间细菌耐药监测结果汇总发现,在所有监测的抗菌药物中,肠杆菌科细菌对美洛培南仍保持着低耐药率。2003 年前,几乎未发现肺炎克雷伯菌对碳青霉烯类耐药;但 2004—2007 年,产 KPC 克雷伯菌逐年增加,2007 年耐药率迅速增加(接近 8%),2008 年局部感染控制介入后,2008 年发生率回落到 4.3%。

(3) 研究机构或制药企业开展的耐药监测:如呼吸道感染细菌耐药监测项目(Alexander project,又称 Alexander 计划),SENTRY 全球耐药监测项目,复旦大学华山医院细菌耐药监测(CHINET)。

Alexander 计划成立于 1992 年,成立初有 27 个国家参加,每个国家设立 1~2 个中心。项目主要收集引起成人社区获得性肺炎的肺炎链球菌、流感嗜血杆菌、卡他莫拉菌等,采用微量肉汤稀释法进行 15 种抗菌药物的敏感性测定;提供一定时间段和地理区域的细菌耐药趋势,但不探讨细菌耐药机制。

SENTRY 全球耐药监测项目于 1997 年启动,世界范围内共有 30 多个国家参加。该项目主要收集引起医院感染和社区感染(如血流、下呼吸道、泌尿道、皮肤软组织感染和胃肠道感染)的病原菌,通过统一进行细菌鉴定,并采用肉汤微量稀释法抗菌药物敏感性试验;同时探索耐药机制。SENTRY 报告医院感染和社区感染常见病原菌的抗菌药物耐药趋势等相关研究结果。SENTRY 全球耐药监测项目还进行耐药机制研究,该项目目前的研究设计涉及以下目标的临床分离物:血液、皮肤和软组织、呼吸道、尿路、肺炎、腹腔内和侵入性真菌感染。

3. 以不同患者人群、病原菌或抗菌药物为监测对象进行的监测。监测内容包括不同人群的感染病原菌谱、特定病原菌的耐药趋势、耐药机制及抗菌药物使用关系等。美国专门针对新生儿 B 群链球菌感染的病原菌监测研究(active bacterial core surveillance,ABCs),监测基于早发型疾病以及迟发型疾病的新生儿人群,通过描述感染患者的临床表现特征、常用抗菌药物敏感性及 B 群链球菌的血清型变化,为相关诊疗指南的制定、疫苗研发提供重要的数据基础。

WHO 则针对淋病奈瑟菌的耐药问题设立了全球淋球菌耐药监测(the Gonococcal Antimicrobial Surveillance Programme,GASP)。GAPS 是一个由协调中心和区域协调中心协调的全球实验室网络,目前一共支持 68 个参与的国家实验室。每一个指定的区域联络点都与其世卫组织区域办事处合作,整理参加国家分离的淋病奈瑟菌对抗菌药敏感性模式的数据。WHO 每年从参与的实验室接收用于治疗淋病的抗菌药物(如头孢菌素、阿奇霉素和喹诺酮类)对淋病奈瑟菌的易感性的数据。

4. 根据监测的实验室方法学也可分为表型监测及基因型(组)监测。耐药表型监测一般指运用微生物实验室药敏试验的常规方法进行药敏结果的监测。目前大多数细菌耐药监测都采用的是表型监测,即收集实验室常规药敏结果进行分析和统计。也有实验室运用分子生物学方法,如脉冲场凝胶电泳(PFGE)、多位点序列分型(Multilocus Sequence Typing,MLST)、耐药基因扩增等手段进行耐药基因等分子流行病学监测,如欧洲产碳青霉烯酶肠杆菌科细菌耐药监测(the European Survey on Carbapenemase-Producing Enterobacteriaceae,EuSCAPE)属于细菌基因型调查;由于欧洲国家监测和报告标准的诊断能力和异质性方面的差距使得难以控制产碳青霉烯酶肠杆菌科细菌,为了评估产碳青霉烯酶肠杆菌在欧洲传播的性质和规模,由 ECDC 牵头成立了 EuSCAPE。其报告指出 CPE 继续在欧洲蔓延。虽然大多数国家只报告医院暴发,但专家评估的流行病学情况在过去三年中在许多国家恶化。虽然人们越来越意识到控制 CPE 的紧迫性,正如越来越多的关于感染控制措施的指导均表明了防止其蔓延,但46%的受访国家仍然缺乏此类指导。

细菌耐药趋势与抗菌药物使用关系,是当前细菌耐药监测的重要内容,据此可以了解抗菌药物使用在预防和加速细菌耐药发展中的作用趋势,评价所采取干预措施的有效性。另外,抗菌药物处方监测和感染转归监测等,也是细菌耐药监测的重要内容。

随着测序技术的发展,国际上非常关注利用宏基因组(metagenomics)测序方法进行耐药监测,该方法不直接分离细菌,也不需要进行药物敏感性测定,主要对临床、环境、动物等样本进行宏基因组测序,了解其中耐药基因丰度及其演变,也可以实现不同时间与不同地域的耐药状况比较。以宏基因组测序为基础,还可以进行临床感染诊断、新型耐药基因发现、新型抗菌靶点发现等,这将是一种全新的耐药监测手段。

二、国外细菌耐药监测情况与发展趋势

欧美细菌耐药监测有着起步早,范围广等特点,并且临床对于感染性疾病的微生物标本送检意识较强,标本构成比中无菌部位标本比例大。但多数还是处于被动监测,即监测只收集临床常规送检标本的培养结果。基于微生物的被动监测,往往准确性较差,需要有主动监测数据对其进行校正。因此,当前国外细菌耐药监测已经由被动监测向主动监测发展,有些监测项目更是基于患者人群的主动监测。如美国连续20年的B群链球菌监测项目,更多地关注于患者的感染类型以及疾病表现,为B群链球菌在美国的诊疗、防控提供了重要数据支持。美国NHSN也由其监测医院感染的发生和流行、评价潜在危险因素、感染的病原菌特点和耐药机制、选择监测内容和预防策略的初期目的,近年来开始进行基于感染疾病的调查和监测,通过覆盖不同人群(成人或儿童)、感染类型(血流感染、皮肤软组织感染、呼吸系统感染等)进行病原菌的监测。

在欧洲,尽管EARS-Net提供细菌耐药的年度报告,但不同国家之间的不均衡性仍然明显,导致存在结构问题和实验室数据问题,包括大多数发病率和流行率数据不能与相关的流行病学、临床或结果数据联系起来;不能确定细菌耐药的趋势是由耐药菌株的传播引起的,还是由于耐药基因在不同菌株转移引起。同时,仅使用基于临床样本细菌耐药监测不能作为新发病原体和细菌耐药的预警系统。人类抗生素耐药性监测系统与动物监测系统的协调不足更令人担忧。因此,EARS-Net正在努力改善国家抗菌药物耐药性监测系统,协调人类、食品、畜牧等监测系统,以提供高质量、全面和实时的监测数据。

自2014年开始,WHO开始发布全球细菌耐药监测报告,尽管这些报告对全球不同国家或地区了解细菌耐药有了很好的参考,但WHO也承认,不同国家之间细菌耐药监测存在差距,而加强全球细菌耐药监测合作也十分迫切。因此,WHO将促进:①制定细菌耐药监测标准,并将人类耐药监测与食品生产、动物和食物链中耐药监测相结合;②设立基于人群细菌耐药监测战略和评估其对健康和经济的影响;③加强细菌耐药监测网络和中心之间的合作,以创建区域和全球监测。WHO呼吁,细菌耐药是一种全球健康安全威胁,需要各国政府和整个社会采取协调一致、跨部门的行动。因此,产生可靠数据的监测是遏制细菌耐药实现全球健康安全战略和公共卫生行动的基础,也是世界各地所迫切需要的。

三、国内细菌耐药监测情况

我国原卫生部、国家中医药管理局、原解放军总后勤部卫生部联合于2004年颁布了《抗

菌药物临床应用指导原则》，为推进我国抗菌药物合理应用奠定了基础，也体现我国政府遏制抗菌药物不合理使用的决心。为配合《抗菌药物临床应用指导原则》的实施，原卫生部于2005年正式发文(卫办医发〔2005〕176号)成立"全国细菌耐药监测网"与"抗菌药物临床应用监测网"，目的在于掌握我国抗菌药物应用与细菌耐药状况，制定相应管理措施，为临床抗菌药物选择提供技术支持。根据我国地域广阔、医疗水平存在巨大差异、各医疗机构临床微生物发展状况不一等情况，在对各地医疗机构调查的基础上，选择各地具有代表性的医院组成卫生部全国细菌耐药监测网(Mohnarin)成员单位。2012年，为进一步明确管理机制，在Mohnarin的基础上扩大监测范围，更名全国细菌耐药监测网(CARSS)。目前，全国细菌耐药监测网成员单位已发展至覆盖全国31个省、自治区和直辖市的1 000余家医疗机构。

国内同样有一些大型医疗机构牵头、多家大型医院参加的多中心的耐药监测项目。如北京大学人民医院牵头组织的中国美洛培南耐药监测(CMSS)、中国院内获得性感染耐药监测(CARES)、中国地区成人社区获得性呼吸道感染监测(CARTIPS)；复旦大学附属华山医院抗生素研究所成立的中国细菌耐药监测(CHINET)；北京协和医院牵头组织的全国细菌耐药性E-test和琼脂稀释法监测(SEANIR)；浙江大学医学院附属第一医院传染病诊治国家重点实验室组建的全国血流感染细菌耐药监测联盟(Blood Bacterial Resistant Investigation Collaborative System，BRICS)。有些地区成立了当地的细菌耐药监测网，如上海市细菌耐药性监测网、浙江省细菌耐药性监测网。

1. **中国细菌耐药监测网(CHINET)**　由复旦大学附属华山医院牵头组建于2004年，是以病原菌为基础的被动监测，定期收集参加单位常规细菌耐药性监测数据，形成细菌耐药性数据库，为临床用药参考，掌握临床重要病原菌的耐药性动态和变迁，同时实现单位间的实验技术交流，数据资料共享。在以临床重要病原菌的监测仍然是监测的首要任务为原则的基础上，掌握临床重要病原菌及其对于抗菌药的敏感性和耐药性动态和变迁，发现新的耐药菌，同时掌握不同感染部位或不同感染性疾病病种的病原菌分布及其耐药性。

2. **全国血流感染细菌耐药监测联盟(BRICS)**　浙江大学医学院附属第一医院传染病诊治国家重点实验室除负责CARSS中15个省、自治区、直辖市耐药监测工作外，还负责浙江省细菌耐药监测工作，并且进行了主动耐药监测工作，包括基层医疗机构细菌耐药监测(萌芽计划)和BRICS。BRICS建立于2014年，是我国目前唯一进行的全国规模化、血流感染细菌耐药的主动监测网络。BRICS组织全国具有较强临床微生物检测能力的医院为监测点，逐步形成"一个中心、省区分点、覆盖全国"的格局。BRICS监测点医院按照监测方案，诊断并采集各监测网点血流感染细菌，菌株集中在中心实验室进行标准化药物敏感性测定，提高监测准确性与真实性。BRICS不断优化，地区分布日益广泛，建有资源共享的生物信息大数据平台，可进行大数据挖掘与分析，实现信息、样本、资源开放共享和有效利用。

四、国内外细菌耐药监测比较

由于所用监测策略、药敏试验、数据收集及评估方法的不同，结果较难进行横向比较。近年来，国外亦有基于基因组学分析的样本量调查，在传统耐药监测中病原菌的传播和溯源较难，基于全基因组测序技术框架内进行的监测项目能够很好地追踪菌株传播、发展、发生以及重要耐药基因和毒力基因的演化。尤其是在传染性较高的病原菌，如结核分枝杆菌中有大量应用。

目前我国细菌耐药监测网数量较前十年有了明显增加,但也存在一下突出问题。

(1) 监测的医院级别覆盖面不均衡,尽管 CARSS 涵盖了全国 1 000 余家单位,但其中二级医院及社区医院数量远少于三级医院数量,二级医院及社区医院的数据量还需加强,监测质量需要进一步提高,数据利用还比较差。

(2) 我国国内的监测大多数是基于临床实验室常规送检的标本,属于被动监测,基于以感染为基础的综合性病原菌耐药主动监测网络不多,尽管现有监测数据量大,但数据的可靠性和前瞻性较差。

(3) 已有的大型细菌耐药监测网对目标菌株不够明确,仅以收集细菌的信息为主,缺少病原菌与临床信息的关联性,无法区分是病原菌或定植菌,这样的监测数据会导致结果失真,产生偏差,如我国医院送检习惯以痰标本为主,对于肺部感染诊断的证据力度有限,应多增加侵入性标本或无菌体液的送检比例,使得耐药监测数据更贴近感染的真实情况。

(4) 微生物实验室的技术能力参差不齐,导致监测结果存在偏差。部分监测网络参加医院在经济发达省份,但作为整体的监测,应考虑地理、人口和社会经济等方面的平衡分布。不同地区采用药敏方法不尽相同,而准确测定细菌药物敏感性是监测质量的基本保证。我国目前临床微生物检验主要采用的是美国临床和实验室标准研究所制定的检验标准及操作规范,主要是仪器法测定细菌药物敏感性。然而,供临床应用的仪器设备有国内外多家企业,国外如 Vitek、Phoenix 等,国内若干厂家,企业药敏板卡质量会影响结果的准确性。此外,CLSI 每年更新一版,但仪器法使用软件等难于及时更新。因此,需要对参加单位微生物实验室进行质控措施的改进,包括项目按照年度提供质控株进行质控、对上报数据进行特殊耐药菌的审核、建立特殊耐药菌处理流程(包括复核、反馈、上报流程等)、定期安排专业培训和定期对监测点单位进行数据抽查;包括微生物实验室的硬件建设,配备的相应仪器和固定专业人员也必须不断改善。

(5) 社区获得性感染微生物标本送检率低,造成分离菌的比例和耐药性多有偏倚。这样的情况下,数据更多显示的是院内的重症感染患者分离菌及耐药性的情况。

(6) 监测经费和人员投入不足。监测经费包括人员培训、菌株保存、鉴定、菌种库的建立、分子生物学的检测等。由于经费不足,导致上述内容的开展受限,进而无法提供更为准确、真实的监测数据。

第三节 大型细菌耐药监测网的建设和应用

大型细菌耐药监测网(包括全球性、国家级或地区级等)建设是一项系统性工程,需要多学科、跨部门、跨地区的合作,还要有足够的经费支持和条件建设,同时需要设定监测目标、明确实施路线图、统一监测方案和标准,同时完善数据的收集、管理、分析和报告机制,为制定抗菌药物合理使用提供科学指导与政策依据(图 10-1)。

一、细菌耐药监测网的建设运营

1. **监测目标的设立** 大型细菌耐药监测网的目标包括培育和建立监测体系一标准;采用特定指标评估细菌耐药的发生程度和经济负担;定期分析和报告细菌耐药的监测数据;

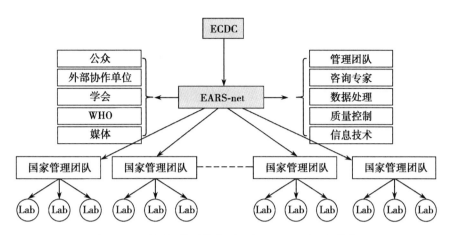

图 10-1　欧洲细菌耐药监测网（EARS-net）组织构架

发现新的细菌耐药及其传播状况；了解特定的预防控制方案的实施情况；评估干预措施的影响。

2. **监测路线图的设定**　因监测人群、监测类型和监测重点病原菌等不同，细菌耐药监测网在建设初期应设定监测发展路线图。在监测类型上，监测网早期的关注重点可在构成最大威胁的抗菌药物耐药菌上，尤其是治疗选择受限的多重耐药菌，建立以重点耐药菌监测为主的监测；后期经过不断探索逐步纳入基于临床感染为主的主动监测。在数据收集上，早期可采用以收集临床抗菌药物耐药数据为主的被动监测，而在后期则应采用以收集重点菌株并采用统一标准化检测抗菌药物耐药数据为主的主动监测。监测网的范围也应逐步将其他抗菌药物耐药性相关监测系统的信息纳入其中，如食源性抗菌药物耐药性监测、抗菌药物使用监测、卫生保健相关的感染监测、动物源性抗菌药物耐药监测等。

3. **监测方案的统一标准**　由于不同的国家、地区的发展不平衡，导致监测网纳入单位临床技术水平发展上不均一，实验室采用的仪器各不相同。因此，在监测网建立时，应有统一的临床感染诊断标准、收集每名患者的流行病学信息、规范微生物标本采集方案、标准化微生物培养、分离、鉴定及抗菌药敏试验方案，得到真实客观的病原菌抗菌药物敏感性和耐药性结果，对特殊耐药菌表型与基因型特征作初步研究。相应的方案应形成标准操作规程，供监测点单位使用。

4. **监测网信息系统的建设**　在大数据、信息化发展过程中，建立以数据报送、自动分析等为基本要素的信息系统。目前，WHO 推荐 WHONET 软件用于分析耐药监测数据，并已在全球广泛应用，成为目前病原菌耐药监测的有用工具。该软件具有动态性、高效性、广泛性、共享性等特点，能随时进行数据的统计分析，并能将本国、本地区或单位细菌耐药监测的数据与其他地区的数据进行对比和分享（详见本章第四节）。

5. **监测网数据的质量保障**　细菌耐药监测对于控制感染和抗菌药物应用管理各个方面具有至关重要的作用，监测结果须建立在准确的耐药数据之上，并维持监测结果的有效性及可比性。因此，确保细菌耐药监测结果的质量是监测中的重要一环。细菌耐药监测的质量保障，主要包括监测方法、监测过程中的质量控制和数据分析质量的保障三个方面。

不同的细菌耐药监测方法影响或决定细菌耐药监测结果的质量。如基于临床实验室常规送检的标本病原菌监测(即基于细菌的被动监测)是最为普遍和容易开展的监测方法,但不同实验室使用的鉴定和药敏试验仪器、采集的临床数据、实验人员技术能力等具有很大的差异性,导致该方法的监测质量较差;基于感染的病原菌监测(主动监测),由于采用统一、规范和标准的方案,并由中心实验室对监测菌株采取统一药敏试验,使监测结果具有较高的质量,但该方法比较费时费力。因此,应根据不同的监测目的和监测能力,开展相应的监测方法,并努力做到病原菌耐药主动监测。

临床微生物实验室是采集数据的第一线,其微生物检测的质量直接决定细菌耐药监测的质量。因此,应按照实验室资质认定标准以及国家标准(如 GB/T 15481—2000《检测和校准实验室能力的通用要求》)等标准建立微生物实验室质量管理体系,并从外部质量控制体系和内部质量控制体系两方面进行微生物实验室的质量控制。同时,监测网应成立中心或区域实验室,定期或不定期对所管辖各微生物室开展质控,并定期开展培训教育;同时对各实验室上报数据进行审核、反馈;对各微生物实验室出现不常见耐药菌株时,予以对菌株的复核实验。内部质量控制体系包括微生物实验室日常质量控制体系和室间质量评估体系。微生物实验室在日常质量控制体系,应建立完善的临床标本检验的质量控制标准、实验室培养基和试剂等质量管理标准、实验设备的质量管理标准、微生物检验报告结果的质量控制标准和溯源质量管理标准等,并对各项标准建立完整的管理档案。微生物实验室应参加由各级临检中心组织的室间质量评估,并针对问题建立相应的质量管理措施和办法。

采用合适的数据传输、分析等也对监测质量保证具有重要价值。目前,WHO 推荐使用的 WHONET 软件是分析细菌耐药数据的较为成熟的工具之一。因此,应组织数据分析人员和微生物专家学习 WHONET,减少数据分析的误差。同时,监测中心对各监测点实施内部教育与抽查、系统对上报数据审核、记录结果反馈、特殊情况的特殊处理办法、定期培训教育等。

二、WHONET 分析软件介绍

WHONET 软件是由 WHO 委托美国哈佛大学开发的一个可进行细菌耐药性监测数据统计分析的软件,能较便捷地对本医院或本地区的细菌耐药性监测数据进行各种类型的统计分析,从而加强实验室数据在当地的应用,并可通过数据交换,促进不同医院或不同国家间细菌耐药性监测工作的协作。其功能包括管理实验室常规药物敏感性试验结果、进行抗菌药物药敏试验结果数据的统计分析、指导临床合理用药、发现医院感染暴发、发现实验室中的质量控制问题、确定耐药机制以及通过数据交换促进不同实验室间的协作等。WHONET 软件的主菜单主要包括实验室设置、数据录入和数据分析。

1. **实验室设置** 通过实验室设置,提供详细信息,如实验所用的抗生素及患者的医护场所。另外,在数据文件中建立所需要的数据字段,同时可随时修改实验室设置。设置的内容包括语言的选择、新实验室的建立、抗菌药物的设置(包括各自实验室所用的抗菌药物、试验方法、折点的设定和修改、专家解释规则的设定、抗菌药物组合的建立等)、科室设置(包括科室名称、代码、专业类别和科室类别等)、数据字段的设置(可根据各自实验室的情况设定相应字段)和提示(重要菌株和特殊耐药菌的提示等)。

2. **数据录入** 在数据输入部分,可常规录入临床药敏试验结果,并可恢复、纠正及打印临床报告。若 WHONET 数据从已有实验室系统转换而来,则可直接导入数据。在数据录入界面,可浏览导入数据与实验室数据之间的字段差异,并可添加或删除相应字段;通过"继续数据输入",可直接将数据录入,包括质控菌株的录入。WHONET 数据以 dBASE 格式(2020 年版已经更改为 SQLite 进行数据管理)保存于数据库文件,其内容由各实验室的设置所决定。建议定期创建单独的数据文件进行数据储存,而不是将所有数据储存于一个大文件中。

3. 数据的分析　分析类型包括菌株列表和总结表、耐药、中敏、敏感率和检测结果、多文件敏感率和频率分布、散点图、耐药谱、菌株提示语和组提示语;报告格式包括表、图等;抗菌药物的选择包括所有抗菌药物或选择部分抗菌药物。另外,每一种分析类型均有数个附加选项,通过这些附加选项,可对相应分析进行设定参数。

临床上常遇到同一患者重复送检或多次送检而分离到相同菌株的情况,这可对患者人群的耐药性总体估计产生显著偏倚。若重复分离频率低,则基于分离菌株的耐药性估计更加合理。但对于重复分离频率并不低的情况,则推荐尽力进行基于患者的耐药率估计。WHONET 数据分析中,对重复分离同一种菌株有三种处理方式:①用菌株、患者进行分析;②用时间间隔进行分析;③耐药表型进行分析。用菌株、患者进行分析时,可选择的范围包括"只分析第一株菌"和"第一株菌抗菌药物结果",同时可选抗菌药物平均耐药、最耐药、最敏感或每种抗菌药物解释一种结果等选项用于耐药率/敏感率的计算。用时间间隔进行分析时,可选用"以前分离的天数"和"首次分离的天数"进行间隔定义;用耐药表型进行分析时,可选择主要差异、次要差异、所有抗菌药物和部分抗菌药物进行定义。

第四节　医疗机构细菌耐药监测与应用

医疗机构是细菌耐药发生和发展的主要场所。因此,建立医疗机构细菌耐药监测,通过不间断、广泛的耐药监测,掌握医疗机构内细菌耐药发生趋势,可为临床医师初始经验用药、抗菌药物应用管理政策的制定提供参考;同时,医疗机构的细菌耐药监测也是其他大型耐药监测的基础。

(一) 医疗机构细菌耐药监测的价值

医疗机构临床微生物实验室通过规范化处理临床标本、细菌培养和药敏试验等,提供细菌监测的原始数据,对相关数据进行统计分析得到监测结果,其价值体现在以下几方面。

1. 可指导临床监控感染患者病原菌耐药变化情况,送检合格的细菌培养标本,及时选用正确的抗菌药物,并采取相应措施。

2. 对设定的主要目标细菌耐药率监测,及时将预警信息通报本机构医务人员,指导临床用药选择,提高治愈率,减少死亡率,减少住院时间。

3. 监测多重耐药菌在医疗机构的发生情况,可加强多重耐药菌的医院感染管理,以有效预防和控制多重耐药菌在医院的传播,保障患者安全,提高医疗质量。

4. 医疗机构监测是区域与国家监测网的基础。

(二) 医疗机构细菌耐药监测系统建设与实施

为有效、科学、准确地获得细菌耐药监测数据,临床微生物实验室的能力建设是前提,同时加强临床科室与临床微生物实验室的沟通是关键。

1. 临床微生物实验室的能力建设　临床微生物实验室首先应加强自身的平台建设,包括引进自动化仪器设备(如自动血培养系统、自动鉴定与药敏系统,标本前处理系统等);同时应完善平台体系建设,包括建立苛氧菌和少见菌培养体系、少见耐药表型以及罕见耐药表型复核体系等。

临床微生物实验室须结合本实验室的具体情况,制定各类科学、规范、标准的 SOP 文件,其内容涵盖微生物标本采集、处理、质量评价、结果报告、结果审核等前、中、后各时段,做到有规可依。同时关注管理流程的规范和专业岗位的规范,明确专业岗位设置、岗位职责、岗位权限、工作模式等。

临床微生物实验室应根据各自实验室发展的需求,建立人才建设规划和人才培养计划,包括引进各层次人才,如检验医师、检验技师、科研人员等,并通过各种形式的培训、考核、能力评估的方式,提高人员的综合能力。

2. 加强临床与微生物实验室的沟通 微生物实验室应通过主动参与临床病例的会诊和讨论,定期召开与临床、药剂科、院感科等多方沟通会议,向临床解读微生物报告结果;以季度或年为单位,定期编制本单位的细菌耐药监测报告,结合各单位的具体情况,以解读本、小手册、简要报告等形式,向临床发布细菌耐药监测信息,让临床及时了解本单位的病原菌构成、细菌耐药趋势,促进抗菌药物合理使用。

(三) 医疗机构细菌耐药监测与抗菌药物合理使用

细菌耐药监测结果是抗菌药物合理使用策略的基础。不同医院或地区细菌耐药监测显示,细菌对某些抗菌药物的耐药率存在很大差异。如我国泌尿道感染的大肠埃希菌对氟喹诺酮类抗菌药物的耐药率高于欧美国家;同样,我国不同地区碳青霉烯耐药肺炎克雷伯菌的检出率也存在差异。因此,应根据本医疗机构细菌耐药监测结果,选择合适的抗菌药物作为经验性用药的依据。建立细菌耐药监测。

1. 细菌耐药监测是制定抗菌药物标准治疗指南以及处方集的基础 制定并颁布抗菌药物标准治疗指南以及处方集是 WHO 推荐的促进合理用药措施之一。各医疗机构需参考本机构的细菌耐药监测结果并根据耐药性变化适时更新这些指南,调整处方集药物。

2. 细菌耐药监测是抗菌药物应用预警机制的关键 抗菌药物经验用药必须注意细菌耐药情况,当某一细菌对抗菌药物耐药率超过一定比率(一般为 30% 以上)时,选择这类药物作为经验治疗有效率会明显降低。因此,医疗机构相关部门根据细菌耐药监测结果,采用抗菌药物预警的方法提醒临床医师,在处理细菌感染时避免选择这类药物作为经验治疗用药。同样,作为抗菌药物合理应用的管理措施,根据细菌耐药情况制定耐药预警报告,提高临床合理用药比率,减少患者感染治疗失败的风险不失为一种科学管理办法。

3. 细菌耐药监测结果参与抗菌药物分类管理 我国抗菌药物分为"非限制使用"、"限制使用"和"特殊使用"三大类别进行管理。这些类别分类原则包括药物安全性、疗效、价格、对耐药的影响以及临床重要性等,其中临床用于治疗严重感染的重要抗菌药物大多归为"特殊使用"类别,需要严格管理;这些药物管理类别随着临床感染性疾病与细菌耐药变迁应该作相应调整。

4. 根据细菌耐药监测结果实施抗菌药物目标性管理 细菌耐药与抗菌药物使用密切相关,不合理用药会导致细菌耐药迅速出现与流行。因此,医疗机构须严格控制药物过度使用现象,减少细菌耐药的选择压力。而适当的行政管理可以发挥立竿见影的效果。

(杨 青)

参考文献

［1］DIEKEMA D J, HSUEH P R, MENDES R E, et al. The Microbiology of Bloodstream Infection: 20-Year Trends from the SENTRY Antimicrobial Surveillance Program. Antimicrob Agents Chemother, 2019, 63(7): e00355-19.

［2］国家卫生健康委员会. 2017 年国家医疗服务与质量安全报告. 北京: 科学技术文献出版社, 2018.

［3］Wold Health Organization. WHO publishes list of bacteria for which new antibiotics are urgently needed. (2017-02-27)［2023-04-20］. https://www.who.int/news/item/27-02-2017-who-publishes-list-of-bacteria-for-which-new-antibiotics-are-urgently-needed.

［4］RHOMBERG P R, JONES R N. Summary trends for the Meropenem Yearly Susceptibility Test Information Collection Program: a 10-year experience in the United States(1999-2008). Diagn Microbiol Infect Dis, 2009, 65(4): 414-426.

［5］PEREZ F, BONOMO R A. Carbapenem-resistant Enterobacteriaceae: global action required. Lancet Infect Dis, 2019, 19(6): 561-562.

［6］KARLIJN V L, VOOR I H, VOS M C. A Systematic Review and Meta-analyses of the Clinical Epidemiology of Carbapenem-Resistant Enterobacteriaceae. Antimicrob Agents Chemother, 2018, 62(1): e01730-17.

［7］DRAGHI D C, SHEEHAN D J, HOGAN P, et al. In vitro activity of linezolid against key gram-positive organisms isolated in the United States: results of the LEADER 2004 surveillance program. Antimicrob Agents Chemother, 2005, 49(12): 5024-5032.

［8］HOBAN D J, BOUCHILLON S K, JOHNSON B M, et al. In vitro activity of tigecycline against 6 792 Gram-negative and Gram-positive clinical isolates from the global Tigecycline Evaluation and Surveillance Trial (TEST Program, 2004). Diagn Microbiol Infect Dis, 2005, 52(3): 215-227.

［9］JONES R N, KIRBY J T, RHOMBERG P R. Comparative activity of meropenem in US medical centers(2007): initiating the 2nd decade of MYSTIC program surveillance. Diagn Microbiol Infect Dis, 2008, 61(2): 203-213.

［10］JONES R N, STILWELL M G, RHOMBERG P R, et al. Antipseudomonal activity of piperacillin/tazobactam: more than a decade of experience from the SENTRY Antimicrobial Surveillance Program(1997-2007). Diagn Microbiol Infect Dis, 2009, 65(3): 331-334.

［11］MENDES R E, BELL J M, TURNIDGE J D, et al. Codetection of blaOXA-23-like gene(blaOXA-133) and blaOXA-58 in Acinetobacter radioresistens: report from the SENTRY antimicrobial surveillance program. Antimicrob Agents Chemother, 2009, 53(2): 843-844.

［12］NANDURI S A, PETIT S, SMELSER C, et al. Epidemiology of Invasive Early-Onset and Late-Onset Group B Streptococcal Disease in the United States, 2006 to 2015: Multistate Laboratory and Population-Based Surveillance. JAMA Pediatr, 2019, 173(3): 224-233.

［13］GRUNDMANN H, GLASNER C, ALBIGER B, et al. Occurrence of carbapenemase-producing Klebsiella pneumoniae and Escherichia coli in the European survey of carbapenemase-producing Enterobacteriaceae (EuSCAPE): a prospective, multinational study. Lancet Infect Dis, 2017, 17(2): 153-163.

［14］WEINER L M, WEBB A K, LIMBAGO B, et al. Antimicrobial-Resistant Pathogens Associated With Healthcare-Associated Infections: Summary of Data Reported to the National Healthcare Safety Network at the Centers for Disease Control and Prevention, 2011-2014. Infect Control Hosp Epidemiol, 2016, 37(11): 1288-1301.

［15］LAKE J G, WEINER L M, MILSTONE A M, et al. Pathogen Distribution and Antimicrobial Resistance Among Pediatric Healthcare-Associated Infections Reported to the National Healthcare Safety Network, 2011-2014. Infect Control Hosp Epidemiol, 2018, 39(1): 1-11.

［16］HERNANDO-AMADO S, COQUE T M, BAQUERO F, et al. Defining and combating antibiotic resistance from One Health and Global Health perspectives. Nat Microbiol, 2019, 4(9): 1432-1442.

第十一章

抗菌药物临床应用管理信息系统

第一节　抗菌药物临床应用管理信息系统
在抗菌药物临床应用管理中的价值

加强临床抗菌药物的应用管理,对促进抗菌药物合理使用,提高医疗质量,降低医疗费用,保障患者抗菌药物使用安全和控制细菌耐药具有重要价值。国家相关部门高度重视抗菌药物合理使用,颁布制定了一系列的政策、法规与指导文件。2009年,卫生部下发了《关于抗菌药物应用管理问题的通知》;2011年,卫生部联合四部委下发了《全国抗菌药物临床应用整治工作方案》和《关于做好全国抗菌药物临床专项整治活动的通知》;2012年,卫生部颁布了《抗菌药物临床应用管理办法》;2016年,国家卫生和计划生育委员会联合其他十三部委制定了《遏制细菌耐药国家行动计划(2016—2020年)》。自2011年以来全国抗菌药物专项治理成果突出,全国住院患者抗菌药物使用率明显下降。

规范临床抗菌药物的使用,既涉及相关制度的管理,也需要信息技术的支撑。《抗菌药物临床应用管理办法》明确规定,"医疗机构应当利用信息化手段促进抗菌药物合理应用",在2011年后发布的管理文件中,对信息系统建设高度关注,也不断提出要求。在国家不断完善抗菌药物管理制度的同时,我们迫切需要专业性更强、效率更高、针对的人群更加精准的临床抗菌药物信息管理手段。利用大数据充分挖掘患者信息,诊疗过程数据,构建科学专业的抗菌药物知识库,辅助指导或判断抗菌药物的合理使用,做到对临床使用抗菌药物实时预警、及时监管,提高当前临床药物管理水平。医院信息系统与AMS关系(图11-1)。

利用信息系统支持抗菌药物合理使用与管理在我国已经开始较长时间,发展成为集处方审核、处方点评、医药信息查询及合理用药监测及统计管理于一体的软件,可实现处方自动审查、医药信息在线查询、处方前置审核、医师药师互动平台、处方点评、抗菌药物管理、合理用药监控和电子药历等功能,帮助医师、药师等临床专业人员在用药过程中及时有效地掌握和利用医药知识,科学合理地使用药物的数据库应用系统。目前,我国大部分二、三级医院采购了商业或自主研发了合理用药的软件或模块。如浙江大学医学院附属第二医院2012年开发的抗菌药物临床应用决策支持系统,对抗菌药物临床应用设计了120个用药指

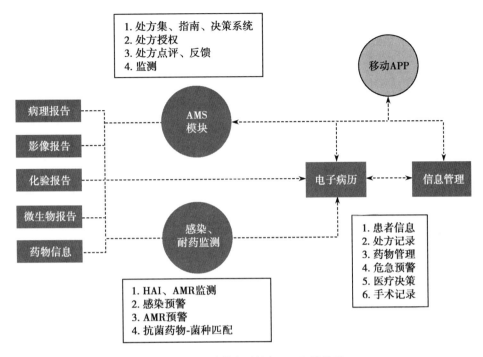

图 11-1　医院信息系统与 AMS 的关系

标。中国人民解放军总医院 2013 年部署了特殊类抗菌药物专家会诊模块,医师处方使用抗菌药物为特殊类时,系统自动启动特殊类抗菌药物院内专家会诊界面。2017 年北京大学第三医院和首都医科大学附属北京天坛医院上线了"美德医"的合理用药系统,主要功能模块是合理用药监测和处方点评。

合理用药系统的广泛使用,在一定程度上保障了抗菌药物临床应用管理的质量,提高了统计分析的效率。但根据《中国抗菌药物管理和细菌耐药现状报告(2018)》显示,抗菌药物临床合理应用信息化建设仍需优化,医疗机构抗菌药物临床应用信息化管理体系仍不完善,无法全面实现抗菌药物临床应用相关数据、资料提取、汇总、统计、分析等信息化监管与评价。

第二节　国内外抗菌药物临床应用管理信息系统

一、国内抗菌药物临床应用管理信息系统发展与现状

(一) 抗菌药物临床应用与细菌耐药监测信息系统

1. 抗菌药物临床应用监测网信息系统　我国抗菌药物临床应用监测网于 2005 年成立,现监测成员医院单位已超过 1 000 家,并在全国成立了 31 个省级或地区级监测分网。我国监测网自运行以来,从初期的手工报表到单机上报数据,再到现在的网上直报数据;从原来的纸质反馈到如今的信息化反馈,监测网的功能日趋完善,其监测数据已为国家及地方卫生行政主管部门提供了较为可信的、系统的信息用以决策,其影响力也越来越大。

监测网目前的技术手段和方法,对采集、整理及统计分析的数据,基本能反映出各级各

类相关医疗机构的抗菌药物使用情况,满足各级卫生行政主管部门对相关数据的要求。每年可以向全国和省市及医疗机构提供包括年度、季度和月度的不同横断面和层阶的患者抗菌药物使用强度和使用率、门诊患者抗菌药物使用率、不同类别手术切口患者预防使用抗菌药物使用率和抗菌药物分类(品种)使用情况等二十余项统计指标。

监测网的数据处理主要分为三部分:①按月报告病历和处方抽样数据;②按季度报告住院患者抗菌药物消耗情况;③按年度报告医院抗菌药物使用管理情况。月度数据均采用随机抽取的方法,调查当月住院患者病历用药医嘱和门诊患者处方用药情况,从中统计抗菌药物使用金额占药品总收入比例、住院患者人均抗菌药物费用、住院患者抗菌药物使用率、手术患者不同切口抗菌药物使用情况、手术患者首次预防用药时机、住院患者抗菌药物联合用药率、门诊处方调查统计情况,以及用药合理性评估等相关数据指标的统计分析和评估。季度和年度数据则是将住院患者全部使用消耗的抗菌药物量采集整理上报,从中统计住院患者抗菌药物使用强度,及抗菌药物分类使用情况分析。所有统计指标均可以在系统中查询,其中包括全国、省级、市级和医疗机构的抗菌药物使用情况和上报完成情况。

我国的抗菌药物监测信息系统还处于建设初级阶段,无论是在数据监测技术手段、统计分析方法和相关服务方面都有待完善和提高,监测网的管理精细化水平需要进一步提升。抗菌药物监测网亟需向科学化、精细化、信息化方向发展,以期能得到更加全面、实时、深入的监测结果,以使各级卫生行政主管部门据此制定的相关政策更具有科学性和可操作性。

2. 耐药菌监测网信息系统　　全国细菌耐药监测网也成立于 2005 年,截至 2018 年,全国细菌耐药监测网成员单位已发展至覆盖全国 31 个省、自治区和直辖市的 1 000 余所医疗机构。监测网设有南、中、北三个技术分中心和一个质量管理中心,每个省份设有省级监测中心,同时,还设有全国细菌耐药监测学术委员会。监测方式主要为被动监测。各监测医疗机构将常规微生物药敏实验数据按季度定期经细菌耐药监测信息系统上报至主管部门,通过计算机和人工分析处理,每年度统计出临床常见致病菌对各类抗菌药物的敏感率和耐药率,编写年度细菌耐药监测报告,并持续监测细菌耐药性变迁情况。整个监测系统运行的数据采集、传输、统计分析都基于 WHO 推荐的 WHONET 软件。

(二)医疗机构抗菌药物临床应用管理信息系统

我国医疗机构抗菌药物临床应用管理以合理用药软件为主,根据席晓宇等对 2017—2018 年我国二级医院和三级医院临床药学服务现状的调查,当前我国三级医院中 93.6% 的医院已部署了合理用药软件,二级医院中 60.6% 的医院部署了合理用药软件。国内的合理用药软件具有相似的基本功能,并日趋完善,同时又有各自的特点和优势,提供了较多的市场选择。其中,美德医系统较为先进,兼具专业性和灵活性的特点;美康、大通和逸曜的国内用户最多;美康数据库信息全面并提供详细的更新说明;大通拥有庞大的循证医学信息资源,数据更新快,但售后服务不及时;逸曜由药师自主编程,采用智能推理技术,操作简单,售后服务及时;普华和诚、天际健康、慧药通在处方审核模块各有特色。

当前,合理用药软件仍然需要结合药品说明书、临床用药指南、国家处方集等完善药物数据库,提升审核结果准确性,减少药物预警假阳性和假阴性率。李健涛等在 2017 年评估合理用药软件在北京协和医院审核处方相互作用的效果显示,合理用药软件与实际临床情况还是存在差距,临床医师为了避免误报影响诊疗会关闭软件而失去对药物的拦截作用,因此当前依旧需要对软件中的专业条目进一步的结合临床进行优化。

二、国外抗菌药物临床应用管理信息系统现状

(一) 抗菌药物临床应用与细菌耐药监测信息系统

1. 欧洲抗菌药物消耗监测网(ESAC-Net)和细菌耐药监测系统(EARS-Net)　覆盖欧盟及欧洲经济区和欧洲自由贸易联盟国家,采集和分析相关国家的抗菌药物消耗数据(包括社区和医院的数据信息)和细菌耐药信息。采集的数据经过监测机构的统计分析以指标的形式反馈给相关国家,为这些国家提供监测抗菌药物使用情况的数据信息(详见本书相关章节)。

2. 美国抗菌药物使用监测网　是美国 CDC 国家健康安全网络(NHSN)下的抗菌药物使用和耐药监测的网页,主要有相关监测数据和分析报告以及监测方法、和干预方法项目等内容,可供相关医疗机构查询和参考(详见本书第九章)。

3. 其他监测网　部分欧盟国家建立有自己的抗菌药物或细菌耐药监测网,例如,瑞典的 STRAMA 对该国的医疗和动物用抗菌药物的合理使用与细菌耐药控制工作进行监测。捷克构建有抗菌药物监测网络中心对当地抗菌药物使用情况、细菌耐药性进行监测,并提供这方面的预防和控制措施。经过多年的发展,欧美国家在抗菌药物管理上研究的方法较丰富,包括大样本现况调查、类实验研究、队列研究、成本效益分析等。而国内项目评价较为单一,以门诊患者处方、抗菌药物使用率、使用强度、不同切口手术预防使用抗生素比例等为主(详见本书相关章节)。

(二) 医疗机构抗菌药物合理使用管理信息系统

国外医疗机构抗菌药物管理信息系统是 AMS 的重要支撑条件。AMS 模式的主要策略包括:建立以抗感染医师、抗感染临床药师和微生物学家为主体的多学科管理团队,对医师处方进行预先审查和反馈;制定合理使用抗菌药物指南与临床路径;利用信息系统控制不合理抗菌药处方等。

在 AMS 模式中 IT 人员(数据分析师,数据管员和程序员),负责更新和维护电子病历(electronic medical recording,EMR)协助整理多种来源的抗菌药物、微生物学和临床数据。临床决策支持系统(clinical decision supporting system,CDSS)是 AMS 重要的组成部分,CDSS 将患者信息与临床知识库结合并生成针对患者的建议以改善患者的治疗方案。在建设方案上分为商用 CDSS 软件和基于 EMR 系统提供 CDSS 功能模块两种方式,均具有对抗菌药物临床使用的预警提示功能和统计报告功能。不同的是,基于 EMR 的 CDSS 模式数据交换更加便利,允许临床医师在开药时自动获取药物相关信息。独立的商用 CDSS 软件具有预测模型工具,允许用户输入有关患者的相关信息和临床症状,产生诊断建议列表和可能的抗菌药物治疗方案。美国一项为期一年对 12 张病床的 545 个 ICU 患者研究结果显示,接受了CDSS 评估后使用抗菌药物的患者与未进行干预措施使用抗菌药物的患者相比,干预期间患者药物过敏人数、超剂量使用抗菌药物人数和住院费用显著减少,但 CDSS 存在预警过于敏感的问题。国际常用 CDSS 中的 AMS 系统内容如表 11-1 所示。

表 11-1 国际常用 CDSS 中 AMS 功能模块比较

功能模块	优势	局限性	价格	对 AMS 可能影响	开发时间	主要公司
最优实践/临床预警	AMS 团队监控处方,可定制	需要进入患者图表观看预警,过多预警导致麻木	适中	一般	数小时	Bluebird,Cerner,Epic
AMS 模块	具有患者信息的 AMS 子页,可定制	需要定制规则,不一定适合所有医院	贵	很大	数周到数月	IC Net,ILUM,Insight
干预文件	标准化模板,可监控 AMS 效果,可定制	需要制定干预手册	适中	较大	数小时到数周	Lumed,MedMined,QC
抗菌药物 TDM	可标准化,电子病历嵌入	界面不一定友好	低~贵	较大	数周到数月	PathFinder,Safety,Surveillor
用药监测	提供标准,标准定义,展示趋势,确定离群值	缺乏患者信息,回顾性数据	贵	很大		Sentri7,TheraDoc,VigiLanz

第三节 抗菌药物临床应用管理信息系统建设

一、信息系统建设目标

抗菌药物临床应用管理信息系统可以根据各医疗机构的实际情况进行开发与应用,其基本功能包括以下几方面。

1. 提高 AMS 效率,实现全员参与抗菌药物合理使用与细菌耐药控制工作。

2. 严格执行抗菌药物分级管理制度,落实抗菌药物处方点评制度,保障临床抗菌药物的合理使用。

3. 提供抗菌药物处方支持系统。实时采集患者体征信息、过敏信息、检验检查信息、手术信息等患者过程数据,建立抗菌药物用药规则,设置抗菌药物分级标准,在医师开具处方时对药物进行提示。

4. 提供多终端的操作管理界面,支持管理部门对抗菌药物合理使用规则集中维护和管理。

5. 完成抗菌药物的各种统计报表和统计查询工作,与医院内的其他应用系统实现数据交互和信息共享。

二、系统部署方式

在系统部署方式上,临床抗菌药物管理系统存在以下两种主流模式。

1. **与医院信息系统整合** 在医院信息系统(hospital information system,HIS)的医生工作站中直接进行代码修改,增加相应的功能模块,依靠 HIS 数据库实现抗菌药物管理的相关功能。这种信息系统部署方式数据较为全面,数据质量的回溯性较好,但由于抗菌药物应用的复杂控制,这种模式可能导致医生工作站系统的不稳定问题。例如,上海交通大学医学院附属瑞金医院通过药师主导自主开发基于 HIS 的医院处方评价系统,对用药适应证、药物选择、给药途径、用法用量、联合用药、配伍禁忌等适宜性进行评价,发现存在或潜在的问题,形成处方前干预机制,及时进行提醒和限制。

2. 独立信息系统　建立系统专有的数据库,额外开发设计单独的抗菌药物管理系统,通过接口方式与 HIS 系统、手术麻醉系统等进行信息交互共享,这种模式的稳定性、可维护性和可扩展性比较好,但可能存在与其他数据库的数据交换问题。例如,目前在合理用药软件中占据市场份额最多的四川美康 PASS 合理用药监测系统,主要有处方审查、医药信息查询、统计分析、PASS 通讯平台和数据自定义五项功能,并于 2015 年在系统内增添了 PASS 药师审方干预模块,实现了处方前置审核功能。

三、信息系统构架

抗菌药物管理系统构架上可以分为以下五个层次(图 11-2)。

1. 基础设施层　构建抗菌药物管理信息系统的基础设施都归于这一层,包括:主机、存储、终端、网络、系统软件、虚拟化、安全,灾备。这一层的建设重点是高可用性及安全性。

2. 系统数据层　包括业务复制库、临床数据仓库、抗菌药物与实验室检测知识库。这一层建设的主要侧重点包括数据按抗菌药物管理模型的科学组织、经过清洗转换后形成高质量的数据存储、数据仓库的主题设计,知识库的整合与更新。

3. 系统服务层　构建临床抗菌药物信息管理系统的核心服务组件,这些服务为应用层数据应用、临床抗菌药物管理相关数据整合、业务管理提供服务,这一层可分为数据采集、数据处理、数据利用、基础服务、运行维护管理五大部分。

4. 系统应用层　为系统用户提供基于临床抗菌药物管理集成系统的关键应用,并为其他应用系统提供支持。其主要包括:抗菌药物基础目录、抗菌药物知识库管理、抗菌药物处方权管理、患者信息查询、抗菌药物围手术期管理、细菌耐药预警、抗菌药物的查询统计功能、信息化临床抗菌药物点评和系统设置功能。

5. 综合展现层　通过门户网站、大屏幕、桌面终端、手机 APP 等多种途径和方式提供全方位、多角度的医院临床抗菌药物使用监测和临床抗菌药物管理控制情况。

第四节　抗菌药物临床应用管理信息系统功能开发

一、抗菌药物基础目录管理功能

《抗菌药物临床应用管理办法》第十七条明确提出:"医疗机构应当严格控制本机构抗菌药物供应目录的品种数量。同一通用名称抗菌药物品种,注射剂型和口服剂型各不得超过 2 种。具有相似或者相同药理学特征的抗菌药物不得重复列入供应目录。"2011 年全国抗菌药物临床应用专项整治活动提出三级综合医院抗菌药物品种原则上不超过 50 种,二级综合医院抗菌药物品种原则上不超过 35 种。

不同地区、不同医疗机构的细菌耐药情况存在差别,不同医疗机构的服务能力不同,所诊治感染性疾病的严重程度不同,其抗感染治疗水平也存在差异。此外,抗菌药物品种较

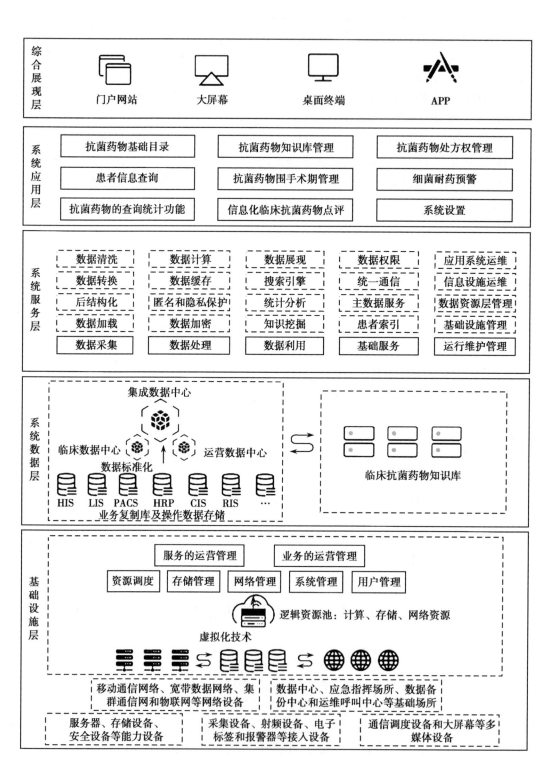

图 11-2 临床抗菌药物管理信息系统构架

多,不同品种耐药存在差异,药物收益和风险也不同,导致不同抗菌药物的应用效率也不一样等诸多因素。因此医疗机构有必要组织病原微生物学、临床感染学及药学等相关专家筛选适合本医疗机构的抗菌药物基本用药品种,促进合理用药。信息系统按"非限制使用"、"限制使用"和"特殊使用"的分级模式进行管理规则设置,对医师处方权限加以管理,对抗菌药物的临床管控灵活配置。

二、抗菌药物知识库管理功能

(一) 提供详细可靠的抗菌药物知识库

抗菌药物知识库是临床抗菌药物信息管理系统建设的难点,我国临床使用抗菌药物种类繁多,知识库在临床抗菌药物管理中,对临床医师的合理规范用药起引导作用,涉及不同人群、不同疾病、不同手术和不同的血液生化指标等。在日常医疗活动中,临床医师难以掌握如此众多的药品信息。临床抗菌药物管理系统提供和支持临床药师在抗菌药物管理系统中对每种抗菌药物进行详细的药品信息完善,包括:抗菌谱查询、同类抗菌药物查询、抗菌药物应用指南、抗菌药物剂量与疗程、详细的药品说明书、参考文献及相关研究报道、推荐限定日加量的 DDD 值、药物不良反应情况等,为临床医师在开具抗菌药物处方时提供全面的相关抗菌药物信息。与此同时,针对特殊患者人群(老年人、儿童、肝肾功能不全、孕妇或哺乳期患者)提供相对应的用药推荐功能,给出剂量折算公式、风险等级评估、适宜药品推荐等。

(二) 提供抗菌药物管理制度知识库

包括抗菌药物政策法规、抗菌药物种类、各类医保政策对抗菌药物的政策、各类医保支付比例等。例如,在美德医 RDU 合理用药系统中集中了中美两个药品数据库和用药规则。

三、抗菌药物应用管理功能

(一) 抗菌药物处方权管理功能

抗菌药物分级管理是 AMS 核心策略,抗菌药物处方权限管理功能已成抗菌药物信息化管理的一项重要的基础功能。其中包括:

1. 支持医师使用抗菌药物权限、级别、用量的管理　对有抗菌药物处方权的医师,提供各级医师使用抗菌药物的处方管理权限。

2. 支持抗菌药物审批权的管理　包括联合使用审批权、三级管控审批权、处方规则审批权、围手术期审批权、特殊用药审批权。

3. 支持特殊使用级抗菌药物会诊申请管理　支持抗菌药物越级申请审批管理。

4. 对于特殊情况　对于夜诊、周末上级医师可能不在岗等情况,对越级使用抗生素的情况,信息系统自动给出提示,允许医师越级开具 24 小时内的临时医嘱,且需写明越级原因,信息系统自动记录医师越级使用抗生素的情况并汇总生成相应的统计报表。临床药师对越级使用抗生素的行为及原因进行督查管理。

(二) 患者详细信息查寻功能

为方便在抗菌药物管理系统中查寻患者详细诊疗信息,抗菌药物信息管理系统采集的即时信息包括:

1. 患者基本信息　人口学信息、入院登记信息、出院登记信息、体温信息、过敏史。

2. 手术信息　手术名称、切口等级、手术开始时间、手术结束时间(来源于电子手术通知单）。

3. 检验报告信息　肝功能不全指标、肾功能不全指标、微生物检验结果、药敏试验结果、血常规等。

4. 采集时间　基本信息、诊断名称、手术信息、医嘱库、检验报告库、检查报告库。

（三）抗菌药物围手术期用药管理功能

1. 支持抗菌药物术前、术中和术后的预防性和治疗性用药的使用管理　对手术切口等级、手术部位、药敏试验进行设置，支持深入配置指定手术的围手术期抗菌药物药品种类及剂量，满足围手术期用药灵活调整的需求。在手术申请单、住院医嘱、住院药房中对抗菌药物进行监控和提醒；电子手术通知单与开出的抗菌药物医嘱相关联，对抗菌药物在围手术期内启动跟踪机制，对用药时间、超量使用持续跟踪，提醒医师及时停止抗菌药物使用，给予正确的用药指导，智能控制围手术期的感染用药，控制药物不良反应，减少细菌耐药性，降低患者住院费用。

2. 支持特殊情况下抗菌药物围手术期使用管理　围手术期规则外申请使用及相应的管理流程，支持对申请用药患者的患者体征、检验结果等的信息采集。

为适应围手术期临床复杂的状况，支持在系统中设置特殊情况下围手术期规则外抗菌药物申请与审批，如患者同时有肺炎或其他感染，此时医师可通过特殊情况通道使用抗菌药物，并添加用药原因。信息系统自动记录医师通过特殊情况通道使用抗生素的情况并汇总生成相应的统计报表，供医务部门事后监管。

（四）细菌耐药预警功能

临床抗菌药物信息管理系统关联医院细菌耐药监测数据，公布各类临床标本的病原菌检出情况，革兰氏阴性菌、革兰氏阳性菌分离情况，分析抗菌药物使用量与耐药率之间的关系，对高耐药率和特殊耐药菌进行预警提示，做定期更新与统计分析汇总。临床医师可依据抗菌药物的主要细菌耐药率大小合理选用、更换或者停用抗菌药物，以取得更好的临床疗效。

（五）抗菌药物应用查询统计功能

利用大数据技术，对门诊、急诊和住院抗菌药物的使用情况进行统计分析，如抗菌药物使用率、使用量和抗菌药物金额排名及占总药物金额百分比、抗菌药物联合应用比例、特殊使用级抗菌药物使用量占抗菌药物使用量百分比，进行实时监测。并以仪表盘，趋势图等直观的方式展现。相关数据设定时间段自动刷新，并按月度生成统计表。为管理者提供临床抗菌药物使用的宏观趋势。

支持出院患者抗菌药物使用统计，例如出院患者抗菌药物使用强度的查询统计，抗菌药物人均费用查询统计。

支持对围手术期抗菌药物使用情况进行统计分析，例如Ⅰ类手术切口抗菌药物预防使用率的统计、预防用药事件≤24小时的比例，用药时间≤48小时比例、联合预防性使用抗菌药物的比例等。并支持对抗菌药物的申请、审批情况进行查询。

（六）信息化临床抗菌药物点评功能

抗菌药物处方点评工作的信息化，能提高临床药师的参与度，并能重点关注存在抗菌药物滥用问题的临床科室，关注使用特定品种或联合使用抗菌药物的患者，对医师抗菌药物应用的合理性进行更多的分析和跟踪。在临床抗菌药物管理系统中支持对临床抗菌药物处方的抽样点评。筛选条件包括:处方时间/出院时间、科室、医师、药品、疾病名称等,抽样方式分为:随机抽样、按百分率抽样、按间隔数量抽样。临床药师可根据抽样结果快速、准确地实现抗菌药物处方(医嘱)的点评工作。并能根据结果,快速生成相关报表。

（七）抗菌药物智能处方功能

智能处方根据患者信息和临床知识库生成针对患者的抗生素使用建议。患者信息数据来源于 HIS 的患者数据和医嘱库、检验信息系统(laboratory information system,LIS)的检验检查报告库数据、EMR 的患者基本信息、诊断名称、手术信息。患者信息还可以在医师诊疗过程中不断补足。信息系统通过对患者诊疗全过程监督,实时采集患者体征信息、过敏信息、检验检查信息、手术信息等患者过程数据,建立抗菌药物用药规则,设置抗菌药物分级标准。推荐用药信息包括适应证能选择的抗菌药物、药物的用法、剂量及最大用药天数等。通过软件自带规则或自定义规则,对医师所开具的处方进行审核,并结合人工点评,最终系统自动生成"处方评价表"。

第五节 信息系统在抗菌药物临床应用管理中的应用方式

一、提高抗菌药物监测质量与统计分析效率

临床科室和患者基础数据庞大,由于手动筛查患者抗菌药物使用数据以改善抗生素使用只能随机抽样少部分病历,代表性和准确性均不足,且耗费大量的人力和时间,这种工作方式是繁重且质量和效率低下的。

使用信息管理系统进行临床用药的监控,首先能很大程度地减轻医务人员的工作负担和压力,同时提高临床用药管理的精细化程度,减少人力成本。系统可按照日期计算各科室抗菌药物使用情况以及相关费用、门诊与住院抗菌药物使用率自动进行统计分析。其次,信息化的系统管理方式可提供实时的抗菌药物使用数据,并以直观精细的可视化方式展现,为管理者提供快速宏观的抗菌药物使用趋势,极大提高统计分析效率和监测质量。

厦门大学附属第一医院使用合理用药软件和人工审核的数据进行统计分析结果显示,该院 2017 年下半年月处方量在 19 万份/月,处方合理用药软件提示条目在 8 万份/月,而人工审核的条目在 3 000~6 000 份/月,合理用药软件同临床药师人工审方相结合能大幅提高工作效率。对深圳第二人民医院神经内科的合理用药软件进行实施前后的对比,在软件实施前,实施药物重整患者数每月平均在 9.6 人/月,而实施后每月平均在 18.6 人/月,平均录入耗时也从约 34 分钟缩减到约 11 分钟。

二、提高处方评价效率、质量及用药合理性

处方审核信息化极大地方便了临床药师对治疗性抗菌药物医嘱和处方进行点评,对不合理用药的情况进行及时干预,从而实现规范医院抗菌药物用药,提高医院的用药水平。上海交通大学瑞金医院处方评价系统的实效分析显示,门(急)诊处方量从 2014 年的两万多张增长到 2017 年的五万多张,全院的药品收入占医院医疗业务的收入从 2016 年上半年的34.68% 下降至 2017 年上半年的 30.42%,借助信息化技术构建智能处方评价系统及其处方形成前干预手段,可提高处方评价效率、质量及其用药合理性,最大程度地发挥药师的"防

火墙"作用,保障安全用药。深圳市宝安区福永人民医院关于处方点评对合理用药影响的调查分析显示出类似的效果,显示出点评制度能显著提高合理处方比例,降低不合理用药导致的不良反应和医疗费用负担,具有重要的临床应用价值。

三、提供精细化的抗菌药物用药知识库信息

信息化的管理方式可提供精细化的抗菌药物用药知识库信息(包括抗菌谱查询、同类抗菌药物查询、抗菌药物应用指南、抗菌药物剂量与疗程、详细的药品说明书、参考文献及相关研究报道、推荐限定日加量的 DDDs 值、药物不良反应情况、药物联用禁忌等),医师在使用抗菌药物前,可方便、快捷地了解到所选抗菌药物的详细信息和注意事项。例如,四川美康医药开发的 PASS 合理用药软件 2018 版提供了强大的医药信息数据库,收录了 56 593 篇涵盖 192 611 个上市药品的 CFDA 审核发布的药品说明书、13 157 篇重要信息文章、4 761 篇药物相互作用专论、覆盖 10 303 个通用药物组,可对 120 127 个上市药品进行提示。

四、利用智能处方规范抗菌药物合理使用

智能处方在合理用药软件中得到了广泛的应用,尤其是在处方审核中。上海大通开发的临床用药决策支持系统(CMSD)已在我国有数百家医院使用,其主要包括药品摘要信息提示、处方监控,药学信息查询、问题处方统计分析、自定义规则 5 项功能。该系统以控件形式嵌入 HIS 中,对存在超量用药、禁忌证、配伍禁忌等实施不同级别的提示和警告。CMSD 审查及警示的主要内容是给药剂量(单次或每日给药剂量)、给药频次、适应证、溶媒、重复用药、配伍禁忌、药物相互作用等。杭州逸曜开发的逸曜合理用药管理系统基于"智能推理机"技术,以药学人员构建用药知识库为核心,提供了临床用药风险提示、临床用药分析等功能。

上海交通大学附属胸科医院的智能化抗菌药物临床应用管理系统正式运行后,医院的抗菌药物住院使用率和抗菌药物住院使用强度均大幅降低,围手术期预防性应用规范使用率显著提高,抗菌药物费用从 2011 年的 11.89% 下降到 2012 年的 6.29%。

此外,智能处方功能在医疗能力薄弱的基层医疗抗菌药物管理中也发挥着重要作用。对成都地区 5 家使用临床决策智能决策系统的诊所前后 1 年抗菌药物的使用情况进行对比评估,结果显示临床决策支持(CDSS)干预后,医师开始在较为常见的急性上呼吸道感染、急性支气管炎、急性胃肠炎病例中减少抗菌药物的联合使用,对单纯上呼吸道感染的治疗,使用 CDSS 后 1 年的门诊抗菌药物的合理用药情况得到明显改善($P<0.05$)。

五、提供灵活的抗菌药物管理规则调试方式

信息化的抗菌药物管理方式不仅能够根据最新的指导原则调整抗菌药物的品种和疗程要求,同时可以根据精确的时间节点对抗菌药物用药的时机进行监测管理,保障临床药学管理的先进性与科学性。北京某三甲医院信息化方法管理抗菌药物合理使用 4 年的效果分析中,发现用信息化精确计算的方法对围手术期前 0.5~2 小时合理用药率进行了分析和干预,术前 0.5~2 小时合理用药率从 10.0% 大幅提升到 60.0%。此外,信息化的抗菌药物管理方式可根据临床不合理用药特征制定相关审批标准,在不违反药品使用规范的前提下,让系统自动处理。在美国一个拥有 576 个床位的医疗机构中,抗菌药物管理小组注意到,许多碳青

霉烯类药物的处方是为超广谱 β-内酰胺酶阳性的大肠埃希菌尿液样本开的。经审查,这些病例中有不少在临床上是无症状的菌尿症。在记录的临床感染中,这些病例大多数被诊断为膀胱炎,并可以使用替代性的口服药物进行治疗。该医疗机构通过使用临床决策支持系统,创建了此类规则的警报,识别 ESBL 阳性的大肠埃希菌和肺炎克雷伯菌的尿液样本,并对其进行碳青霉烯类药物治疗的病案。当预警产生时,抗菌药物管理小组审查敏感度报告,并联系使用碳青霉烯类药物联合磷霉素治疗的临床医师确认具体情况。

第六节　现代信息技术与抗菌药物临床应用管理

信息化技术能够提高医院管理的效率与质量,实现信息的快速处理、共享及查询,从而推动医院管理的科学化发展。信息化技术管理可以使医院的信息资源得到合理配置以及集中化管理,医院的发展需要借助现代化技术的推动。针对临床抗菌药物管理中存在的问题,如何有效利用信息化管理系统提高抗菌药物应用的有效性是目前有待解决的重要问题。抗菌药物管理的信息化建设主要利用计算机技术与药学工作中的各项学科相互渗透、相互影响,以信息化技术为支撑,以药学服务与实践为内容,以抗菌药物管理制度为中心,最大程度地利用现有信息资源,对数据进行分析和处理,从而尽可能提高抗菌药物临床使用的科学性。随着医疗信息技术的逐步发展,我国正快速迈入一个移动/远程医疗、云计算、大数据、精准医疗和人群健康管理的新时代。

一、移动医疗 APP 与抗菌药物临床应用管理

移动医疗 APP 管理软件通过利用无线技术和智能终端技术,将传统的台式电脑上处理的医疗信息延伸到移动终端上来,实现医疗信息多终端的无缝连接。在抗菌药物临床应用管理上,通过移动终端 APP,可以让医师随时查看患者的基本信息、医嘱信息、检查结果、检验结果、病例信息、医嘱等诊疗信息,及时记录和修改患者抗菌药物使用的相关状态。例如,医师在查房时,可以使用移动终端 APP 及时将患者信息录入到信息系统中,并根据患者病情变化,当即开检验、检查、治疗所需抗菌药物,避免查房后再次转抄或凭记忆补开医嘱,造成重复工作,甚至错误。此外,移动终端为抗菌药物及时申请和审批提供了极为便利的条件。当临床医师申请权限外抗菌药物时,上级审批者可通过移动终端 APP 及时收到申请提醒处理相关审批信息,提高抗菌药物管理效率。

二、云计算与抗菌药物临床应用管理

云计算(cloud computing)是在网格计算、并行计算、分布式计算基础上发展起来的一种新技术,可以自动对海量信息数据进行快速的计算、存储、提取、共享等。在抗菌药物管理上尤其是区域抗菌药物信息管理平台上,由于大量的抗菌药物医疗数据来自于物理位置分散、管理形式自治、数据模式上异构的多种数字化医疗软件,针对一个区域内不同医院的抗菌药物数据,每个医院的数据都是各自独立的,数据之间很难达到共享。通过"云管理平台"可实现大医院的医疗资源与基层医疗机构之间、海量异构、动态更新的抗菌药物数据跨机构、跨地域共享与集成,实现区域协同医疗,提高基层区域医疗机构的医疗服务水平。此外,通过云计算技术,可将抗菌药物区域管理中心的抗菌药物信息智能分析结果进行共享,将分析

好的数据存储到响应的知识库中,追踪查询关键字,根据每个医疗机构的数据进行分析当前时间段内的抗菌药物使用情况,通过对这些数据的分析和计算,可对未来一段时期内抗菌药物的情况做出预测,发现某种药物或者某种疾病的抗菌药物使用超出合理范围较多,并给对应医疗机构预警提示。

三、人工智能技术与抗菌药物临床应用管理

人工智能(artificial intelligence,AI)是研究、开发用于模拟、延伸和扩展人的智能的理论、方法、技术及应用系统的一门新的技术科学,医疗领域是人工智能应用最深入的领域之一,当前已在就诊前自我健康初步评估、医疗辅助诊断、临床文档医学关系分类等场景中得到了广泛应用。在抗菌药物管理中,相比人类的学习速度和成本,人工智能可极大提高人的工作效率,更快速、准确地处理数据和文字。AI可以高效、精准地整合医学检验数据,让患者能快速建立电子健康档案,利用标准化、云平台等技术手段形成健康大数据。在此基础上,可以进一步挖掘数据,突破智能感知认知、知识的引擎与知识的服务、机器的学习等技术,从而帮助医师更好地掌握患者个体化、差异化的信息。通过智能工具的分析、整理和归纳,使得医师能从群体和个体双重角度总结治疗的较优方式,无形中提升医师针对预防或治疗感染性疾病时使用抗菌药物的水平。已有研究报道,使用AI自然语言理解技术自动分析患者病情、检查、检验等病理信息,基于学到的药品、疾病等专家知识,对围手术期预防和治疗使用抗菌药物上,对抗菌药物品种的选择、用法用量、用药疗程等的智能审核,取得了明显效果。

(刘运喜 霍 瑞)

参考文献

[1] 中华人民共和国卫生部.办公厅关于抗菌药物临床应用管理有关问题的通知(卫办医政发〔2009〕38号).中华人民共和国卫生部公报,2009(6):43-46.
[2] 唐传其,文宗萍.抗菌药物合理应用的管理措施.中华医院感染学杂志,2017(11):1423-1423.
[3] 刘跃华,韩萌,冉素平,等.欧洲应对抗生素耐药问题的治理框架及行动方案.中国医院药学杂志,2019,039(003):219-223.
[4] 国家卫生健康委员会.中国抗菌药物管理和细菌耐药现状报告(2019).北京:中国协和医科大学出版社,2019.
[5] 李红霞,俞汝龙,舒婷,等.我国合理用药软件的现状与趋势分析.中国数字医学,2011(09):55-58.
[6] 赵志刚,杜绍礼.利用合理用药软件对临床住院患者用药医嘱的监测分析.河北北方学院学报(自然科学版),2011,027(004):103-104.
[7] 施慧,张相林,常明.国内几种合理用药软件评价.中国药学杂志,2008,043(013):1033-1035.
[8] 浙江大学医学院附属第二医院,杭州银江智慧医疗集团有限公司.计算机辅助抗菌药物临床应用诊间决策系统.中国:CN103198220A,2013-07-10.
[9] 杜明梅,张勇,施振国,等.信息化方法管理抗菌药物合理使用4年效果分析.中华医院感染学杂志,2016,26(18):4255-4258.
[10] 武明芬,史卫忠,赵志刚.国内常用合理用药软件的综合评价.中国医院药学杂志,2019,039(010):991-995.

［11］李建涛,胡扬,巩红,等.对一款合理用药软件审核处方相互作用的效果评估.临床药物治疗杂志, 2017,015(011):47-49.

［12］Eurosurveillance editorial team. ECDC publishes 2014 surveillance data on antimicrobial resistance and antimicrobial consumption in Europe. Eurosurveillance, 2015, 20.46:30068.

［13］易湛苗,张晓乐.WHO 和部分国家遏制抗菌药物耐药性的策略.中国药学杂志, 2014, 049(003):253-256.

［14］EVANS RS, PESTONIK SL, CLASSEN DC, et al. A computer-assisted management program for antibiotics and other antiinfective agents. N Engl J Med, 1998, 338(4):232-238.

［15］HOHLFELDER B, STASHEK C, ANGER K E, et al. Utilization of a pharmacy clinical surveillance system for pharmacist alerting and communication at a tertiary academic medical center. J Med Syst, 2016, 40(1):24.

［16］姜慧婷,杨婉花,阮晓芳,等.药师主导自主研发的智能医院处方评价系统的构建和实效.中国医院药学杂志, 2019, 39(05):100-105.

［17］肖永红.《抗菌药物临床应用管理办法》-医疗机构抗菌药物管理的纲领.中国合理用药探索, 2012, 09(6):8-13.

［18］马旭东.2013 年全国抗菌药物临床应用专项整治活动方案解读.杭州:2013 年浙江省医院药学学术年会会议报告与论文汇编, 2013.

［19］李萍,陈铂,郑伟康,等.临床抗菌药物智能管理信息系统研究与应用.中国数字医学, 2012, 007(004):37-39.

［20］魏吟秋,柯金珍,邵志宇,等.临床药师及用药软件对门诊处方审核结果分析.中国卫生标准管理, 2018, 9(15):112-115.

［21］邱菌,李澎灏,陶正男.应用合理用药软件提高神经内科临床药师工作效率.今日药学, 2019, 029(005):353-355.

［22］范小红,纪灏,王丽杨,等.智能化抗菌药物临床应用全过程管理系统设计与应用.中国医疗设备, 2013(08):85-88.

［23］张馨文,唐永,汪雯.临床决策支持系统在基层抗菌药物合理使用中的作用.中华临床医师杂志(电子版), 2019, 13(7):532-536.

［24］陈建强,梁美萍.浅析如何有效利用信息技术推动医院现代化信息平台建设.数字通信世界,(9):128.

［25］《医学信息学杂志》编辑部.2015 年 HIMSS 大中华区年会暨第二届中美医疗信息化发展高峰论坛召开.医学信息学杂志, 2015, 36(12):94-95.

［26］吕康.云环境下基于 Berger 模型的任务调度算法研究.重庆:重庆大学, 2015.

［27］孔祥溢,王任直.人工智能及在医疗领域的应用.医学信息学杂志, 2016, 37(11):2-5.

［28］HE B, GUAN Y, DAI R. Classifying medical relations in clinical text via convolutional neural networks. Artificial intelligence in medicine, 2019, 93(1):43-49.

［29］沈爱宗,刘琳琳,赵景鹤,等.抗菌药物合理使用预警系统及成效分析.中国医院药学杂志, 2019, 039(001):92-96.

第十二章

感染科医师与抗菌药物临床应用管理

感染科是临床重要学科,随着临床医学不断发展与变化,感染科在我国逐渐从传染科转变为感染科,这与我国医疗卫生事业的发展息息相关。从历史来看,现代医学最初发端于人类对各种微生物所致疾病的处置,100年前人类都还处于各种感染的威胁之下,感染导致的死亡成为了人类病死的主要原因,感染病医师与感染科则是在这种背景下不断壮大成长。

中华人民共和国成立前,各种传染病不断流行导致大量人群死亡。为了控制肆掠我国的各种传染病,政府将其中具有明显传染性的疾病列为法定传染病,颁布了《中华人民共和国传染病防治法》(2020),通过建立传染病医院进行专门管理与诊疗,综合医院也成立了传染病科,集中收治各种法定传染病。随着我国社会经济发展、医务人员的积极奉献以及医疗事业的进步,传染病得到快速控制,但各种新发感染性疾病不断发生、耐药菌感染快速增加,这些疾病的防治逐渐成为传染病科的责任,全国各传染病医院和传染科正在逐渐转型,成为应对新形势下感染性疾病的主要专业力量。从国际抗菌药物管理和耐药控制的经验来看,感染科医师是不可或缺的重要力量,也是大多数国家和地区开展AMS的核心成员。

感染科医师承担抗菌药物合理使用以及耐药控制工作的专业条件与工作经历要求。①感染科医师具有良好的感染性疾病理论基础,在长期处置各种感染性疾病中熟悉微生物、抗感染药物、感染控制等技术;②感染性疾病并非某一系统或某一器官所独有的疾病,正如肿瘤并非某一器官所独有一样,临床处理感染性疾病与其他疾病是具有明显差别的,需要有一套独立的工作方式,这些工作方式只有感染科医师拥有;③未列入法定传染病的各种感染性疾病在其疾病发生、流行、诊断治疗、控制等方面与法定传染病有相似之处,包括病原体、传播性、抗感染治疗策略等,这些也是感染科医师的技术所在;④由于感染性疾病发生在所有临床专业,感染科医师形成了长期与各专业共同处理疑难危重患者的协作机制,这一工作方式对抗菌药物管理尤其必要。

第一节　感染科医师在抗菌药物临床应用管理中的价值和作用

一、感染科医师的专业能力与工作职责

感染科是临床专业科室,负责处理各种感染性疾病,包括各种病毒、细菌、真菌等微生物所致疾病。与其他临床专业的不同之处在于感染性疾病需要通过病原确定诊断疾病,通过病原治疗治愈疾病,还需要管理患者以避免感染播散。无论从职业状况还是感染科医师的专业培养看都完全不同于其他专业。

通过规范化培训,感染科应该具备以下知识及技能。

1. 各种感染性疾病的诊断治疗能力,包括法定传染病和非传染病类各种感染。

2. 各种法定传染病的预防控制和患者管理能力。

3. 具备针对发热待查疾病中感染性及非感染性疾病的鉴别诊断能力。

4. 知晓从临床样本中鉴定病原菌的微生物学方法及原理;掌握当地抗菌药物耐药的流行病学、耐药性和易感性因素。

5. 熟悉抗感染药物,具备解释和使用抗菌药敏试验结果的能力。

6. 了解特殊患者(例如儿童,妊娠,母乳喂养,肾脏疾病和肥胖者)使用抗菌药物的要求。

7. 掌握预防和控制医院感染(包括手术部位感染、导管相关血流感染、导尿管相关尿路感染、医院获得性肺炎等)的方法和策略。

8. 开展各种感染性疾病相关科学研究能力。

感染科医师的工作职责包括两方面内容:①负责诊治各种感染性疾病,包括法定传染病和非传染性感染病,负责院内其他专业感染患者会诊;②需要参与感染控制、公共卫生应急、抗菌药物使用管理工作。

二、感染科医师在抗菌药物临床应用管理中的作用

抗菌药物的管理需要多部门协作,其中感染科医师应该发挥主导作用。感染科医师作为专门处置感染性疾病的临床专业人员,其工作背景,决定了其参与到抗菌药物临床应用管理的必然性(表 12-1)。感染科医师要积极实践 AMS 策略,规范抗菌治疗的药物选择、使用剂量和用药时间,建立科学化精细化的长效管理机制。而建设抗菌药物临床管理的长效机制需要临床感染科医师的技术及专业发挥支撑作用。

表 12-1　感染科医师引导抗菌药物临床应用管理的专业优势

专业优势	具体表现
领导力	1. 作为质量控制与流行病专家实施多学科协调与管理
	2. 定期与医院管理者交流
	3. 影响其他专业人员的能力
	4. 与相关管理部门、疾控部门等联系
临床能力	1. 各种感染的诊断治疗
	2. 感染控制技术与能力
	3. 熟知 AMS 的价值

续表

专业优势	具体表现
微生物与诊断	1. 微生物学基础知识
	2. 细菌耐药信息掌握
	3. 病原诊断技术
	4. 各种感染诊断的结果解释与应用
	5. 新技术的掌握,如分子诊断技术
抗菌药物应用	1. 熟知抗感染药物
	2. 了解抗菌药物应用趋势
	3. 了解抗菌药物应用与耐药之间的关系
质量控制	1. 优化抗菌药物使用提高医疗质量,保障患者安全
	2. 质量管理与抗菌药物应用的相关性,如各种导管相关感染管理
	3. 熟知质量管理与 AMS 关系

美国东卡罗林大学医院开展的一项研究发现,感染科医师与重症医学科医师合作,开展抗菌药物管理,取得了非常好的效果。该医院感染科医师与重症医学科合作,实施感染医师查房制度,通过患者随访和抗菌药物应用评估,促进 ICU 按照指南使用抗菌药物。经过三个月的干预,ICU 使用广谱和三线抗菌药物(如碳青霉烯类、万古霉素等)明显下降,窄谱药物比例增加,同样患者使用机械通气、ICU 停留时间以及住院病死率也下降,单就抗菌药物使用节约医疗费用约九万美元。另一项在美国埃默里大学开展的研究表明,感染科医师通过抗菌药物应用点评与反馈,使 ICU 抗菌药物使用合理性明显增加,细菌耐药性逐步下降。

按照国外 AMS 成功经验,感染科医师一般在 AMS 中发挥专业核心作用,形成 AMS 工作方式、协调各专业力量、制定管理策略、评价管理成效等,具体包括:组织协调 AMS 工作、设立 AMS 工作目标、组建 AMS 实施工作组、与其他工作组协调(如感染控制)、督促 AMS 实施、开展 AMS 教育培训;评估 AMS 效果。

三、国外感染科医师参与抗菌药物临床应用管理的情况

感染科医师参与抗菌药物临床应用管理已经成为全球共识,整体来看,感染科医师在 AMS 中主要发挥专业引领作用,设立 AMS 目标、组建工作团队、实施 AMS 工作、协调各部门关系、实施全员培训教育,评估 AMS 成效。

美国抗菌药物管理(在美国被称为 antimicrobial stewardship program,ASP)实施较早,可以说是全球率先提出该理念的国家,主要专业指导来自于美国感染病学会和美国 CDC。美国无论大型医院和基层医院都通过不同方式获得感染科医师对 AMS 的参与。在大型教学医院感染科医师领导 AMS 工作,可以通过全职的 AMS 工作和兼职 AMS 工作进行,对兼职 AMS 工作医院给予额外经济补偿。在具体的 AMS 工作中,感染科医师的参与程度也不一样,大多是发挥专业引领作用,但也有的感染科直接参与处方点评与反馈、教育培训、感染会诊、指南推广等工作。在没有感染专科医师的基层医疗机构,主要通过当地大型医疗机构提供感染科医师服务,包括远程指导。整体来看,美国感染科医师通过 AMS 发挥了积极作用(图 12-1)。

澳大利亚也是实施 AMS 比较早的国家,已经形成比较完善的工作方式和体系。其中感染科医师的核心地位也得到肯定。根据该国 AMS 指南要求,医疗机构实施 AMS 工作,感染

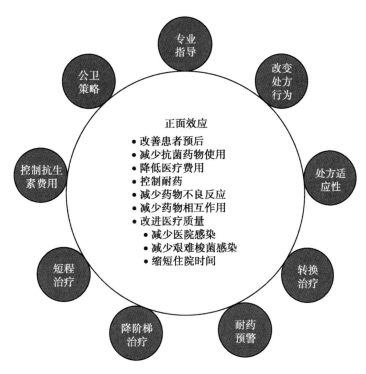

图 12-1　美国感染科医师参与抗菌药物临床应用管理的内容和效果

科医师必须参与整个过程,医院至少有一名感染科医师负责 AMS 工作,感染科医师主要负责指南制定、AMS 策略制定、抗感染咨询、抗菌药物应用,参与处方集制定等其他工作。

第二节　感染科医师在抗菌药物临床应用管理中的工作方式及内容

感染科医师可以从临床出发,结合 AMS 工作目的,在医院承担三方面工作,具体包括:承担感染性疾病患者诊治任务、参与 AMS 指导和实施、提供感染专业会诊。

一、承担感染性疾病诊断与治疗工作

现代医学进步日新月异,感染情况也十分复杂,除了传统的法定传染病外,各种耐药菌感染、少见微生物感染、医院感染、免疫功能缺陷者感染等已经成为临床面临的挑战。感染科医师诊治各种感染性疾病是本职工作,需要不断提高与学习,掌握感染相关基础理论与新技术、新疗法。近年来,感染性疾病诊断已经从单纯细菌培养发展到分子生物学技术,基因扩增、芯片技术、现场诊断技术、宏基因组测序技术等在临床广泛应用,感染治疗药物也不仅仅局限在抗细菌与真菌药物,抗病毒药物也取得突破性进展,作为专业医师,不断更新知识才能满足临床需求。

二、抗菌药物管理工作

1. 领导 AMS 工作　正如上文所言,感染科医师在发达国家领导 AMS 工作,作为团队专业核心,在 AMS 团队组建、策略制定、工作落实、成果评估等方面发挥积极作用。作为

AMS 专业领导者,感染科医师主要参与 AMS 团队,根据医疗机构细菌耐药和抗菌药物应用中的主要问题,制订工作方案,开展干预工作;同时作为团队核心,积极与管理部门和其他相关医疗团队合作,推进 AMS 工作。

2. **参与 AMS 落实与推进** 在 AMS 很多环节,感染科医师都可以发挥积极作用。

(1)感染科医师在医疗机构抗感染指南制定中根据指南类型与对象,组织团队,制定专科专病指南,如外科抗菌药物预防应用指南、门诊抗菌药物应用指南、尿路感染诊疗指南等,并协助相关科室落实指南,同时在医疗机构抗菌药物处方集、信息系统和专家支持系统建设等方面也发挥作用。

(2)感染科医师还需要参与 AMS 查房,定期参与临床药师、临床微生物、管理人员组成的 AMS 查房,直接发现问题,加以纠正。

(3)参与 AMS 处方点评、专业反馈、效果评价等。

(4)对其他缺乏感染科医师的医疗机构提供 AMS 咨询与指导。

3. **按照抗菌药物分级管理制度,感染科医师参与特殊使用级抗菌药物处方审批** 特殊级抗菌药物对临床具有十分重要的价值,这类药物的使用应该进行严格的管理,避免滥用。一般由主管医师提出用药申请,通过网络信息化,立即通知到具有细菌真菌诊治专业知识的感染科专科医师(建议有副高及以上职称)。感染科专科医师接收到申请信息后,有权限对该患者的病情进行进一步详细的查阅,判断是否需要应用该特殊使用级抗菌药物,予以审核通过。如感染科专科医师对特殊使用级抗菌药物的应用存在异议,需进行文字说明并回复,并提供拒绝的依据以及推荐其他可供选择的治疗方案。对以上回复内容,可通过固定形式与电子病历信息系统相结合,以保证特殊使用级抗菌药物审核的可靠性及可操作性,而避免将审核流于形式。由于重症感染存在需要及时应用抗菌药物的必要性,为了不耽误抗菌药物的治疗时机,也有效避免特殊使用级抗菌药物的滥用,需要对参与特殊使用级抗菌药物的感染科专科医师进行排班制,并通过信息化的手段使其及时获得患者信息。

三、专业咨询

感染科医师充分利用自身专业优势,开展感染性疾病会诊咨询,提高感染性疾病治疗效果,包括感染性疾病诊断,如侵袭性真菌感染、分枝杆菌感染、器官移植者感染、ICU 患者感染;抗感染治疗优化也是其工作范畴,包括及时启动抗感染治疗、治疗药物应用监测、抗菌药物 PK/PD、抗菌药物降阶梯治疗、短程治疗等。

第三节 感染科医师的培养与专业要求

感染性疾病和其他疾病有所不同,可以发生在各系统器官。因此,感染科在专业划分上应该属于横向专业划分,执业范围应该包括所有感染性疾病的诊断治疗、疾病预防控制的参与。作为一个合格的感染科医师,需要有内科医师基础,同时还需要具备有感染相关的理论基础和临床工作能力。长期以来,由于经典传染病的逐步消除,感染科医师的工作环境所决定的风险及待遇不如其他专业的同行,感染科的从业积极性较低,但面对各种新发感染、耐药感染、特殊感染等,临床对感染科的需求从未消退,如何培养合格的感染科医师是各国都在认真思索的问题。国内外感染科医师的培训过程大致相似,各国根据具体情况稍有差异(图 12-2)。

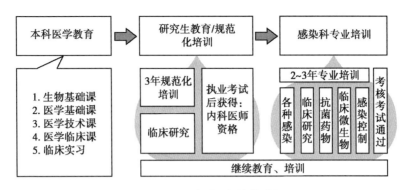

图 12-2 感染科医师培养过程

一、国外感染科医师的培养与专业工作

从国际成功的经验来看,在抗菌药物合理应用工作开展良好的国家、地区和医疗机构中,感染科医师发挥着重要的作用。感染科医师常作为抗菌药物合理使用管理团队的核心,联合临床药师、微生物检验人员,在抗菌药物使用各环节开展工作,在院内耐药菌水平的控制中发挥重要作用。在欧美许多国家,感染科专业的医师承担着联合查房、病例讨论、微生物指导、会诊、兼职院感、抗菌药物管理等工作。感染科医师每周要同血液科、重症监护等重点科室医师一起进行多次联合查房。感染科医师需要联合药师一起查看临床抗菌药物使用是否合理,其中药师主要查看药物的剂量、用法是否正确,感染科医师负责抗菌药物指导及书写会诊意见。

按照美国感染病学会(IDSA)要求,感染科医师需要至少两年感染专科培训。如果要成为临床或基础研究型感染科医师,还需要另外两年的训练。感染科临床医师专科训练的课程包括各种领域相关核心课程学习与实践,理论学习和临床实践至少各 12 个月(表 12-2),在临床实践中还包括门诊和急诊轮转,临床训练包括核心课程以外的内容,如儿科学、医院

表 12-2　美国感染病学会对感染专科医师培养的核心课程

课程	要求	达标
感染会诊	参与有感染科医师的会诊至少 250 次	培训期间至少参与 250 次会诊
流行病学	参与感染控制委员会,或者 24 学时课程;或者医院流行病学会(SHEA)课程;或者轮转 1 个月	28 小时课程、见习与实践(或相当于 SHEA 课程);或者轮转 1 个月
性传播疾病	必须的专业能力	2~3 天的课程(或相当的 CDC 课程或临床)
移植/免疫缺陷感染	需要在干细胞移植和实体器官移植病房训练	经管器官移植和免疫抑制患者各 20 例
连续门诊工作	18 个月,必须包括 HIV 患者	24 个月内的 10% 时间(每周平均半天),随访 20 例新的 HIV 患者
见习	生物伦理,其他讲座	伦理、生物统计
HIV 住院患者管理	必须	必须
其他推荐内容	旅游医学、AMS、门诊静脉注射治疗、危机管理、医学经济学	

流行病学与感染控制、旅游和国际医学、AMS、门诊抗菌药物管理、雇员健康、生物统计、信息学等。

美国斯坦福大学医学中心感染病科对感染科医师的专业培训更为细致,包括感染科临床医师、感染科临床教师、重症感染科医师、移植与免疫缺陷感染医师、抗菌药物管理感染医师。就感染科医师而言,培养时间3年,其中1年为临床训练,2年为科学研究;临床训练内容包括感染专科医师指导下的感染会诊、移植和免疫缺陷感染诊疗、ICU感染诊疗,同时包括临床微生物实验室轮转、抗菌药物管理轮转以及感染门诊工作。抗菌药物管理感染医师培训时间为2年,第一年和其他感染医师相同,主要学习各种感染的诊断治疗;第二年大部分时间将用于抗菌药物管理学习,在AMS专家带领下,每日抗菌药物查房、实施医院AMS策略和质量改进、进行AMS科学研究,但整个工作不能脱离临床,每周还需要有至少半天感染门诊。抗菌药物管理感染医师的培训目的在于培养全国AMS领导者。

以美国医院感染科医师为例,除诊疗艾滋病外,主要的临床工作以会诊为主,一个400张床位的美国医院每天的感染科会诊需求量在70个左右,一般由3名感染科医师承担。在日常会诊中,30%左右是非感染性的疾病,这就对感染科医师的内科功底有极大的要求,这也是感染科充满挑战和吸引力的地方。如梅奥诊所感染科有佛罗里达、明尼苏达和亚利桑那3个分部,门诊覆盖各系统确诊感染/疑似感染、HIV感染、结核、旅行和热带医学的宣教和感染诊治等,当然最主要的临床工作是会诊其他各科住院患者的抗感染治疗;除一般感染外,明尼苏达的梅奥分部有特别针对危重症患者、手术患者、肿瘤患者和移植患者等特殊人群的感染专科团队。由于目前肠道菌群移植治疗复发性艰难梭菌感染的兴起和成熟,亚利桑那分部的感染科尚有协调菌群移植的相关人员。

英国感染科医师的培养模式基本与美国相同,但感染科医师分为两类,第一类主要从事各种传染病诊断治疗(如病毒性肝炎、艾滋病、结核病、血吸虫病等),这主要与英国海外交流和海外领地服务较多,与各种输入性传染病存在有关,这类感染科医师相对人数较少;第二类感染科医师从事各种非传染性疾病感染诊疗,包括部分具有处方资格的临床微生物专家,主要承担任务包括:各种感染诊疗、免疫缺陷感染、抗菌药物管理、医院感染防控、临床微生物咨询、公共卫生服务等。如英国伦敦大学国王学院医院,其感染团队从事感染会诊和院内感控工作,如宣传和监督手卫生及环境卫生、监督和指导临床抗菌药物应用、统计耐药数据,若有既往耐药菌感染者入院,亦有感控团队持续特别关注,同时开展相关研究。

日本东京大学医学研究所附属医学院设有专门的感染免疫内科,病种覆盖HIV感染、肝炎、肺炎、流感、结核、梅毒、淋球菌感染、沙眼衣原体感染、感染性腹泻、痢疾、伤寒、疟疾、登革热及其他感染症、原因不明发热、肺气肿、气管炎、哮喘、间质性肺炎等,并设有负压隔离病房。新加坡陈笃生医院是全新加坡感染科最好的医院、新加坡传染病定点医院,也是传染性疾病暴露后处理的中心。设有隔离病房数十张床,收住传染性疾病患者,另有普通病床收治包括HIV、难治性结核、复杂感染以及多重耐药菌感染的患者,其中最主要是HIV及其并发症患者。感染科医师最主要的任务还是会诊全院有需要的患者,协同制订、修正诊疗方案,以及一些感控相关工作。中国香港公立医院的微生物科医师基本都会承担会诊任务的临床工作,会诊不常见的或耐药病原体感染患者,协同制订抗感染治疗方案,以及发现传染性疾病及时收住隔离病房。一般很少设立专门的门诊。

不管是欧美还是亚洲国家,感染科都是要承担医院其他科室感染病诊治和抗菌药物应用的会诊任务。仅部分医院开设专门由感染科医师诊治的病房,其他大多以会诊为主,感染科医师在临床会诊当中仍然可以得到极大的能力训练和培养,这得益于对会诊制度执行上的重视和专业性。

二、国内感染科医师的现状与需求

1. 感染科处在工作模式变化之中　我国传统传染病科的设置是参照苏联模式,由传染病医院、综合性医院传染病科承担经典传染病防治的主要职责。但随着经典传染病得到控制,传染病防治业务量明显减少,尤其是综合性医院的传染病科。"infectious diseases"在国内译为传染病,更准确的译法应该是感染性疾病,传染病(contagious diseases 或communicable diseases)应该只是具有明显传染性的感染性疾病。随着医学进步与社会发展,疾病构成也发生重大变化,中国的感染病学科应该与国际接轨,与抗菌药物、公共卫生事业等结合,向"大感染"学科回归。

WHO 发布细菌耐药已成为全球面临的严峻问题,其中抗菌药物的滥用是产生耐药性的关键因素。但我国抗菌药物的管理与国际上尚有一定差距,应该逐步向专业化、常态化管理靠拢,逐步减少对行政管理的依赖;设定的抗菌药管理指标也应该根据临床实际情况,作适当调整。目前我国各医疗机构从事抗菌药物管理的主体专业人员不同,有临床医师(感染科、呼吸科或重症医学科等)、临床药师或临床微生物专业人员。感染科医师、临床微生物专业人员及临床药师队伍的建设是抗菌药管理的三大支撑体系,相对而言,感染科医师队伍是一个薄弱环节。据调查,我国真正从事感染性疾病诊疗的感染科医师不足 3 万人,和全国 2万余家二级以上医院相比较,从业人员严重不足。

2. 感染病科发展严重失衡,差异巨大　我国综合医院感染病科在各医疗机构发展极不平衡,有的医疗机构发展良好,具有庞大的学科群体和从业人员,学术成绩卓著,如浙江大学医学院附属第一医院感染病科,作为传染病诊治国家重点实验室的临床部门,拥有近 300 张床位,亚专业设置齐全,包括普通感染、病毒性肝炎、结核病和艾滋病等科室,同时建有负压病房,应对各种新发呼吸道传染病威胁;相反,在较多医疗机构,缺乏感染性疾病科室设置,或者仅有一些门诊部门(如发热门诊、肠道门诊、肝炎门诊等),无法全面承担感染性疾病的诊治和科学研究。

从专业层面,我国当前缺乏具备细菌真菌感染诊治能力的感染病专科医师队伍,这严重阻碍了我国感染病诊治及抗菌药物合理应用水平的提高。因此,感染病学科建设及人才培养是一个持续发展的系统工程,积极推进以感染科为主体,实施多学科协作,提高各系统疑难重症感染性疾病的诊治,加强抗菌药物管控的"大感染病学科"建设已成为当务之急。目前,国内也有多家医疗机构的抗菌药管理以感染科医师为主导开展工作,这些医疗机构往往在抗菌药物的临床合理应用及管理工作方面取得了不错的成绩。但国内大多数医院的感染科仍存在建设不全面的问题,主要体现在科室人员对于微生物知识不够熟悉,感染性疾病治疗的经验不足,很难发挥对临床科室的指导作用。因此,面对这一挑战,应加强科室建设及人才培养:在国内二级以上医院设置感染门诊及感染病区,并按照医院床位数以及感染病区床位数的比例配备一定数量的具有细菌及真菌感染诊治能力的感染病专科医师,负责对本机构各临床科室的抗菌药物应用进行技术指导,参与抗菌药物临床应用管理工作。细菌性感染的诊治涉及临床感染、临床微生物及临床药理学等多方面知识,只有综合、自如地应用多学科知识才能做到正确的感染病诊断特别是病原诊断,采用正确的抗菌治疗方案。

3. 管理部门已经对感染病科建设提出要求　在历次的新发传染病暴发处置以及细菌耐药控制工作中,管理部门已经关注感染病学科发展。国家卫生健康委员会也持续发布了《关于持续做好抗菌药物临床应用管理有关工作的通知》,对感染科也提出了更高的要求,即"感染性疾病科应当参加院内包括细菌感染在内的各类疑难感染性疾病的会诊,参与医院感染控制和抗菌药物临床应用管理"。2020 年,国家卫生健康委员会新发布的《关于持续做好抗菌药物临床应用管理工作的通知》中强调,医疗机构是落实抗菌药物临床应用管理责任的主体单位,并提出了具体要求:感染科统领全院抗菌药物使用,要加强感染性疾病科建设,提高感染性疾病医疗质量。感染科建设的重点内容为提升收治主要细菌真菌感染性疾病的能力以及加强抗菌药物临床应用管理,而且,要在 2020 年底前设立以收治细菌真菌感染为主要疾病的感染病区或医疗组。二级以上综合医院需按规定设立感染性疾病科,并且要充分发挥该科室对全院抗菌药物临床应用的指导作用,制定感染性疾病诊疗规范,开展疑难感染性疾病的会诊工作。加强抗菌药物处方权的管理,二级以上医院应定期对医师、药师进行抗菌药物临床应用知识和规范化管理培训。

4. 规范培训,提高感染科医师专业水平　中国医师协会感染科医师分会和国家卫生健康委员会制定的感染科专科医师培训计划对感染科医师培养制定了具体路径,感染科医师培养时间不低于 3 年,其中感染科病房工作 20 个月,感染科门诊 4 个月,临床微生物实验室6 个月,疾控中心 2 个月,医院感染控制科 4 个月,同时完成一定的科研培训与论文写作。

(瞿婷婷)

参考文献

[1] 中华人民共和国卫生部 . 抗菌药物临床应用管理办法 . (2012-04-24) [2022-09-22]. http://www.gov.cn/flfg/2012-05/08/content_2132174.htm.

[2] 国家卫生和计划生育委员会 . 国家卫生计生委办公厅关于提高二级以上综合医院细菌真菌感染诊疗能力的通知:国卫办医函〔2016〕1281 号 . (2016-11-29) [2022-09-22]. http://www.nhc.gov.cn/cms-search/xxgk/getManuscriptXxgk.htm?id=d32dbf81d94841d1a988ef3c59f13975.

[3] JUMP R L, OLDS D M, SEIFI N, et al. Effective antimicrobial stewardship in a long-term care facility through an infectious disease consultation service:keeping a LID on antibiotic use. Infect Control Hosp Epidemiol, 2012, 33(12):1185-1192.

[4] World Health Organization. WHO competency framework for health workers'education and training on antimicrobial resistance. Geneva:World Health Organization, 2018.

[5] OSTROWSKY B, BANERJEE R, BONOMO RA, et al. Infectious diseases physicians:leading the way in antimicrobial stewardship. Clin Infect Dis, 2018, 66(7):995-1003.

[6] The Australian Commission on Safety and Quality in Health Care. Antimicrobial stewardship in Australian health care 2018. Sydney:ACSQHC, 2018.

第十三章

临床药师与抗菌药物临床应用管理

临床药师是抗菌药物临床应用管理的主要实施者。药师具有坚实的药学基础,如药代动力学、药效学、毒理学、制剂学、药事管理等,已经长期进行处方指导与审核工作,如药物选择、药物剂量、给药方式、相互作用等。随着抗菌药物管理(AMS)理念的提出,临床药学服务的范畴逐步扩大,临床药师在 AMS 中的地位日显重要,部分医疗机构甚至主要由临床药师主导 AMS 工作。

临床药师在 AMS 中的作用在美国 IDSA 和 CDC 发布的 AMS 指南中都得到充分体现。美国医院药师协会(ASHP)也在 2010 年制定了药师参与 AMS 的指引。

第一节 临床药师开展抗菌药物临床应用 管理的基本要求与培养

抗菌药物管理涵盖感染性疾病的预防、诊断、治疗等多个领域,涉及临床医学、药学及检验等多个学科,包括优化抗菌药物使用,同时使用成本效益好的干预措施,尽量减少抗菌药物耐药性。各国抗菌药物管理指南均推荐抗菌药物管理团队需拥有的核心成员应包括抗感染临床药师,他们在抗菌药物管理工作团队中不可或缺。

作为 AMS 团队临床药师,需要具备以下基本条件。

1. 具备坚实的药学基础,特别熟悉各种抗菌药物特征。

2. 具备一定临床背景,对各种感染性疾病的诊断、治疗规范具有充分了解。

3. 对 AMS 相关其他专业内容有一定了解,如临床微生物、感染控制、信息技术等。

4. 具有良好的专业沟通能力,可以实现与不同专业人员、管理者和患者的顺利沟通。

临床药师的培养需要一个比较长的时间,各国在此方面各有不同。我国临床药师培养工作上处于起步阶段。

一、发达国家抗感染临床药师培养过程

(一)美国抗感染临床药师培养

美国药师与医师的教育、培训和资格认证模式极为相似。1992 年,美国药学院校联盟

代表大会批准将 Pharm. D 学位作为唯一的药学专业学位。药师从业需要完成 Pharm. D 水平的临床学位课程，Pharm. D 学位教育要求在完成至少 2 年本科预备课程后再完成 4 年专业学位课程，包括理论课程和药学实践内容。理论课程内容包括药学基础课程（如药动学、药理学、药物化学和药物治疗学）和其他理论课程（如药物安全、药学法律与伦理、生物统计学、毒理学、流行病学、培养实践能力的实验课、循证医学实践、创新方法及商业管理）。药学实践课程包括了多方面体验要素，具体包括新增加的跨专业教学要求，以及传统的初级药学实践和高级药学实践。跨专业教学内容安排药学生与其他医疗专业服务人员和学生在模拟或实际工作环境如随医学团队查房过程中在互动交流中学习。初级药学实践轮转实习是在课堂理论教学中期安排在社区药房和医院药房进行为期 2~4 周实践训练。高级药学实践轮转实习在课程的最后 1 年，完成课堂理论教学内容后安排进行为期 4~6 周的实践训练。药师注册和再注册由各州药房管理委员会负责管理。学生完成了全部的 Pharm. D 学位课程毕业后，必须通过资格考试才能成为注册药师。

美国的住院药师培训始于 1962 年。随着药学实践不断向临床方向的转型发展，药师也越来越需要更加专业化的培训。毕业后的住院药师培训正在成为从事卫生系统药学实践必需的条件。专业性比较强的临床实践岗位需要完成附加的专业培训。药学专业学生可以选择参加不同的毕业后培训项目，其一是毕业后第 1 年（postgraduate year 1，PGY1）住院药师培训项目，该项目属于基础性培训，是经过精心组织、有明确培养目标，使药师在从药学院获得的知识、技能、态度和能力基础上进一步提升专业能力。其二是毕业后第 2 年（postgraduate year 2，PGY2）住院药师培训项目，已完成 PGY1 项目的药师可以选择参加。PGY2 项目也是为期 12 个月的培训项目，使药师在完成 PGY1 项目获得能力的基础上进一步提升专业能力。PGY2 项目通常被称为专科师培训，培训重点是在特殊领域的药学实践（表 13-1）。PGY2 项目旨在增加与药物治疗相关的知识深度，培养在所关注的特殊领域临床领导力。如果在 PGY2 项目的相关专业有专业资格认证考试，那么完成该项目的学员可以准备继续参加专业认证。通常，PGY2 项目结合第 3 种选择，即研究职位培训项目实施。研究职位培训项目是有针对性、高度个性化的毕业后培训项目，旨在将参加项目人员培养成为独立的研究者。

表 13-1　美国斯坦福大学抗感染药师 PGY2 培训课程

必修内容	选修内容	结业要求
1. 入职/培训 2~3 周	1. 儿童感染咨询	1. 全国会议报告
2. 普通感染咨询 8 周	2. 血液/肿瘤	2. 质量改进报告
3. 重症感染咨询 4 周	3. 骨髓移植	3. 制定指南
4. 血液感染咨询 4 周	4. 重症病房	4. 参与学生教学
5. 器官移植感染 4 周	5. 实体器官移植	5. 参与资质教学
6. 微生物 3~4 周	6. HIV 病房	6. 参与抗菌药物管理
7. 临床 AMS 4 周	7. 急诊	7. 展示继续教育课件
8. AMS 管理 4 周		8. 每 3 周一个周末的临床

随着药学实践领域的发展，药师在参与患者临床管理中的角色和职责越来越复杂，自愿获得的高级培训和证书开始成为许多执业场所的必要条件。通过药学专业委员会的专业资格认证是在高级实践场所执业必需或首选的证书条件。通过资格考试获得的证书已成为具

有执业资格的金标准,资格证书需要每7年重新认证。美国医院药师协会的毕业后住院药师培训认证项目和药学专业委员会专业资格认证是美国最具认可度的高级药师培训和能力评估项目。美国专科药师委员会认证类别中包含感染性疾病专业方向,抗菌药物管理计划管理团队中的临床药师须获得美国专科药师委员会类别中感染性疾病专业临床药师的资质认证。

按照美国专科药师要求,AMS药师可以通过以下方式之一获得。

1. 完成抗感染住院药师PGY2课程。

2. 完成住院药师PGY1课程,参加临床实践至少2年,其中至少有一半以上时间从事抗感染药师工作。

3. 药师至少有4年实践经验,其中至少一半以上时间从事抗感染药师工作。

（二）日本抗感染临床药师培养

日本在发展药学学科和职业方面广泛学习了美国的经验。日本要求药师接受六年药学专业学位教育,六年制的药学生在第六年学习结束时即可参加考试。日本对现有四年药学教育实行转岗培训后方可从事药师工作。对于四年制的药学生,2017年之前入学学习硕士和博士课程后,可以参加药剂师资格考试。2008年8月,日本学术会议药学委员会专门药剂师分科会,举行了"专门药剂师必要性及未来发展——以提高医疗质量为宗旨"的会议。会议认为,随着医学的进步,药师的职能也发生了变化,不再是过去简单的调剂,而新药增多,医疗事故增加,患者用药安全等因素也需要临床药师的参与。而且,疾病细化,药物使用的针对性增强,所以需要培养一支有专门知识技能的临床药师。2007年日本厚生劳动省的第108号告示中指出,医疗机构中有必要配备专门的医疗人员、专门临床药师队伍。日本病院药剂师会从2006年开始了对专门药剂师的认证其中包括感染治愈专门药剂师,能在AMS中提供较好的抗菌药物管理理念。日本通过听课学习和发表文章等形式来认证临床药师,目前还没有考试。

（三）澳大利亚抗感染临床药师培养

澳大利亚药房法规定药师注册的基础要求为完成3年的学士教育和1年的实习期实践教育,也即澳大利亚要在获得学位之后,经过一年实习期方可注册。澳大利亚的药师通过政府与药师行业协会之间达成的"社区药房协议"来提供药学服务。澳大利亚为临床药师提供AMS的相关课程包括澳大利亚国家抗菌药物管理中心举办的AMS研讨会、澳大利亚医院药剂师协会的传染病临床研讨会及在线的与抗菌药物使用、案例研究和药学实践审核相关的学习模块等。

（四）英国抗感染临床药师培养

英国临床药师一般大学读5年,4年专业课学习再经一年的注册前培训,之后可参加相应的职业考试,通过即可成为注册药剂师。

药师的工作侧重不在用药干预,而是作为医疗团队的一员,在病房完成固定的工作。在英国,医院可根据自身情况制定地方性指南,这些指南通常由医师、药师、护士和微生物专家共同讨论制定,并定期进行更新。药师在抗菌药物疗程管理中应确保疗程符合规定,抗菌药物信息咨询小组主要由药师负责解答全院员工有关抗菌药物应用方面的咨询。

二、我国临床药师参与抗菌药物临床应用管理的基本要求与培养

我国临床药学专业修业年限为5年,其中4年为在校理论学习,最后1年在设置临床

药师培训基地的医院进行实习,并提交药历作为毕业论文,通过后可获得学位。药学专业系指药学、药物制剂、药物分析及药物化学专业,本科为四年制,毕业实习可选择医院或其他单位。临床药学或者药学专业毕业后均可进入医院工作。

中国临床药师培训项目由中国医院协会药事管理专业委员会最早于 2005 年实施。目前已设置了包括抗感染在内的 15 个专业和 1 个通科临床药师培训专业。报名学员应为临床药学专业或者药学专业全日制本科毕业。2016 年,中华医学会临床药学分会也开始开展临床药师规范化培训,对参加规范化培训临床药师的学历要求为具有高等院校医药学专业本科或具有高等院校临床药学专业本科及以上学历,经过理论培训考核合格后可申请参加临床实践培训,通过临床实践考核后授予"临床药师规范化培训证"方可进入医疗机构从事专职抗感染临床药师工作。

进修抗感染的药师需要在 1 年时间里掌握抗感染药物专业相关药物治疗方案评估、药品风险评估和药学监护等临床药师技能,具有参与临床药物治疗的基本能力,掌握为患者提供用药指导的技能。为今后临床药学工作的可持续开展,抗感染药师需掌握的技能包括:①了解感染病学相关的基础和临床理论,能够阅读和分析与感染性疾病相关的实验室检查、病理学检查、影像学检查等文件或报告;②掌握常用抗感染药物临床应用专业知识与技能,熟悉抗感染药物临床应用监测方法与指标控制,熟悉常见感染性疾病的病生理变化、临床表现、诊断和治疗原则,掌握相关抗感染治疗的药物、治疗评价和药学监护内容;③能够对常见感染性疾病药物治疗方案进行分析与评价,具有开展优化抗感染药物治疗方案工作的能力,内容包括医嘱分析及审核、处方及医嘱点评、抗菌药物管理、不良反应监测评价上报及处置、药物治疗方案的制订及优化;④学会制订常见感染性疾病临床药物治疗监护计划,并能够独立开展临床药学监护工作,内容包括治疗药物重整、药学查房及问诊、治疗风险评估、用药教育及指导、药物咨询等;⑤初步具备参与重症感染患者的诊疗,具备参与重症感染患者的诊疗及提供药学监护的基本能力。

我国《抗菌药物临床应用管理办法》指出,二级以上的医院、妇幼保健院及专科疾病防治机构应当在药事管理与药物治疗学委员会下设立抗菌药物管理工作组。抗菌药物管理工作组由医务、药学、感染性疾病、临床微生物、护理、医院感染管理等部门负责人和具有相关专业高级技术职务任职资格的人员组成。同时还指出二级以上医院应当配备抗菌药物等相关专业的临床药师。国家卫生健康委员会 2018 年《关于持续做好抗菌药物临床应用管理有关工作的通知》(国卫办医发〔2018〕9 号)强调逐步将抗菌药物临床应用管理从"以行政部门干预为主"转变为"以多学科专业协作管理为主",医院抗感染药师应抓住机遇,发挥临床药学在完善感染性疾病诊疗体系中的作用。

临床药师负责在本机构抗菌药物临床应用中提供技术支持,指导患者合理使用抗菌药物,参与抗菌药物临床应用管理工作,同时参与承担特殊使用级抗菌药物的会诊和审批工作。临床药师定期对抗菌药物处方、医嘱实施点评,并将点评结果作为医师定期考核、临床科室和医务人员绩效考核的依据。

第二节　临床药师在抗菌药物临床应用管理中的工作内容

临床药学研究紧密结合药学实践,有利于促进临床药学发展,规范抗菌药物管理。新的临床药学实践模式,要求药师直接参与患者临床治疗,提供直接的患者治疗服务在药物选择、药物治疗方案调整以及监测药物治疗方面发挥专业作用。ASHP 给抗感染临床药师的工作内容作出了明确的推荐(表 13-2)。

表 13-2　美国 ASHP 推荐的抗感染药师责任和工作内容

1. 运行 AMS 团队,评估 AMS 行动对患者预后的影响
2. 鼓励多学科合作,通过抗菌药物有效预防、治疗应用改善患者预后
3. 对抗菌药物选择、起始应用、剂量、监测和降阶梯等进行策略推荐
4. 协助药学与治疗学委员会(DTC)保障抗菌药物的恰当供应,实施限制使用、替换以及指南等
5. 监测抗菌药物应用,分析数据
6. 与临床微生物合作,确保及时与适当的微生物检验
7. 与临床微生物、感染医师、感控团队合作制订医院抗菌谱图
8. 利用信息系统开展耐药与用药调查、患者结局调查、开发 CDSS
9. 采用有效手段,避免药物不良反应和用药错误
10. 参与医院感染传播控制工作
11. 开展医护人员、患者和公众教育

一、参与抗菌药物管理,促进抗菌药物合理使用

AMS 是多学科协作的专业管理,不同医疗机构可以采用不同的管理方式,有的医疗机构以感染科医师为核心,有的医疗机构以临床药师为核心,无论如何配置 AMS 团队,抗感染临床药师始终是 AMS 重要执行力。不同人员领导的 AMS 作用稍有不同(表 13-3)。

表 13-3　感染医师和药师在 AMS 中的主导作用比较

AMS 策略	医师主导	药师主导
AMS 小组	组长	专业秘书
指南与政策	诊断、调查、非抗菌治疗、药物选择	药物剂量、给药方式;政策、新药审核
检查与反馈	对违规人员反馈	手段、实施、反馈
教育	AMS 查房	相关教育
监测	耐药	用药
个性策略	会诊	剂量优化、转换治疗
其他		分级管理、信息化、安全用药等

2007 年 IDSA 和美国医疗保健流行病学学会联合出版了《加强抗菌药物管理计划发展指南》,目的在于通过控制抗菌药物的不合理使用,优化临床应用。该指南在循证的基础上提出 2 项核心策略(结合干预和反馈的处方预审策略、处方限制和预授权策略)和 8 项辅助策略(教育培训、指南和临床路径、抗菌药物循环、订单式抗菌药物使用、联合治疗、简化或降阶梯治疗、给药优化、静脉到口服的转换),核心策略中临床药师的工作包括:

(1)处方审查、反馈和干预:由受过感染性疾病培训的临床药师和感染科医师完成。

(2)分级管理(处方限制):有 2 种形式,①对医学中心抗菌药物处方集的限制;②直接对医师用药权限进行限制。使用限制级抗菌药物时,采取首次给药免审机制以确保治疗的及

时性,但 24 小时内需要感染管理团队会诊与审批,评估用药指征后才能使用,其中抗感染和 ICU 临床药师均是抗感染治疗管理组成员。需要制订严重脓毒症及感染性休克、社区获得性肺炎、医院获得性肺炎、呼吸机相关性肺炎、粒细胞缺乏发热、导管相关感染、细菌性心内膜炎、腹腔感染、外科手术部位感染、糖尿病足感染、泌尿系统感染等经验性抗菌药物选择与疗程的推荐意见。

(3) 给药优化:抗感染临床药师根据患者感染严重程度、病原菌特点、抗菌药物药动学特点、患者脏器功能情况为抗菌药物制订合适的给药剂量、给药频次以及静脉滴注时间等。如万古霉素的首剂以及维持剂量均由临床药师计算,并可开具给药剂量的医嘱和血药浓度测定的化验申请单。除常规开具万古霉素个体化给药剂量以外,其他如体质量异常、肝肾功能不全、血液透析、连续性肾脏替代治疗等情况下抗菌药物剂量调整均由临床药师计算并给予医师合适的给药剂量、给药频次、输注时间等。

(4) 抗感染临床药师负责评估可进行静脉至口服序贯的指征,并指导序贯为口服的合适给药剂量和疗程等。

澳大利亚医院采用了针对 AMS 计划的不同组织模型,AMS 药剂师通常具有直接和间接报告与沟通的多种方式,其他模型包括将 AMS 活动纳入负责药物使用评估研究或药品使用质量的药剂师的角色和职责。研究表明,药剂师的干预措施可以改善抗菌药物的合理使用并降低治疗成本。典型的干预措施是针对患者的治疗建议,实施政策、教育和治疗药物监测,参与 AMS 病房巡查。与没有这种方案的医院相比,采用药剂师管理的氨基糖苷或万古霉素治疗的医院病死率降低了 6.7%,住院时间缩短了 12.3%,可以通过电子临床决策支持系统和电子医疗记录来识别患者抗菌药物的应用情况,如抗菌药物(黏菌素、磷霉素等)的使用优化建议。澳大利亚的一项研究表明,药剂师主要从事与抗微生物耐药性和 AMS 有关的工作,并愿意参与医院推出的 AMS 干预措施。AMS 药剂师应及时了解有关 AMS 的最新文献和新的或修订的处方指南,并就新的干预措施和指南修订向 AMS 委员会提供建议。在卫生服务中组织实施 AMS 计划,符合"NSQHS 预防和控制医疗保健相关感染标准"的 AMS 标准,其中包括抗菌药物治疗监测(例如氨基糖苷类、糖肽类、唑类抗真菌药),以及对临床医师进行抗菌药物用量管理培训政策等。临床药师抗菌药物管理教育,鼓励在社区、老年护理院和医院完成常见感染的处理,适当使用抗菌药物延缓疾病进展。

AMS 药剂师负责为 AMS 小组生成和整理有关抗菌药物使用的报告,这些报告可能包括:定期从药房记录中报告抗菌药物的使用和支出情况,例如总使用量,受限抗菌药物的使用、医院或临床部门一级特定抗菌药物的使用情况,医院抗菌药物使用率与相关同龄人组平均值的比较。AMS 药剂师也可能参与评估和改善抗菌药物使用质量的活动,国家抗菌药物处方调查,外科手术抗菌药物处方调查或老年护理抗菌药物处方调查。

德国为了有效实施 AMS 计划,医院管理部门必须建立一个至少由一名感染病医师和一名经验丰富的临床药剂师/医院药剂师组成的多学科小组。临床药师应参与制定当地指南和处方。临床药师的作用在于提高药物处方的质量。药剂师应至少每年或最好每季度报告抗菌药物消耗数据。对抗感染药物的使用进行系统的定量和定性评估,抗感染药物的使用数据应在患者层面收集,可以根据感染的适应证和类型评估处方质量。建议按抗菌药物种类和每个抗菌药物报告抗菌药物消耗量前 5 名或前 10 名排列的费用。适当调整和优化剂量和给药间隔对有效、安全和负责任地进行抗感染治疗至关重要,也是 AMS 计划的重要组成部分。除个别患者因素外,抗感染药物的最佳剂量应考虑到疾病的性质和严重程度、致病微生物、伴随药物以及所开药物的药动学和药效学特征。在 AMS 方案中优化给药的策略应包括评估用于药物剂量调整的器官功能,以避免药物不良事件和不需要的药物相互作用,必要时应采用治疗药物监测方案。临床药师应采用计算机化医嘱输入系统可以帮助审查抗感染处方的适当性,并根据治疗效果、毒性和成本制定医疗机构抗感染处方。抗感染处方必须由治疗药物委员会通过,一项前瞻性研究,发现经过药师干预后,治疗总天数和疗程分别缩短了 10.5% 和 7.7%,头孢菌素和氟喹诺酮类药物使用减少了 35.5% 和 59.9%,而青霉素的使用增加了 15.0%,对 CAP 指南的遵循率从 39.5% 提高到 93.5%。说明了 ASP 可以优化抗生素的使用与减少细菌的耐药性。

我国卫生部于 2012 年颁布的《抗菌药物临床应用管理办法》中明确规定:临床药师负责对本机构抗菌药物临床应用提供技术支持,指导患者合理使用抗菌药物,参与抗菌药物临床应用管理工作。我国临床药师参与抗菌药物管理工作,积极参与抗菌药物相关信息维护与统计各项数据,进行分析和总结并反馈存在的问题;开展抗菌药物处方点评;参与查房和诊断协助临床合理使用抗菌药物;开展抗菌药物专项培训;参与细菌耐药性监测工作;关注药品不良反应等,在这些方面取得了非常显著的效果。

二、抗菌药物供应调配与使用监测

药物供应与调配是药师最基本的职责,抗菌药物供应调配以及使用监测是抗感染临床药师的重要工作内容。

1. 抗菌药物供应与调配　我国是抗菌药物生产大国,各种仿制抗菌药物品种繁多,剂型各异,还可能存在一定的质量差异。药师应该在管理框架下(如医疗保险目录、抗菌药物分级管理目录等),依照医疗机构制定的抗菌药物处方集,遴选质量与性价比高的产品进入药房供临床使用。其中尤其需要注意以下几个方面的问题:

(1) 药品质量保障:药品是十分重要的商品,药品质量事关患者生命安全。虽然我国已经构建了系统的药品质量控制体系,但时有药品质量相关事件发生,作为临床药师需要及时掌握相关信息,对质量难以保障的抗菌药物提出替换或者剔除意见,供抗菌药物小组审核和药学与治疗委员会备案。

(2) 短缺药品的采购:临床感染类别多,病原体多样,一般医疗机构常备抗菌药物种类(三级医院 50 个、二级医院 35 个),有时可能无法满足临床需求。如注射用磺胺主要用于肺孢子菌感染治疗,一般医疗机构不会作为常备药物,但患者需要时,药学部门需要及时采购。

(3) 新药的评估与采购:新药上市与抗菌药物遴选可能存在一定时间差异,对临床急需的新型抗菌药物,药师需要及时评估其价值,决定是否通过处方集调整进行采购或者临时采购。

(4) 在药品调剂中的专业指导:包括静脉用药集中调配中心(Pharmacy Intravenous Admixture Services, PIVAS)对处方审核以及门诊调配对患者的指导。

2. 抗菌药物治疗监测　抗感染治疗已经进入精准时代,特别是利用 PK/PD 原则实施抗感染治疗,已经成为常规。虽然临床大多数抗菌药物无须进行 TDM,但对治疗窗窄、安全性差、个体差异大的药物以及特殊个体等也有必要进行 TDM,如糖肽类、氨基糖苷类、抗真菌药物等。抗菌药物不良反应监测也属于临床常规工作。

英国医院常规开展治疗药物监测的抗菌药物有万古霉素、替考拉宁、阿米卡星、庆大霉素、妥布霉素和氟胞嘧啶等，其中以万古霉素 TDM 在临床应用较多，其 TDM 流程为：①根据实际体质量给予负荷剂量，负荷剂量无须考虑年龄及肾功能；②根据肌酐清除率给予维持剂量；③在第 3 次或第 4 次给药前测定万古霉素谷浓度；④根据药物浓度测定结果调整给药剂量，使得目标浓度维持在 10~15mg/L 范围内，特殊情况可为 15~20mg/L 范围内。药师主要在以下两方面发挥作用：①对于特殊人群如肾功能不全、老年人或肥胖患者，药师会主动建议医师进行万古霉素 TDM；②评价万古霉素给药剂量的合理性，重点审核内容是否根据肾功能调整剂量；是否根据肌酐清除率调整给药，而非肾小球滤过率；肥胖患者是否根据调整体质量调整给药，而非实际体质量调整等。

3. 抗菌药物临床应用监测 抗菌临床应用监测是 AMS 重要基础，通过定量与定性监测，可以发现抗菌药物应用中的问题并提出改进意见。我国已经建立全国和地区抗菌药物应用监测，各医疗机构也定期对临床抗菌药物应用实施监测，具体内容见第九章。

三、教育培训与专业服务

临床药师还需要发挥专业特长，一方面开展专业教育，对象包括专业人员和患者、公众；另一方面还可以为缺乏临床药师的基层医疗机构提供专业服务。

澳大利亚临床药师不仅在医院抗菌药物管理中发挥作用，在养老院和社区的 AMS 中也具有一定的影响力。参与 AMS 的临床药师能够促进国家安全和优质卫生服务预防和控制，促进与卫生保健有关的感染标准和抗菌药物管理临床护理标准的采用和实施。临床药师的干预措施，包括对抗菌药物处方的常规审查、分发抗菌药物处方，社区药剂师还应教育患者和护理人员正确使用抗菌药物。同时药剂师也提供家庭药物审查或住宅药物管理审查，也有助于 AMS 活动。澳大利亚的一项研究表明，在不同的医院，药师的有效干预既减少了抗生素的使用又降低了患者的医疗成本。药师典型的干预措施包括针对患者的治疗建议，抗菌药物政策宣教和治疗药物监测，参与抗菌药物管理病房查房。与没有药师参与抗菌药物管理的医院相比，有药师参与抗菌药物管理的医院，因使用氨基糖苷类抗生素和万古霉素治疗引起的病死率分别降低了 6.7% 和 12.3%。

第三节 临床药师在抗菌药物临床应用
管理中的工作方式

医院抗菌药物临床应用管理是多学科合作任务，各专业人员各司其职，相互协作。其中抗感染专业临床药师在改善抗菌药物使用方面的作用不可忽视。临床药师在 AMS 中的工作内容包括处方集维护、患者评估、抗菌药物的选择、处方审核、调剂药品、治疗药物监测以及教育培训等，工作方式则依照工作内容展开。

一、领导或参与抗菌药物临床应用管理小组活动

AMS 小组多学科成员中，一般资深感染科医师为专业负责人，抗感染临床药师则为具体实施的领导者，一般 AMS 小组办公室设立在药学服务部门，有专职抗感染临床药师协调相关工作，组织定期活动，如 AMS 会议、计划、结果采集等。

美国托莱多大学药学院研究了抗菌药物管理团队暂时缺席临床药师的影响,通过回顾性审查,发现相对于临床药师积极参与抗菌管理的时期,在没有临床药师的情况下,亚胺培南/西司他丁、利奈唑胺和米卡芬净的不正确使用率分别提高了 27%、39% 和 35%,其中平均治疗时间分别为 0.7 天、4.0 天和 3.2 天;此外,在临床药师不在期间,艰难梭菌感染的病例数增加了三倍多。说明临床药师参与抗菌药物管理团队可提高抗菌药物的使用率和降低抗菌药物的耐药性。

英国 NICE 发布的 AMS 指南提出抗菌药物管理团队需拥有的核心成员应包括抗感染临床药师。英国某家医院对由药师主导的抗菌药物管理开展了可行性评估,对抗菌药物处方进行点评和反馈。药师们对该院 2010 年 10 月至 2012 年 9 月门诊处方进行回顾性分析。临床药师小组每一季度轮流对急诊住院部抗菌药物处方点评,要求抗菌药物使用应遵循指导原则或有足够的理由,抗菌药物应该在病程录中有记录,抗生素停用需有病程记录。结果显示,药师的干预可持续性改善医师们抗生素处方的质量。

欧盟委员会认为临床药师应是抗菌药物管理团队的成员,临床药师的作用包括根据当地抗菌药物使用政策评估处方;评价抗菌药物的使用疗程;对限制级抗菌药物的使用提供咨询;为特殊患者群体提供用药建议。同时也应该参与抗菌药物使用的监测。

二、临床药师为主的抗菌药物临床应用管理活动

(一) 抗菌药物分级管理

分级管理是抗菌药物管理核心策略,实施分级管理包括药物分级、对处方者权限分级以及分级权限的实施。我国临床抗菌药物分级目录由省级卫生行政部门制定,一般每两年需要调整一次;医疗机构需要对处方者权限进行分级,这项工作主要由临床药师执行,其中主要内容在于授权培训与继续教育、授权方式的制订等;在实施分级管理过程中,临床药师一般会同信息管理科执行分级制度,同时检查具体执行情况,并对违规行为加以纠正。

(二) 处方点评与反馈

《处方管理办法》明确规定:医疗机构应当建立处方点评制度,对处方实施动态监测及超常预警,登记并通报不合理处方,对不合理用药及时干预。按照《医院处方点评管理规范(试行)》要求,药学部成立抗菌药物处方点评工作小组,每月初向质控办上报上月处方点评结果,提出改进意见和建议。根据 JCI 标准的 PDCA 循环法,利用临床药学管理系统从医院管理层、信息中心等提供的抗菌药物临床应用监测处方进行预判,医院药房药师/临床药师继续对上述预判结果进行点评,临床药师对药房药师点评结果再评价和抗菌药物点评小组再复核的四级处方点评,针对点评有问题的科室、个人进行追踪,进一步提高处方点评质量,达到点评问题的持续改进。抗菌药物点评流程图(图 13-1)。

处方点评科医师进行的点评分为普遍点评和特殊点评。前者属于临床药师常规性工作,对所有抗菌药物处方进行抽样点评或全部点评;后者是针对某一特殊药物

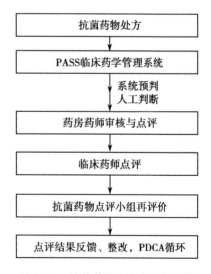

图 13-1　抗菌药物处方点评与反馈

或者疾病所开展的点评,如我国管理部门要求对特殊级抗菌药物实施转档管理,其中处方点评是非常重要的内容。

英国医院对喹诺酮类和头孢菌素类药物的管控非常严格,医师处方使用这2类抗菌药物需要经过批准并授予授权码,其主要原因是国家和地方对医院的艰难梭菌感染有指标要求,而这2类药物被认为与艰难梭菌感染有关。英国医院的抗菌药物管理计划采用英国普遍倡导的 Start Smart Then Focus 工具。其中 Start Smart 的具体要求包括:①在明确感染的情形下使用抗菌药物;②过敏史资料完整;③对于严重脓毒症或危及生命的感染应尽早启动抗感染治疗;④避免使用不适宜的广谱抗菌药物;⑤遵从地方性抗菌药物处方指南;⑥病历和医嘱单应详细记录适应证、药品名称、剂量和给药途径等;⑦包括系统的疗效评价、停药时间或疗程;⑧启动治疗前应尽可能进行微生物培养,但不宜因此延误治疗。Then Focus 要求抗菌药物应用 48~72 小时必须系统评价当前治疗并作出以下临床决策:①停药;②静脉用药转为口服;③更换抗菌药物,尽可能使用窄谱抗菌药物;④继续使用,但应记录下次疗效评价或停药时间;⑤门诊非胃肠道抗菌药物治疗。

处方点评的方式方法较多,既可采取随机抽样,也可使用时点调查,既可人工点评,也可采用信息化系统辅助点评;点评时间大多在处方调配之后,但实际工作中也可以与处方调配同时进行,这对于门诊患者尤为必要。

美国临床药师工作,最重要的部分是医嘱审核,临床药师需对新入院患者进行药物重整,防止出现重复用药、错用或漏用。临床药师与医师、护士组成医疗团队共同查房,了解患者病情变化及治疗方案调整,对患者进行面对面的用药教育等。其次是负责用药记录,临床药师可直接在患者病历中以"主观资料、客观资料、分析与评价、治疗方案以及治疗结果"模式进行用药监护记录,内容包括患者评估、药物治疗评估、药学监护计划制订与实施、用药监控及随访等。以美国耶鲁大学纽黑文医院为例,在医院合作协议框架内具有特定的处方权,药师可在抗菌药物级别、静脉改口服用药、药物剂量或给药频次、肝肾功能异常剂量调整、万古霉素及氨基糖苷类抗菌药物血药浓度监测等方面调整医嘱。

(三)抗菌药物处方集制定与维护

抗菌药物处方集是医疗机构抗菌药物临床应用的基本文件,处方集的制定与维护十分重要,需要依照科学原则,依据管理制度进行,该文件制定具有较强的专业性,也涉及较多的管理成分。一般医疗机构处方集需要定期修订与维护,这项工作大多由临床药师承担,在制定处方集之前,需要广泛收集临床需求信息,对临床提出的药品进行专业评估,甚至经济学评估;在制定处方集过程中,需要在 DTC 和 AMS 小组领导下,组织会议、实施投票等,在实施过程中,还需要通过药物使用监测数据提出对药物进行必要调整建议(请参见本书第七章)。

(四)药学会诊与临床指导

抗菌药物种类繁多,虽然各医疗机构有相应的数量限定,但对非感染专业医师仍然存在使用难题,需要进行药学会诊。药学会诊内容主要包括抗菌药物选择、方案制订、不良反应预测、药物相互作用规避等。

会诊由相关科室发出电子会诊邀请,药师从临床药师工作站接受电子会诊单后在医院信息系统获取患者的基本情况及会诊目的。临床药师一方面应及时到会诊科室,直接向患者或其家属问诊,另一方面进一步向主管医师详细了解患者有关情况,询问本次会诊需要药学人员协助解决的主要问题,必要时跟感染科专家、感控科专家沟通。临床药师通过与微生物专家、临床医师、院感专家、信息专家联动,评估病原菌及耐药性,对抗菌药物进行治疗药物浓度监测,抗感染治疗个体化。临床药师参与抗菌药物会诊流程图(图13-2)。

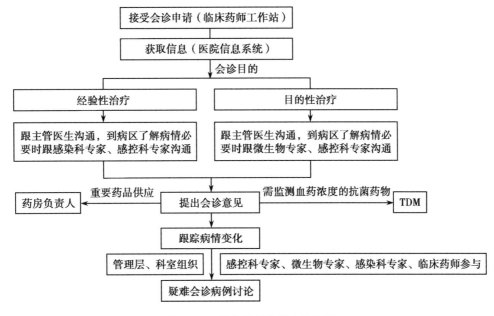

图 13-2　临床药师药学会诊流程

(五) 抗菌药物使用监测与治疗药物监测

抗菌药物临床应用监测是获得医疗机构抗菌药物使用量和合理性信息的主要手段,也是 AMS 技术支撑,在我国已经建立全国、地区和医院检测制度与体系,具体参见本书第九章。

抗感染治疗药物监测一般由临床药学部门开展(我国个别医疗机构在临床微生物检查部门开展),对安全性差、治疗窗窄、个体差异大的药物以及特殊人群抗感染治疗的指导尤为重要,具体参见本书第二十四章。

(六) AMS 相关药学教育

临床药师需要承担处方者抗菌药物授权教育、医务人员抗菌药物继续教育、患者教育和公众教育,主要内容包括抗菌药物基础、临床理论与应用策略。培训可以分为常规培训和特殊培训。

常规培训常用抗菌药物的抗菌谱、药动学、药效学、安全性等;特殊培训则包括针对特殊人群、特殊药物以及药物使用中特殊问题进行,也可以直接邀请教育对象参与抗菌药物处方点评、调查其抗菌药物不合理使用情况;展开小组讨论及病例讨论,发现自身抗菌药物不合理使用行为(图13-3)。

(七) 药学干预

AMS 干预措施需要多学科协作开展,但临床药师运用 AMS 管理模式,持续借助 PDCA 循环管理工具,从优化临床药学会诊模式、处方点评模式、培训教育模式三个方面,进一步实现抗菌药物个体化用药,提高处方点评质量与医师、护士、患者对抗菌药物的认识,实现抗菌

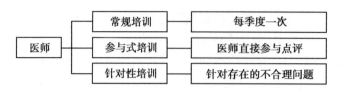

图 13-3 抗菌药物培训教育方式

药物的科学化、系统化、精细化管理。为医疗机构进一步探索 AMS 运行模式提供参考,为促进抗菌药物临床合理化使用的研究工作奠定基础,也可为 AMS 运行模式下临床药学工作的开展提供研究思路与参考依据。

美国北卡罗来纳州的研究显示了临床药师在金黄色葡萄球菌败血症的管理中起到了显著的作用。临床药师联系医疗团队通过对 24 小时内使用的抗菌药物提出建议,重复血液培养以记录微生物清除情况来评估迁徙性感染和适当的治疗时间。研究中根据年龄、糖尿病、甲氧西林耐药金黄色葡萄球菌分离株以及分层的传染源等信息对患者的倾向得分进行 1∶2 匹配,发现 AMS 显著降低了患者的复发率和病死率。美国一项回顾性研究评估了急诊科临床药师干预对急诊科微生物培养阳性患者的影响,与传统的护士向医师报告简单的培养和敏感性数据相比,临床药师在剂量、药物相互作用和适当抗菌药物的选择方面能提供更好的建议,并可为患者提供个体化服务。美国弗吉尼亚大学医学中心一项前瞻性研究以重症监护病房感染性休克患者为对象,临床药师参与的团队在床旁评估患者,进行适当的血液培养和实验室检查,进行输液和药物治疗,提供建议并帮助选择抗菌药物和给药时间,必要时需重新评估患者当前的治疗方案。结果表明,有 43% 患者需重新设计抗菌药物给药方案。

葡萄牙 AMS 临床药师的干预措施包括监控(监测抗菌药物处方和耐药模式,以确定改进的机会,并评估实施措施的影响)、报告(定期报告抗菌药物的使用,抗菌药物的消耗和耐药模式,并将其传播给医疗保健专业人员)和教育(对医师进行抗菌药物耐药性培训,优化抗菌药物处方,告知患者和公众)。临床药师审计、分析和报告数据,这对监测和报告耐药形势,相关培训和政策的执行有很大的作用。对抗菌药物使用的干预措施还包括:药物从静脉给药到口服给药的序贯治疗,器官功能障碍时的剂量调整;利用 PK/PD 对抗菌药物进行剂量优化;利用信息系统对重复治疗自动报警。对抗菌药物的预防使用可设定停用时间,并对药物的相互作用进行监测。对抗菌药物的使用指征进行审查,规划抗菌药物的治疗时间,治疗前应进行取样培养试验;根据微生物结果更改抗菌药物的使用。通过 TDM 调整抗菌药物剂量及监测抗菌药物的毒性反应。

西班牙马洛卡帕尔马医院的一项回顾性研究显示,在没有正规抗菌药物管理的情况下,经过临床药师的干预,特殊使用级药物的使用量显著减少,指南推荐的首选药物的使用比例增高,减少了总体抗菌药物的成本,并降低了抗菌药物的毒性反应。法国对临床药师参与的多学科抗菌药物管理团队经过干预后对抗菌药物处方的影响进行了前后对照的前瞻性研究,结果表明经过多学科团队的干预提高了抗菌药物根据当地指南使用的依从性,并降低了高耐药性风险的抗菌药物消费量。加拿大哈利法克斯的 IWK 医疗中心儿科急诊的一项回顾性研究表明,经过 6 个月的临床药师领导的抗菌药物管理服务,抗菌药物的合理率明显升高。

AMS 针对特殊感染性疾病的抗菌药物使用和临床结局实施干预显示出了一定的有效

性,目前国外相关研究主要涉及社区获得性肺炎、泌尿道感染以及皮肤和软组织感染,因为针对这3种常见感染性疾病的抗菌药物处方占据了住院患者抗菌药物使用的一半以上。美国CDC估计,针对抗菌治疗持续时间大于10天的患者应予以干预管理,从而协助鉴别抗菌药物使用和/或感染的具体情况。

三、临床药师与其他专业协作开展抗菌药物临床应用管理

开展多学科的抗菌药物管理是AMS的主要方式。临床药师与微生物学实验室人员合作,确保及时向患者报告药敏感试验结果,每年与实验室、感染病专家合作,以及感控专家共同编写及发布细菌耐药监测情况,用于医疗机构指导医师抗菌药物的经验性使用。利用信息技术,加强抗菌药物管理。通过利用高效的电子化系统减少潜在的错误和药物不良事件,促进抗菌药物的安全用药管理实践。药师还可以通过多种方式来预防或减少感染的传播。同时,药剂师应向卫生专业人员、患者以及接触卫生系统环境的公众提供有关抗菌药物管理和感染预防与控制的教育和有关信息(表13-4)。

表 13-4　临床药师与其他专业人员合作工作内容

合作对象	合作内容
多学科合作	1. 处方集维护 2. 新抗菌药物的评估与引入 3. 抗菌药物使用异动调查 4. AMS 策略制定 5. 短缺抗菌药物的处理 6. 非注册抗菌药物使用 7. 指南维护 8. 抗菌谱图维护
管理团队	1. 汇报监测结果 2. 报告处方点评结果 3. 实施国家标准 4. AMS 策略结果分析 5. 参与各种管理小组
信息管理	1. 实施 CDSS 2. 分级管理 3. 自动预警 4. 标准处方 5. 开发 AMS 策略工具

四、临床药师参与抗菌药物临床应用管理流程

AMS实际上是提高抗菌药物合理使用的持续质量改进过程,采用PDCA的手段进行抗菌药物预防使用具有重要意义。以外科预防用抗菌药物管理为例,对PDCA进行介绍。

1. 计划阶段(P)

(1) 成立介入手术预防使用抗菌药物点评小组(P1):药学部联合药事管理委员会、抗菌

药物管理工作小组、院感科及医务科成立介入手术预防使用抗菌药物点评小组,制订评价细则和评价表格。院网发布《介入手术抗菌药物预防使用评价细则》。

(2) 现状调查(P2):对医院介入手术围手术期抗菌药物预防使用情况进行调查,发现普遍存在给药时机不合理、药物选择不合理及用药时间过长等问题。

(3) 分析原因(P3)

1) 医师抗菌药物专业知识欠缺:需加强培训,院网定期公布介入手术抗菌药物预防使用评价细则。

2) 药师未形成定期通报制度:开始常规进行介入手术抗菌药物预防使用评价处方点评制度,在此之前并未常规开展此项目。

3) 奖惩措施未执行到位:点评结果公布后,未采取行政手段干预,没有经济和行政手段惩罚。

(4) 确定管理目标(P4):根据制订的评价细则,加强对介入手术抗菌药物预防使用的监控,提高介入手术抗菌药物预防使用的合理性。根据专项整治活动方案的要求,经血管途径介入诊断手术患者无须预防使用抗菌药物。

2. 实施阶段(D)

(1) 加强监管力度(D1):介入手术预防使用抗菌药物点评小组,每季度抽取介入手术,对抗菌药物预防使用合理性进行点评,对不合理病例与处方医师沟通,临床医师反馈对处方进行再评价,若临床医师提供新的循证依据,可进一步修改评价细则,最终点评结果上交医务科并院网公示(图 13-4)。

(2) 加强抗菌药物合理应用教育(D2):积极开展介入手术抗菌药物预防用药培训,对不合理率较高的科室需重点培训,临床药师需对滥用抗菌药物的危害及合理用药的重要性进

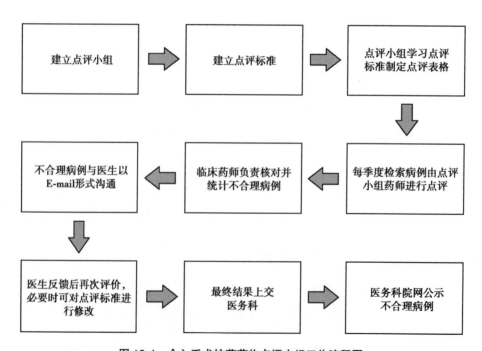

图 13-4 介入手术抗菌药物点评小组工作流程图

行重点宣教。

3. 检查落实阶段(C) 经过一个周期点评小组的处方点评,与医师沟通并通过院网公示,介入手术抗菌药物预防使用的合理率情况调查。

4. 持续改进(A) 在落实阶段评估中发现问题,对下一阶段的目标进行设定,具体可采取以下措施。

(1) 处方点评小组每季度点评病例,结果定期公布反馈。

(2) 对于多次预防用药合理率低的科室,建议在全院范围内进行通报、问责,并将点评结果纳入科室医疗质量、绩效考核以及职称晋升、评优选先体系中,同时将其列为重点监测目标。

(3) 对重点科室,建议抗感染临床药师进驻该科室进行宣教,并针对不合理病例逐例分析交流。

(卢晓阳)

参考文献

[1] 余自成,朱珠. 美国临床药学学科 60 年发展概况. 中国临床药学杂志,2019,28(3):161-167.

[2] 张镭,孔旭东,商永光,等. 医院药师在建立抗菌药物管理长效机制中角色的探讨. 中国医院药学杂志,2019,39(2):207-211.

[3] 魏艳红,邵宏. 国外临床药师认证体系及对我国的启示. 中国新药杂志,2013,22(21):2574-2578.

[4] National Institute for Health and Care Excellence. Antimicrobial stewardship: systems and processes for effective antimicrobial medicine use.(2015-08-18)[2020-09-22]. http://www.nice.org.uk/guidance/ng15.

[5] 霍丹,游一中. 英美药学高等教育及临床药师体系对我国临床药学工作的影响. 中国临床药理学杂志,2020,36(7):149-151.

[6] 王莹,李歆. 美国医院抗菌药物管理项目简介及对我国的启示. 中国医院用药评价与分析,2019,19(12):1521-1524.

[7] 唐莲. 美国伊利诺伊大学医学中心临床药师在抗菌药物管理中的工作. 医药导报,2018,37(10):1278-1281.

[8] DREW R H. Antimicrobial stewardship programs:how to start and steer a successful program. J Manag Care Pharm,2009,15(2):S18-S23.

[9] HEIL E L,KUTI J L,BEARDEN D T,et al. The essential role of pharmacists in antimicrobial stewardship. Infect Control Hosp Epidemiol,2016,37(7):753-754.

[10] 史长城,姚瑶,严伟,等. 英国莱斯特大学附属医院的抗菌药物管理与药师工作的开展. 中国临床药学杂志,2019,28(6):437-440.

[11] 陈云,邹宜諠,邵蓉,等. 美国、英国、澳大利亚社区药师职责扩展的实践及对我国的启示. 中国药房,2017,28(34):4758-4762.

[12] World Health Organization. WHO Global Strategy for containment of antimicrobial resistance. Geneva:World Health Organization,2001.

[13] LIU J Y,LI Y Z. Effective communication in performance management system with PDCA cycle. Commercial Research,2012,49(23):41.

[14] WATERS C D. Pharmacist-driven antimicrobial stewardship program in an institution without infectious diseases physician support. Am J Health Syst Pharm,2015,72(6):466-468.

［15］NONE. ASHP statement on the pharmacist's role in antimicrobial stewardship and infection prevention and control. Am J Health Syst Pharm,2010,67(7):575-577.

［16］BARLAM T F,COSGROVE S E,ABBO L M,et al. Implementing an antibiotic stewardship program: guidelines by the Infectious Diseases Society of America and the Society for Healthcare Epidemiology of America. Clin Infect Dis,2016,62(10):e51-e77.

［17］SMITH J R,FRENS J J,SNIDER C B,et al. Impact of a pharmacist-driven care package on Staphylococcus aureus bacteremia management in a large community healthcare network:A propensity score-matched,quasi-experimental study. Diagn Microbiol Infect Dis,2018,90(1):50-54.

［18］SANTIAGO RD,BAZAN JA,BROWN NV,et al. Evaluation of pharmacist impact on culture review process for patients discharged from the emergency department. Hosp Pharm,2016,51(9):738-743.

［19］DE WITH K,ALLERBERGER F,AMANN S,et al. Strategies to enhance rational use of antibiotics in hospital:a guideline by the German Society for Infectious Diseases. Infection,2016,44(3):395-439.

［20］MAS-MOREY P,BALLESTEROS-FERNÁNDEZ A,SANMARTIN-MESTRE E,et al. Impact of clinical pharmacist intervention on antimicrobial use in a small 164-bed hospital. Eur J Hosp Pharm,2018,25(e1): e46-e51.

［21］OURGHANLIAN C,CARUBA T,FACCHIN A,et al. Improvement of antibiotic therapy adequacy with local guidelines and their reassessment through a multidisciplinary action:Prospective study in an Internal Medicine department. Rev Med Interne,2020,41(1):8-13.

［22］ALAN P J,ASHIRU-OREDOPE D,BEECH E. Antibiotic stewardship initiatives as part of the UK 5-year antimicrobial resistance strategy. Antibiotics(Basel),2015,4(4):467.

［23］WANG H,WANG H,YU X,et al. Impact of antimicrobial stewardship managed by clinical pharmacists on antibiotic use and drug resistance in a Chinese hospital,2010-2016:a retrospective observational study. BMJ Open,2019,9(8):e026072.

［24］ZHANG J,QIAN X,ZHANG L,et al. Evaluation of the effectiveness of clinical pharmacists' consultation in the treatment of infectious diseases:a single-arm,prospective cohort study. Front Pharmacol,2019,10:187.

［25］YANG P,JIANG S P,LU X Y. Effectiveness of continuous improvement by a clinical pharmacist-led guidance team on the prophylactic antibiotics usage rationality in intervention procedure at a Chinese tertiary teaching hospital. Ther Clin Risk Manag,2017,13:469-476.

第十四章

临床微生物专家与抗菌药物临床应用管理

多学科协作是抗菌药物临床应用管理的重要举措,微生物专家在多学科协作中具有重要作用。2018 年,国家卫生健康委员会在《关于持续做好抗菌药物临床应用管理有关工作的通知》中明确提出,要充分发挥临床微生物检验在多学科抗菌药物管理中的作用,加强临床微生物实验室建设,加强临床微生物检验人才培养,联合使用传统微生物学、分子生物学和免疫学检验方法,提高临床微生物检验能力。

临床微生物学科在不同国家和地区发展极不平衡,就我国情况而言也是如此。迄今为止,我国尚未形成真正意义的临床微生物学专业群体,医院临床微生物检验人员大多从事常规实验室检验工作,与临床之间的沟通和互动较少;就实验室条件来看,不同地区也有较大的差异,无论检查样本量、检查方法,还是检验质量都亟待提高,以满足临床药物管理需求。

第一节　临床微生物专家在抗菌药物临床应用管理中的作用

一、临床微生物专家在抗菌药物临床应用管理中的工作任务

临床微生物学专家可鉴定感染的病原体,并进行抗菌药物敏感性试验,协助感染诊断与治疗等,在抗菌药物应用管理中发挥重要作用。其主要工作任务如下。

1. **基本任务**　①指导临床医护人员进行高质量的微生物样本采集;②提供及时可靠的微生物检测结果,包括病原菌的鉴定和抗菌药物敏感性试验结果;③对检测结果实施分级报告或选择性报告;④及时通报异常耐药菌的情况,增加选择性药物敏感试验,为患者提供治疗建议;⑤优化微生物检验系统中关键试验结果以及与其相关的预警信息,开发和使用针对多重耐药菌的预警系统;⑥以抗菌药物敏感性试验的技术要求(WS/T 639—2018、CLSI、EUCAST等)专业文件为标准,及时更新药敏试验方法,提供并及时修订累积的抗菌药物敏感性报告;⑦积极参与抗菌药物管理工作,加入抗菌药物管理委员会及协作组,解答和宣教影响治疗和耐药性的微生物学专业问题;⑧开展医疗机构细菌耐药监测并定期发布监测报告。

2. **扩展任务**　①与抗菌药物管理团队合作,在微生物学检测报告中提供具体的评语,

为治疗提供推荐意见,如分离菌为粪肠球菌,药敏试验结果是对高水平氨基糖苷类抗菌药物敏感,在报告评语中应提示治疗肠球菌感染,氨基糖苷类抗菌药物必须与作用于细胞壁的抗菌药物联合应用;②开展感染诊断新型生物标志物检测工作,并在临床推广应用;③对重要标本(如血液和脑脊液)开展快速鉴定和快速药敏试验,为临床提供及时诊断信息;④使用自动化组套检测平台对呼吸道、胃肠道、中枢神经系统等特定部位常见病原体进行组合检测;⑤与临床医师直接沟通,解释试验结果以及差异性结果;⑥指导临床医师选择优化的试验方法,如使用荚膜多糖抗原试验诊断隐球菌感染,使用宏基因组测序技术诊断疑难复杂感染;⑦判断实验室病原菌检测结果和临床疾病的相关性,提供治疗方案,如在血培养标本中检出血浆凝固酶阴性葡萄球菌,要根据报阳的瓶数、报阳时间等综合判断是感染菌还是污染菌,是否需要抗菌药物治疗。

3. 创新任务 ①评估新型抗菌药物药敏试验方法,在需要时测试新药的敏感性;②推广使用经过验证的快速诊断方法和快速药敏试验;③推动床旁临床微生物学检测方法的合理应用;④对患者和民众进行抗菌药物耐药科普教育;⑤开展临床微生物相关科学研究,参与国家及区域的细菌耐药监测。

按照临床微生物专业工作流程,在 AMS 中的工作任务可以分为不同类别,如表 14-1 所示。

表 14-1 临床微生物在 AMS 中的工作内容

AMS 活动	微生物检验前	微生物检验中	微生物检验后
参加 AMS 小组	AMS 团队重要成员	AMS 团队重要成员	AMS 团队重要成员
主导活动		1. 病原检测 2. 药物敏感性测定 3. 特殊耐药预警 4. 选择性报告药敏结果 5. 快速检验方法	1. 检验结果解释 2. 编制医疗机构抗菌谱图 3. 耐药监测
协作活动	1. 指导临床采集样本 2. 指导临床选择恰当监测方法	1. 微生物干预策略 2. 新型检验技术应用	1. 临床沟通 2. 微生物相关教育

二、临床微生物专家的专业能力要求与工作方式

(一)临床微生物专家专业能力要求

临床微生物专家必须经过系统的基础医学和临床医学教育培训,并持续专注于临床微生物诊断学、感染病学与抗菌药物学领域的知识扩展。要有扎实的临床医学技能,具有参与相关感染诊断和治疗的能力。熟悉病原体生物学特性(如致病性和耐药性)、熟悉不同病原体的实验室诊断方法、检测原理、技术性能、质量保证、结果解释和方法学局限性等。能与微生物实验室技师、临床医师、临床药师及院感人员良好合作,能结合患者临床情况,合理解读微生物学实验结果,为临床治疗提供合理的抗菌药物选择方案。

(二)临床微生物专家工作内容与方式

1. 每天通过实验室信息系统(laboratory information system,LIS)对临床微生物检验结果进行审核 通过 HIS 系统了解患者临床信息,对检验报告和患者信息进行综合分析,对

检验报告内容进行修改和注释,包括特殊细菌、耐药表型提示和抗菌药物选择建议。

2. 对于有疑问的结果或特殊病例报告　随时与微生物实验室技术人员进行沟通,了解具体检测情况,并讨论是否需要进行重复试验、确认试验或送参考实验室检测。

3. 通过电话或邮件等通讯设施与临床医师讨论相关患者病情　如血培养、无菌组织和体液、尿液、伤口、拭子和呼吸道等各类标本培养阳性,了解患者具体情况,探讨患者诊断,并根据药敏试验结果和患者具体情况提出或修改抗菌药物使用方案,如纠正抗菌药物的不合理使用,升级或降级抗菌药物治疗,窄谱和广谱抗菌药物的选择或改变等。

4. 协作处置特殊病原菌感染、重症患者感染或多重耐药菌感染（如 VRSA、CRE 等）　同感染科医师和临床药师及相关科室医师护士进行现场巡查,关注患者治疗反应,为医护人员和患者做出合理解释,提出进一步检验和治疗方案的建议,参与感染控制。

5. 常规性参加各科室组织的多学科会诊　为相关微生物感染的诊断提供专业建议,并为患者的个体化精准治疗和合理使用抗菌药物提供专业指导。

6. 对院感重点监测的耐药菌通过信息系统向医院感控部门通报　为院感控制提供预警。参加院感部门组织的院感会议,听取院感汇报,为医院感染的监测、感染菌同源性分析、感染调查及院感在临床中的宣教工作提供临床微生物专业支持。

三、临床微生物专家在感染性疾病诊断中的作用

1. 鉴定病原体　临床微生物专家应学习和了解本专业技术进展,在实验室建立镜检、培养、分子生物学检测(包括 PCR、多重 PCR、宏基因组测序等)和免疫学检测等多种技术,提高病原学检测能力,及时、准确鉴定各种病原体。

2. 指导临床医师选择检验方法　每种方法对不同病原体的检测敏感性和特异性有所不同,微生物专家应在检验项目的选择上提供专业的建议。如怀疑军团菌感染,可以建议采用快速的军团菌尿抗原检测;对培养阴性的重要标本,如心脏瓣膜、脑脊液、肺组织等可建议采用先进的宏基因组测序技术或组套检测的多重 PCR 技术。

3. 指导临床医护人员采集合格的标本　合格的标本是保证临床微生物检验质量的重要前提。微生物专家应编写 SOP 文件(包括不同标本采集的时机、部位、方法、运输和保存的要求等),对特殊标本要提供特殊容器(如骨关节标本),并进行培训,提高标本采集质量。

4. 对检验结果进行正确解读　对呼吸道、生殖道标本培养结果,以及血培养,尿培养结果应根据分离的细菌种类、数量和患者症状及其他感染指标综合判断,准确解读,给出细菌定植、污染和感染的界定。

四、临床微生物专家在抗菌药物合理应用中的作用

1. 根据患者感染的病原体种类,判断患者是否需要使用抗菌药物治疗　抗菌药物用于治疗细菌、真菌、结核分枝杆菌、非结核分枝杆菌、支原体、衣原体、螺旋体、立克次体及部分原虫等所致的感染,不能用于治疗病毒感染。

2. 根据标本采集部位、采集方法等信息对培养出的细菌做出定植、污染和感染的界定　只对感染菌进行药敏试验并报告检验结果,减少抗菌药物不合理应用。如尿培养出大肠埃希菌要根据菌落计数、尿常规结果和患者症状判断是否建议使用抗菌药物。

3. 根据专业文件(如 CLSI、WS/T 63—2018)进行药敏试验　对不同的细菌使用不同的

药敏试验方法、分类折点和推荐用药剂量,如从脑脊液中分离的肺炎链球菌进行青霉素药敏试验,应采用稀释法检测 MIC,并使用针对脑膜炎的 MIC 折点进行判断,标注青霉素推荐剂型和使用剂量。

4. 针对感染病菌的常规治疗药物和选择性治疗药物进行分级报告(如对于有窄谱抗菌药物敏感的情况下避免报告碳青霉烯等广谱药物的敏感性结果),减少抗菌药物不合理应用。

5. 根据临床需要提供准确的 MIC 值,以便临床以 PK/PD 目标参数为依据,调整抗菌药物使用剂量。

6. 对其他临床需要使用的抗菌药物或联合用药或新型抗菌药物要根据文献进行药敏试验方法评估,评估合格后可按需求进行检测和报告。

7. 与感染科医师和药师合作,通过生物标志物检测和动态微生物学检测,评估患者治疗效果,优化抗菌药物使用疗程。

8. 定期制定并分析解读本地区病原菌的累积药敏报告数据(cumulative antimicrobial susceptibility reports,CASRs)和临床医师共同建立并适时更新符合本地区耐药模式特征的抗菌药物用药指南,为临床经验性抗菌药物治疗提供依据。

五、临床微生物专家在医院感染控制中的作用

1. 通过统计实验室药敏试验数据,对本地区细菌耐药特征进行分析判断,编制并发布 CASRs,对重要耐药菌进行预警。

2. 对重点监测的耐药菌(如碳青霉烯耐药的革兰氏阴性杆菌)的流行情况和新出现的罕见耐药表型(如万古霉素耐药金黄色葡萄球菌)的流行情况应及时向医院感控部门报告,配合院感部门进行耐药菌流行的管控。

3. 联合院感部门对耐药菌暴发流行进行调查确认,包括通过细菌表型和基因型检测对细菌同源性进行分析,对环境细菌进行检测,追踪感染源、切断传播途径,监测易感人群。

六、临床微生物专家对临床医师和护士的教育培训

1. 培训内容 临床微生物专家在微生物感染的实验室诊断和抗菌药物选择方面具有专业优势,可以在病原微生物分类及生物学特征、合格标本的采集与转运、检验项目的选择、新技术介绍和应用、药敏试验技术及结果解读、各类标本常见致病菌及耐药谱分析等方面对临床医师和护士进行培训,促进相互了解、相互合作。

2. 培训形式 教育培训的形式可以多样化,如举办继续教育班和专题会议,发布临床微生物学标本采集指南,定期公布地区性 CASRs,对细菌耐药机制研究和检测新方法的发展提供资讯等。可充分利用在线教育和社交媒体等对医师、护士进行教育培训,以扩大教育培训的影响力。可在参加病房巡查的过程中随时对相关医护人员普及临床微生物知识,并且可以在临床医师和护士的早期培训或入职培训甚至研究生博士课程加入相关内容,以加强其对临床微生物知识的认知,植入合理使用抗菌药物的理念。

七、临床微生物参与抗菌药物临床应用管理策略

(一)快速病原诊断

传统临床微生物检验方法,主要通过培养鉴定和药物敏感性测定为感染诊断和治疗提

供支持,但这种办法具有存在阳性率、检验周期长、检验结果与临床一致性不够的缺点,这些都影响了感染的早期诊断,由此导致抗感染治疗中经验用药(empiric therapy)所占比重较大,抗菌药物应用的合理性受到极大影响。

快速病原诊断(rapid diagnostic test,RDT)可以通过缩短病原检查时间,甚至可以在床旁进行检测,大大提高了检验效率,一方面对每个患者精准治疗提供帮助,另一方面可以排除细菌性感染,减少不必要抗菌药物应用,提高抗菌药物治疗的针对性。

RDT 方法较多,但 RDT 尚无统一定义,临床常用 RDT 包括质谱法快速细菌鉴定、直接血培养药敏测定、核酸检测方法(如 PCR)、测序技术等。但大多数技术尚不成熟,有的只适合特定样本,有的并未得到临床验证。

(二) 药物敏感性测定与解释

对分离细菌进行药物敏感性测定,按照国际通行标准(如 CLSI、EUCAST 等)进行结果报告是基本要求。在药敏报告中,为了提高药敏结果的临床价值,需要注意以下问题。

1. **仅对有价值的分离微生物进行药敏测定** 临床送检存在采样种类与采样质量问题,无法保证分离细菌都属于感染病原体,临床微生物专家应该对此进行判断,只对临床有价值的病原体进行药物敏感性测定。

2. **药敏报告专家系统** 按照基本规范报告药敏结果是对临床微生物专家的最低要求,在 AMS 中,临床微生物专家需要发挥专业特长,采用专家系统,对药敏结果进行适当解释和说明,指导临床应用。

3. **对特殊耐药机制开展检查** 耐药菌种较多,按照 WHO 分类,耐药细菌被分为三个级别(critical、high、medium),并要求对 critical 级别采取更加积极的控制措施,包括医院感染控制、新药研究开发、新检查技术开发等。有条件的临床微生物室应该开展这类检测,早期发现其流行(表 14-2)。

表 14-2 特殊耐药机制检查的价值与意义

耐药机制	常规要求	感控价值	公共卫生价值
产碳青霉烯酶肠杆菌	无	有	有
产 ESBL 肠杆菌	无	有	有
产获得性 AmpC 酶肠杆菌	无	有	有
MRSA	有	有	有
糖肽类不敏感金黄色葡萄球菌	有	有	有
万古霉素耐药肠球菌	有	有	有
青霉素不敏感肺炎链球菌	有	无	有

4. **对药敏报告加以备注和解释** 由于临床专业较多,并非每个专业人员都能理解药敏报告,需要在药敏报告中对有价值内容加以备注,同时对特殊案例需要进行现场会诊。

(三) 选择性药敏报告

选择性药敏报告(selective report 或 cascade report)是常用 AMS 策略,基本原则是临床微生物所得药敏测定结果,只向临床报告到敏感的最低级别药物,较高级别药物敏感性暂时隐藏,待临床需求时自行提供。这种策略的目的在于促使临床使用基本抗菌药物,减少对广谱抗菌药物和特殊抗菌药物的使用。随着这一策略的使用,有的医疗机构也按照这一原则,根据耐药监测结果,与 AMS 团队协调对不同感染病原的报告原则。选择性报告制度在欧美国家已经得到采用,我国尚无机构应用。

选择性报告策略的基本原则是:

(1) 只报告常规使用的抗菌药物。

(2) 只报告处方者已经使用的抗菌药物。

(3) 报告特殊细菌的所有耐药情况。

(4) 报告需要包括非 β-内酰胺类,为过敏患者需要。

(5) 报告口服抗菌药物。

(6) 报告安全性高的药物。

(7) 对报告药物加以说明或解释。

(四) 制订医疗机构药物抗菌谱

细菌耐药性随时间发生变迁,临床微生物专家需要和药学专家配合,制订出每一时期医疗机构药物抗菌谱(antibiogram),为临床用药提供参考。抗菌谱图与耐药监测相反,为临床医师提供敏感药物信息,特别是专业科室常见细菌敏感谱图更具参考价值(图 14-1)。

×××× 医院抗菌谱图(2021年)						
细菌种类		菌株数	非限制级抗菌药物			限制级抗菌药物	
			阿莫西林/克拉维酸	头孢唑林	庆大霉素	头孢他定	莫西沙星
革兰氏阴性菌	大肠埃希菌	423	56%	45%	70%	78%	45%
	肺炎克雷伯菌	214	35%	34%	75%	81%	65%
	变形杆菌	89	35%	46%	89%	88%	76%
	铜绿假单胞菌	143	R	R	65%	72%	R
革兰氏阳性菌	金黄色葡萄球菌	78	12%	64%	76%	36%	68%
	肠球菌	43	66%	R	R	R	65%
	化脓性链球菌	21	95%	89%	R	87%	95%
备注: R:先天耐药 ⫶:敏感率<70% ▨:敏感率70%~90% ▧:敏感率>90%							

图 14-1 医疗机构药物抗菌谱举例

(五) 临床微生物与临床沟通

包括指导病原检查方法的选择、合格样本采集、结果解释、多学科 AMS 查房等。

(六) 耐药监测

开展本院细菌耐药监测和参与区域和国家耐药监测工作(参见第十章)。

第二节 临床微生物检验全程质量控制在抗菌药物临床应用管理中的作用

全程质量控制是指对实验工作的全过程进行质量控制和管理,包括检验前、检验中和检验后三个阶段,涉及检验项目的选择、患者准备、标本采集、标本运送、标本处理、标本分析及结果解释等各个环节。

一、检验前质量控制

正确诊断是提供有效治疗的前提和必要条件。临床微生物专家在检验前阶段对临床医师提供技术指导能显著提升诊断的准确性和抗菌药物处方的质量,其内容主要包括根据患者的临床症状选择合适检测项目、标本的规范采集及转运。

1. 选择合适的检测项目　细菌培养是诊断细菌感染性疾病和指导临床抗菌药物治疗的首选检验项目,但传统的培养技术敏感性差、费时长、能检测的病原体种类少,难以满足临床需求。近年来,非依赖于培养的免疫学检测和核酸检测技术使微生物诊断方法发生了根本性的变革,显示出强大的优势。合理选择微生物检测项目对诊断细菌感染性疾病和指导临床抗菌药物治疗至关重要。检测项目的选择取决于引起感染的潜在微生物种类。微生物专家应向临床医师介绍并解释传统和新兴快速诊断试验方法的性能特点,如细菌培养检测、快速组套分子生物学检测、军团菌尿抗原、深部真菌感染血清学检测、宏基因组测序技术等,正确评价这些技术的适应证和局限性。

如中段尿培养可确定尿路感染的病原体,但清洁的中段尿并不是严格无菌的,在健康人群中无症状菌尿的发生率为 1%~15%,所以对无临床症状的患者或者仅具有轻度临床症状的女性患者,不建议进行尿培养,因其可能导致过度治疗和滥用抗菌药物。近年来,基于分子生物学和免疫学方法的非培养检测技术展现良好的应用前景,尤其在性传播感染性疾病方面,阳性结果可提示感染,指导临床靶向治疗;阴性结果能排除感染,为停止抗菌药物治疗提供依据。急性时相反应试验(如 C-反应蛋白和降钙素原)具有辅助诊断价值,常用于急性感染的诊断。连续测定血清降钙素原能为危重症患者的抗菌药物治疗和疗效监测提供有效指导,有助于临床医师及时调整抗菌药物治疗方案。但同时也应注意,这些试验的特异性较低。

2. 标本的采集和转运　标本采集和运送是直接影响检验结果的基本要素,也是检验前质量控制的关键环节。微生物专家应根据我国行业标准《临床微生物学检验标本的采集和转运》(WS/T 640—2018)为临床医师提供指导,尽量获得足量的和有意义的临床标本(如与拭子相比,足量的组织标本和引流液更有价值)。临床微生物专家应根据标本类型和检测项目编写针对医护人员和患者的微生物标本采集 SOP,内容包含实验室对标本的具体要求(如深部痰、脑脊液、血液)、采集时机(如抗菌药物使用之前采集)、正确采集方法(如皮肤消毒方法、采集工具、标本容器等)、运送时间和条件(如转运培养基、转运温度、送检时间)等。SOP应利于临床医护人员和患者获取,并及时更新。应拒收不合格的标本,如痰液中有大量鳞状上皮细胞时,表明该标本可能受到口咽部正常菌群的污染;如送检成形粪便进行肠道病毒检测、细菌培养或者艰难梭菌检测是不必要的。不合格标本的原因应通过书面或电话形式及时向临床反馈,以促进标本质量不断提高。

二、检验过程质量控制

临床微生物检验阶段包括从标本的处理到最终检验报告发放的各个环节,其质量控制涉及人员的培训、仪器、试剂、采用的方法等各个方面,需要临床微生物专家具有较高的知识水平和实践经验。

1. 人员培训 临床微生物检验是一项复杂性工作,临床微生物专家应定期培训工作人员,并考核其进行微生物实验的能力,建立评估记录。提供人员学习的机会,增进与其他实验室的经验交流与技术交流,积极主动学习新方法、新技术。

2. 仪器设备质量控制 微生物实验室每日使用的各种基础设备及专业设备,如显微镜、冰箱、离心机、生物安全柜、压力灭菌器、染片机、血培养仪器、培养鉴定系统等,需进行质量评价和监测,并定期维护和保养,做好记录。

3. 试剂质量控制 应将使用的试剂(染色剂、化学试剂、生物试剂)做好标记(名称、浓度、储存条件、配制日期、失效日期、生物危害性等),定期室内质控。培养基(包括自制或购买)均应进行质量和性能验证(无菌试验、生长试验、必要时做生长抑制试验和生化反应),记录培养基制备过程(仅对自制培养基)、生产日期、有效期、外观和性能验证结果。细菌鉴定卡、药敏鉴定卡、药敏纸片,每周都必须用标准菌株检测,并妥善保存好标准菌株。

4. 方法学质量控制

(1) 细菌涂片染色镜检:微生物实验室工作人员应能够根据检验申请、标本类型及可疑的病原体种类选择正确的染色方法(如怀疑隐球菌性脑膜炎,选择墨汁染色)。对痰标本应进行涂片革兰氏染色,判断标本质量,观察细菌分布。

(2) 细菌分离培养:微生物实验室工作人员能够根据检验申请信息、标本类型推测潜在的病原菌病选择正确的培养基和培养条件(如培养温度、气体环境和培养时间)。能正确判别各类标本在培养基上生长的有意义的结果。需要定量培养的标本(如尿液、肺泡灌洗液)应按要求接种,并进行菌落计数。

(3) 细菌鉴定:能根据细菌菌落形态和涂片染色结果选择适当的鉴定试验项目,并采用适宜的方法将细菌鉴定到种。

(4) 药敏试验:能根据本单位条件及所检测的病原菌种类选择纸片扩散法、稀释法、浓度梯度扩散法(E 试验)或自动化仪器法进行抗菌药物敏感性试验,药物敏感性试验结果解释至少应遵循最新的 CLSI 药敏试验的判断标准。

三、检验后质量控制

临床微生物专家应提供及时准确的检验结果和建议,以支持临床医师作出正确的选择,促进抗菌药物合理应用。

1. 检验质量审核 为保证微生物检测结果的正确性,临床微生物专家在发出报告前应将鉴定结果结合标本质量、细菌形态、生化鉴定、感染部位、病原体变迁、有无污染等因素综合分析和审核,检查培养基、染色液、细菌鉴定系统及药敏等质控情况,确认质控后发出细菌鉴定、药敏试验报告,以确保结果报告的正确性,避免给临床诊治带来混乱和误导。

2. 适当的检验结果提示 微生物检测报告可以是定性报告和/或定量报告,临床医师可能对这些信息产生错误理解,对于区别定植、污染或感染的重要指标如显微镜检查或细胞计数结果可能会被忽略,可在结果报告中添加备注信息,有助于临床医师理解检测结果,并可促使临床医师考虑检测结果的假阴性或假阳性。如仅从一瓶血培养中分离到血浆凝固酶阴性葡萄球菌,且报阳时间较长,提示可能是污染菌。如利福平不应单独用于葡萄球菌或链球菌感染的治疗。如对于严重的肠球菌感染,当菌株对高浓度庆大霉素和链霉素敏感时,备注可以与氨苄西林、青霉素或万古霉素（敏感株）等联合用药治疗。

3. 检验结果的解释 应对药敏试验结果进行解释和注释，便于临床医师理解和应用。如从脓液中分离出甲氧西林敏感金黄色葡萄球菌，提示对耐酶青霉素和第一代头孢菌素都敏感。如从呼吸道标本中（非脑膜炎）分离肺炎链球菌，当青霉素的 MIC≤0.5mg/L 时，推荐使用 320 万 U 青霉素 q.6h. 治疗方案；MIC≤1mg/L 时，推荐使用 320 万 U q.4h. 治疗方案；MIC≥2mg/L 时，应选择其他治疗方案。

4. 传染病报告 分离到有潜在传播风险和严重危害人类健康的病原菌，如霍乱弧菌、鼠疫耶尔森菌等应停止进一步试验，并及时向当地疾病控制中心汇报。

5. 医院感染预警报告 在医疗机构或其科室的患者中，短时间出现 3 例或 3 例以上同种同源感染病例即疑似医院感染暴发。应及时向医院感染管理部门进行报告和预警，为了便于管理、避免遗漏，可设置信息自动预警。

第三节 临床微生物实验室能力建设要求

临床微生物检验是抗菌药物临床应用管理的基础和保障。临床微生物实验室作为抗菌药物临床应用管理工作的三大技术支撑体系的平台科室，需要着力于自身的能力建设与提高。

一、实验室和设备

1. 实验室建设 临床微生物实验室（以下简称微生物室）应有足够的空间进行试验操作和结果报告。建议二级医院使用面积最好不低于 $60m^2$，三级医院不低于 $160m^2$。应设置防虫纱窗和门禁，并按检测功能进行相对分区，可分为标本处理、涂片镜检、分离培养、鉴定/药敏、培养基制备、分子检测、免疫学检测和结果报告等区域。实验室内要有充足的照明，适当的排水系统、良好的通风设施和完善的信息管理系统。三级医院应有独立的进行结核菌和真菌检测的加强型医学 BSL-2 实验室（或 P2+ 实验室），需独立设计，应设有双门和透明玻璃窗、有独立于所在建筑的负压机械通风系统、排风有高效过滤等措施，核心工作间比相邻区域负压不低于 −10Pa。流程设计宜遵循"单方向工作流程"原则，防止潜在的交叉污染。

2. 实验室仪器设备 二级医院微生物室必备的仪器设备有：生物安全柜、高压消毒灭菌器、紫外灯、试剂冰箱、低温冰箱、普通培养箱（至少 2 个温度）、显微镜、比浊仪、烛缸、离心机等。有条件或标本量较多的医院应配备血培养仪、半自动/全自动微生物分析仪等。三级医院微生物室必须增加的设备有：血培养仪、自动微生物分析仪、浊度仪、CO_2 培养箱、细胞离心机、荧光显微镜等。根据标本量和所开展的检验项目，有条件和有需要的实验室应配备自动染片机、标本自动接种仪、基质辅助激光解吸电离-飞行时间质谱仪、荧光定量 PCR 扩增仪、核酸提取和扩增一体机、自动化高通量核酸检测系统（如 GeneXpert，FilmArray）和测序仪、化学发光仪、酶标仪等设备，以满足不同病原体的检测需要。

二、人才队伍建设

人才队伍建设是临床微生物实验室能力建设的决定性因素，临床微生物实验室人才队伍应包括临床微生物检验技师、检验医师和临床微生物学专家。

1. 人员配置 根据我国现状，二级医院微生物室至少有固定人员 2~3 人，建议 5 人以上，其中实验室负责人至少为中级技术职称，有临床医学或检验医学专业背景，并有在三级医院微生物室进修 6 个月以上的经历和 3 年以上临床微生物工作经验，有持续学习的热情和能力，且每 2 年至少外出学习或进修培训 1 次。三级医院微生物室至少有固定人员 6~8 人，建议 10 人以上，其中实验室负责人宜至少为副高级技术职称，有临床医学或检验医学专业本科或以上学历，有 5 年以上临床微生物工作经验，并有持续学习的热情和能力，且每年至少外出学习或进修培训 1 次。进入微生物实验室工作的人员应经过专业技术、医院感染知识和生物安全培训。从事特殊岗位检验，如性病、HIV、结核菌和基因扩增检验的人员应通过相应的岗位培训，并具有"上岗资格证"。

2. 基本技术能力要求 微生物检验技术人员不但需要能够操作传统的细菌涂片镜检、培养和药敏试验，还要能够熟练操作核酸提取、PCR 扩增等分子生物学技术，以及胶体金层析、荧光定量层析等快速免疫学检测技术。了解各种技术的实验原理、性能特征、质量保证、结果解释和方法学局限性。

3. 临床知识储备 微生物检验医师应掌握各系统、器官或组织常见感染性疾病、病原体及感染特点；能结合标本类型、涂片和培养检测结果，分析所鉴定的病原体是否有临床意义及是否需要进行药物敏感性检测。能及时与临床沟通，了解临床的问题和需求，针对性地进行解答和培训，能及时准确地向临床医师介绍新项目，协助临床医师合理选择检测项目。

4. 沟通技能 临床微生物学专家应能基于病原学检测结果，结合临床表现、影像学检查等结果，做出病原学诊断；能根据病原体药敏试验结果，结合药物药效及药代动力学特点，给出临床医师合理用药建议。能够定期参加临床感染性病例会诊与查房，能就检测结果对临床医师提出的问题给予合理解释，并从检验医学的角度提出进一步检验和治疗建议。能掌握行业技术进展，及时引进新技术、开展新项目。

三、检验技术能力建设

技术能力是决定临床微生物实验室诊断能力的首要因素，随着科技的发展，临床微生物检验技术也迅速发展，其目标是优化检验项目的阴性和阳性预测值，缩短报告时间。基于传统的培养和表型的检测方法已逐渐被分子和其他方法所取代。针对这些新出现的检测方法，临床微生物专家需要不断学习，提高理论与实践水平，及时引进和应用新技术，为临床提供准确的检测结果。

1. 病原体检测 感染性疾病的早期精准诊断对抗菌药物临床应用管理至关重要。二级医院必备的技术包括：应用革兰氏染色、抗酸染色、墨汁染色和乳酸酚棉兰染色等技术识别常见病原菌；采用手工方法或血培养仪对血液及无菌体液进行增菌；根据需要对各类标本进行普通细菌培养、苛养菌培养（可以使用烛缸）、厌氧菌（可使用厌氧袋或厌氧罐）和真菌培养；采用全自动、半自动或手工方法（如编码方法）对临床常见的需氧菌、兼性厌氧菌、苛养菌和酵母菌鉴定到种或属的水平；对于厌氧菌可仅报告革兰氏染色性和细菌形态；根据临床需要和科室安排，可进行病原菌抗原和抗体检测（如新型冠状病毒抗体检测）。三级医院在二级医院的基础上还应开展：六胺银染色、免疫荧光染色和其他特殊染色；能够将分离的细菌

(包括分枝杆菌、常见丝状真菌、厌氧菌)鉴定到种或属水平;根据临床需求可使用 PCR、宏基因组测序技术、自动化高通量核酸组套检测、MALDI-TOF MS 技术进行病原菌鉴定/分型检测和同源性分析;开展病原体血清免疫学检测、降钙素原、真菌-(1,3)-β-葡聚糖检测、真菌半乳甘露聚糖检测、结核 T 细胞斑点试验等项目。

2. 药物敏感性试验 临床微生物实验室应具备多种方法进行抗菌药物敏感性检测和耐药基因筛查。二级医院应能够对临床常见细菌进行规范化的药敏试验,并报告敏感/中介/耐药结果,三级医院能够开展苛养菌、厌氧菌和酵母菌的药敏试验。目前,大多数医院的临床微生物实验室采用自动化仪器进行药敏检测并报告 MIC,但仪器检测方法预设的抗菌药物稀释浓度少,并非是真正意义上的微量肉汤稀释法,而且检测的药物种类固定,不能满足临床需要。因此,临床微生物专家需要在实验室建立 E-test 法、琼脂稀释法、微量肉汤稀释法等多种方法检测抗菌药物的 MIC 值,并利用 PCR、基因芯片和测序技术进行耐药基因的快速检测。

四、生物安全体系建设

临床微生物室属于二级生物安全实验室,应按照相关法规要求进行实验室设计和管理。临床微生物室应根据本实验室所开展的检验活动和检测项目定期(至少每年一次)进行生物安全风险评估。根据风险评估结果,按需配备必要的生物安全防护设备(如生物安全柜、高压消毒灭菌器、紫外灯、应急灯、洗眼和喷淋设施),以及个人防护用品(如手套、口罩、帽子、实验用鞋、防护服、防护眼罩等)。定期对检验人员进行生物安全教育和考核。微生物菌种保存应指定专人负责,应有存储、使用、转运、销毁记录,谨防滥用、误用。实验中如遇到疑似高致病性菌(按照原卫生部《人间传染的病原微生物名录》),如炭疽杆菌、布鲁菌、鼻疽伯克菌、伯氏考克斯体、土拉热弗朗西丝菌、牛型分枝杆菌、结核分枝杆菌、立克次体属、霍乱弧菌、鼠疫耶尔森菌、粗球孢子菌、马皮疽组织胞浆菌、荚膜组织胞浆菌、巴西副球孢子菌等涉及大量活菌操作和动物感染实验时,应立即向上报,不要再进行后续的试验和标本处理。所有微生物实验室检测的标本、培养物、鉴定板等应高压灭菌后再交保洁人员进行处理。针对在试验过程中可能产生的生物安全意外事故(如针刺伤、皮肤、黏膜或环境污染)应有相应的应急预案和事故记录。

第四节 基层医疗机构临床微生物检验的需求与解决方案

随着基层人民群众对医疗服务需求的日益增加,基层医疗机构检验业务需求不断扩展,但基层医疗机构客观存在检测设备配置简单、检测项目缺乏、服务能力不足等问题。目前,基层医疗机构普遍没有设立临床微生物实验室,无法开展临床病原学检测,加之基层医师学习交流机会较少,抗菌药物合理应用知识匮乏,在应用上存在较多误区,致使基层医院抗菌药物不合理应用普遍存在。为了逐步提高基层医院抗菌药物合理应用水平,应从以下两方面着手。

(1)通过多种形式加强医护人员培训,使基层医师认识到以病原学为目标,以药敏试验结果为指导的抗菌药物应用的必要性,提高细菌标本送检意识,掌握标本采集方法,看懂细菌培养和药敏试验结果,最终实现依据细菌耐药和药敏检测结果合理应用抗菌药物。

(2) 通过基层检测联合上级医院(或第三方实验室)技术支持的模式,提升检测能力,满足临床需求。2017 年,在国务院办公厅《关于推进医疗联合体建设和发展的指导意见》颁布后,第三方检验机构和公立医院共建的区域检验中心作为"医联体"与"医共体"的重要组成部分得到了快速发展。临床微生物检验属于高度复杂的检验技术,要求所有基层医疗机构具备完善的服务能力并不现实,而且也浪费医疗卫生资源。可以在基层医疗机构完成标本规范采集、标本涂片镜检、标本接种和卫星血培养等简单的检验工作,在分离培养的细菌或阳性血培养瓶送上级医院(或第三方实验室)完成病原体鉴定、药敏试验等复杂工作。定期组织医联体单位帮扶指导,帮助基层医疗机构实现抗菌药物合理应用。

(高玉录 戴媛媛 马筱玲)

▷ 参考文献

[1] Centers for Disease Control and Prevention. Core elements of hospital antibiotic stewardship programs. Centers for Disease Control and Prevention. Atlanta, GA: Centers for Disease Control and Prevention, 2014.

[2] American College of Microbiology. Clinical microbiology in the 21st century: keeping the pace. American Society for Microbiology. 2008, Washington, DC: American College of Microbiology, 2008.

[3] 中华人民共和国国家健康委员会. 抗菌药物敏感性试验的技术要求(WS/T 639—2018).

[4] BARLAM T F, COSGROVE S E, ABBO L M, et al. Implementing an antibiotic stewardship program: guidelines by the Infectious Diseases Society of America and the Society for Healthcare Epidemiology of America. Clin Infect Dis, 2016, 62(10): 1197-1202.

[5] HUMPHRIES R M, DIENBARD J. Point-counterpoint: reflex cultures reduce laboratory workload and improve antimicrobial stewardship in patients suspected of having urinary tract infections. J Clin Microbiol, 2016, 54(2): 254-258.

[6] 中华人民共和国国家健康委员会. 临床微生物学检验标本的采集和转运(WS/T 640—2018).

[7] 中国合格评定国家认可委员会. CNAS-CL02-A005: 2018 医学实验室质量和能力认可准则在临床微生物检验领域的应用说明. 2018-03-01.

[8] Clinical and Laboratory Standards Institute. M100-S25 performance standards for antimicrobial susceptibility testing: twenty-fifth informational supplement. Clinical and Laboratory Standards Institute, 2015, Wayne, PA.

[9] 马筱玲, 胡继红, 徐英春, 等. 临床微生物学实验室建设基本要求专家共识. 中华检验医学杂志, 2016, 39(11): 820-823.

[10] 中国医师协会检验医师分会感染性疾病检验医学专家委员会, 中国医院协会临床检验管理专业委员会, 中华医学会检验医学分会临床微生物专业学组. 中国三级甲等综合医院检验医学微生物学组(科)建设专家共识. 中华检验医学杂志, 2016, 039(008): 581-584.

[11] 徐英春, 范欣. 关注抗菌药物整治活动加强临床微生物实验室建设. 中华检验医学杂志. 2013, 36(7): 577-579.

[12] O'NEILL J. Rapid diagnostics: stopping unnecessary use of antibiotics. London: HM Government(UK), 2015.

[13] MANDELL LA, WUNDERINK RG, ANZUETO A, et al. Infectious Diseases Society of America/American Thoracic Society consensus guidelines on the management of community-acquired pneumonia in adults. Clin Infect Dis, 2007, 44(Suppl 2): S27-S72.

[14] BEGANOVIC M,COSTELLO M,WIECZORKIEWICZ SM. Effect of matrix-assisted laser desorption ionization-time of flight mass spectrometry(MALDI-TOF MS) alone versus MALDI-TOF MS combined with real-time antimicrobial stewardship interventions on time to optimal antimicrobial therapy in patients with positive blood cultures. J Clin Microbiol,2017,55(5):1437-1445.

第十五章

医院感染控制人员与抗菌药物
临床应用管理

在抗菌药物管理多学科团队中,医院感染控制(简称为"感控")部门是重要的组成与参与部门。抗菌药物管理最终目标之一在于控制细菌耐药,也是医院感控团队所承担的任务之一。单纯的抗菌药物管理无法实现耐药菌控制,只有各种综合措施相互协作才能有效控制耐药菌的产生与流行,这还包括监测、手卫生、消毒、隔离等。

我国从2011年启动的全国抗菌药物临床应用专项整治活动就要求感控部门积极参与,并对感控部门提出明确要求。《抗菌药物临床应用指导原则(2015版)》明确说明了医院感染是影响抗菌药物使用与细菌耐药性增长的重要因素之一。抗菌药物管理工作组应与感控部门密切合作,制定手术部位感染、导管相关血流感染、呼吸机相关性肺炎、导尿管相关尿路感染等各类医院感染的预防制度,纠正过度依赖抗菌药物预防感染的理念和医疗行为。《抗菌药物临床应用管理办法》第九条明确规定医院感控部门须参与抗菌药物管理工作组,抗菌药物管理工作组由医务、药学、感染性疾病、临床微生物、护理、医院感染控制部门负责人和具有相关专业高级技术职务任职资格的人员组成,医务、药学等部门共同负责日常管理工作。

国际AMS实施情况来看,医院感控团队所发挥的作用必不可少。美国CDC所颁布的AMS核心要件中明确指出感染控制是主要内容之一,美国感染学会和医院感染流行病学会共同颁布的AMS指南中,对感染控制与医院流行病学团队的地位做出了肯定;澳大利亚AMS指南专门就感控团队在AMS中的工作进行了描述。

第一节 医院感染控制人员在抗菌药物
临床应用管理中的作用

耐药控制是抗菌药物管理(AMS)与医院感染控制工作的共同目标。美国CDC针对AMR控制提出了四项核心计划,以应对多重耐药菌感染的挑战,即监测、抗菌药物管理、改进药物和诊断、预防和控制传播。美国感染学会(IDSA)和美国医院流行病学协会

（SHEA）在2007年发布的指南"*Guidelines for Developing an Institutional Program to Enhance Antimicrobial Stewardship*"中指出，AMS多学科团队的核心成员应包括感染性疾病医师、临床药师等。2014年，美国CDC发布的医院抗菌药物管理核心要素中则指出，临床医师、药剂师、感染防控专家和护士均应参与到实践中。

一、医院感染控制人员的能力要求

医院感染控制涉及医疗机构各部门，包括临床、医技、后勤、管理各部门，也包括在患者管理的全流程，各种诊断、治疗过程都可能存在感染风险，严格意义上讲，感染控制专家一方面是管理专家，另一方面也是临床专家，需要熟悉相关法规、具备相关临床知识与技能、感染控制经验、风险管理意识、流行病学基础、多学科沟通技巧等。

作为医院感染控制人员，必须具备以下能力：认识感染性疾病，开展监测和流行病学调查，掌握预防和控制感染的基本知识以及员工健康的基本内容，要有管理能力、沟通能力和领导力；具有教育和研究的能力。美国感染控制与流行病学专业学会（APIC）对感控人员的培养具有特别要求，并将感控人员的成长分为4个级别：新人（novice）、准精通（becoming proficient）、精通（proficient）和专家（expert），在每一个层级都需要培训和认证（图15-1）。

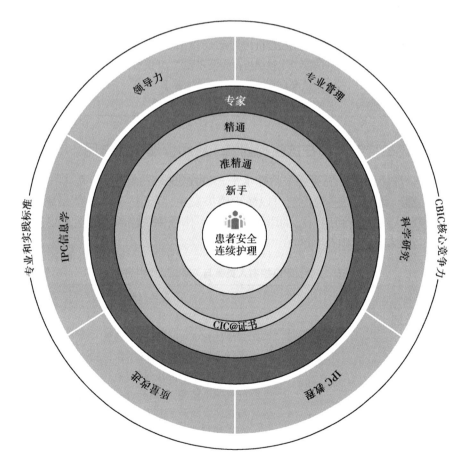

图15-1　美国感染控制与流行病学专业学会对感染控制人员的培养要求

二、医院感染控制与抗菌药物临床应用管理的相互关系

医院感染控制与抗菌药物临床应用管理是相辅相成的两项工作,在专业要求、人员构成、工作范围、工作方式等方面具有相似之处,在实际工作中需要相互协作,互相支持。感控人员是抗菌药物临床应用管理小组成员,抗菌药物临床应用管理小组中有较多人员也会参与到感染控制委员会(如感染科医师、临床微生物专家、药学专家、管理人员、信息专家等)。两者可以发挥各自优势,共同防治耐药菌感染,其中感染控制人员扎实的流行病学基础可以协助开展监测、干预策略设计以及结果评估,而 AMS 团队的抗菌药物临床应用管理经验可以直接用于耐药菌感染治疗、防控等(表 15-1)。

表 15-1　感染控制团队与抗菌药物临床应用管理团队比较

比较	具体内容
都属于多学科工作团队	包括感染科医师、护士、药学专家(药师)、临床微生物专家、信息专家等
都需要领导力与责任心	由医院领导负责;得到医院行政与资源支持
事关患者安全与医疗质量	1. 感控工作范围广泛,不仅仅关注患者
	2. AMS 直接对患者负责
都有关于耐药控制的管理目标	测量方式不同,指标不同
都是医疗机构必备团队	感控历史较长,AMS 历史较短
策略相似:审计、反馈、报告	反馈给医疗机构负责人和工作人员
两者都属于国家行为	国家卫生健康委员会设定要求、开展监测
需要持续教育改进	团队教育和医疗机构人员教育
都需要定制研究改进质量	感控可以对 AMS 提供支持

三、医院感染控制人员在抗菌药物临床应用管理中的作用

抗菌药物合理使用既可提高感染治疗水平,又可减少耐药发生,避免抗菌药物相关性腹泻(艰难梭菌感染)等发生;感染控制可以减少感染发生,降低抗菌药物使用率,预防耐药菌播散。感染控制人员充分利用自己的学术优势和工作范围,支持与配合 AMS 工作,具体在以下几个方面发挥积极作用(表 15-2)。

表 15-2　感染控制人员参与 AMS 工作内容

工作内容	具体任务
提供支持	1. 参与 AMS 团队,协同工作
	2. 提供优化 AMS 团队构建意见
	3. 提供方法学指导 AMS 工作
负责工作	1. 以患者为中心的风险管理
	2. 开展感染监测,与耐药、用药监测整合分析
	3. 特殊多重耐药菌感染控制
	4. 感染控制教育
参与工作	1. 推广感染治疗指南
	2. 提升感染样本采集质量
	3. 耐药监测

（一）控制院内感染、减少抗菌药物使用

如果感染控制做得好，一部分感染是可以预防的，需要抗菌药物治疗的感染就会减少；如果能够应用非抗菌药物措施预防感染，而不是过度依赖抗菌药物预防感染，就能减少预防性使用抗菌药物。减少抗菌药物使用是 AMS 的重要目标，也是延缓和减少细菌耐药性的根本手段之一。多重耐药菌（multiple drug resistant organism，MDRO）医院感染的预防和控制是一个涉及范围广泛的课题，其基本原理基于一个中心、两个方面和三个环节。一个中心就是以预防耐药细菌感染为中心，两个方面是指通过合理使用和管理抗菌药物，减少和延缓 MDRO 的产生；通过加强医院感染管理，阻止 MDRO 的传播和预防 MDRO 医院感染。三个环节是基于 MDRO 感染链的不同环节采取相应措施，针对外源性感染：即隔离感染者与定植者，治疗感染者或去定植，消除或限制感染来源；切断传播途径，阻断感染在人与人、人与环境之间的传播；保护易感者，预防患者感染 MDRO。针对内源性的多重耐药菌感染，主要在于合理使用抗菌药物，延缓内源性细菌产生耐药性，一些医院感染控制措施也可以预防内源性感染。以预防为中心，两个方面、三个环节均涉及许多细节，包括政府有关部门的作为，但最重要的是必须合理应用与管理抗菌药物，医院感染管理两手抓、两手硬，同时关注三个环节和其他细节，尤其是提高防控措施的执行力。因此，医院感染控制部门和人员必须参与AMS，没有医院感染控制人员参与的 AMS 是不完善的 AMS，不参与 AMS 的医院感染控制部门和人员很难将医院感染做好，至少在多重耐药菌控制方面会遇到困难。

（二）医院感染监测与危险因素确定，提高 AMS 效果

医院感染控制部门及人员具有对有关预防和控制医院感染管理规章制度的落实情况进行检查和指导；对医院感染及其相关危险因素进行监测、分析和反馈，针对问题提出控制措施并指导实施；对医院感染发生状况进行调查、统计分析，并向医院感染管理委员会或者医疗机构负责人报告；对医院的清洁、消毒灭菌与隔离、无菌操作技术、医疗废物管理等工作提供指导；对医院感染暴发事件进行报告和调查分析，提出控制措施并协调、组织有关部门进行处理；对医务人员进行预防和控制医院感染的培训工作；组织开展医院感染预防与控制方面的科研工作等职责，落实以上职责实际上就是预防未感染患者发生感染、已经发生感染患者的感染传播。

针对耐碳青霉烯类肺炎克雷伯菌（carbapenem-resistant *Klebsiella pneumoniae*，CRKP）感染控制，需要在医院或病区尚未出现，患者未感染 CRKP 时，就要根据一般原则和已经有的文献报道的经验，采取措施预防出现 CRKP，预防患者感染外源性 CRKP 和内源性 CRKP，如开展主动筛查提前发现感染者，合理使用抗菌药物（尤其是碳青霉烯类药物），做好感染与耐药菌监测等；一旦患者感染 CRKP，除早期诊断、积极治疗外，还应将患者隔离，最好单间隔离，做好手卫生和环境清洁与消毒，以防 CRKP 传播给其他患者或污染环境继而传给其他患者。这里的合理使用碳青霉烯类药物，属于 AMS 工作内容，感染控制部门及专职人员需要及时介入，方能事半功倍。否则，即便感染控制做得再好，由于碳青霉烯类使用量持续上升，CRKP 持续增加，也未必能够将 CRKP 感染控制做好。

（三）目标感染控制与抗菌药物管理团队协作

感染控制是多方面的工作，需要杜绝单纯依赖抗菌药物的错误做法。特别是对已经有成功预防策略的感染控制过程，感控团队必须肩负起主要责任，克服不合理应用抗菌药物的做法。

对围手术期预防性使用抗菌药物的管理,是 AMS 的重要内容之一,手术部位感染预防也是感染控制团队的重要任务。如果只强调预防性使用抗菌药物的价值,忽视非药物措施预防手术部位感染,也不开展手术部位感染监测与干预,很可能出现两种情况:①手术部位感染发病率居高不下,因为手术前预防性使用抗菌药物并不能预防所有感染,只能预防手术中污染细菌所致的感染,而且是有一定条件的,如果机体抵抗力低、缝合不好、有异物或组织碎片存在、低蛋白血症、低体温、高血糖、其他部位感染控制不好,预防效果将被打折扣,因此除药物预防外,还需要非药物预防措施同时发挥作用;②如果手术部位的感染控制措施落实不好,单纯推荐 AMS,在得不到效果时会影响 AMS 的信心;如果未开展手术部位感染监测,推行手术前预防性使用抗菌药物后,也难以评价其效果,同样影响 AMS 信心。不难看出,感染控制在 AMS 中的重要作用。

同样,预防导管相关血流感染也已经有十分成熟的工作指南与标准,国家卫健委《血管导管相关感染预防与控制指南(2021)》要求无须因为留置血管导管而预防性使用抗菌药物。如果血管导管相关感染预防措施落实不到位,就会导致血管导管相关感染发病率增加,患者出现发热等感染症状,导致使用抗菌药物,如果发生多重耐药菌感染,甚至导致使用广谱抗菌药物的增加,这都会增加 AMS 的难度和工作量。预防血管导管相关感染的措施必须落实到位,尽量缩短置管时间、做好无菌置管、采取置管时最大无菌屏障、做好手卫生、尽量不选择股动脉置管、做好连接导管时的消毒等,可以最大限度地降低血管导管相关感染的发病率,对于推进 AMS 也是十分有益的,能够减少抗菌药物的使用,也能减少由此带来的耐药、费用、不良反应等问题。

其他诸如导尿管相关尿路感染、呼吸机相关性肺炎等感染预防也具有完善的指南,单纯依赖抗菌药物只能使感染发生增加,同时耐药菌流行。

(四)为抗菌药物管理提供技术支持

抗菌药物管理需要进行包括管理制度落实、新技术研究、监测等工作,其中监测与科学研究都需要有良好的方案设计,感染控制专家中临床流行病学专业人员可以积极支持 AMS 团队,从方案设计、测量目标确定、结果评估等方面进行指导。

第二节 医院感染控制组织构架与人员配备

医院感染控制是各级卫生行政部门、医疗机构及医务人员针对诊疗活动中存在的医院感染、医源性感染及相关的危险因素进行的预防、诊断和控制活动。多重耐药菌感染是当前医院感染控制面临的三大挑战之一,是全球性公共卫生问题。抗菌药物使用所导致的选择性压力是细菌产生耐药性最重要的原因之一,耐药菌感染与传播导致抗菌药物使用量及使用级别不断提高;而预防感染和阻止耐药细菌传播是医院感染管理的重要内容。应对多重耐药菌感染必须以预防为中心,坚持抗菌药物管理和医院感染控制两手抓两手硬,医院感染控制通过预防和减少医院感染病例,从根本上减少抗菌药物使用量,医院感染控制必须参与抗菌药物管理,尤其是 AMS,推进抗菌药物科学化管理。

一、医院感染控制部门建设要求与责任

《医院感染管理办法》第六条规定,住院床位总数在 100 张以上的医院应当设立医院感

染管理委员会和独立的医院感染管理部门。《医院感染监测规范》规定医院至少每200~250张病床配备一名医院感染管理专职人员。

《医院感染管理办法》第七条规定,医院感染管理委员会共有八项职责:其中第七项职责就是根据本医院病原体特点和耐药现状,配合药事管理委员会提出合理使用抗菌药物的指导意见。这八项职责具体如下:

(一)认真贯彻医院感染管理法律法规及技术规范、标准,制定本医院预防和控制医院感染的规章制度、医院感染诊断标准并监督实施。

(二)根据预防医院感染和卫生学要求,对本医院的建筑设计、重点科室建设的基本标准、基本设施和工作流程进行审查并提出意见。

(三)研究并确定本医院的医院感染管理工作计划,并对计划的实施进行考核和评价。

(四)研究并确定本医院的医院感染重点部门、重点环节、重点流程、危险因素以及采取的干预措施,明确各有关部门、人员在预防和控制医院感染工作中的责任。

(五)研究并制定本医院发生医院感染暴发及出现不明原因传染性疾病或者特殊病原体感染病例等事件时的控制预案。

(六)建立会议制度,定期研究、协调和解决有关医院感染管理方面的问题。

(七)根据本医院病原体特点和耐药现状,配合药事管理委员会提出合理使用抗菌药物的指导意见。

(八)其他有关医院感染管理的重要事宜。

《医院感染管理办法》第八条规定,医院感染管理部门、分管部门及医院感染管理专(兼)职人员具体负责医院感染预防与控制方面的管理和业务工作。主要职责有十二项,其中第九项职责就是参与抗菌药物临床应用的管理工作。这十二项主要职责具体如下:

(一)对有关预防和控制医院感染管理规章制度的落实情况进行检查和指导。

(二)对医院感染及其相关危险因素进行监测、分析和反馈,针对问题提出控制措施并指导实施。

(三)对医院感染发生状况进行调查、统计分析,并向医院感染管理委员会或者医疗机构负责人报告。

(四)对医院的清洁、消毒灭菌与隔离、无菌操作技术、医疗废物管理等工作提供指导。

(五)对传染病的医院感染控制工作提供指导。

(六)对医务人员有关预防医院感染的职业卫生安全防护工作提供指导。

(七)对医院感染暴发事件进行报告和调查分析,提出控制措施并协调、组织有关部门进行处理。

(八)对医务人员进行预防和控制医院感染的培训工作。

(九)参与抗菌药物临床应用的管理工作。

(十)对消毒药械和一次性使用医疗器械、器具的相关证明进行审核。

(十一)组织开展医院感染预防与控制方面的科研工作。

(十二)完成医院感染管理委员会或者医疗机构负责人交办的其他工作。

医院感控部门在AMS中的职责:①建立医院感染防控的标准化流程,并组织实施;②对本院抗菌药物临床应用异常情况开展或参与调查,并采取相应处理措施;③监控医院感染,可参加感染病例的会诊(如有医师);④与检验微生物室合作定期分析医院耐药监测数据,汇总、发布细菌耐药情况;⑤定期参加医院 AMS 小组讨论学习,汇报总结数据,参与并组织院内抗菌药物合理应用培训;⑥督导相关部门和科室落实院感防控措施,为有效降低抗菌药物使用率和使用量提供保障。

二、医院感染控制人员的组成与责任

医院感染控制部门主要由感染科医师、流行病专家、临床微生物检验、护士、感染控制人员构成。我国医院感染控制人员目前主要是医师、护士,少数医院还有检验人员,在早期医院感染管理部门主要是护理人员,虽然现在仍以护理人员为主,但临床医师、公卫医师占比在增加,人员配置还需要进一步加强。

AMS 中有共同职责也有差异职责,医师与护理人员共同制定手术部位感染、导管相关血流感染、呼吸机相关性肺炎、导尿管相关尿路感染等各类医院感染的预防制度,共同制定干预方案,护士着重目标性监测与督促干预措施的落实,共同评价感染预防效果;共同通过医院感染目标性监测与干预措施,纠正过度依赖抗菌药物预防感染的理念和医疗行为。通过加强全院控制感染的环节管理,采取一系列综合措施,降低手术部位感染的发生率,减少抗菌药物的过度预防性应用,医师和护理人员共同参与,政策制定以医师为主,督促落实、效果评价反馈等则以护理人员为主。护理人员及检验人员参与提高感染患者病原学检查标本的质量,如提高采样质量与及时送检。医师与护理人员均可以参加临床会诊,医师会诊以提出针对会诊患者的诊疗意见为主,也应提出预防感染的意见;护理人员参加会诊主要从预防感染和预防感染传播方面提出会诊意见,尤其是多重耐药菌感染时,对会诊患者的诊疗护理操作时的感染预防提出会诊意见。医师与护理人员共同参与培训,依据各自的分工进行培训。在我国,较多医院在 AMS 工作中,将预防性使用抗菌药物管理主要交给感染控制部门做,而且是和医院感染控制中的非药物性预防措施落实结合起来做,充分发挥了感染控制部门的作用,比如清洁切口预防用药管理和手术部位感染预防相结合,起到了事半功倍的效果。

第三节　我国医院感染控制人员参与抗菌药物临床应用管理案例

一、医院感染控制人员参与抗菌药物管理工作调查

为了解我国医院感染管理部门参与 AMS 状况,李春辉等抽取全国 12 个省、自治区、直辖市及军队的 166 所医院作为调查对象,比较不同年份医院感染管理部门在各项抗菌药物临床应用与管理工作中的参与情况。结果显示,感染控制人员参与抗菌药物临床应用管理的医院 10 年间明显增加,2005 年参与抗菌药物临床应用管理的医院 68 所(40.96%),2010 年增至 119 所(71.69%),2015 年为 160 所(96.39%)。医院感染管理部门参与具体工作包括:医院抗菌药物品种及药品分级目录的制定、抗菌药物使用权限的规定、参加抗菌药物管理小组、参与细菌耐药性监测、清洁切口预防用药管理、抗菌药物临床应用检查、临床会诊工作、处方点评工作。医院感染管理部门在抗菌药物合理应用与管理中发挥了重要作用并取得了良好效果。

二、医院感染控制人员主导的抗菌药物管理

北京大学肿瘤医院自 2014 年开始,AMS 由医院感染管理科负责,启用"抗菌药物用药许可管理系统",所有手术患者的预防性抗菌药物使用时限均为手术当日及次日,超时限继续使用抗菌药物时,需填写"抗菌药物使用申请表",由科室主任签字同意后报送医院感染管理科。若申请使用特殊使用级抗菌药物,需同时提交"临床应用特殊使用级抗菌药物会诊记录单",医院感染管理科根据相关规定予以审核。比较医院感染管理科积极参与 AMS 前(2012—2014 年)后(2015—2017 年)的抗菌药物临床应用管理评价指标的变化情况显示,医院感染管理科积极参与抗菌药物临床应用管理后,住院患者抗菌药物使用率由参与管理前的 17.18% 下降至 15.24%,特殊使用级抗菌药物使用率由 1.45% 下降至 1.02%,接受特殊使用级抗菌药物治疗的住院患者抗菌药物使用前微生物送检率由 87.12% 上升至 91.15%,I 类切口手术患者预防性使用抗菌药物使用率下降为 10.68%,术前 0.5~1 小时给药率上升到 89.32%,预防性使用抗菌药物疗程<24 小时患者占比达到 86.77%,均高于参与管理前。该研究也说明,医院感染管理科积极参与抗菌药物应用管理能使抗菌药物临床应用管理评价指标得到明显改善,促进抗菌药物合理应用。

中南大学湘雅医院感染控制中心从 1989 年建科开始即在医院倡导并进行抗菌药物临床应用与管理,以促进临床医师送检病原学检查标本、统计分析细菌培养结果和药敏结果反馈给临床科室、参加临床感染病例会诊、参加全院大会诊和培训、参与抗菌药物临床应用监测与评价等,以实际行动推动抗菌药物合理应用。直到 2005 年,抗菌药物临床应用监测与评价交由药剂科负责,细菌耐药监测主要由临床微生物室负责,医院感染控制中心主要精力集中在抗菌药物合理应用临床会诊、抗菌药物临床应用评价、抗菌药物遴选和临床应用策略制定,及时解决临床感染问题,同时指导感染防控。2018 年医院感染控制中心牵头建立医院的疑难感染诊疗多学科协作诊疗(multiple disciplinary teamwork,MDT)团队,涵盖感染病科、医院感染控制中心、感染临床药学、临床微生物、重症医学、呼吸科、风湿免疫科、血液病科、普通外科、肿瘤科等专业的专家,主要讨论门诊及少数病区疑难感染病例,特别是为门诊疑难感染患者提供了解决方案。同时,医院感染控制中心在医院内开展抗菌药物临床应用培训,宣传抗菌药物管理政策,讲解合理用药的关键内容,传播抗菌药物的基本知识与进展。

(吴安华　李春辉　周鹏程)

▷ 参考文献

［1］中华人民共和国卫生部. 医院感染管理办法(中华人民共和国卫生部令第 48 号).(2006-07-25)［2023-04-20］. http://www.gov.cn/ziliao/flfg/2006-07/25/content_344886.htm.

［2］NAGEL J L,KAYE K S,LAPLANTA K L,et al. Antimicrobial stewardship for the infection control practitioner. Infect Dis Clin N Am,2016,30(3):771-784.

［3］ABBAS S,STEVENS M P. The role of the hospital epidemiologist in antibiotic stewardship. Med Clin N Am,2018,102(5):873-882.

［4］刘思娣,李春辉,李六亿,等. 中国医院感染管理组织建设 30 年调查. 中国感染控制杂志,2016,15(9):648-653.

［5］孟秀娟,吴安华. 如何应对多重耐药菌医院感染的严峻挑战. 中国感染控制杂志,2019,18(3):185-192.

［6］李春辉,刘思娣,李六亿,等. 中国医院感染管理部门在抗菌药物合理应用与管理工作中的发展状况. 中国感染控制杂志,2016,15(9):665-670.

［7］付雪松,曾惠敏,张霁,等. 医院感染管理科参与抗菌药物应用管理的成效. 中国感染控制杂志,2019,18(11):1064-1068.

［8］邓蓉,罗云婷,吕晓菊,等. 临床护士在抗菌药物管理实践中的角色探讨. 中国感染控制杂志,2018,17(11):1033-1036.

［9］DELLIT T H,OWENS R C,MCGOWAN J E,et al. Infectious Diseases Society of Amrerica and the Society for Healthcare Epidemiology of America guidelines for developing an institutional program to enhance antimicrobial stewardship. Clin Infect Dis,2007,44(2):159-177.

［10］CDC. Core elements of hospital antibiotic stewardship programs.［2022-05-13］. https://www.cdc.gov/antibiotic-use/core-elements/hospital.html.

［11］The Australian Commission on Safety and Quality in Health Care. Antimicrobial stewardship in Australian health care 2018. Sydney:ACSQHC,2018.

第十六章

抗菌药物临床应用管理中其他人员的作用

抗菌药物的临床应用管理除了构成管理团队的主要人员外，还需要其他相关人员共同参与、共同管理，以确保得到有效的支持，如各专业临床医师、护理人员、医务管理人员、信息管理人员、后勤管理人员等。

第一节　临床各专业医师在抗菌药物临床应用管理中的作用

临床各专业医师作为抗菌药物的主要处方者，也是 AMS 主要工作对象，只有调动各专业临床医师参与 AMS，放弃管理者与被管理者关系，使 AMS 工作成为一种医院文化，抗菌药物合理使用与耐药控制工作才能取得持续性成果。

一、临床医师抗菌药物处方权获取

按照《抗菌药物临床应用管理办法》(卫生部令第 84 号)规定，临床医师实施抗菌药物分级授权，不同专业不同职级医师处方权限不同。一般具有高级专业技术职务任职资格的医师，可授予包括特殊使用级抗菌药物在内的所有抗菌药物处方权;具有中级以上专业技术职务任职资格的医师，可授予限制使用级与非限制使用级抗菌药物处方权;具有初级专业技术职务任职资格的医师，在乡、民族乡、镇、村的医疗机构独立从事一般执业活动的执业助理医师以及乡村医生，只授予非限制使用级抗菌药物处方权。

临床医师在授予抗菌药物处方权前需进行培训，考核合格方可授权;同时每年度需要完成一定时间的抗菌药物合理使用相关继续教育;在职级变更、需要获得更高级别的抗菌药物处方权时，还需接受专业培训。

二、临床医师开具抗菌药物处方基本原则

临床医师必须遵守抗菌药物合理使用基本原则和《处方管理办法》规定开具抗菌药物

处方,需要注意以下基本内容。

1. 熟悉合理用药基本原则　《抗菌药物临床应用指导原则》(2015 年版)和《国家抗微生物治疗指南》(第 3 版)是主要参考。合理用药原则如下。

(1) 严格掌握抗菌药物使用指征:根据患者的症状、体征、实验室检查或影像学结果,诊断为细菌、真菌感染者可应用抗菌药物;由结核分枝杆菌、非结核分枝杆菌、支原体、衣原体、螺旋体、立克次体及部分原虫等病原微生物所致的感染亦有指征方可应用抗菌药物。缺乏细菌及上述病原微生物感染的临床或实验室证据,以及病毒性感染者,不应使用抗菌药物。

(2) 抗菌药物的选用必须依据患者个体情况、细菌和药物情况综合考虑:抗菌药物品种的选用,原则上应根据病原菌种类及病原菌对抗菌药物敏感性结果而定。对临床诊断为细菌性感染的患者应在开始抗菌治疗前,及时留取相应的合格标本(尤其血液等无菌部位标本)送病原学检测,以尽早明确病原菌和药敏结果,并据此调整抗菌药物治疗方案。

(3) 科学制订抗菌药物治疗方案

1) 根据病原菌种类及药敏试验结果尽可能选择针对性强、窄谱、安全、价格适当的抗菌药物。进行经验治疗者可根据可能的病原菌及当地耐药状况选用抗菌药物,避免直接选用广谱抗菌药物。

2) 治疗重症感染(如血流感染、感染性心内膜炎等)和抗菌药物不易达到的部位的感染(如中枢神经系统感染等),抗菌药物剂量宜较大(治疗剂量范围高限);而治疗单纯性下尿路感染时,由于多数药物尿药浓度远高于血药浓度,则可应用较小剂量(治疗剂量范围低限)。

3) 对于轻、中度感染的大多数患者,应予口服治疗。接受注射用药的感染患者经初始注射治疗病情好转并能口服时,应尽早转为口服给药。

4) 尽量避免局部给药,若局部用药宜采用刺激性小、不易吸收、不易导致耐药性和过敏反应的抗菌药物。

5) 单一药物可有效治疗的感染应避免不必要的联合使用抗菌药物。

(4) 严格使用抗菌药物预防感染:预防用抗菌药物主要针对尚无细菌感染征象但暴露于致病菌感染的高危人群;针对某一段特定时间内可能发生的感染,而非任何时间可能发生的感染;部分围手术期患者可以预防用抗菌药物。

2. 抗菌药物处方要求　抗菌药物处方必须由具有资质的医师开具,不能越级开具抗菌药物,也不能冒用上级医师之名开具高级别抗菌药物;对临床紧急状态(如夜间、节假日、急诊等),医师可以开具比授权级别高的抗菌药物,但仅限于 24 小时内处方量,并需要补充手续。特殊使用级抗菌药物在使用前,需要邀请特殊使用级抗菌药物会诊医师会诊后才能使用。

三、临床医师参与抗菌药物临床应用管理

通过 AMS 团队交流活动,推进各临床科室和相关部门相互协作,以多学科协作诊疗的模式提供疑难感染性疾病的抗菌药物使用技术支持。此外,通过有效的沟通、教育和培训可提高临床医师对抗菌药物耐药性的认识和了解,改变临床医师对感染管理和抗菌药物处方行为的态度和理念。举行这种积极的教育活动,才更有可能增强临床医师对抗菌药物临床应用管理方面发挥的作用。

各专业临床医师并非只是 AMS 的管理对象,还更应该是 AMS 的参与者,在实际工作中,临床医师可以在以下几方面参与 AMS。

(1) 提高对抗菌药物合理使用和耐药控制的认识,在实际工作中始终注意抗菌药物合理使用,使合理使用抗菌药物成为习惯。

(2) 关注 AMS 目标,主动与 AMS 团队合作。

(3) 参与 AMS 教育培训,提高感染治疗相关理论水平。

(4) 组建专科抗感染 MDT 活动,提高感染治疗水平。

(5) 开展 AMS 科学研究活动,制定 AMS 新策略。

第二节　护理人员在抗菌药物临床应用管理中的作用

护理人员虽无处方权,但在抗菌药物的合理使用中可依托本职工作,履行职责,减轻患者的经济负担,推进抗菌药物的合理使用。主要职责包括患者的评估(患者过敏史的采集)、药品的管理存放、病原学标本的留取、药物的配制、药物的输注(给药时间、输注持续时间、配伍禁忌)、不良反应的观察及处理、药物浓度的监测、患者及家属的健康指导等方面,在整个用药过程中临床护士起到了不可或缺的作用。临床护士参与 AMS 可以有效地保证抗菌药物的合理使用并减少细菌耐药的产生。随着 AMS 实践项目的发展,护士参与多学科团队合作的重要性逐渐凸显(表 16-1)。

表 16-1　护理人员在抗菌药物管理中的作用

工作形式	内容
患者入院	了解药物过敏史;用药整理
微生物检验采样	使用抗菌药物前采样;规范采样及时送检
抗菌药物治疗管理	审核医嘱;规范皮试(需要时);按医嘱规范用药,做好记录;观察患者治疗反应;外科预防用药规范用药;收集重要检验结果及时报告医师
患者安全	观察与报告药物不良反应;患者观察与照护
患者教育	抗菌药物适应证;耐药的概念;凭处方购买使用抗菌药物;不使用剩余抗菌药物
患者出院	转换抗菌药物治疗应用指导;用药整理

(一)正确核对与执行医嘱,发现异常处方

抗菌药物不规范使用情形有多种,如用法、用量、溶媒等,医嘱有时模糊,对处方错误和不清楚之处应及时指出、及时沟通,加以解决。护理人员给患者提供简单实用、易于理解的用药知识,才能达到治疗作用,如每日 3 次、空腹、禁食、冷藏、冷敷、饭后吃等口语化的专业术语。

抗菌药物使用不合理,还体现在输液中滴速过快、忽视过敏史等。外科预防性抗菌药物的使用时间要求较严格,指导原则均推荐是切开皮肤前的 0.5~2.0 小时,若使用过早,组织药物已处于低浓度,达不到预防效果。因此,医师开具处方使用药物静脉滴注,护理人员可通过抗菌药物现配现用,选择合适的溶媒,滴速做到均匀、有效,确保药物浓度和延长药物有效浓度的持续时间,达到用药效果和目的。PK/PD 研究结果提示,不同类型的抗菌药物需要有不同的给药方式,时间依赖性抗菌药物需要多次间隔给药,浓度依赖性抗菌药物适合长间隙给药。

(二) 把握好皮试关口,正确认识皮试价值

β-内酰胺类是目前临床应用最广泛的一类抗菌药物,包括青霉素及其衍生物、头孢菌素、单酰胺环类、碳青霉烯类和β-内酰胺酶抑制剂等。此类抗生素由于其安全有效、不良反应少、适用人群广等优点,占据临床一线抗菌药物的半壁江山,尤其是头孢菌素更因其强大的抗菌效果而被广泛应用。

国外进行青霉素皮试用于有青霉素过敏史的患者;并且有主张在患者身体状况好的时候进行,而非在急需使用青霉素时进行;同时,在皮试时使用完整的青霉素皮试液(青霉素、PPL、氨基青霉素)以及阴性(生理盐水)和阳性(组胺)对照;应用从针刺反应到皮内试验再到口服阿莫西林或青霉素做激发试验的完整流程;由接受过训练的过敏专家操作皮试和解释结果。但国内医务人员要求所有患者应用青霉素前均需做皮试,停用3天及以上要重做。同时,医务人员对抗生素过敏反应认知存在不足,青霉素皮试不规范,对过敏史判断草率,导致非青霉素类β-内酰胺类抗生素使用广泛,间接造成抗菌药物使用结构不合理,进而导致耐药性增高。

护理人员应正确认识β-内酰胺类抗菌药物皮肤(或皮内)敏感试验,详细询问过敏史比皮试更重要,避免假阴性、假阳性等对正确判定结果的误导;通过改进皮试实践而推动抗菌药物管理,提高青霉素类等经典药物的使用比例,保留青霉素类、头孢菌素类及其他β-内酰胺类等具有抗菌活性强、种类多、不良反应少的抗菌药物,并建议医师停止对β-内酰胺类抗菌药物皮试的普遍筛查。若进行皮试需加强此类药物皮试判断的准确性,减少因"假阳性"导致医师无法使用这些有效而廉价的抗菌药物,使药物选择空间变窄而被动对抗菌药物进行"提档升级"。

(三) 及时正确留取和送检微生物检验样本,提高感染诊断效率

患者体液标本的送检和鉴定对感染性疾病的诊断至关重要,因此微生物标本的采样时机以及标本质量关系着后续抗菌药物使用的必要性。护理人员采集患者体液、血液等标本时,应注意以下几点。

(1) 应在抗微生物药物治疗之前采集标本,治疗中为评估治疗效果或治疗后为评估结局可以进行相应采样。

(2) 须避免感染部位周围以及感染部位附近皮肤或黏膜定植菌群的污染。

(3) 采集静脉血时,应首先采集血培养标本,再采集用于其他检验的标本;真菌培养宜采集深部标本或组织标本,不宜送检或接收导尿管的管尖进行培养。

(4) 采集足够量的标本用于常规细菌学检验,血培养成人每次10~15ml,特殊标本采集量通常为:脑脊液标本2~5ml,胸腔积液和腹水10ml,肺泡灌洗液10~20ml(≥5ml),脓液2~5ml,羊水、胆汁、关节穿刺液、心包液、胸腔积液、滑膜液大于1ml,腹膜透析液50ml,眼前房液大于0.1ml,玻璃体洗液大于1ml。

(5) 样本及时送检。

(四) 开展合理应用抗菌药物的健康教育

1. 通过向患者发放健康教育处方、播放录像等多种方式进行宣教,做好耐心细致的解释工作,让患者积极主动地配合医生治疗,达到合理用药的目的。

2. 为患者提供各种资料,对患者进行合理使用抗菌药物的教育,改变患者对这类药物过分依赖的观念。使公众了解对于病毒引起的普通感冒、流行性感冒、病毒性咽喉炎等上呼吸道感染,若采用抗菌药物治疗不仅无效,而且有害。

3. 向患者宣教抗菌药物过敏反应、毒性反应症状及各类抗菌药物的抗菌作用特点,使患者充分认识到针对性使用抗菌药物的重要性和必要性,出现毒副作应能及时反映,及时治疗。

(五) 积极学习,提高合理应用抗菌药物专业水平

通过岗前培训、举办讲座及药品介绍等培训,明确护理人员在合理应用抗菌药物中的作用及职责;同时,护理人员需准确掌握抗菌药物的给药时间以及合理配伍抗菌药物等知识,达到提高疗效、减少不良反应的目的。

第三节　医务管理人员在抗菌药物临床应用管理中的作用

医务管理人员需与 AMS 团队相互协作,互相支持。按照我国医疗机构管理体系,医务管理部门属于行政管理系列,承担所有医疗相关事务管理,抗菌药物管理属于其工作内容之一;抗菌药物小组属于专业工作团队,直接接受主管院长领导,但也需要医务管理支持。医务管理部门可通过制定抗菌药物管理相关制度,协助抗菌药物管理小组开展医务人员合理使用抗菌药物教育、培训、监管等,加强抗菌药物的临床管理(图 5-1)。

1. **临床医疗管理**　医务管理部门支持抗菌药物管理工作,联合 AMS 小组对培训考核合格医师进行分级授权;指导医务人员按照合理用药原则使用抗菌药物;根据 AMS 小组定期的处方点评和监测,对使用抗菌药物严重违规的医务人员实施惩戒。

2. **组织医务人员培训和考核**　医务管理人员与 AMS 团队定期对医师和药师进行抗菌药物临床应用知识和规范化管理的培训,考核通过后方可授予相应的处方权或抗菌药物调剂资格。

3. **监管和反馈**　医务管理部门需要把卫生行政部门所制定的抗菌药物管理目标纳入管理指标中,通过 AMS 进行落实,具体如下:

(1) 住院患者抗菌药物使用率不得超过 60%。

(2) 门诊患者抗菌药物处方比例不得超过 20%。

(3) 急诊患者抗菌药物处方比例不得超过 40%。

(4) 住院患者抗菌药物使用强度控制在每百人天 40 限定日剂量(DDDs)以下。

(5) 接受限制使用级抗菌药物治疗的住院患者抗菌药物使用前微生物样本送检率不低于 50%;接受特殊使用级抗菌药物治疗的住院患者使用前微生物标本送检率不低于 80%。

第四节　信息管理人员在抗菌药物临床应用管理中的作用

信息管理是现代医院管理的重大进步,信息管理已经深入医院管理各方面和领域,抗菌药物管理也不例外。通过信息管理系统的管理而实现管理端口前移,管理效率提高;通过识

别风险因素对优化抗菌药物干预管理提供支持等(详见第二十九章)。

1. 抗菌药物的分级管理　抗菌药物管理信息系统通过实现对处方者分级授权设置,并按照管理规定实现抗菌药物的分级管理,限定某些抗菌药物在门、急诊科的使用。

2. 抗菌药物应用专家决策系统　信息化决策是抗菌药物管理的技术支撑,也是促进抗菌药物临床合理应用的必要条件,通过基于指南、路径、处方集等构建的专家系统,提醒临床医师对模块的规范执行而避免人为错误,如药物使用指征、药物推荐、用法用量、疗程设定等。抗菌药物的信息化临床决策支持系统可以帮助医疗机构管理层提高监管力度,通过事前、事中和围手术期预防用药、监控联合用药等措施可以很好地控制抗菌药物联合用药率、用药时间和用药剂量,从而降低使用强度。

3. 抗菌药物管理策略　医院信息系统可以对一些证据充分、容易界定的抗菌药物管理策略实施管理,如外科预防用抗菌药物、抗菌药物自动停药、微生物规范送检等。

4. 数据统计与监测　信息系统可以实现 AMS 管理相关数据监测与统计。定期对院、科两级抗菌药物临床应用情况开展调查,如住院患者抗菌药物使用率、使用强度和特殊使用级抗菌药物使用率、使用强度；Ⅰ类切口手术抗菌药物预防使用率和品种选择,给药时机和使用疗程合理率；门诊抗菌药物处方比例、急诊抗菌药物处方比例；抗菌药物联合应用情况；使用抗菌药物患者微生物标本送检率；分级管理制度的执行情况等。

第五节　患者与家属在抗菌药物临床应用管理中的作用

公众对抗菌药物合理使用与细菌耐药的认识,对 AMS 具有直接影响,患者及家属也不例外。研究表明,公众在就诊之前通常会从多个渠道获取信息,这些信息来源包括社交网络(互联网、家庭、朋友和保姆)、电视、报纸、书籍和传单,以及来自医师和药剂师等临床工作人员的信息,部分患者对抗菌药物的认知存在误区,认为"越新越好、越高级越好、越贵越好"。因此,无论是住院患者还是门诊患者,他们对抗菌药物的盲目依赖或多或少影响医师的处方行为。

通过多种形式加强对患者及家属进行合理使用抗菌药物的宣教,尤其是门诊医生要做好耐心细致的解释工作,使其了解个体化用药的重要性,让患者积极主动地配合医生的治疗,从而达到合理用药的目的。医院内各类场所也可提供多种形式的宣教,例如通过门诊大厅、诊室和病区的电脑屏幕等媒介可以宣传抗菌药物管理项目,通过微信、抖音等活跃度高的社交媒体发布抗菌药物项目主题相关的链接或信息,引导大众积极参与；在候诊室张贴关于免疫接种、手部卫生和抗菌药物耐药性等主题的海报、播放相关视频等手段,提高人们的认识,并在就诊咨询之前为患者做好准备；患者通过电话呼叫等待功能,以及从常规医疗机构提供的海报和传单了解常规医疗机构"抗菌药物政策的变化",让患者在潜移默化中配合医务人员诊疗和使用抗菌药物。

患者与家属教育内容主要包括:

1. 抗菌药物与细菌耐药科普知识。
2. 抗菌药物不是"消炎药"或"万能药"等。
3. 抗菌药物属于处方药物,不能自行购买使用。

4. 抗菌药物无须家庭储备。

5. 抗菌药物的选用需要依据患者情况而定,与新旧、价格无关。

6. 抗菌药物使用需要遵医嘱。

7. 个人良好卫生习惯,减少感染发生。

(高晓东)

参考文献

[1] WHO. Antimicrobial stewardship programme in health-care facilities in low-and middle-income countries: WHO practical toolkit. Geneva:WHO,2019.

[2] Australian Commission on Safety and Quality in Health Care. Antimicrobial stewardship in Australian health care 2018. Sydney:ACSQHC,2018.

[3] 国家卫生计生委办公厅,国家中医药管理局办公室,解放军总后勤部卫生部药品器材局. 抗菌药物临床应用指导原则(2015 年版).[2022-05-01]. http://www.gov.cn/xinwen/2015-08/27/content_2920799.htm.

[4] 李珂,孙建芳,王吉平. 护士参与抗菌药物管理的研究进展. 中华护理杂志,2020,55(04):632-636.

[5] 干铁儿,占伟江,蒋旭宏,等. 信息化临床决策支持系统对住院患者抗菌药物合理使用的影响. 中华医院感染学杂志,2019,29(13):2041-2047.

[6] 崔宝月. 医院信息化管理系统在抗菌药物使用中的应用及合理性分析. 中国合理用药探索,2019,16(02):156-158.

[7] 邓蓉,罗云婷,吕晓菊. 临床护士在抗菌药物管理实践中的角色探讨. 中国感染控制杂志,2018,17(11):1033-1036.

[8] 田宗梅,李静怡,周薇,等. 信息系统在医院特殊级使用抗菌药物管理中的作用. 中国医院药学杂志,2016,36(20):1727-1730.

[9] 中华预防医学会医院感染控制分会. 临床微生物标本采集和送检指南. 中华医院感染学杂志,2018,28(20):3192-3200.

[10] 朱捷. 某三甲医院抗菌药物临床应用管理的实践研究. 合肥:安徽医科大学,2018.

[11] 黄利华,潘兆麟,赵新国,等. 多部门联动推行抗菌药物合理应用的精细化管控. 中国医院管理,2015,35(12):61-62.

[12] 黄勋,邓子德,倪语星,等. 多重耐药菌医院感染预防与控制中国专家共识. 中国感染控制杂志,2015,14(01):1-9.

第十七章

抗菌药物分级管理

第一节　抗菌药物分级管理的概念及价值

一、抗菌药物分级管理的目的和概念

抗菌药物管理策略众多,但分级管理是 AMS 的基本策略。欧美地区在 20 世纪 90 年代提出抗菌药物导向计划(ASP 或 AMS),期望通过多学科专业指导和管理,减少不必要的抗菌药物使用、提高与优化抗菌药物使用水平、遏制细菌耐药。AMS 干预和管理措施包括:抗菌药物分级管理、教育培训、指南推广、处方点评与反馈、抗菌药物优化策略(如轮换使用、转换疗法、降阶梯治疗、联合用药、策略性换药、多样性用药)等,其中基本核心就是抗菌药物分级管理或处方集限制(antibiotic formulary restriction,AFR)。

抗菌药物分级管理制度是指根据抗菌药物的安全性、疗效、细菌耐药性和价格等因素,将抗菌药物分为不同类别,临床医师则按照其抗感染治疗水平分别授予处方不同级别抗菌药物的权利,在抗感染治疗中也鼓励尽量使用低级别抗菌药物。AFR 的提出主要目的是解决抗菌药物广泛使用与专业技能要求之间的矛盾,这一矛盾表现为感染在各临床专业都可发生,抗菌药物是每一位临床医师都可能使用的药物,但正确使用抗菌药物需要掌握感染、病原体、药物特征等相关信息,作为非感染专业临床医师(如外科、心血管、精神科医师等)将面临选择困难以及由此导致的错误用药,解决这一矛盾的根本方法在于依据各专业临床医师对抗菌药物和感染治疗的能力与经验分别授权,越是专业技能高的医师给予的处方权力越大,而专业能力不足的医师则只限定使用那些相对安全、对耐药诱导小的药物。

按照《抗菌药物临床应用管理办法》要求和参考国际成功经验,各医疗机构应以 AFR 为核心,组建多学科技术团队,制定相应管理规定与规范,开展教育培训,实施抗菌药物应用评价与干预,提高临床抗菌药物合理使用与感染治疗水平,遏制细菌耐药。

二、抗菌药物分级管理的价值

良好的 AFR 对抗菌药物临床应用管理具有突出效果,可以减少不必要的抗菌药物使用、提高抗菌药物合理使用水平、减少细菌耐药、节约医疗资源,对患者治疗不会产生负面

影响。对抗菌药物的处方进行品种限制,可以迅速和显著地降低抗菌药物的使用量和费用,降低院内感染的发生率。不同地区和医疗机构在实施 AFR 是具体做法有所差异,但目的相同:

(1) 整体减少不必要的抗菌药物使用。

(2) 对特殊使用级抗菌药物进行管理。

(3) 提高抗感染治疗水平和医疗质量。

(4) 减少细菌耐药发生。

(5) 对患者感染处理与预后无不良后果。

(6) 控制医疗费用。

美国弗吉尼亚某教学医院通过对抗菌药物施行预授权(pre-authorization)的方式落实 AFR 策略后,胃肠外给药抗菌药物总开支减少 32%、敏感革兰氏阴性菌所占百分比增加,但患者住院时间和生存期并未受影响;铜绿假单胞菌对亚胺培南的敏感性在 ICU 和其他住院患者中增加,对医师实施碳青霉烯类药物使用预授权后敏感性上升(65% vs 83%),革兰氏阴性菌造成的菌血症患者 30 天总生存率不变(79% vs 75%)。

前瞻性审核和反馈(prospective audit and feedback,PAF)干预是实施 AFR 的主要方法。在一个社区医院内,由临床药师和感染性疾病(简称为感染病)医师主导进行的 PAF 使胃肠外科广谱抗菌药物的使用减少了 22%,并且经过 7 年时间的持续干预,耐药的肠杆菌科、艰难梭菌感染(CDI)和医院感染的发生率也出现降低。PAF 在 ICU 中也很有效。一家大型医院对多个 ICU 的 PAF 干预研究显示,细菌对美罗培南的耐药率降低,CDI 发生率降低,但对病死率没有不利影响。PAF 的有效性与医疗机构的基础设施也有相关性。一项研究发现,在 2 个已设立 AMS 相关制度和专职人员的机构,PAF 的施行可使抗菌药物的使用显著减少;在另外 3 个尚无成熟 AMS 制度和人员的机构中,PAF 的施行未产生任何影响。

美国弗吉尼亚联邦大学医院实施连续 5 年的 AFR,期间主要对限制使用级抗菌药物实施 PAF,结果五年期间该医院抗菌药物使用呈逐步下降趋势,该趋势在各 ICU 病房尤其明显(见文末彩图 3)。

三、抗菌药物分级管理实施的策略

抗菌药物分级管理制度施行过程包括:设定抗菌药物分级管理目录,医师分级授权,前瞻性审核和反馈干预措施进行(图 17-1)。

我国抗菌药物分级管理目录由省级卫生行政部门制定,医疗机构在此基础上制定各自抗菌药物处方集和医师授权(参见本书第七章)。

预授权要求抗菌药物处方者在使用某些抗菌药物之前必须先获得批准。这可以帮助优化初始经验疗法,因为它可以为抗菌药物的选择和使用提供专家意见,还可以防止不必要的抗菌药物使用。在决定对哪些抗菌药物施行预授权策略的过程中,将重点放在改善经验性使用的机会上,而不是药物成本上。这种干预需要能够及时完成授权的专家和工作人员参与,应注意监测预授权的潜在意外后果,尤其是存在导致治疗延迟的可能。

前瞻性审核和反馈是在对药物治疗开具处方后的某个时候对抗菌药物治疗进行外部审查,并附有优化使用建议,审核是由治疗团队以外的人员进行的,因此预期的审核和反馈不同于抗菌药物的"超时"。审核和反馈可以根据审核人员的专业知识水平以多种方式实施,

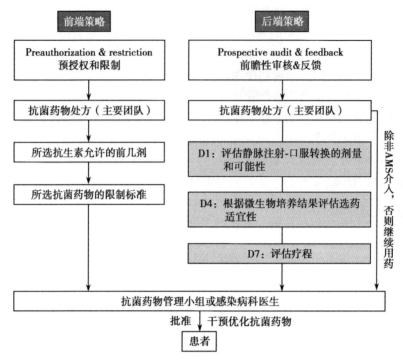

图 17-1　抗菌药物分级管理制度施行过程

抗感染知识有限的管理团队可能会选择将重点放在比较治疗方案与医院指南的建议上,并着眼于常见的感染情况,例如社区获得性肺炎、尿路感染或皮肤和软组织感染;具有感染病学专业知识的管理团队可能会选择审查更复杂的抗菌药物治疗过程。通过多种途径与处方医师沟通、提供反馈,可以提高前瞻性审核和反馈的有效性。

前瞻性审核和反馈与预授权两种措施孰优孰劣,尚无定论(表 17-1),一般医疗机构都会

表 17-1　抗菌药物分级管理中预授权及前瞻性审核和反馈优劣比较

比较	预授权	前瞻性审核和反馈
优点	(1) 可以利用信息系统简单实现	(1) 增加抗菌药物管理效果并建立合作关系
	(2) 减少不必要/不合适的抗菌药物的使用	(2) 为治疗提供更多的临床信息
	(3) 优化经验性治疗	(3) 药物选择有更大的灵活性
	(4) 以回顾临床数据和前期耐药监测结果支持	(4) 为临床医师提供教育培训的机会
	(5) 减少抗菌药物使用并节约费用	(5) 保持处方医师的自主性
	(6) 提供快速应对抗菌药物短缺的应答机制	(6) 联合抗菌药物的降级使用短程治疗
	(7) 直接控制抗菌药物的使用	
缺点	(1) 只对限制使用级抗菌药物有影响	(1) 劳动密集型,受资源限制
	(2) 处方者没有自主权	(2) 策略的成功取决于处方医师的反馈方式
	(3) 可能会延迟治疗	(3) 处方医师可能不愿意改变治疗方案
	(4) 有效性取决于处方者依从性	(4) 实施干预措施可能需要信息技术支持
	(5) 可能简单地转向其他抗菌药物,筛选出不同的耐药表型	(5) 可能需要更长的时间才能减少目标抗菌药物的使用

采取两者相结合的方式,避免预授权流于形式。预授权可以帮助优化抗菌药物的初始选择,而前瞻性审核和反馈可以帮助持续优化治疗。医院可以结合当地情况及实践来确定哪些抗菌药物应接受前瞻性审核和反馈和/或预授权。两种策略的实施,均需要医院管理部门的支持,并需配备训练有素的专业人员及与临床医师的有效沟通。

对某些特定药物实施处方审核、限制使用后,必须对抗菌药物的整体使用情况进行监测,查找是否存在备选药物被过度使用的情况,并进行适当处理。

第二节　世界卫生组织及发达国家的抗菌药物分级管理制度

全球的 AMS 流行病学调研显示,全球六大洲,抗菌药物相关分级管理制度包括:抗菌药物审批、保留需要批准的抗菌药物、预先授权药学部门进行剂量优化及抗菌药物持续质量改进。其中,预授权(抗菌药物审批)实施率最高,其次为前瞻性审核和反馈(需要批准的抗菌药物进行保留,预先授权药房进行剂量优化),而抗菌药物持续质量改进实施较少。在各大洲中,欧洲、大洋洲、北美洲和非洲实施的相对较多,而南美洲和亚洲的实施相对不足(表 17-2)。

表 17-2　全球各地医疗机构抗菌药物分级管理制度的实施概况

处方限定策略实施方案 (实施策略的医疗机构占比/%)	亚洲	非洲	欧洲	北美洲	大洋洲	南美洲
预授权	69	84	95	87	91	77
前瞻性审核和反馈	38	84	88	87	87	77
预先授权药师进行剂量优化(前瞻性审核和反馈)	31	48	36	69	35	47
抗菌药物持续质量改进	23	19	14	11	4	42

一、世界卫生组织的抗菌药物分级管理制度

2017 年 WHO 发布了《基本药物示范目录(第 20 版)》,此次目录修订最大的变化是抗菌药物部分,为该目录 40 年来变动最大的一次。修订主要体现在将抗菌药物(不含抗真菌药物)根据安全级别分为非限制使用、限制使用和特殊使用三级管理,并就每个类别应在何时使用提出了建议,对大部分抗菌药物的首选和次选适应证作了具体标注(表 17-3)。

表 17-3　WHO 抗菌药物分级管理目录[基本药物示范目录(第 20 版),2017 年 3 月]

分类	药物
非限制使用级	β-内酰胺类药物:阿莫西林、阿莫西林/克拉维酸、氯唑西林、氨苄西林、苄星青霉素、青霉素、青霉素 V、普鲁卡因苄基青霉素、哌拉西林/他唑巴坦*、头孢氨苄、头孢唑林、头孢克肟*、头孢噻肟*、头孢曲松*、美罗培南* 其他类:阿米卡星、庆大霉素、阿奇霉素*、甲硝唑、氯霉素、呋喃妥因、环丙沙星*、大观霉素(仅限 EML)、克拉霉素*、磺胺甲噁唑/甲氧苄啶、克林霉素、万古霉素(口服)*、多西环素、万古霉素(胃肠外)*

续表

分类	药物
限制使用级	喹诺酮类和氟喹诺酮类:左氧氟沙星、莫西沙星、诺氟沙星
	第三代头孢菌素(含或不含 β-内酰胺酶抑制剂):头孢克肟、头孢曲松、头孢噻肟、头孢他啶
	大环内酯类:阿奇霉素、克拉霉素、红霉素
	糖肽类:替考拉宁、万古霉素
	抗假单胞菌青霉素/β-内酰胺酶抑制剂:哌拉西林/他唑巴坦
	碳青霉烯类:美罗培南、亚胺培南/西司他丁
	青霉烯类:法罗培南
特殊使用级	第四代头孢菌素:头孢吡肟
	第五代头孢菌素:头孢洛林
	噁唑烷酮:利奈唑胺
	多黏菌素:多黏菌素 B、黏菌素
	其他:氨曲南、磷霉素、替加环素、达托霉素

注:斜体为补充列表药物;*表示针对特定的、有限的适应证为限制使用级抗菌药物。

第 1 组(非限制使用级抗菌药物):从优先性和临床效果考虑,作为至少一种综合征的首选或第二选择的抗菌药物被认定为非限制使用级抗菌药物,该类抗菌药物具有广谱、经济和质量可靠的特点。但某些非限制使用中的抗菌药物也在限制使用类别当中列出。

第 2 组(限制使用级抗菌药物):该组包括具有较高耐药性的抗菌药物类别,建议作为治疗特定的,有限的适应证的第一或第二选择。应将这些药作为管理计划和监测的关键目标。该组包括大部分人类医学中重要的抗菌药物和/或抗菌药物中具有较高选择细菌耐药性风险的最高优先级药物。

第 3 组(特殊使用级抗菌药物):该组抗菌药物应该被视为感染治疗"最后的手段",当所有替代方案都失败时,其使用应该适合于高度特定的患者和情况(如由于多种疾病导致的严重的危及生命的耐药菌感染)。这些药物可以作为国家和国际管理计划的关键指标,包括监测和使用报告,以保持其有效性。

2019 年 6 月,WHO 发起一场全球倡议,敦促各国政府采用新的 AWaRe(意为"知晓")抗菌药物分类工具,并按照新的分类实施 AMS,遏制抗微生物药物耐药性蔓延。AWaRe 工具是在 WHO 基本药物目录框架下开发的,以改善可及性(access)药物使用、监测(watch)重要抗菌药物和保留(reserve)"最后手段"抗菌药物的有效性为目的,也可认为是将抗菌药物分为"可广泛使用(access)""谨慎使用(watch)"和"保留使用(reserve)"三类,并规定了哪些抗菌药物可用于处理最常见和最严重的感染,哪些抗菌药物应在医疗系统中随时可以使用,哪些抗菌药物必须谨慎使用或保存并仅作为最后手段使用。推出这一工具的目的是遏制日益严重的耐药性问题,促进更安全和更有效地使用抗菌药物。

倡议的目标是将全球"可广泛使用"类抗菌药物的消费比例提高到至少 60%,并减少最有耐药风险的"谨慎使用"和"保留使用"类抗菌药物的使用。使用"可广泛使用"类抗菌药物可以降低耐药风险,因为它们属于"窄谱"抗菌药物,针对的是特定微生物而不是多种微生物。另外,它们已有通用的非专利配方,因此成本也较低。

"可广泛使用(access)"组包括 25 种最常见感染可选的抗菌药物,这些抗菌药物应在任何时候都可获得,且价格合理、质量有保证。具体品种包括阿米卡星、阿莫西林、阿莫西林/克拉维酸、氨苄西林、苄星青霉素、青霉素、青霉素 V、普鲁卡因青霉素、头孢氨苄、头孢唑林、氯霉素、克林霉素、氯唑西林、多西环素、庆大霉素、甲硝唑、呋喃妥因、大观霉素、四环素、SMZ/TMP、甲氧苄啶。

　　"谨慎使用(watch)"组包括大多数用于人类医学和兽医的"最优先的至关重要的抗菌药物",建议仅将这些抗菌药物用于特定的、有限的适应证。具体品种包括头孢克肟、头孢噻肟、头孢他啶、头孢曲松、头孢呋辛、亚胺培南/西司他丁、美罗培南、哌拉西林/他唑巴坦、环丙沙星、阿奇霉素、克拉霉素、红霉素、左氧氟沙星、莫西沙星、氧氟沙星、利福布汀、利福平、链霉素、万古霉素。

　　"保留使用(reserve)"组被视为"最后的手段",仅当所有其他抗菌药物均无效时,才考虑使用。具体包括头孢他啶/阿维巴坦、黏菌素、磷霉素、利奈唑胺、美罗培南/法硼巴坦、普卓米星、多黏菌素 B。

　　通常,access 组中的抗菌药物更常以口服制剂的形式(占其中的 60%)使用,而其他两组中口服给药形式的百分比则较低。40% 的 watch 组抗菌药物为口服制剂;在 reserve 组中,该数字仅为 10%。

二、美国的抗菌药物分级管理制度

　　美国主要实施处方集限制(formulary restriction)与预授权(pre-authorization)策略,该策略主要是通过用药前对医师处方权利的限制来达到控制抗菌药物合理使用的目的,这与我国的抗菌药物分级管理制度类似。

　　对处方集限制有两种方式,一是对医院抗菌药物处方集的限制,二是直接对医师用药权限进行限制。处方集是根据患者治疗需要而制定的基本处方汇编,AMS 团队需根据医院的医疗特性并结合当地的细菌谱和感染性疾病的流行病学特征来制定本医院的抗菌药物处方集,并定期评估和更新。处方限制策略已被证明是降低抗菌药物使用最直接和最有效的策略,但其对耐药性的控制是否有效尚无足够证据,因在减少指定抗菌药物使用量的同时,增加了备选抗菌药物使用量和致病菌耐药率的风险。此外,限制使用级抗菌药物的审批程序可能延误初期治疗,故美国一些医疗机构采取首次给药免审机制确保治疗的及时性。若需继续使用限制使用级抗菌药物,则按要求进行申请或审批,当实验室检查及临床判断提示初始治疗不合理时,则应尽快中断治疗,调整用药。这种方法权衡了抗菌药物的过度使用导致耐药与延误治疗影响临床疗效的问题。当医师开具分级管理的抗菌药物时,需要回答电子病历系统中设置的药品名称及适应证、感染部位和病原学送检情况等问题,填写后系统会线上提醒相关人员开展审核和会诊工作;越权使用抗菌药物时,也可以设置紧急情况下的审批程序。

　　美国处方集限定策略由医疗机构自己设定。Barnes-Jewish 医院把抗菌药物分为非限制级(unrestricted)、限制级(restricted)、控制级(controlled)和专家级(ID specialist)(表 17-4)。①非限制级:可以由所有医师开具处方,是一些常用的、安全性好的药物,如青霉素、苯唑西林、氨苄西林、阿莫西林、头孢唑林、头孢氨苄、头孢呋辛酯、头孢西丁等;②限制级:被限定用于规定的适应证,如哌拉西林/他唑巴坦(多重耐药菌且仅对该药敏感细菌感染、肺囊性纤维化感染)、氨曲南(严重革兰氏阴性菌感染者且对其他 β-内酰胺类药物过敏者、肺囊性纤维化

表 17-4　不同国家和地区医院抗菌药物分级管理情况

医院	分级	抗菌药物	备注
美国 Barnes-Jewish 医院	非限制级	青霉素、阿莫西林、氨苄西林、苯唑西林、头孢唑林、头孢氨苄、头孢呋辛酯、头孢西丁、庆大霉素、环丙沙星(口服)、红霉素、克拉霉素、阿奇霉素(口服)、克林霉素、多西环素、甲硝唑、伊曲康唑(口服)、SMZ/TMP	超常规剂量使用时需要感染科专家会诊同意
	限制级	两性霉素 B 脂质体、安尼芬净(anidulafungin)、氟康唑、伏立康唑、氨曲南、厄他培南、美罗培南、哌拉西林/他唑巴坦、妥布霉素、阿米卡星、环丙沙星(注射液)、莫西沙星、万古霉素(口服)	需要获得感染科专家同意
	控制级	氨苄西林/舒巴坦、头孢曲松、头孢吡肟、阿奇霉素(注射液)、万古霉素(注射液)	使用超过 72 小时需要感染科专家同意
	专家级	两性霉素 B、氯霉素、达托霉素、利奈唑胺、替加环素	指定的感染科专家同意
美国斯坦福医学中心限制级抗菌药物(2020 年)	感染科医师审批	头孢洛林、头孢地尔、头孢他啶/阿维巴坦、头孢洛扎/他唑巴坦、多黏菌素、亚胺培南/西司他丁、多巴万星、普卓米星	
	符合用药指南	达托霉素、菲达霉素(fidaxomicin)、磷霉素、利奈唑胺、替地唑胺	
美国克利夫兰医院(2010 年)	限制级	头孢他啶、头孢曲松、氨曲南、亚胺培南、环丙沙星、莫西沙星、黏菌素、达托霉素、利奈唑胺、万古霉素、替加环素、米卡芬净、泊沙康唑、伏立康唑、两性霉素 B 脂质分散体	填写特殊申请单
苏格兰政府(2008 年)	预警类抗菌药物	哌拉西林/他唑巴坦、美罗培南、亚胺培南、替考拉宁、利奈唑胺、两性霉素 B 脂质分散体、两性霉素脂质体、卡泊芬净、伏立康唑	需要微生物专家批准
英国 Salisbury 医院(2009 年)	限制级	阿奇霉素、头孢噻肟、头孢他啶、头孢呋辛、环丙沙星、左氧氟沙星、克拉霉素、阿莫西林/克拉维酸、黏菌素、夫西地酸、美罗培南、伊曲康唑、妥布霉素	需要获得不同专业专家审批或者特殊适应证才能使用
	专家级	阿米卡星、卡泊芬净、氯霉素、达托霉素、亚胺培南/西司他丁、利奈唑胺、哌拉西林/他唑巴坦、替考拉宁、万古霉素、两性霉素 B 脂制分散体、伏立康唑	需要获得微生物专家批准
南澳大利亚需要预审抗菌药物(2012 年)	感染科医师审批	美罗培南、两性霉素 B 脂质制剂	常用药物
	认定医师审批	头孢噻肟、头孢曲松、头孢吡肟、头孢他啶、哌拉西林/他唑巴坦、环丙沙星(口服与局部用)、黏菌素、万古霉素、利福平、氟康唑、伊曲康唑、伏立康唑、喷他脒	
	感染科医师审批	(数十种)	非常用药物
中国香港医管局(2005 年)	限制级	头孢他啶、头孢吡肟、亚胺培南/西司他丁、美罗培南、头孢哌酮/舒巴坦、哌拉西林/他唑巴坦、万古霉素、替考拉宁、环丙沙星(注射液)、左氧氟沙星(注射液)	需要特殊申请

感染、部分外科预防用药)、美罗培南(多重耐药菌且仅对该药敏感细菌感染、中性粒细胞减少发热者备选药物、肺囊性纤维化感染)、阿米卡星(限于对庆大霉素耐药而对该药敏感的细菌感染、艾滋病、肺囊性纤维化感染)等;③控制级:一般只能用72小时,此后需要获得感染科医师同意才能使用,如头孢曲松、头孢吡肟、氨苄西林/舒巴坦、阿奇霉素注射液、万古霉素注射剂;④专家级:多为临床重要的、安全性存在隐患的抗菌药物或新型抗菌药物等,如两性霉素B、氯霉素、达托霉素、利奈唑胺、替加环素等。

美国内布拉斯加医学中心将抗菌药物分为限制与非限制两类进行管理。限制使用级抗菌药物主要对适应证进行限制,如头孢吡肟、达托霉素、利奈唑胺、厄他培南、美罗培南、万古霉素、磷霉素、米卡芬净、伏立康唑等。

三、澳大利亚的抗菌药物分级管理制度

澳大利亚"治疗指南:抗生素"建议医院将抗菌药物分为非限制类(non-restrictive)、限制类(restrictive)和排除类(exclusive)(表17-4)。①非限制类:安全、有效,且价格相对便宜,如青霉素;②限制类:由于某些耐药菌的出现、价格因素或安全性原因,使一些抗菌药物的使用受到限制,限制程度分为很多级别,如对一张处方中的药物进行限量,只能在特殊情况下使用,只能限于某些医师或特殊科室,只能在会诊后得到临床微生物学家、感染科医师或其他相应委员会指定的临床医师同意后使用等,限制类抗菌药物也必须有管理机制,在紧急情况下可给予受限制的抗菌药物初始剂量,而后再得到批准;③排除类:此类药物包括被认为没有任何优点超过现有的抗菌药物,这些药物仅在特殊情况下才可使用,所有新型抗菌药物应自动归入此类,直至医院药事委员会认定它们在治疗中的地位为止。

四、英国的抗菌药物分级管理制度

英国莱斯特大学附属医院(University Hospital of Leicester,UHL)将抗菌药物分为限制级和非限制级两大类(表17-4)。非限制级抗菌药物使用无须经过事先批准,而限制级抗菌药物则需要经批准并授予授权码(verification code,VC)方可处方使用。为了兼顾效率,UHL同时规定了某些特殊临床科室(如危重症病房、血液科和肿瘤科等)和特定适应证可以豁免VC。根据是否存在豁免情形,限制级抗菌药物又可细分为两类:第一类限制级抗菌药物无豁免情形,任何临床科室和适应证均需获得批准方可使用;第二类限制级抗菌药物在部分临床科室或特定适应证处方可以不需要VC,但不符合豁免条件的仍需要经过批准并获得VC。对于不符合豁免条件且无VC的限制级抗菌药物医嘱,药师有权拒绝调配。UHL对喹诺酮类和头孢菌素类药物的管控非常严格,医师处方使用这两类抗菌药物需要经过批准并授予VC,其主要原因是国家和地方对医院的CDI有指标要求,而这两类药物被认为与CDI有关。

第三节　发展中国家抗菌药物分级管理的实施策略

一、世界卫生组织制定的限制性干预措施

WHO针对低中收入国家的AMS的指南中所列AMS计划基本医疗保健设施核心要素的行动部分指出,医疗机构需要设定允许在本机构使用的限制使用级抗菌药物清单,需使用

清单上药物时应经过指定的 AMS 团队成员(感染病学专家,内科医师或 AMS 成员)的批准和/或限定于特定条件(如 watch 和 reserve 组的抗菌药物)。处方限制和特定抗菌药物的限制使用(处方前获得专家批准)是改善抗菌药物处方时间的干预手段之一。

医疗机构应根据以下几方面确定本机构需要审核的抗菌药物清单。

(1) 近期消费量显著增加的抗菌药物。

(2) 具有较高耐药诱导性和传播抗药性的抗菌药物。

(3) 广谱抗菌药物(例如哌拉西林/他唑巴坦、替卡西林/克拉维酸、碳青霉烯类)。

(4) 作为"最后防线"的抗菌药物(如多黏菌素、利奈唑胺)。

(5) 价格昂贵的抗菌药物。

WHO 也指出,限制一种抗菌药物可能会增加其他抗菌药物的使用,应结合审核、临床反馈、药房预警和预授权等多方面来进行。临床医师确实需要使用需审核的抗菌药物时,应提供相应的指南资料、药物适应证、患者信息及目前所用抗菌药物信息及疗效等(图 17-2)。

附件Ⅴ：预授权和限制处方样表

日期：＿＿＿＿＿＿＿

患者信息				
患者姓名：		科室：		病房：
年龄：		性别：男性□　女性□		过敏情况：

抗菌药物应用指征

对需要预授权和限制的抗菌药物的申请				
申请的抗菌药物	剂量和疗程	给药途径	间歇	用药理由

微生物和药敏检查结果是否可用?　　　是□　　否□
如果可用，请提供详细信息

日期	样本	菌种和药敏结果

病人是否已经接受抗菌药物治疗?　是□　否□　如果是：是什么?

处方的抗菌药物	剂量和疗程	给药途径	间歇	为何治疗不适合

申请医生/联系电话：＿＿＿＿＿＿＿＿＿＿

AMS团队/药物治疗学委员会/药剂科的意见

审批人	
□ 批准	□ 不批准

备注：
专家姓名/签名：＿＿＿＿＿＿＿＿＿＿＿　　　日期：＿＿＿＿＿＿＿

图 17-2　WHO 推荐提交待审核抗菌药物的信息清单

二、土耳其抗菌药物分级管理的实施策略

2003 年 2 月,土耳其卫生部发布了一项全国范围的抗菌药物限制法规:*Nationwide Antibiotic Restriction Program*(NARP)。土耳其 Ataturk 大学医院将抗菌药物分为限制级和非限制级两大类,其中非限制级抗菌药物为青霉素、第一/二代头孢菌素、大环内酯类、喹诺酮类(口服)、硝基咪唑类、庆大霉素、链霉素、利福平、氯霉素、SMZ/TMP。非限制级抗菌药物使用无须经过事先批准,限制级抗菌药物需要获得感染科专家会诊批准,包括氨基糖苷类、喹诺酮类(非口服)、三代头孢菌素、碳青霉烯类、哌拉西林/他唑巴坦、替卡西林/克拉维酸、糖肽类药物、抗真菌药物。一项研究分析四家三级教学医院实行 NARP 两年后,减少了 530 万美元的药物支出,多种限制级抗菌药物的使用量及相应的耐药率均呈现下降趋势。

三、印度抗菌药物分级管理的实施策略

印度卫生和家庭福利部于 2017 年 4 月发布了印度的 AMR 国家行动计划,目标包括提高认识、加强监测措施、强化预防和控制、增加研究与开发投入以及通过协作以遏制抗菌药物耐药。根据该计划,印度各邦已开始启动相应的行动。为了提高抗菌药物使用的合理性,印度国家疾病控制中心于 2016 年发布了《国家传染病使用抗菌药物治疗指南》,指南建议采用预授权的方法,限制高级抗菌药物的使用;并推荐按治疗天数或每日治疗剂量等方式分析抗菌药物的使用情况。

印度的处方集上也对抗菌药物的使用进行了分级说明。处方集建议仅当抗菌药物可改善患者预后时,才使用抗菌药物。尽可能使用窄谱抗菌药物。尚未明确诊断时,不应盲目使用广谱抗菌药物。应按最佳剂量及方案使用抗菌药物,当感染治愈后及时停用。对于严重感染,仅当其他抗菌药物治疗无效时,才考虑使用作为最后防线的抗菌药物。使用抗菌药物预防感染时,应短期使用,且选择合理的预防用药时间(如在手术预防期间,应在切口前一小时内使用抗菌药物)。临床医师应熟悉当地的抗菌药物敏感性概况,并应遵守当地的抗菌药物指南。应根据当地的细菌耐药性数据制定医院抗菌药物政策。

四、拉丁美洲国家抗菌药物分级管理的实施策略

WHO 泛美卫生组织和佛罗里达国际大学召集了拉丁美洲和加勒比地区公认的抗菌药物管理专家,这些专家根据自己的实践经验,制订了在拉丁美洲和加勒比地区实施抗生素管理计划的建议(表 17-5),其中关于抗菌药物分级管理的内容如下。

1. 抗菌药物授权　在使用限制使用级抗菌药物前需由抗菌药物专家审查相应处方(预授权)。此类药物目录的制定应征得医院主管部门和部门负责人的同意,以减少临床实施中的阻力。建议根据抗菌谱、医院的细菌耐药性监测结果、成本或药物不良反应来制定限制使用级抗菌药物目录。限制使用级抗菌药物的使用需要符合相应的适应证、处方权和患者人群。预授权要求训练有素的专业工作人员通过审核手写医嘱或计算机录入医嘱实现。这种策略已被证明能显著提高抗菌药物的使用合理性,但也存在一些缺点:①延迟合理治疗方案的治疗;②由于限制了医嘱自主权而导致处方医师反对;③增加不需要通过预授权抗菌药物的耐药风险。

一种比较温和的预授权方法允许医师在等待抗菌药物审批期间使用抗菌药物,但限制

表 17-5　拉丁美洲国家抗菌药物分级管理实施要求

药物分级管理	基本要求	中等要求	进阶要求
处方授权	评估实施：①对于某些关键的抗菌药物（碳青霉烯类、万古霉素、多黏菌素、替加环素、磷霉素、抗真菌药和新近引进的药物）；②在某些病房具有较高负担和/或第一阶段难以控制的药物	如果可能，根据使用量和其他策略（例如审核和反馈）的成功程度，评估是否减少限制使用级药物的数量	如果可能，评估限制使用级外用药物
处方后审查	在 ICU、内科病房、血液病房等抗菌药物使用率较高的病区参与临床查房。根据 AMS 团队的规模/资源设置病房查房频率。建议从开始就包括一名药剂师	增加关键区域的查房频率，并逐步增加新的病区（例如外科专科）。如果还没有，请轮流让药剂师和微生物学家参加	将查房扩大到医院所有病房。根据需要调整查房的频率

使用时间为治疗开始后 48~72 小时内。这将提高处方医师的自主权，使抗菌药物管理专家和临床医师有更多时间来审批和讨论抗菌药物治疗方案。

2. 处方后审查　处方后审查，也称为审核和反馈，可以是前瞻性的，也可以是回顾性的。

前瞻性的审查是指定期参与医疗查房，并及时讨论抗菌药物的使用合理性。审查应遵循医院的院内政策，如审查所有的抗菌药物还是仅审查广谱抗菌药物，是否审查不良反应风险较高的药物或者价格贵的药物。临床方面，需要讨论治疗开始的日期，治疗结果，患者的应答，微生物学结果，治疗的安全性，是否需要降级使用或改变给药途径（静脉给药到口服给药）以及疗程。重要的是，由于多种原因，主治医师以及住院医师/部门主管都建议参与讨论。药师和微生物学家也应尽可能参与其中，对临床结果、实验室结果、抗菌谱、药物调整方案、抗菌药物不良反应和药物相互作用等展开全面讨论。

回顾性审核与反馈，由药师和/或护士对住院患者的抗菌药物治疗方案进行评估。他们定期收集抗菌药物使用数据，并向开具处方的医师提供反馈，告知抗菌药物使用不合理的原因。这可以帮助医师回顾自己的处方并改进自己的用药习惯。根据当地情况，抗菌药物管理团队可以制定点评的抗菌药物目录。可选择的范围如下：使用量明显上升的抗菌药物、较易诱导细菌耐药的抗菌药物（如氟喹诺酮类药物、第三代头孢菌素）、广谱抗菌药物（例如哌拉西林/他唑巴坦、替卡西林/克拉维酸盐、碳青霉烯类）、作为最后防线的抗菌药物（例如多黏菌素、替加环素、磷霉素、利奈唑胺）或成本较高的药物（例如两性霉素 B、棘白菌素类、伏立康唑和泊沙康唑）。

五、我国的抗菌药物分级管理实施策略

1. 我国抗菌药物分级管理制度实施的变革　2004 年，我国卫生部、国家中医药管理局、总后卫生部联合发布《抗菌药物临床应用指导原则》，明确提出医疗机构需要执行抗菌药物分级管理。在 2012 年颁布的《抗菌药物临床应用管理办法》的总则中，也提出了抗菌药物分级管理的要求，规定不同等级医师的开药权限，严重违规使用抗菌药物的医师将被吊销执业资格证书。

2015 年 7 月修订印发的《抗菌药物临床应用指导原则（2015 年版）》，确定了抗菌药物分级管理作为管理核心策略的地位（包括分级标准、处方集和处方权限等）；2016 年 1 月，国家

卫生和计划生育委员会等 21 个部委共同制定应对细菌耐药的联防联控机制,明确将从国家层面采取行动,强化多部门协调配合,对细菌耐药问题进行综合治理。2017 年 3 月,国家卫生和计划生育委员会发布《关于进一步加强抗菌药物临床应用管理遏制细菌耐药的通知》,明确各级医师使用抗菌药物的处方权限;进一步强化管理碳青霉烯类、替加环素等,要求专档管理并分解到科室,遏制细菌耐药。2018 年 4 月,国家卫生健康委员会印发《医疗质量安全核心制度要点》,把抗菌药物分级管理制度纳入医疗质量管理核心制度中。

2. 我国抗菌药物分级管理实施策略

(1) 我国抗菌药物分级管理原则:根据安全性、疗效、细菌耐药性、价格等因素,将抗菌药物分为三级:非限制使用级、限制使用级与特殊使用级。具体划分标准如下:

1) 非限制使用级抗菌药物:经长期临床应用证明安全、有效,对细菌耐药性影响较小,价格相对较低的抗菌药物。

2) 限制使用级抗菌药物:经长期临床应用证明安全、有效,对细菌耐药性影响较大,或者价格相对较高的抗菌药物。

3) 特殊使用级抗菌药物:具有以下情形之一的抗菌药物。①具有明显或者严重不良反应,不宜随意使用的抗菌药物;②需要严格控制使用,避免细菌过快产生耐药的抗菌药物;③疗效、安全性方面的临床资料较少的抗菌药物;④价格昂贵的抗菌药物。

(2) 抗菌药物分级管理目录的制定:抗菌药物临床应用分级管理目录是按照安全性、有效性、细菌耐药情况和价格因素等分级管理原则,将临床常用的抗菌药物进行相应分级后形成的目录。该目录不同于《国家基本药物目录》和《国家基本医疗保险、工伤保险和生育保险药品目录》等药品目录,仅是对抗菌药物的临床应用管理级别进行划分的目录,是指导医疗机构实施抗菌药物临床应用分级管理的重要依据。

由于我国地域辽阔,各地区经济发展、医疗技术水平、医疗保障水平、疾病构成、细菌耐药状况等不同,全国统一的抗菌药物分级管理目录难度极大,为使目录制定更具科学性和可操作性,《抗菌药物临床应用管理办法》规定,由各省级卫生行政部门制定目录,报国家卫生健康委员会备案。国家卫生健康委员会(简称为国家卫健委)也结合各地目录实施情况以及对全国细菌耐药形势的分析研判,适时对部分抗菌药物品种的管理级别提出全国统一要求(图 17-3)。

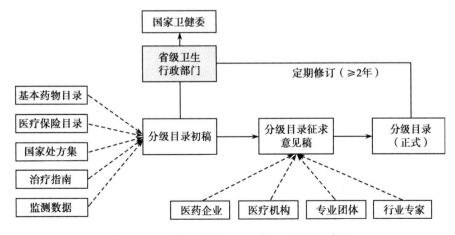

图 17-3　制定抗菌药物分级管理目录流程建议

　　各省级卫生行政部门制定分集目录应该采取科学、透明的原则,根据各种专业需求、药物目录、监测数据拟定分级目录初稿,广泛征求相关行业、学会、专业人员以及那,然后确定分集目录发布,供医疗机构使用。

　　各省级卫生行政主管部门制定抗菌药物分级管理目录时,应结合本地区实际状况,在三级医院和二级医院的抗菌药物分级管理上应有所区别。各级、各类医疗机构应结合本机构的情况,根据省级卫生行政主管部门制定的抗菌药物分级管理目录,制定本机构抗菌药物供应目录(处方集),并向核发其"医疗机构执业许可证"的卫生行政主管部门备案。浙江省(2021 版)和新疆维吾尔自治区(2019 版)两地的抗菌药物临床应用分级管理目录对比,可见两地在药物分类和每类药物的分级管理药物品种方面还是存在着一定的差异(表 17-6)。

　　(3) 抗菌药物分级管理的执行:抗菌药物分级管理所涉及的内容包括医师的处方权限和药物使用范围。按照管理要求,各医疗机构需要严格控制特殊使用级抗菌药物应用,尽量使用非限制使用级抗菌药物(图 17-4)。

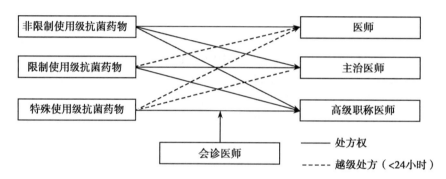

图 17-4　我国临床医师抗菌药物处方权规定

　　1) 处方权限的管理:我国抗菌药物分级管理对医师处方权限加以规定,不同职称医师对应相应抗菌药物使用类别。具有高级专业技术职务任职资格的医师,可授予特殊使用级抗菌药物处方权;具有中级以上专业技术职务任职资格的医师,可授予限制使用级抗菌药物处方权;具有初级专业技术职务任职资格的医师,在乡、民族乡、镇、村的医疗机构独立从事一般执业活动的执业助理医师以及乡村医生,可授予非限制使用级抗菌药物处方权。药师经培训并考核合格后,方可获得抗菌药物调剂资格。

　　二级以上医院应当定期对医师和药师进行抗菌药物临床应用知识和规范化管理的培训。医师经本机构培训并考核合格后,方可获得相应的处方权。

　　其他医疗机构依法享有处方权的医师、乡村医生和从事处方调剂工作的药师,由县级以上地方卫生行政部门组织相关培训、考核。经考核合格的,授予相应的抗菌药物处方权或者抗菌药物调剂资格。

　　2) 药物使用范围:医疗机构和医务人员应当严格掌握使用抗菌药物预防感染的指征。预防感染、治疗轻度或者局部感染应当首选非限制使用级抗菌药物;严重感染、免疫功能低下合并感染或者病原菌只对限制使用级抗菌药物敏感时,方可选用限制使用级抗菌药物。严格控制特殊使用级抗菌药物使用。特殊使用级抗菌药物不得在门诊使用。

　　临床应用特殊使用级抗菌药物应当严格掌握用药指征,经抗菌药物管理工作组指定的

表 17-6　浙江省（2021 版）和新疆维吾尔自治区（2019 版）部分抗菌药物临床应用分级管理目录部分药品对比

药物类别	非限制使用级		限制使用级		特殊使用级	
	浙江	新疆	浙江	新疆	浙江	新疆
青霉素类复方制剂	阿莫西林/克拉维酸、氨苄西林/舒巴坦	阿莫西林/克拉维酸	哌拉西林/他唑巴坦、替卡西林/克拉维酸、舒他西林	氨苄西林/舒巴坦、替卡西林/克拉维酸、哌拉西林/他唑巴坦（8∶1）、哌拉西林/舒巴坦、氨苄西林/丙磺舒	（其他所有青霉素类复方制剂）	
第一代头孢菌素	头孢氨苄、头孢唑林、头孢拉定、头孢羟氨苄	头孢氨苄、头孢拉定、头孢羟氨苄			头孢硫脒、五水头孢唑林	
第二代头孢菌素类	头孢呋辛（酯）、头孢克洛	头孢呋辛（酯）、头孢克洛、头孢丙烯	头孢丙烯、头孢替安	头孢替安	头孢孟多、头孢尼西	
第三、四代头孢菌素类	头孢曲松、头孢噻肟	头孢曲松、头孢噻肟	头孢他啶、头孢唑肟、头孢哌酮、头孢地嗪、头孢甲肟、头孢匹胺、头孢克肟、头孢泊肟酯、头孢他美酯	头孢克肟、头孢他啶、头孢地尼、头孢哌酮	头孢吡肟、头孢匹罗、头孢噻利	头孢吡肟
头孢菌素复合制剂			头孢哌酮/舒巴坦	头孢哌酮/舒巴坦	其他头孢菌素复方制剂	
碳青霉烯类			厄他培南	厄他培南	美罗培南、亚胺培南/西司他丁、帕尼培南/倍他米隆、比阿培南	美罗培南、亚胺培南/西司他丁

续表

药物类别	非限制使用级		限制使用级		特殊使用级	
	浙江	新疆	浙江	新疆	浙江	新疆
喹诺酮类	环丙沙星、诺氟沙星、左氧氟沙星、氧氟沙星、吡哌酸	左氧氟沙星(口服)、环丙沙星、诺氟沙星	莫西沙星、安妥沙星	左氧氟沙星(注射)、莫西沙星	洛美沙星、氟罗沙星、吉米沙星、培氟沙星、司帕沙星、帕珠沙星、奈诺沙星、西他沙星	
抗真菌药	制霉菌素、特比萘芬、氟康唑、伊曲康唑(胶囊)、克霉唑、咪康唑	氟康唑、伊曲康唑(胶囊)、制霉菌素、氟胞嘧啶	伏立康唑(口服)、伊曲康唑(口服液)、氟胞嘧啶	氟康唑(注射)、伊曲康唑(口服液)、伏立康唑(口服)	两性霉素B、伏立康唑(注射)、伊曲康唑(注射)、卡泊芬净、米卡芬净、泊沙康唑	泊沙康唑、伊曲康唑(注射)、伏立康唑(注射)、两性霉素B、卡泊芬净、米卡芬净

专业技术人员会诊同意后,由具有相应处方权的医师开具处方。特殊使用级抗菌药物会诊人员由具有抗菌药物临床应用经验的感染性疾病科、呼吸科、重症医学科、微生物检验科、药学部门等具有高级专业技术职务任职资格的医师、药师担任。

因抢救生命垂危的患者等紧急情况,医师可以越级使用抗菌药物。越级使用抗菌药物应当详细记录用药指征,并应当于 24 小时内补办越级使用抗菌药物的必要手续。

3. 我国台湾和香港地区的抗菌药物分级管理实施策略

(1) 台湾省:台湾省实施的抗菌药物分级管理实施策略包括处方预审及反馈、处方限制和预授权结合,具体进行分级时,则按照一线、二线、三线对抗菌药物进行分级,基本上与非限制、限制和特殊使用的分类方式相对应。AMS 人员应当对病历进行随机复查,院内使用一线抗菌药物时,病历中应列出一线抗菌药物的使用情况,不得出现下列情况。

1) 对有多器官功能障碍或感染的重症患者,在其他医院治疗无效后转院,以及存在医院获得性肺炎或免疫缺陷等情况下,仍选择第一代窄谱抗菌药物作为一线用药。

2) 一线窄谱抗菌药物 3 天无效,仍继续使用。

3) 未根据感染部位选择合适的抗菌药物,如需针对腹腔内厌氧菌的情况。

4) 无正当理由对社区获得性感染采用疗效不足的药物。

5) 给药时未考虑患者的体重和肝肾功能。

院内使用二线抗菌药物时,也应对二线抗菌药物的使用情况列入病历,不得有下列情形之一。

1) 当临床状况被列为轻微或没有症状时,无合理理由使用广谱抗菌药物。

2) 无合理原因,同时使用三种或三种以上的抗菌药物。

3) 选用的药物类型不符合当地或国际抗菌药物治疗的相关指南。

4) 给药时未考虑患者的体重和肝肾功能。

(2) 香港特别行政区:香港特别行政区在 2003 年实施 AMS,将碳青霉烯类、万古霉素、三代头孢菌素等纳入限制性使用抗菌药物,其他抗菌药物属于非限制级,对控制该地区细菌耐药起到了积极作用。

(李　茵)

参考文献

[1] Australian Commission on Safety and Quality in Health Care. Antimicrobial stewardship in Australian health care 2018. Sydney:ACSQHC,2018.

[2] 史长城,姚瑶,严伟,等. 英国莱斯特大学附属医院的抗菌药物管理与药师工作的开展. 中国临床药学杂志,2019,28(06):437-440.

[3] 肖永红. 抗菌药物分级管理:理论与实践. 北京医学,2012,34(6):486-489.

[4] TSENG S H,LEE C M,LIN T Y,et al. Combating antimicrobial resistance:antimicrobial stewardship program in Taiwan. J Microbiol Immunol Infect,2012 Apr,45(2):79-89.

[5] WHO. Antimicrobial stewardship programmes in health-care facilities in low-and middle-income countries. A WHO practical toolkit. Geneva:WHO,2019.

[6] IDSA. Implementing an antibiotic stewardship program:guidelines by the Infectious Diseases Society of

America and the Society for Healthcare Epidemiology of America. Clin Infect Dis, 2016, 62 (10): e51-e77.

［7］BSAC. Antimicrobial stewardship, from principles to practice-e-book. 2019. https://bsac.org.uk/antimicrobial-stewardship-from-principles-to-practice-e-book/.

［8］WHO. 2017年版WHO基本药物示范目录. Geneva: WHO, 2017.［2022-05-13］. https://www.who.int/publications/i/item/eml-20.

［9］SCHELLACK N, BRONKHORST E, COETZEE R, et al. SASOCP position statement on the pharmacist's role in antibiotic stewardship.［2022-05-13］. https://www.academia.edu/es/69552294/SASOCP_position_statement_on_the_pharmacist_s_role_in_antibiotic_stewardship_2018.

［10］ADALET A, CENK A, ALPAY A, et al. The impact of a nationwide antibiotic restriction program on antibiotic usage and resistance against nosocomial pathogens in Turkey. Intl J Med Sci, 2011, 8 (4): 339-344.

［11］RANJALKAR J, CHANDY S J. India's National Action Plan for antimicrobial resistance-an overview of the context, status, and way ahead. J Family Med Prim Care, 2019, 8 (6): 1828-1834.

［12］Government of India Ministry of Health & Family Welfare, National Formulary of India 4th Edition 2011.［2022-05-13］. https://main.mohfw.gov.in/sites/default/files/7966072180.pdf.

［13］Pan American Health Organization, Florida International University. Recommendations for implementing antimicrobial stewardship programs in latin America and the caribbean: manual for public health decision-makers. Washington, D.C: PAHO FIU, 2018.

第十八章

抗感染治疗指南推广与应用

第一节　临床诊疗指南的推广与实施策略

一、临床诊疗指南推广策略

临床诊疗指南具有非常重要的价值,表现在:①可以提高医疗质量,确保患者接受标准的诊疗方式;②是医疗机构提升整体水平的重要保障;③使患者直接参与诊疗决策,使诊疗活动更加易于实现;④是较好的公共卫生资源分配指引,可以使有限的卫生资源得到更高效的利用。

指南只是一种技术文件,本身不可能直接转化为日常的诊疗实践,指南必须通过各种方式推广和实施才能发挥其积极作用。随着现代医学的进步和各种资讯方式的改变,指南的推广也有多种方式,同时需要和其他各种策略相结合才能更加有效(图18-1)。

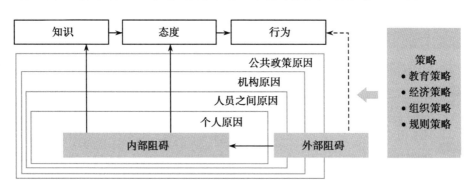

图 18-1　临床实践指南推广存在的问题与策略

（一）制订推广实施计划

临床诊疗指南在制定阶段就应该考虑推广实施,同时针对临床急需的内容制定相应指南。在指南颁布实施后需要有专门团队负责指南推广,这个团队包括指南编写专家、行业领军专家、相关学会协会专家、政策制定者、管理部门;推广团队需要明确制订推广计划、目标人群、推广方式以及推广资源(包括经费)等。

在制订推广计划时,推广团队还需要考虑推广可能遇到的障碍和有利于推广的各种因素,扬长避短,使指南的推广过程更加顺利,达到预期目标。对于一些新制定的指南,还可以采取试点推广的策略。

(二) 指南的发布

指南的发布是其正式在临床推广实施的起点,发布方式可以多种多样,其主要目的是使相关各方知晓指南已经正式实施,同时也通过不同发布方式扩大指南的影响力。一般指南可以通过以下方式发布。

1. **指南发布会**　由指南的主管部门组织实施,邀请相关人员参与,包括领域主要专家、管理者、基层医务人员代表、新闻媒体等,如果可能最好邀请患者代表参与。会议主要对指南制定过程、主要内容进行说明,也可以对指南推广应用计划进行介绍。我国较多指南都采用这种方式加以发布。

2. **新闻报道**　在指南发布会基础上或者直接在相关专业媒体(依指南的内容而定)发布指南发布消息,新闻报道主要针对指南使用者进行,如医务人员。

3. **指南的全文刊发**　指南制定后,应该有相应专业杂志进行全文刊发,如对抗感染治疗方面的指南,应该在综合类刊物、感染性疾病刊物、药学刊物等进行全文刊出,并且刊出时配发相应的指南编写和使用说明。我国大多数指南都能在专业杂志中检索到。

4. **指南单行本发行**　对于标准化指南,可以采取单行本印刷的方式进行推介,单行本应为全文,并且可以有多种版本,如标准版本、大字版本、袖珍版本等,便于不同层级和年龄的医务人员使用。

5. **电子出版发行**　随着网络技术的普及,各种电子出版是指南非常好的发行途径。指南可以在各专业学会网站进行发布,在杂志社网页中也应该可以下载。作为非盈利的和政府制定的指南,应该可以全文免费下载。国外各学会和指南制定部门在其网站发布正式实施的指南(图 18-2),我国尚无相应指南发布网页。

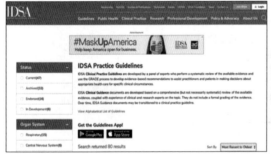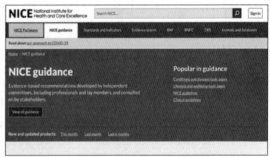

图 18-2　美国感染病学会(IDSA)和英国国家卫生与临床优化研究所(NICE)网站指南页面

(三) 指南的实施

指南发布后,各医疗机构和医务人员应积极响应,采取多种方式实施指南,把标准化的指南推荐应用于临床,提高医疗质量。指南实施可以采取单纯指南实施路径,也可以和其他既有规范系统性结合加以实施。

1. 指南作为临床诊疗标准　相关专业学会应该通过各种方式,包括教育培训等,使指南内容成为临床诊疗标准,并且在医疗机构中广泛应用。

2. 指南作为管理标准　行政管理部门制定的各种指南大多具有管理性质,要求所属医疗机构遵照执行。如我国自 2011 年开始实施的抗菌专项整治活动要求把《抗菌药物临床应用指导原则》和《国家抗微生物治疗指南》作为临床抗菌药物合理使用的指导文件;澳大利亚政府也规定各医疗机构需要执行其医疗保健质量与安全委员会制定的各项标准和指南。当然,对于一些非政府制定的指南,需要指南制定部门(如学会)和管理部门进行沟通,如果适合作为管理依据的,也可以纳入医疗保健管理体系中。

3. 指南作为医疗保险标准　部分国家医疗保险系统在执行保险制度时,也参考各专业部门制定的指南,我国医保系统对各种指南也非常重视。

（四）指南的推广

指南是否能够发挥其作用,主要还依靠推广应用,制定的指南如果被束之高阁,就会完全失去其应有的价值。澳大利亚一项调查发现,即使要求全国医疗机构必须执行抗感染治疗指南,但实际上仍有 20%~40% 的处方并未遵照指南推荐。医疗机构在实施指南过程中需要选择高质量的指南,并根据指南推广中存在的问题加以纠正(表 18-2)。

1. 制定多语言多版本指南　指南推广应用面临不同医疗机构、不同医务人员、不同语言环境等情况,为此国际知名指南常有多语言版本,特别是国际性指南,如 WHO 的各种指南、《热病:桑福德抗微生物治疗指南》等;为便于使用,有的指南还准备了便于携带的袖珍版、简化板、图文版等;就出版方式来看,指南也有纸质版、电子版和 APP 版本等,这些都可以方便检索和查阅。

2. 教育培训　教育培训是指南推广应用的基本策略,其他各种策略大多需要和教育培训相结合进行,常常以开展干预、点评等策略作为基础方法。教育培训可以包括制作各种课件,如幻灯片、视频等;也可以有各种方式的教育,包括大型理论培训教育,可以以一个医院甚至一个城市为单位,集中安排授课时间,邀请指南制定专家、行业专家等对相关专业人员进行培训;针对目标人群还可以有小范围互动性授课、专题会等,这种方式对参会者更有价值;开展教育培训的外展访问也是教育的一种形式,可以现场发现问题直接进行研讨学习。线上学习(E-learning)是现代教育应用比较多的一种方式,具有使用方便、成本低廉、受众较广、时间灵活等特点,但缺点在于对其教育培训效果难以考核。

3. 临床决策系统和协定处方　高质量指南可以整合到医疗机构临床决策支持系统中,作为医师处理患者的标准流程或者临床路径,同样对治疗学指南,还可以与相关专业人员讨论后作为协定处方整合到电子处方系统,提醒医务人员遵照指南开展医疗工作。

4. 审计与反馈　在指南实施过程中可以开展相关临床指南制定的审计(点评),了解医务人员是否遵照指南开展临床工作,如诊断治疗措施、药物使用是否符合指南规定、医疗记录中是否体现出对指南的依从等。对审计中发现的问题进行反馈,包括集体反馈、面对面反馈等,针对问题可以开展其他干预措施,如教育培训、激励与惩处等。

5. 综合干预　医疗机构整合教育、审计与反馈、决策支持系统等综合措施实施指南。

（五）指南实施的监测与评估

指南实施过程是极其复杂的,常涉及一种或多种干预措施,需要医师、护士、循证医学专家等其他专业人员共同参与,考虑医疗环境组织文化、员工能力、教育培训等诸多因素。如何提高指南实施项目的保真度是实施者不可忽视的问题,保真度是指用于监测和提高行为干预的可靠性和有效性的方法学策略。现有研究基于指南推荐意见内容逐一制定审查标准,辅助相应的审查记录单,通过专业人员的参与式观察、访谈、问卷调查、查阅记录单等方法确认推荐意见的执行情况。如对学龄前儿童关节部位外周静脉置管这一临床问题,基于指南的最佳证据制定了 6 条质量审查标准,并根据各质量审查标准的特点采用合适的数据收集方法获取信息,通过现场观察法每天观察学龄前患儿活动关节处的外周静脉置管有无使用关节固定装置,通过对护士进行访谈和知识问卷了解护士是否知道 48 小时应拆除外周静脉置管关节固定装置,评估护士是否具备外周静脉置管患儿保留时间、关节固定装置使用时机、外周静脉保护装置的使用等相关知识,通过查阅≤7 岁患儿外周静脉置管关节固定评估单,以确定护士有无使用外周静脉关节固定装置。

指南实施涉及个人水平和组织水平,包含基于推荐意见的干预措施本身及促进指南实施策略两部分,其实施效果的评估指标也具有多样性,现有研究多使用推荐意见的执行率或指南的依从性评估指南实施策略的有效性,基于特定临床问题的患者健康结局指标判断基于推荐意见的干预措施效果,如患者的静脉血栓栓塞症发生率、导管相关尿路感染率、患者生存质量、患儿外周静脉导管留置时间等。评估指标选择的合理性直接影响指南实施效果的判断。已有研究者关注实施性研究项目的评估标准,Green 等建立了 RE-AIM框架,此框架涉及人群覆盖(reach)、干预效果(effectiveness)、机构采用(adoption)、干预实施(implementation)、效果维持(maintenance)五个关键概念。其中人群覆盖、干预效果用以评估实施策略的内部有效性,机构采用、干预实施、效果维持用以评估实施策略的外部推广性。

指南实施中的监测与评估也是决定是否对指南进行修订的依据,包括指南内容、编写方式、推广难易程度等。

二、临床诊疗指南推广存在的问题

临床诊疗指南的推广实施并非十分容易,常常受多种因素影响,可能导致指南无法实施或者实施不好,甚至实施的结果与指南制定的目的不符等。了解指南实施中可能存在的各种障碍对制定应对措施十分必要(图 18-1、表 18-1)。对我国临床指南推广中存在的问题进行调研发现,主要问题包括指南难以获取、过于复杂,指南可操作性差、更新慢等(表18-2)。

表 18-1　临床诊疗指南实施中存在的问题、主要原因与策略

主要问题和原因		干预措施	策略
医师的认知	缺乏意识	加大指南的分发	传播策略
		利用媒体宣传	① 常规分发(如印刷品、电子邮件等)
		开展继续教育	② 按培训材料分发
	不熟悉	使指南成为具体实践指导	继续教育
			向行业专家主动学习
		检查室张贴海报	点评与反馈
		关注指南推荐的继续教育	质量改进策略

续表

主要问题和原因		干预措施	策略
医师的态度	缺乏共识	行业专家引领	教育会议、教育外展访问、市场推广
		参与指南制定	访问
		学会支持	确定行业专家、经济激励与惩罚
		小组教育	标准处方
	缺乏自身效能	关注技能的继续教育	分发指南
		互动学习	教育外展访问
		个人点评与反馈	
	缺乏学习氛围	推进教育组织	
	缺乏预期结果	个人点评与反馈	
		引用成功案例	
	缺乏动力	点评与反馈	
		行业专家引领	
指南相关问题	缺乏证据	基于证据编写	基于证据制定指南
		证据分类评估	多方沟通
		定期更新	推广策略
	推荐的合理性	精简内容	利用信息系统
		列表方式	提醒策略
	太复杂	简要的指南	试点
	布局差		
	获取难	便于获取	
		整合如信息系统	
	不实用	适用表格、手机 APP 等	
	疾病简单	指南对共病和多发病的考虑	
	缺乏明确目标	指南需要明确目标	
	可用性差	试点	
外部因素	机构束缚	标准程序与流程	改善医疗机构的管理
		针对性实施方案	
		指南考虑机构条件	
		与质控关联	
	缺乏资源	经济激励与惩罚	标准处方
		放宽时间	
		明确责任人	
		外部促进	
	缺乏合作	促进多学科合作	地方采纳
	社会与临床准则	当地共识组	地方共识团体
			纳入既定组织结构

表 18-2 我国临床指南推广的主要障碍

主要问题	调查人员占比/%
指南获取困难	35.7
指南使用不便,与医院信息系统不兼容	48.8
指南目标人群不明确	22.6
指南实用性差	39.3
指南表达不清甚至歧义	23.1
指南过于复杂	22.8
指南缺乏中国证据	41.2
指南证据质量差	13.1
不同指南有冲突	24.0
指南不适合各级医师	25.9
指南与患者预期不一致	31.5
指南的实施缺乏条件	27.3
实施指南影响医师收入	10.6
语言障碍(国外指南)	27.3
指南更新延迟	16.2
指南与现行临床实践冲突	24.2
指南存在利益冲突	11.1
指南过于冗长	27.6

1. 指南推广中组织管理层面的问题 指南推广中组织管理层面最主要的问题在于缺乏领导和执行力、无法建立工作团队、团队责任分工不明确以及缺乏基本的经费支持。其他问题还包括缺乏基本工作条件、人员能力不足、相关数据系统无法开放、机构缺乏整体协调等。

2. 指南本身的问题 指南主要问题在于表述不清、证据引用错误、推荐意见过于简单和刚性,可操作性差等,此外还有指南更新不及时、指南与现有操作规范冲突等问题。

3. 专业层面原因 主要问题在于专业人员忽视指南的存在、误解指南意见、对指南推荐存在不同意见或担心对患者造成不良影响。此外,专业人员对自身能力过于自信而不相信指南意见、缺乏指南应用氛围、对指南实施方式不熟悉或者对指南实施意见抵抗等。

4. 患者层面原因 主要障碍在于患者根本不知道指南存在和/或推荐意见、医患关系不利于指南推广等,其他原因包括费用、守旧的态度、无法理解指南等。

针对我国临床诊疗指南的制定和实施中存在的问题,需要关注以下内容。

(1)指南制定之前需要对已经存在的国内外指南认真进行全面评估,无须对一些没有新证据的指南重复进行修订或者重新编写,否则可能出现推荐意见冲突和/或缺乏证据。

(2)需要在对已有指南明确评估后决定是否制定新的指南,或制定什么样的指南,指南制定必须参考国际通用的指南,进而制定出符合我国实际情况的指南。

(3)认真评估中国自己的研究,对高质量研究成果可以采用,尽量减少将专家意见、病例报道、政策建议等纳入指南中。

(4)指南制定后需要多方面合作,推广实施指南,包括尽量将指南整合到质量管理、医疗信息系统等中加以推广。

(5)指南制定者加强与相关国际组织交流与沟通,提高指南制定质量。

第二节　抗感染治疗指南与抗菌药物临床应用管理

一、国家和地区抗感染治疗指南推广与实施

（一）国外抗感染治疗指南推广应用情况

各国制定和执行抗感染指南的方式与方法各不相同，有的把抗感染治疗指南纳入医疗质量管理体系中，有的只是制定颁布指南，供医疗机构使用。

澳大利亚建立有比较完善的医疗质量管理系统，全部医疗质量标准和各种指南由医疗保健质量和安全委员会（Australian Commission on Safety and Quality in Health Care，NSQHC）负责。所有医疗机构，无论公立还是私立，专科还是综合医院，甚至护理院都必须执行NSQHC所颁布的各种标准。该委员会认为，这些质量标准和指南为医疗质量和安全提供了保障机制，这些标准和指南都是基于证据的产物，涵盖医疗机构管理体系、患者安全、用血安全、医院感染控制、综合管理等各方面。

澳大利亚的抗感染治疗指南 *Therapeutic guideline：antibiotic* 是 NSQHC 与指南编写公司 eTG 联合制定的，执行要求和其他标准一致，医疗机构必须执行，并且作为医疗机构认证的内容之一。医疗机构必须给医务人员提供指南，当然，医疗机构在有足够证据的情况下（如当地细菌耐药数据）可以根据全国指南制定适应各自实际情况的指南。

美国各医疗机构没有统一的抗感染治疗指南，但相关指南由 CDC 制定和颁布，供各医疗机构使用，如 *Core Elements of Hospital Antibiotic Stewardship Programs* 和 *Core Elements of Antibiotic Stewardship for Nursing Homes*，在医疗机构的 JCI 认证中抗感染治疗指南成为 AMS 最为重要的内容之一。

自 2013 年起，加拿大的医疗机构认证将 AMS 作为必查项目，抗感染治疗指南也是其主要内容。

英国各医院实施 AMS，有英国公共卫生署（Public Health of England，PHE）制定了相关的指南，或者参考 NICE 的指南实施 AMS。PHE 要求各医疗机构在 AMS 团队领导下制定各自指南，指南包括诊断、非抗菌药物治疗、经验治疗、目标治疗、静脉注射与口服途径转换疗法、疗程、外科预防用药与感染预防等，处方者必须遵照指南使用抗菌药物，AMS 团队需要对指南的依从情况进行调查和监测。

（二）我国抗感染治疗指南推广应用情况

我国国家级抗感染治疗指南包括《抗菌药物临床应用指导原则》和《国家微生物治疗指南》。前者第 1 版由原卫生部、国家中医药管理局、总后卫生部联合组织专家制定，要求各医疗机构准执行，该指导原则第 1 版在 2004 年发布，第 2 版在 2015 年发布，整体结构分为四部分：抗菌药物合理使用基本原则、抗菌药物临床应用管理、常用抗菌药物特点介绍和各种抗细菌感染治疗推荐。整体来看，指导原则限于篇幅，编写以原则为主，对各种疾病抗感染治疗药物选择也是框架性介绍；指导原则颁布后成为抗菌药物管理的主要依据。

《国家抗微生物治疗指南》由国家卫生健康主管部门组织临床各专业、药学、微生物专家编写，第 1 版在 2012 年出版，第 2 版在 2017 年出版，本指南由四部分组成：抗感染经验治疗、抗感染目标治疗、儿童抗感染治疗和抗菌药物特征等，采用表格式编排方法，便于携带和检索。

指导原则和指南发布后，在卫生行政部门的领导下开展了大量培训教育工作，包括大型

理论培训、专业研讨会等,部分医疗机构把指南分发给临床医师使用。同时,在医疗机构 AMS 工作中,主要的处方点评、药物应用指导都以此为依据。现在指南正准备电子版供网上检索。

这两部指南在国家卫生行政部门自 2011 年开展的抗菌药物临床应用专项整治活动中作为指导文件加以推荐,在每年颁布的抗菌药物管理活动要求指导文件中加以体现。

二、医疗机构抗感染治疗指南推广与实施

医疗机构推广实施指南是 AMS 最基本策略之一,通过指南实施提高抗菌药物使用的合理性,减少过度使用或其他不合理使用。在具体实施中,应结合自身情况开展相关推广,特别是综合性推广更具有价值。从现有的研究来看,被动的干预措施(如指南分发、教育培训、临床决策支持系统)效果较差,主动干预(点评与反馈、针对问题的研讨等)效果更好。

1. **指南教育培训**　指南发布并给相关处方者进行教育培训,对抗菌药物使用的改善具有一定价值。芬兰开展的一项全国性的研究证明了这一效果,该研究选择全国 30 家基层医疗单位(人群覆盖达近 82 万)作为干预组,另外 30 家基层医疗机构(人群覆盖达近 55 万)作为对照组。干预组发放指南(中耳炎、鼻窦炎、咽喉炎、皮肤感染、急性支气管炎、尿路感染),并且每年组织 2 个半天的研讨会、2 个两天的方法培训、3 个半天的指南小组讨论会,每年 11 月份第二周采集患者信息,分析有关抗菌药物使用情况,所得信息也在第二年活动中给予反馈。经过 1998—2002 年共 5 年时间的研究发现,两组相比较,患者接受抗菌药物的比例并没有减少,干预组患者使用一线推荐抗菌药物比例增加,按推荐疗程用药上升;但这种效果在后续随访阶段并没有得到维持(图 18-3)。从这一研究结果可见,单纯指南分发和教育对彻底改变抗菌药物不合理使用效果不佳,需要更深入的和主动的干预才能取得更好的效果。本研究中教育培训的频次和力度不足也是其主要原因。

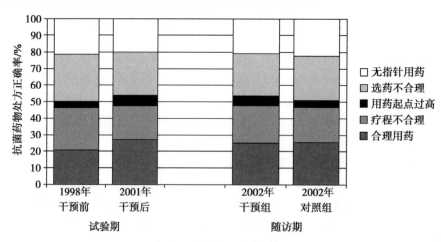

图 18-3　芬兰全国基层医疗机构指南推广应用效果

2. **利用临床决策支持系统推广指南**　CDSS 已经广泛应用于临床实践,在感染性疾病抗菌治疗中,将指南整合到医疗机构 CDSS 系统,对促进抗菌药物合理使用有一定价值。法国一项研究发现,这种方式有一定价值,但效果不是十分明显。

3. **教育培训和多种形式的指南分发**　标准治疗指南常常内容复杂,一般适合专业人员阅读,对抗感染治疗指南应该制定简化且便于阅读的版本,对非感染专业医师发挥积极的指

导作用。瑞士一家三级医院所做的研究表明,制定发布指南,把指南做成闪耀的卡片供医师使用,同时结合感染专业医师或药师的培训能显著改善抗菌药物处方的指南依从性,但这种方式需要持续开展才具有长期效果(图 18-4)。

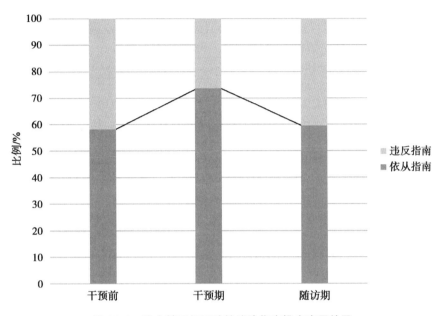

图 18-4　瑞士某三级医院抗感染指南推广应用效果

4. 处方点评有效促进指南推广应用　被动干预(指南分发、教育培训)对提高指南的指导作用价值有限,采取更加主动的干预措施可大幅提高指南的推广效果。美国一家医院针对指南推广问题,采取两段式干预研究,第一阶段主要进行教育培训,第二阶段再联合开展处方点评和反馈,效果非常显著,医师对社区获得性肺炎(CAP)抗感染治疗指南依从性提高一倍(图 18-5)。

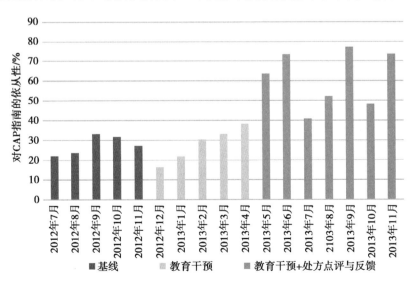

图 18-5　美国某医院对社区获得性肺炎指南的推广应用效果

(肖永红)

参考文献

[1] National Institute for Health and Care Excellence. The guidelines manual:Process and methods.[2022-05-01]. https://www.docin.com/p-1727327126.html.

[2] MEEKER D,KNIGHT T K,FREIBURG M W,et al. Nudging guideline-concordant antibiotic prescribing:a randomized clinical trial. JAMA Intern Med,2014,174(3):425-431.

[3] GAGLIARDI A R,MARSHALL C,HUCKSON S,et al. Developing a checklist for guideline implementation planning:review and synthesis of guideline development and implementation advice. Implement Sci,2015,10:19.

[4] RAUTAKORPI U,HUIKKO S,HONKANEN P,et al. The antimicrobial treatment strategies(MIKSTRA) program:a 5-year follow-up of infection-specific antibiotic use in primary health care and the effect of implementation of treatment guidelines. Clin Infect Dis,2006,42:1221-1230.

[5] DEUSTER S,ROTENT I,MUELBACH S. Implementation of treatment guidelines to support judicious use of antibiotic therapy. J Clin Pharm Ther,2010,35:71-78.

[6] CHEN Y,WANG C,SHANG H,et al. Clinical practice guidelines in China. BMJ,2018,360:j5158.

[7] ALMATAR M,PETERSON G M,THOMPSON A,et al. Clinical pathway and monthly feedback improve adherence to antibiotic guideline recommendations for community-acquired pneumonia. PLoS ONE,11(7): e0159467.

[8] CORREA V C,LUGO-AGUDELO L H,AGUIRRE-ACEVEDO D C,et al. Individual,health system, and contextual barriers and facilitators for the implementation of clinical practice guidelines:a systematic metareview. Health Res Policy Syst,2020,18:74.

[9] JIN Y,LI Z,HAN F,et al. Barriers and enablers for the implementation of clinical practice guidelines in China: a mixed method study. BMJ Open,2019,9:e026328.

[10] FISCHER F,LANGE K,KLOSE K,et al. Barriers and strategies in guideline implementation—a scoping review. Healthcare,2016,4:36.

第十九章

抗菌药物处方规范、点评与反馈

第一节　规范化抗菌药物处方

处方(prescription)是指由注册的执业医师和执业助理医师在诊疗活动中为患者开具的、由取得药学专业技术职务任职资格的药学专业技术人员（以下简称药师）审核、调配、核对，并作为患者用药凭证的医疗文书。抗菌药物处方是处方的其中一种，因此，抗菌药物处方应符合《处方管理办法》中的相关规定。医师开具处方和药师调剂处方应当遵循安全、有效、经济的原则。医师应当根据医疗和预防需要，按照诊疗规范、药品说明书中的药品适应证、药理作用、用法、用量、禁忌、不良反应和注意事项等开具处方。规范化抗菌药物处方包括规范抗菌药物处方权和规范抗菌药物处方内容。

在临床实际工作中，处方还包括医师对住院患者进行药物治疗时所开具的医嘱，医嘱与单行的处方在形式要件上具有相同要求，但由于医嘱属于患者整个病历记录的一部分，有的内容并不需要每一次都重复记载。

一、规范化抗菌药物处方权

根据《抗菌药物临床应用管理办法》规定，按照安全性、疗效、细菌耐药性、价格等因素，将抗菌药物分为三级：非限制使用级、限制使用级与特殊使用级。二级以上医院按年度对医师和药师进行抗菌药物临床应用知识和规范化管理的培训，按专业技术职称授予医师相应处方权和药师抗菌药物处方调剂资格。其他医疗机构依法享有处方权的医师、乡村医生和从事处方调剂工作的药师，由县级以上地方卫生行政部门组织相关培训、考核。经考核合格的，授予相应的抗菌药物处方权或者抗菌药物调剂资格。

不同职称的执业医师具有不同的抗菌药物处方权：具有高级专业技术职务任职资格的医师，可授予全部抗菌药物处方权；具有中级以上专业技术职务任职资格的医师，可授予限制使用级与非限制使用级抗菌药物处方权；具有初级专业技术职务任职资格的医师，在乡、民族乡、镇、村的医疗机构独立从事一般执业活动的执业助理医师以及乡村医生，可授予非限制使用级抗菌药物处方权。

有下列情况之一，缺乏相应处方权医师时，可考虑越级应用特殊使用级抗菌药物：①感染病情严重者;②免疫功能低下患者发生感染时;③已有证据表明病原菌只对特殊使用级抗菌药物敏感的感染。越级使用时间限定在24小时之内,其后需要补办审办手续并由具有处方权限的医师完善处方手续。

二、规范化抗菌药物处方内容

按照《处方管理办法》规定,标准处方应该满足以下条件。

(1) 患者一般情况、临床诊断填写清晰、完整,并与病历记载相一致。

(2) 每张处方限于一名患者的用药。

(3) 字迹清楚,不得涂改;如需修改,应当在修改处签名并注明修改日期。

(4) 药品名称应当使用规范的中文名称书写,没有中文名称的可以使用规范的英文名称书写;医疗机构或者医师、药师不得自行编制药品缩写名称或者使用代号;书写药品名称、剂量、规格、用法、用量要准确规范,药品用法可用规范的中文、英文、拉丁文或者缩写体书写,但不得使用"遵医嘱""自用"等含糊不清的字句。

(5) 患者年龄应当填写实足年龄,新生儿、婴幼儿写日、月龄,必要时注明体重。

(6) 西药和中成药可以分别开具处方,也可以开具一张处方,中药饮片应当单独开具处方。

(7) 开具西药、中成药处方,每一种药品应当另起一行,每张处方不得超过5种药品。

(8) 中药饮片处方的书写,一般应当按照"君、臣、佐、使"的顺序排列;调剂、煎煮的特殊要求注明在药品右上方,并加括号,如布包、先煎、后下等;对饮片的产地、炮制有特殊要求的,应当在药品名称之前写明。

(9) 药品用法用量应当按照药品说明书规定的常规用法用量使用,特殊情况需要超剂量使用时,应当注明原因并再次签名。

(10) 除特殊情况外,应当注明临床诊断。

(11) 开具处方后的空白处划一条斜线以示处方完毕。

(12) 处方医师的签名式样和专用签章应当与院内药学部门留样备查的式样相一致,不得任意改动,否则应当重新登记留样备案。

抗菌药物是临床一类特殊药物,除一般处方要求外,处方者还需要获得不同处方资格,开具处方时需要注意具有明确适应证,包括预防性应用和治疗性应用。医疗机构和医务人员在开具处方前,应当严格掌握抗菌药物的应用指征,并基于临床经验、相关检验结果对患者病情进行充分的评估,确证有抗菌药物应用指征时,方可开具抗菌药物处方。开具抗菌药物处方时,应根据感染部位、严重程度、致病菌种类以及细菌耐药情况、患者病理生理特点、药物价格等因素综合考虑,参照《抗菌药物临床应用指导原则》,对预防感染、治疗轻度或者局部感染应当首选非限制使用级抗菌药物;严重感染、免疫功能低下者合并感染或病原菌只对限制使用级或特殊使用级抗菌药物敏感时,可选用限制使用级或特殊使用级抗菌药物治疗。

规范化抗菌药物处方内容应基于以下两方面:规范化抗菌药物应用指征与规范化抗菌药物的品种选择及给药方案。

医疗机构应当充分利用信息化管理手段,通过信息技术规范化抗菌药物的处方。处方信息化管理系统可以为处方者提供抗菌药物管理制度、各类临床指南、监测数据等相关信息;开展抗菌药物合理应用与管理的网络培训与考核;实现医师抗菌药物处方权限和药师抗菌药物处方调剂资格管理;对处方者提供科学的实时更新的药品信息;通过实施电子处方系统,整合患者病史、临床微生物检查报告、肝肾功能检查结果、药物处方信息和临床诊治指南等形成电子化抗菌药物处方系统,根据条件自动过滤出不合理使用的处方、医嘱;辅助药师按照《处方管理办法》进行处方、医嘱的审核,促进合理用药;加强医嘱管理,实现抗菌药物临床应用全过程控制;控制抗菌药物使用的品种、时机和疗程等,做到抗菌药物处方开具和执行的动态监测。

第二节　抗菌药物处方点评

一、抗菌药物处方点评的意义及国内外现状

(一) 我国抗菌药物处方点评的发展过程

处方点评(prescription review)是重要的用药监管模式,是药师将医师处方进行综合审查分析,从不同层面和不同角度发现处方中存在的问题,对处方者进行反馈,向主管部门进行报告,实施改进,以达到合理用药、用药监测、管理的目的。2010 年,卫生部下发了《医院处方点评管理规范(试行)》,要求医疗机构对处方书写的规范性及药物临床使用的合理性进行评价,发现存在的或潜在的问题,制定并实施干预和改进措施,促进临床药物合理应用。

为规范抗菌药物的管理,促进抗菌药物合理使用,有效控制细菌耐药,保证医疗质量和医疗安全,我国相继颁布了一系列的法律法规来规范抗菌药物的临床应用。其中,卫生部自2011 年发布《抗菌药物临床应用专项整治方案》,此后我国卫生主管部门每年发布的进一步加强抗菌药物临床应用管理工作等方案中都提到了切实做好抗菌药物处方点评工作,要求二级以上医疗机构要组织医学、药学、临床微生物、医疗管理等多学科、多部门技术及管理人员对抗菌药物处方(医嘱)实施专项抽查点评。重点点评感染性疾病科、外科、呼吸科、重症医学科等临床科室以及 I 类切口手术和介入诊疗病例。对点评中发现的问题,要进行跟踪管理和干预,实现持续改进。同时,将点评结果作为科室和医务人员处方权授予及绩效考核的重要依据。基层医疗机构要参照上述要求,结合实际开展有效的抗菌药物处方检查管理工作。

《抗菌药物临床应用管理办法》第四十四条要求:医疗机构的抗菌药物管理部门应当定期组织相关专业技术人员对抗菌药物处方、医嘱实施点评,并将点评结果作为医师定期考核、临床科室和医务人员绩效考核依据。《抗菌药物临床应用指导原则》提出要重视抗菌药物处方、医嘱的专项点评,抗菌药物管理工作组应组织感染、临床微生物、药学等相关专业技术人员组成点评小组,结合医院实际情况设定点评目标,重点关注特殊使用级抗菌药物、围手术期(尤其是 I 类切口手术)的预防用药以及重症医学科、感染科、血液科、外科、呼吸科等科室抗菌药物应用情况。

通过抗菌药物处方点评工作,从不同层面和角度把医疗机构抗菌药物处方工作的问题反映出来,及时对不合理或不适宜的抗菌药物用药行为进行干预,提高临床合理用药水平,并对抗菌药物处方点评的结果进行统计、分析、总结和撰写点评报告,上报相关行政管理部

门,为制定相关管理规范和决策提供科学数据,最终达到合理用药的目的,保障患者用药安全、有效、经济。

我国各级医院均在积极进行抗菌药物处方点评,并形成了适合各自医院的处方点评模式。广东省云浮市中医院回顾性分析了 2017 年 7 月到 2018 年 6 月的门诊处方和出院病历,每月随机抽取门诊处方 120 张,出院病历 60 份,共计 2 160 张,进行统计点评分析,结果使抗菌药物应用率由 48.1% 下降到 33.7%,注射剂应用率由 70.9% 下降到 48.3%,抗菌药物不合理处方率由 38.0% 降至 13.7%,表明处方点评能有效提高医院抗菌药物的临床合理应用水平。广和中西医结合医院形成了临床药师、主诊医师、医院领导、外院专家共四个层级的综合性点评模式,不同层级之间相辅相成、相互弥补、相互促进,注重点评抗菌药物临床应用疗程、档次、指征等内容,积极的干预存在不合理应用的抗菌药物。结果显示,开展处方点评后门诊、急诊以及住院患者抗菌药物使用率均低于处方点评前,分别下降了 38.75%、12.17% 和 21.78%;处方点评后抗菌药物使用金额占比低于处方点评前。延安市安塞区人民医院和延安大学附属医院两院通过建立抗菌药物合理使用专项点评标准,对社区获得性肺炎患者抗菌药物使用情况开展专项点评干预(包括加强人员培训、用药分析及建议、反馈与干预、追踪治疗效果、完善抗菌药物合理使用专项点评标准),通过该专项点评标准的建立与应用,该院的用药频度、使用强度、平均住院费用同对照组比较明显下降,抗菌药物的治疗效果、合理性明显高于对照组。温州医学院第一附属医院通过建立适合自己医院的在线处方点评模式,首先设立处方点评组织,主管院长带队,由医务处、院感、微生物实验室、药学部等科室组成的处方点评委员会,再采取实时点评、事后点评及临床药师在临床的直接干预相结合的点评方式,开展全面点评与专项点评,点评结果通过行政措施和培训相结合,使处方合格率有很大提高。四川省自贡市第三人民医院通过建立药房药师点评、临床药师点评、处方点评工作小组点评的三级处方点评模式,使不合理用药现象得到有效遏制,门(急)诊处方、住院处方中抗菌药物的处方比例呈逐月下降趋势,抗菌药物的使用率和使用强度基本达到 2011 年全国《抗菌药物临床应用专项整治活动方案》的要求,认为该模式可以提高医师和药师的用药水平,保障医疗安全,降低医疗费用,提高医疗服务水平。

(二) 国际抗菌药物处方点评情况

处方点评是国际通行的抗菌药物管理策略,无论欧美发达国家还是发展中国家,抗菌药物处方点评已经成为 AMS 标准方法之一,也被 WHO 推荐为 AMS 基本策略。

一项马来西亚开展的抗菌药物处方点评发现,该干预对提高抗菌药物处方质量有重要价值。该研究在 52 个诊所进行,诊所分为三组,全面干预组、部分干预组和对照组,干预分为前后各 4 个月进行,前 4 个月为干预期,后 4 个月为维持期。在干预期,全干预组药师采取处方点评、反馈和排名措施,部分干预组不进行排名,对照组只进行点评;在维持期,三组都进行全面干预。结果发现,全面干预组明显提高抗菌药物处方质量,各种错误都能有所减少并能持续全过程,而部分干预组在维持期效果反复,对照组变化不明显(图 19-1)。

美国西雅图两所医院开展美罗培南和亚胺培南使用的处方点评也取得了突出效果。该干预在两家医院进行,在 2015 年 11 月份开始,对凡是应用这两种药物的患者进行感染科医师处方点评,点评结果通过信息系统反馈给处方者,结果发现这两种药物的用量(每 1 000 患者日的用药天数,duration of treatment,DOT)以及初始使用率都大幅下降(图 19-2)。

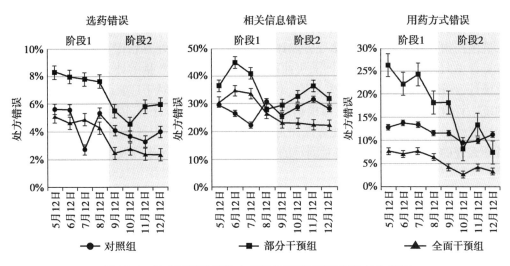

图 19-1　马来西亚诊所处方点评与反馈对抗菌药物处方影响

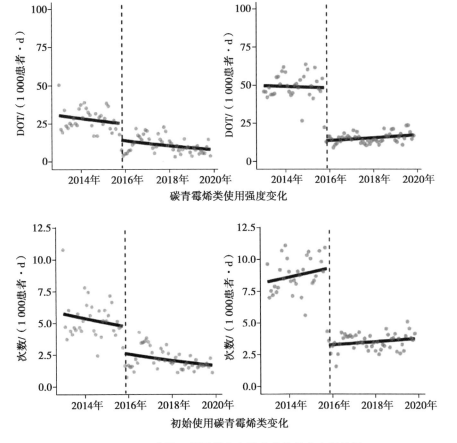

图 19-2　西雅图两所医学中心抗菌药物处方点评效果

二、抗菌药物处方点评的实施

(一) 抗菌药物处方点评的形式

抗菌药物处方点评包括门诊处方点评及病例点评、专项处方点评等多种形式。传统的处方点评偏向于门诊处方点评,即随机抽取医师开具的一定数量的处方,进行人工查阅、点评及统计,点评过程往往侧重超常处方、不规范处方的评价,对于适宜性评价缺少不合理用药的统一评价标准,而由点评药师根据经验与自身知识进行评价,因此点评结果缺乏说服力和权威性。目前的抗菌药物处方点评主要侧重于专项处方点评,因为专项点评有利于制定科学客观的点评标准,并按相对固定的流程进行点评,点评流程及结果较传统方式规范科学。

抗菌药物处方点评根据在处方过程中的时间又分为前瞻性(实时)点评和回顾性点评。前者在处方者开具处方或者药品调剂之前进行,一般需要有经验的药师或感染科医师实施,主要对处方者抗菌药物使用不规范之处直接进行纠正;实时点评可以在进行 AMS 查房时进行,直接可以和处方者交流。回顾性点评主要在调配完成后进行,AMS 团队定期实施,可以集中发现所有相关问题。前瞻性点评效果比回顾性点评好,但需要点评人员具有深厚的专业水平,回顾性点评效率较高。

(二) 抗菌药物处方点评流程

抗菌药物处方点评的工作流程应围绕着点评的原因、方法、结果、分析、措施、改进等方面,遵循客观、公正、专业、可操作的原则,制定符合本医疗机构的点评流程。点评流程的核心基本可归纳为以下几点:①项目选择(Plan,P);②制定点评标准、点评方案并开展点评(Do,D);③分析并撰写点评报告(Check,C);④采取改进措施(Action,A)。因此,抗菌药物处方点评可按照 PDCA 的模式进行开展,接下来以抗菌药物专项处方点评为例,从项目选择、标准制定和点评方案及实施方面对抗菌药物处方点评的实施进行重点阐述。

(三) 抗菌药物专项处方点评实施

1. 抗菌药物点评项目的选择　点评项目选择的依据主要包括国家法律法规、医院药事管理相关资料、监测发现、药物临床应用管理的现状和存在的问题等。比如抗菌药物临床应用专项整治工作中提出加强围手术期抗感染药物预防应用,加强特殊使用级抗菌药物的管理。因此,特殊使用级抗菌药物、I 类切口围手术期抗菌药物是目前医疗机构处方点评的重要项目。除了国家卫生健康委员会或者等级医院检查中关于药事管理部分中规定的必须点评的抗菌药物,应结合本医疗机构临床及行政部门需求以确定点评药物。点评药物往往是临床用量较大或短期内用量增速较快,存在着普遍的不合理使用现象,容易对患者造成伤害或增加其医疗开支的药物品种。目前各家医院开展较多的或者相对较为成熟的点评项目有:特殊使用级抗菌药物(万古霉素、碳青霉烯类、多黏菌素、替加环素等)、围手术期抗菌药物预防性使用、介入手术抗菌药物预防性使用、抗真菌药物应用等。

2. 抗菌药物专项处方点评小组的确立　抗菌药物专项处方点评小组是负责、执行、保障处方点评的有效组织,建议可由熟悉该点评药物的相应专科临床药师作为点评负责人,点评组员由其他临床药师、审方药师、资深调剂药师及有意参与点评的药师构成。点评小组人数建议控制在 10 人左右,人员要求相对固定,这样既能保证点评病例的数量及质量,也能保证点评成员间的有效沟通、协作及成长。

3. 抗菌药物处方点评的标准制定　抗菌药物处方点评的标准是点评的核心内容,点评标准的具体内容应包括适应证、用法用量、给药剂量、给药时间及疗程、禁忌证、药物相互作用等方面。主要参考依据为《医院处方点评管理规范(试行)》《抗菌药物临床应用管理办法》《抗菌药物临床应用指导原则》《国家抗微生物治疗指南》,还包括药品说明书以及国家卫生主管部门制定的各项药物使用管理规范,近年来下发的临床路径,各级学会制定的用药指南、诊治标准、专家共识、最新的临床研究、临床荟萃分析以及药物治疗学等理论知识也可以作为参考。通过上述点评依据,制定初步的点评标准。此外,也可借鉴其他医疗机构点评经验,利用循证医学等科学方法,完善点评标准。制定的初步点评标准也需要与临床、行政等部门进行沟通,最终确定本医疗机构该药物的处方点评标准。点评标准建立后,应在日后的循环点评过程中及时更新并作必要的更正,保证点评标准的准确、专业、时效。

4. 抗菌药物处方点评方案确定　抗菌药物专项处方点评小组确定了点评项目及点评标准后,还应确定点评范围、抽样方法、方式、频率。

(1) 确定点评范围与目标:点评范围包括点评药物的时间,即使用病例的具体时间段,一般按周、月、季计;具体的使用病区,需综合药物使用数量、使用人数、使用金额、DDD 等对病区进行筛选,尽量将点评病例覆盖排名靠前的病区;具体的使用病例按照既定的标准纳入,使点评病例具有客观性和代表性。点评目标可以是全体患者、特定感染、特定药物等。

(2) 选择点评对象:由于住院患者量大,无法做到点评所有的病例,所以需要一个科学的抽样方法进行抽样。对于住院患者较少的医院或科室,也可选择全部病例进行点评。要正确选择抽样方法,首先必须了解与不合理用药相关的因素,使被抽查到的处方具有代表性,在同等条件下进行抽样,被抽查的单位其处方点评结果才具有可比性。抽样方法包括分层抽样、整群抽样、系统抽样等。建议专项处方点评先用整群抽样,再对群进行筛选。抗菌药物专项处方点评可选择抗菌药物使用强度作为指标进行选择。

(3) 确定点评方法:前瞻性和回顾性点评依据目标和专业人员配置而定。通常会采用回顾性点评,查看患者相关的用药情况,结合患者的诊断、手术、病程记录、检查检验指标、用药史、基础疾病等,按照点评标准,予以综合评价及合理性判断。一般可以根据点评目的设计点评表(图 19-3)。

(4) 确定点评方式:由于点评标准不可能面面俱到,在实际点评中会涉及许多需主观判断合理性的部分,而参与点评的药师由于在资质、专业性及临床参与程度上有一定的差异,需要点评负责人确定组员的工作方式。对于新成立的或者大多组员年资较低的点评小组,建议采用循证医学的背靠背点评方式,也可以采取帮扶带的方式进行点评;对于已有点评经验的小组,可采取组员单独点评,最后由组长负责审核的方式以确保点评的质量。无论采用何种方式,组长与组员在点评过程中都应经常沟通、解惑,并进行必要的专业培训,以达到点评结果同质化的要求。

(5) 点评频率:依照点评药物的重要性、危害性、不合理率、行政部门要求、点评小组的工作能力,可在每月、每季度或每年等定期组织点评。此外,按照点评的改进程度可动态地调整点评频率,目的是确保临床用药的合理率。

(四) 抗菌药物门(急)诊处方点评

抗菌药物门(急)诊处方点评的具体实施步骤与抗菌药物专项处方点评基本一致。门

附录Ⅳ：AMS审查表格（样表）

病人信息		
日期：	部门：	病区：
病人姓名：	年龄：	性别：男□ 或 女□

抗生素处方				
处方开具抗生素	剂量	用药途径	用药间隔	起始日期

抗生素治疗指征

预防□	泌尿道感染□	肺炎□	消化道感染□	血流感染□
凝固酶阴性葡萄球菌□	皮肤感染□	骨感染□	其他：	

抗生素治疗初步审查

用于抗生素治疗的指征是否已记录？ 是□ 否□	是否根据指南来开具处方进行抗生素治疗？ 是□ 否□ 为何不遵照指南？ 　　　　填写评价 —→	评价：
剂量是否正确？ 是□ 否□	用药途径是否合适？ 是□ 否□	治疗持续时间或审查日期是否已规定？ 是□ 否□

抗生素治疗48小时审查

抗生素治疗是否已审查？ 是□　否□			若是，采取何种行动？	
递增□	持续□	递减□	停止□	从静脉注射转换为口服治疗□

为什么需要持续抗生素治疗？

持续的临床感染征象□	确认感染□	其他（评价）：
是否已收集微生物样本？ □日期：	是否已收到微生物检验结果？ □日期：	是否已根据微生物检验结果采取行动？ □评价：

总体评价：

日期：＿＿＿＿＿＿　署名（审查人）＿＿＿＿＿＿＿＿＿＿＿＿＿＿

图 19-3　WHO AMS 指南推荐处方点评表

（急）诊前瞻性点评是由门诊、急诊药师组负责在日常调配工作之前对处方的评价及审核，即时干预日常处方用药。同时，为保证及提高处方即时干预的执行力度，在门诊药房中构建专人负责制度，委派专人对处方信息进行分析与汇总，并就发现的不合理处方即时与相关医师进行沟通与反馈。回顾性点评主要由临床药师完成，抽取门、急诊处方百份进行点评，用HIS 系统导出成 excel 表进行统计，分析出各项指标，如处方合格率、国家基本药物使用率、平均用药品种数、平均处方费用、抗菌药物使用率等上报医务部。目前也出现了应用现代信息技术、建立起处方点评的自动化模式,分析处方中标准明确、判断因素简单的一些不合理使用问题,比如给药途径、溶媒选择、重复给药、配伍禁忌等不合理用药问题。

(五) 抗菌药物住院医嘱处方点评

临床药师在日常的病区查房工作中进行住院医嘱实时点评,并收集相关临床用药情况,建立患者药历,将潜在的不合理用药问题进行反馈,即时干预医嘱用药。回顾性点评是定期在每个科室抽取病历,按医院设定的点评表格进行点评,如有无使用抗菌药物、药物使用是否合理、术前0.5~2小时预防使用抗菌药物是否符合等。将姓名、年龄、诊断、药物用法用量、用药分析等逐一录入数据库,通过导入导出模式进行分析汇总。这种点评模式可以使临床药师直接查看病历,对患者的病情深入了解,有助于药师对医师用药思路的了解,点评更加准确,也是点评住院医嘱的主要形式。实时点评是临床药师在临床科室查房时,对患者情况比较了解,可以直接参与用药医嘱的建立,提出即时的意见,或是当病区医嘱生成后进行实时审核,主要对用法用量、配伍禁忌作出点评,发现问题及时与当事医师和护士沟通,做到安全用药。

第三节　抗菌药物处方点评的反馈

抗菌药物处方点评的反馈,包括报告的撰写、常见不合理用药原因分析、对处方者反馈、点评结果数据的运用以及质量持续改进工具在抗菌药物处方点评中的应用。

一、点评报告的撰写

依据《医院处方点评管理规范(试行)》,医院药学部门应当会同医疗管理部门对处方点评小组提交的点评结果进行审核,定期公布处方点评结果,通报不合理处方(图19-4)。

抗菌药物处方点评小组提交的点评报告应当包括以下内容:点评背景、点评目的及对象、抽样方法、点评标准、点评结果、结果分析及改进措施。

(1) 点评背景:点评背景即开展该项抗菌药物处方点评的出发点,比如国家或省级卫生行政管理部门的要求,该医疗机构使用量排名靠前的抗菌药物或者近段时间使用量飙升的药物,耐药率上升的抗菌药物,新进医院的抗菌药物品种等。

(2) 点评目的及对象:点评对象依据点评目的来确定,可以从科室的角度出发,可以从药物的角度出发,可以从疾病的角度出发,也可以从操作的角度出发点评。例如,急诊抗菌药物使用率高,超过国家规定的40%,即可开展以急诊处方为对象的点评。碳青霉烯类药物耐药率增高,开展针对碳青霉烯类抗菌药物的专项点评。

(3) 抽样方法:简单描述抽样方法。

(4) 点评标准:点评标准的描述是点评报告的重要内容,有利于医院管理部门和临床医师对点评结果的核对以及申诉。点评标准主要依据国内外权威指南、药品说明书、卫生管理部门和医院制定的药品管理制度等来制定。

(5) 点评结果:点评结果包括总体结果及每个不合理处方的细节,以方便主管部门和被点评医师进行复核。

(6) 结果分析及改进措施:点评结果的分析可以显示不合理类型的百分比,以及对处方医师科室的分析、职称的分析、药物选择的分析等。医院药物与治疗学委员会(组)和医疗质

×× 医院 ×× 抗菌药物处方点评结果报告

（一）点评背景……×× 药物最近使用强度上升…

（二）点评目的及点评对象

　　……为提高 ×× 药物使用的合理性，对使用量排名靠前的科室进行抽样点评

（三）抽样方法

　　……采用 ×× 的抽样方法，抽取 ×× 科室的医嘱

（四）点评标准

适应证	
用法用量	
禁忌证	
使用疗程	
相互作用	

（五）点评结果

抽查科室	不合理病例	抽查病例	不合理比率

（六）结果分析及改进措施

　　……不合理类型：

　　……1. 适应证上不合理

　　……2. 用法用量不合适

　　……3. 疗程不合适

　　……4. …

　　……改进措施：

　　……1. …

　　……2. …

图 19-4　抗菌药物处方点评报告模板

量管理委员会应当根据药学部门会同医疗管理部门提交的质量改进建议,研究制定有针对性的临床用药质量管理和药事管理改进措施,并责成相关部门和科室落实质量改进措施,提高合理用药水平,保证患者用药安全。

二、抗菌药物不合理应用原因分析

《医院处方点评管理规范（试行）》要求处方点评结果将处方分为合理处方和不合理处方,不合理处方包括不规范处方、用药不适宜处方及超常处方。

不规范处方包括以下情形:

1. 处方的前记、正文、后记内容缺项,书写不规范或者字迹难以辨认的。

2. 医师签名、签章不规范或者与签名、签章的留样不一致的。

3. 药师未对处方进行适宜性审核的（处方后记的审核、调配、核对、发药栏目无审核调配药师及核对发药药师签名,或者单人值班调剂未执行双签名规定）。

4. 新生儿、婴幼儿处方未写明日、月龄的。

5. 西药、中成药与中药饮片未分别开具处方的。

6. 未使用药品规范名称开具处方的。

7. 药品的剂量、规格、数量、单位等书写不规范或不清楚的。

8. 用法、用量使用"遵医嘱""自用"等含糊不清字句的。

9. 处方修改未签名并注明修改日期,或药品超剂量使用未注明原因和再次签名的。

10. 开具处方未写临床诊断或临床诊断书写不全的。

11. 单张门(急)诊处方超过五种药品的。

12. 无特殊情况下,门诊处方超过 7 日用量,急诊处方超过 3 日用量,慢性病、老年病或特殊情况下需要适当延长处方用量未注明理由的。

13. 开具麻醉药品、精神药品、医疗用毒性药品、放射性药品等特殊管理药品处方未执行国家有关规定的;抗菌药物处方超越处方权限。

14. 医师未按照抗菌药物临床应用管理规定开具抗菌药物处方的。

15. 中药饮片处方药物未按照"君、臣、佐、使"的顺序排列,或未按要求标注药物调剂、煎煮等特殊要求的。

目前,大多数医院均采用电子的 HIS 系统,不规范处方已经在电子系统中进行限制,已较少出现。

用药不适宜处方包括以下情形:

1. 适应证不适宜的。

2. 药品选择不适宜的。

3. 药品剂型或给药途径不适宜的。

4. 无正当理由不首选国家基本药物的。

5. 用法、用量不适宜的。

6. 联合用药不适宜的。

7. 重复给药的。

8. 有配伍禁忌或者不良相互作用的。

用药不适宜是处方点评的重点内容,需根据最新指南、说明书的要求,与病例相结合,指出不合理处方的具体内容,以及正确的做法。

超常处方包括以下情形:

1. 无适应证用药。

2. 无正当理由开具高价药的。

3. 无正当理由超说明书用药的。

4. 无正当理由为同一患者同时开具 2 种以上药理作用相同药物的。

三、抗菌药物处方点评对处方者的反馈

抗菌药物处方点评的目的在于发现用药问题,提出纠正措施,提高用药水平。通过点评结果给处方者直接反馈,是处方点评的主要目的之一。由于点评方式不同,反馈途径也可以多种多样。

(1) 直接反馈:这种反馈可以在 AMS 查房时进行,也可以在进行实时点评时进行,直接对个别不合理抗菌药物使用进行干预,常常反馈效果较好。

(2) 会议反馈:一般针对点评中发现的共性问题可以采取会议反馈的方式,包括小组会议到全院会议等。

(3) 通讯反馈:针对处方者进行信息反馈,包括电子邮件、手机短信、电话、医院信息系统等进行反馈,反馈方式不同,效果差异较大。电话反馈一般能明显改进处方。

（4）MDT 反馈：这是一种会议反馈方式，但主要针对一些特殊案例，发生处方错误原因与专业水平有关的情况，可以采取这类反馈，处方者可以与专业人士交流，提高用药水平。

四、抗菌药物点评结果的管理运用

各级卫生行政部门和医师定期考核机构，应当将处方点评结果作为重要指标纳入医院评审评价和医师定期考核指标体系。临床药师对于抗菌药物合理用药评价中涉及不合理处方的医师进行汇总上报医务科，作为医师考核的一项重要指标，将医师违规行为记录到个人技术档案，与年度考核、晋升、评聘职称挂钩。

可以实行医师不合理用药每年 12 分记分制。记满 6 分的医师应参与药学部处方点评工作，深入学习合理用药；凡记分满 12 分及以上者，暂停医师处方权，取消年终评优资格，取消评选先进工作者资格，经医务部、药学部规范化培训和考核后，才能重新获得处方权等；部分医院还据此进行绩效考评。

五、质量持续改进工具在抗菌药物处方点评中的应用

抗菌药物处方点评作为长期开展的项目，需要质量持续改进（continuous quality improvement，CQI）来完善点评过程中的不足之处，切实改进临床合理用药。在实际质量管理中，多以 PDCA 循环法为 CQI 的基本工作方法。PDCA 循环过程不是运行一次就结束，而是周而复始地进行，一个循环结束，解决一些问题，未解决的问题进入下一个循环，这样阶梯式上升（图 19-5）。

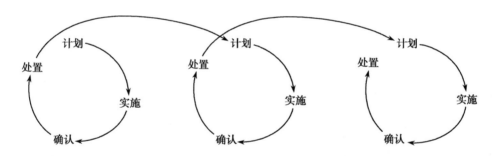

图 19-5　处方点评持续改进抗菌药物合理使用流程

PDCA 循环是全面质量管理所应遵循的科学程序。宋敏等将 PDCA 管理工具用于抗菌药物专项点评，取得良好效果，与计划阶段相比，执行阶段抗菌药物的使用率降低，抗菌药物的使用逐渐合理，抗菌药物滥用情况得到改善，住院患者抗菌药物使用强度及抗菌药物使用率、门（急）诊抗菌药物处方比例及 I 类切口手术患者预防性使用抗菌药物的比例均达到了管理目标。杨强等在抗菌药物处方点评中应用 PDCA 工具进行持续改进，结果显示按照主要科室统计基本抗菌药物使用处方有明显提高，平均由 24.88% 上升至 44.69%，同时基本抗菌药物比例由干预前的 24.19% 上升至 45.01%；通过干预使基本抗菌药物的使用比例进入前五位，且结构更加合理。门诊抗菌药物处方合格率由 82.42% 上升至 99.17%，且临床科室对处方点评的反馈明显改善。

第四节　抗菌药物处方点评全流程案例

碳青霉烯类抗菌药物临床适应证广，在多重耐药菌感染、需氧菌与厌氧菌混合感染、重症感染及免疫缺陷患者感染等的抗菌治疗中发挥着重要作用。近年来，碳青霉烯类抗菌药物的使用量不断增加，而美罗培南由于其适应证广、不良反应少，是该类药品中用量最大的品种。临床部分医务人员存在应用不合理的情况。以美罗培南处方点评为例，对抗菌药物处方点评的全流程进行介绍。

美罗培南抗菌药物处方点评依据国家卫生健康委员会发布的《碳青霉烯类抗菌药物临床应用评价细则》进行（表 19-1），建立评价表，评价表分为 4 部分：适应证、给药方案、病原学及疗效评估、会诊权限。每张表针对 1 个病例进行评价，根据不合理情况，予以扣分。评价表共 100 分，实行扣分制，扣完为止，最低 0 分。

美罗培南处方点评首先成立专项点评小组，每季度实施点评，对点评成员进行点评标准的培训，做到点评的一致性。通过医院 HIS 系统导出该季度各科室美罗培南使用量，选择使用量排名前五的科室，对前五的科室每科各抽取 5 份病例进行点评。

美罗培南处方点评结果，每季度由医务部和药学部联合通过医院院内网进行公示，并留有医务部公共邮箱，对点评结果有异议的临床医师可通过邮箱进行反馈，并由医务部和药学部共同给出复核结果。若临床医师的反馈确实有合理性，则给予调整。并将最终纳入的结果进行统计，依据医院合理用药和药事管理委员会的规定，对每一张错误处方进行扣分，累计达 6 分的医师需一起参与处方点评，学习抗菌药物的合理应用；累计达 12 分的医师需暂停医嘱权限，经医务部考核合格之后才可重新开放医嘱权限。

以某医院 PDCA 的方法，对美罗培南点评进行持续质量改进案例：

P：查检 2017 年第一季度至 2018 年第一季度的美罗培南的使用合理性，共查检病例 272 份，涉及 9 604 支药物。适应证不合理消耗量 199DDD，占比 57.3%，相互作用不合理消耗量 77.5DDD，占比 22.3%，用法用量不合理消耗量 60.75DDD，占比 17.5%，其他不合理消耗量 10.25DDD，占比 2.9%，其中适应证不符主要为预防用药。

D：行动重点定为如何降低美罗培南使用中"适应证不符"及"存在药物相互作用"所致的 DDD 消耗数。对美罗培南进行专项点评，根据具体科室使用情况，到相应病房进行点评结果的反馈和宣传；利用信息系统统计每个医师每个月的美罗培南使用情况，并进行反馈；审方系统对电子病历系统上显示的适应证进行抓取，并自动拦截不合理适应证的患者医嘱；审方系统对药敏结果不适宜使用美罗培南的医嘱进行系统拦截；对后录入的医嘱存在的相互作用进行计算机系统提示。

C：通过点评工作的持续推进，美罗培南的不合理使用率下降，2018 年第一季度为 15%，2018 年第二季度为 10%，2018 年第三季度为 8.3%，2018 年第四季度为 7.8%，呈持续下降趋势。

A：通过美罗培南不合理使用率的下降，明确了处方点评的效果。碳青霉烯类药物点评工作作为药学部的常设点评，为临床科室合理用药提供了有效数据反馈，可帮助临床有针对性地采取干预措施、开展宣教工作和规范美罗培南的医嘱开具流程。对我院降低美罗培南处方不合理使用的流程进行标准化（图 19-6）。

表 19-1 美罗培南临床应用评价细则

点评内容	评分说明	分数
第一部分:适应证 ① 多重耐药但对美罗培南敏感的需氧革兰氏阴性杆菌所致严重感染,包括血流感染、肺炎、上尿路感染、中枢神经系统感染、腹腔感染等。 ② 脆弱拟杆菌等厌氧菌与需氧菌混合感染的重症患者。 ③ 粒细胞缺乏伴发热等病原菌尚未查明的免疫缺陷患者中重症感染的经验治疗。 ④ 碳青霉烯类耐药肠杆菌科细菌(CRE)感染*	不符合①~④所描述的适应证,扣 100 分	
第二部分:用法、用量及配伍 ① 用法错误。 ② 用量错误。 ③ 肾功能不全患者,给药方案根据肾功能进行调整。 ④ 宜单瓶输注,不与任何药物配伍。 ⑤ 本类药物均应避免与丙戊酸联合使用	违反①~⑤中任意一条,每条扣 10 分	
第三部分:病原学及疗效评估 ① 使用抗菌药物前有相应病原学送检(指细菌培养,含院外有效病原学证据)。	不符合①扣 20 分。	
② 治疗中应有对疗效进行评估的动态实验室检查,如血常规、降钙素原及细菌培养等	不符合②扣 10 分	
第四部分:特殊使用级抗菌药物处方与会诊 ① 处方由具有高级职称的医师开具,须有信息化支持。 ② 及时请院内或院外特殊使用级抗菌药物会诊专家进行会诊,并有会诊记录。 ③ 越级使用仅限 24 小时内,并有相应病程记录。 ④ 按照"国卫办医发〔2017〕10 号"文件规定进行专档登记管理。 ⑤ 对授予特殊使用级抗菌药物处方权的医师有定期培训及考核并有记录	不符合①~⑤中任意一条,每条扣 10 分	
	总得分:	

注:1. *适用于 MIC≤8μg/ml 的 CRE 感染(如与多黏菌素联用时则 CRE 的 MIC 可为 16μg/ml),使用时应大剂量、延长输注时间并联合其他抗菌药物。

2. 第二部分中美罗培南用法用量的推荐

(1) 成人:肾功能正常患者根据感染严重程度、细菌敏感性以及患者体重等而定,常用量为每次 0.5~1g,每 8~12 小时给药 1 次;细菌性脑膜炎患者可增至每次 2g,每 8 小时给药 1 次;每日最大剂量不得超过 6g。

(2) 肾功能减退成人:肾功能减退患者需调整剂量,内生肌酐清除率>50~90ml/min 者每次 1g,每 8 小时给药 1 次;内生肌酐清除率 26~50ml/min 者每次 1g,每 12 小时给药 1 次;内生肌酐清除率 10~25ml/min 者每次 0.5g,每 12 小时给药 1 次;内生肌酐清除率<10ml/min 者每次 0.5g,每 24 小时给药 1 次。血液透析患者剂量为每次 0.5g,每 24 小时给药 1 次,每次透析结束后应补充 0.5g。CAPD 患者剂量同内生肌酐清除率<10ml/min 者。

(3) 老年人内生肌酐清除率>50ml/min 者不需调整剂量,<50ml/min 者按肾功能来调整剂量。

(4) 新生儿:<7 天新生儿,一次 20mg/kg,每 12 小时 1 次;7~28 天新生儿,一次 20mg/kg,每 8 小时 1 次。治疗脑膜炎时:<7 天新生儿,一次 40mg/kg,每 12 小时 1 次;7~28 天新生儿,一次 40mg/kg,每 8 小时 1 次。

(5) 儿童:1 个月~12 岁或者体重<50kg 儿童,一次 10mg/kg,每 8 小时 1 次;12~18 岁或者体重≥50kg 儿童,一次 500mg,每 8 小时 1 次。治疗院内感染肺炎、腹膜炎、血流感染以及中性粒细胞缺乏的感染时,剂量可加倍。治疗脑膜炎时:1 个月~12 岁或者体重<50kg 儿童,一次 40mg/kg,每 8 小时 1 次;12~18 岁或者体重≥50kg 儿童,一次 2g,每 8 小时 1 次。

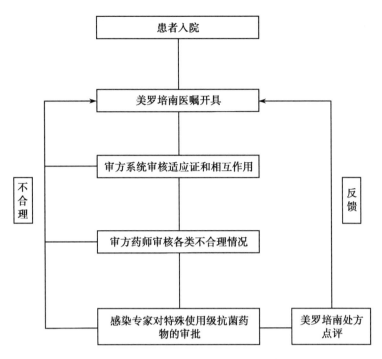

图 19-6 提高美罗培南使用合理率的处方点评流程图

（李 菌）

参考文献

［1］国家卫生和计划生育委员会.关于进一步开展全国抗菌药物临床应用专项整治活动的通知.［2022-05-02］.http://www.nhc.gov.cn/yzygj/s3585u/201305/823b9d131ff4416ab7b41b2c4e1f0e83.shtml.
［2］国家卫生和计划生育委员会.关于进一步加强抗菌药物临床应用管理遏制细菌耐药的通知.［2022-05-02］.http://www.nhc.gov.cn/yzygj/s7659/201703/d2f580480cef4ab1b976542b550f36cf.shtml.
［3］国家卫生计生委办公厅,国家中医药管理局办公室,解放军总后勤部卫生部药品器材局.抗菌药物临床应用指导原则(2015年版).［2022-05-01］.http://www.gov.cn/xinwen/2015-08/27/content_2920799.htm.
［4］刘勤.抗菌药物专项处方点评模式的建立与应用.中国医院用药评价与分析,2015,15(07):126-127.
［5］武展高.处方点评模式建立与实施.太原:山西医科大学,2014.
［6］LIM W Y,HSS A S,NG L M,et al. The impact of a prescription review and prescriber feedback system on prescribing practices in primary care clinics:a cluster randomised trial. BMC Fam Pract,2018,19(1):120.
［7］NANDITA S M,KRISTINE F L,RUPALI J,et al. Postprescription review with threat of infectious disease consultation and sustained reduction in meropenem use over four years. Clin Infect Dis,2021,73(11):e4515-e4520.
［8］HALEY J H,MORRILL AR,GAITANIS MM,et al. Impact of a prospective audit and feedback antimicrobial stewardship program at a veterans affairs medical center:a six-point assessment. PLOS One,2016,11(3):e0150795.
［9］DELLIT T H,OWENS R C,MCGOWAN J E,et al. Infectious Disease Society of America and the Society for Healthcare Epidemiology of America guidelines for developing an institutional program to enhance

antimicrobial stewardship. Clin Infect Dis,2007,44(2):159-177.

[10] 宋敏,邓晓冬,张子雨,等. PDCA 循环管理用于抗菌药物专项点评效果评价. 药学服务,2020,29(4):41-43.

[11] 杨强,胥林,黄培成. 戴明环在门诊抗菌药物监测管理中的应用效果评价. 四川医学,2018,39(2):226-230.

[12] JARURATANASIRIKUL S,LIMAPIEHAT T,JULLANGKOO M,et al. Pharmacodynamics of meropenem in critically ill patients with febrile neutropenia and bacteraemia. Int J Antimierob Agents,2011,38(3):231-236.

第二十章

微生物诊断驱动的抗菌药物临床应用管理

准确快速的病原检测对感染诊断以及精准治疗具有不可替代的作用。病原诊断过程是从患者就诊的那一刻开始的，包括临床医师初步诊断、采集标本、临床医师经验治疗、标本及患者信息送往实验室、实验室接收标本并进行检测、实验室将结果发送到临床及监管机构、临床医师解读结果及重新评估患者的治疗方案等。在此过程中，微生物诊断是中心环节，对临床抗菌药物合理使用具有十分重要的支撑作用。重视微生物诊断全过程的管理，每个环节都需要精准把关，确保患者得到最佳的治疗方案，抗菌药物管理将事半功倍（表 20-1）。

表 20-1　常用微生物诊断技术对 AMS 的影响

检测技术	处方（分析前）	采样（分析前）	处置（分析中）	报告（分析后）
一般原则	只对怀疑感染者采样	注意采样与运送规范，避免污染，提高质量	区别定植、污染与感染	合理的报告内容与方式
尿培养	怀疑尿路感染者，或者特殊个体	清洁中段尿、导尿管尿（非尿袋）	有脓尿才做培养	注释、选择性报告
血培养	考虑感染者	无菌采样技术、非必要不采导管血	应用在其快速检测，尽早报告	注释、选择性报告
艰难梭菌检查	考虑抗生素相关腹泻者	采集腹泻大便	包括毒素检查	注释，强调产毒与否
成套分子诊断	前期检测有提示或者测定对治疗有价值	标准化采样和运送，避免污染	严格防污染和假阳性	注释，结合其他检查结果分析
信息化表单	与临床 CDSS 关联，避免不必要检查	记录采样部位、方法等	实施分级测定	实验室对预报告审核

第一节 高质量临床微生物检验促进
抗菌药物临床应用管理

一、临床微生物检验质量与抗菌药物临床应用管理

临床微生物检验作为临床一项重要检验手段,可鉴定病原菌的种类并进行药物敏感性试验,医护人员可根据临床微生物检验结果有针对性地选用抗菌药物,进行目标治疗进而实现患者早日康复、减少抗菌药物滥用并降低住院费用的目标,因此提高临床微生物检验质量,可有效促进抗菌药物临床应用管理。按照《抗菌药物临床应用指导原则》要求,医疗机构要加强临床微生物检测与细菌耐药监测工作,不断提高微生物标本尤其是无菌部位标本的送检率和标本合格率,重视临床微生物实验(科)室规范化建设,提高病原学诊断的能力、效率和准确性,定期分析及报告本机构的细菌耐药情况。

临床医师根据病原的种类和药敏试验结果针对性地选用抗菌药物,进行目标性抗感染治疗,前提必须是准确的结果;错误的结果,不仅可能导致诊断错误,还可能对治疗方案造成误导。临床微生物检验受众多因素影响,只有保证临床微生物检验质量,提高微生物检验的准确性和阳性率,才能提高目标用药水平,从而促进抗菌药物临床合理应用,在微生物检验过程中,规范采集临床微生物标本及提高微生物培养阳性率等对提高检验质量,实现抗菌药物的临床合理应用至关重要。

二、提高临床微生物检验质量的措施

目前,临床微生物检验的质量不够高,主要在于微生物检验的阳性率不高、检查周期长,对污染、定植与感染病原体难于鉴别。因此,如何提高微生物检查质量,提高感染诊治水平,避免医疗资源的浪费,实现感染性疾病的目标性治疗一直是临床医师和实验室人员致力研究的问题。

(一)提高临床微生物送检意识

由于临床医师对微生物送检重要性认识不足,送检意识淡薄,抗菌药物使用前标本送检率低,导致失去了阳性培养的最好时机。为提高送检率,《全国抗菌药物临床应用专项整治活动方案》中明确规定:"接受抗菌药物治疗的住院患者抗菌药物使用前微生物检验样本送检率,非限制使用级抗菌药物使用者不低于30%,接受限制使用级抗菌药物治疗的住院患者抗菌药物使用前微生物检验样本送检率不低于50%;接受特殊使用级抗菌药物治疗的住院患者抗菌药物使用前微生物送检率不低于80%"。有研究显示,当标本送检率由45.6%提升至51.8%之后,治疗性使用抗菌药物的时限中位数由8天降为7天,提示微生物标本送检率从某种程度上影响抗菌药物使用时限,提高标本送检率有利于促进抗菌药物的规范使用。同时,要尽可能采集临床意义较大的血或无菌体液标本,降低痰、咽拭子等呼吸道标本的送检比例。

1. 加强临床医护人员的教育与培训 临床微生物实验室要就临床微生物标本采集时机和方法对医护人员进行宣教与培训,讲解微生物标本的采集、保存、运送的要求和注意事项,提高标本的送检数量和质量。上海某医院把微生物标本的采集送检以及抗菌药物使用

原则的培训等作为抗菌药物科学管理措施,通过培训,微生物标本总送检率、接受限制使用级和特殊使用级抗菌药物前微生物标本送检率分别由干预前的 49.46%、47.82% 和 69.91% 提高至干预后的 61.94%、62.1l% 和 83.45%。

2. 特殊科室设置现场培养设备　在临床上一些重点科室,如感染科、加强监护病房、血液科等,可以设置现场培养设备,以提高标本的送检率和阳性率。一些受开放时间影响的实验室,可选择将培养设备安置在实验室外以提高送检率。鹿特丹大学医学中心将血培养箱设于医学微生物学实验室外,以保证在实验室非开放时间接受血培养标本。

(二)规范临床微生物标本采集,提高送检标本合格率

正确采集和送检合格的标本是获得准确的病原学检测结果的前提,直接影响到疾病诊断、治疗策略、患者的住院时间和医疗花费以及感染控制等。

1. 微生物标本送检的基本原则　用于病原学检测的目标包括细菌、真菌、病毒、非典型病原体、原虫等各种类型的病原体,不同部位标本具有各自特性,不同检测方法对标本也有不同要求。总体来说,病原学检测标本采集和运送应遵守以下基本原则。

(1)从真正感染部位采集标本。

(2)在恰当时机采集标本(如采集晨痰用于分枝杆菌培养)。

(3)尽可能在使用抗菌药物前采集标本。

(4)对采集部位进行皮肤消毒或清创,根据消毒剂种类作用足够时间,以保证充分消毒。

(5)使用正确的方法和工具采集足量标本。

(6)使用适当容器,至少应无菌、防渗漏,及适当运输培养基(如厌氧培养标本应使用厌氧运输培养基,病毒培养标本应使用病毒运输培养基等),当一份标本送检多个项目时,应综合考虑运送要求。

(7)做好标本标识,每份送到实验室的标本都应附有患者信息,应包括唯一的识别码、姓名、性别、年龄、标本类型、标本采集日期等。另外,根据具体情况,还可以包括医院名称、病房、科室患者诊断、治疗史、转诊情况、抗菌药物治疗情况等。

(8)及时运送至微生物实验室,根据送检目的确保适当运送温度和时限。

2. 常见病原学检测标本送检规范

(1)血培养标本:当怀疑患者血流感染时,应考虑采集血培养。一般于寒战或发热初期时采集,抗菌药物应用之前最佳。严格的无菌操作和合理的采血处消毒会减少样本污染的可能性。采血部位通常选择肘静脉,除非怀疑有导管相关的血流感染,否则不应从留置静脉或动脉导管中取血。对于导管相关的血流感染,保留导管时分别从外周静脉和导管内各采取一套血培养标本,注明采集部位,同时上机培养;不保留导管时在外周静脉采集两套血培养标本,同时剪取已拔出的导管尖端 5cm 进行培养。

采血量是影响血培养检出阳性率的重要因素,采血量过少会明显降低其阳性率。推荐成人每瓶采血量 8~10ml,每次应采集 2~3 套,每套从不同穿刺点进行采集。如怀疑感染性心内膜炎,应重复采集多套。婴幼儿及儿童根据年龄、体重减少采血量,不应超过患者总血量的 1%,推荐每培养瓶(儿童瓶)采血量为 2~4ml。儿童通常仅采集需氧瓶,但存在以下高危因素时应考虑厌氧瓶培养:其母产褥期患腹膜炎、慢性口腔炎或鼻窦炎、蜂窝织炎、有腹腔感染的症状和体征、咬伤、接受类固醇治疗的粒细胞缺乏患儿。考虑肺炎链球菌菌血症时,宜同时做脑脊液培养。

血培养瓶应该在两个小时内送至微生物实验室,不能及时送检者,应置室温暂存,禁止放于冰箱。运送的装置要足够安全,避免血培养瓶在运送过程中因碰撞发生破裂。

(2) 脑脊液标本:对于可疑中枢神经系统感染患者,采集标本可能为脑脊液、脑脓肿脓液。成人通常选择在第 3~4 腰椎或第 4~5 腰椎间隙进行穿刺,至蛛网膜间隙,收集脑脊液标本;婴幼儿可选择第 4~5 腰椎或第 5 腰椎~第 1 骶椎间隙位置进行穿刺采集标本。采集时应严格遵守无菌操作,一般为 5~10ml,置于 3~4 支无菌试管;第一管易被皮肤定植菌污染,故不能用于细菌涂片镜检、培养或分子生物学检测;第二管通常用于微生物学检查。根据检测目标病原对标本量有不同要求:细菌检测 ≥1ml,真菌检测 ≥2ml,分枝杆菌检测 ≥5ml,病毒检测 ≥2ml。若临床怀疑脑膜炎球菌、真菌或分枝杆菌感染,建议标本直接床旁接种到相应特殊培养瓶。

(3) 体液标本:体液标本包括胸腔积液、腹水、心包液、关节液、鞘膜液、羊膜液和后穹窿穿刺液等。健康个体的体液是无菌的,当怀疑存在病原菌感染时,应采集相应部位的体液标本送检。送检时注明具体的标本类型,严格执行无菌操作,尽量不使用外科引流液进行细菌学检查;标本采集后可直接注入血培养瓶送检或将标本收集到带螺旋帽的无菌管送检,以便微生物室进行涂片检查。对于胸腔积液标本,采集量细菌培养 ≥1ml,真菌培养 ≥10ml,分枝杆菌培养 ≥10ml。所有标本采集后应立即送检,通常室温 15 分钟内应送至实验室,若不能及时送检,不可冷藏,室温保存不得超过 24 小时。

(4) 呼吸道标本:呼吸道感染分为上呼吸道感染和下呼吸道感染,根据感染部位不同,采集相应上呼吸道标本(鼻前庭、咽、喉部位的分泌物拭子、鼻窦穿刺液等)或下呼吸道标本(痰液、肺泡灌洗液、气道吸取物等),拭子标本置于运送培养基中送检,非拭子标本置于防渗漏的容器送检。痰标本采集前,要向患者充分说明口腔清洁、深咳、避免口咽部菌群污染的意义,指导患者如何正确留取痰标本,患者应在医师或护士直视下留取痰液标本,然后尽快送达实验室。

实验室应该对痰液质量进行评估,合格痰标本应鳞状上皮细胞<10 个/低倍视野,白细胞>25 个/低倍视野,或白细胞/鳞状上皮细胞>2.5。如进行气管镜检查,则可同时采集肺泡灌洗液进行培养,提高检测结果的准确性。有气管插管或气管切开等人工气道患者,无法自行咳痰,可通过吸痰管从气道吸取标本。对可疑烈性呼吸道传染病(严重急性呼吸综合征、肺炭疽、肺鼠疫等)的患者标本,在采集、运送或保存过程中必须注意生物安全。

(5) 粪便标本:对于疑似感染性腹泻的患者,可采集粪便标本进行检测,粪便标本应采集粪便中的异常部分,如不成形便、黏液、脓液、血液等部分。粪便标本应该用无菌容器采集并于两个小时内室温运送到微生物学实验室。如果标本不能及时送到实验室,推荐使用合适的运送培养基以增加致病菌的分离率,例如 Cary-Blair 运送培养基。对没有粪便的患者或婴幼儿可用直肠拭子进行检测。

(6) 尿液标本:怀疑患者有尿路感染时,可采集尿液标本进行病原学检测,宜采集晨尿,尿液在膀胱内潴留至少 4 小时可降低检测假阴性率。尿液标本很容易被定植菌污染,所以医护人员要对患者进行标准的外阴及尿道口清洁及消毒。中段尿检查结果难以确定及怀疑厌氧菌所致感染者,可以采取膀胱穿刺法采集尿液标本。标本采集后应及时送检和接种,室温下存放时间不得超过 2 小时;如不能及时送检,应在采集后置于 4℃冷藏或放于含有硼酸的无菌尿管中以减少污染菌过度生长的可能性。冷藏标本不能用于淋病奈瑟球菌培养,加入防腐剂后至少采集 3ml 尿液,以避免高浓度的防腐剂对致病微生物产生抑制作用。

(7)生殖道标本:怀疑患者有生殖道感染或性传播疾病时需要采集生殖道标本。例如,需要采集合格的尿道、宫颈分泌物标本用于淋病诊断及进行药物敏感性试验。标本应立刻接种到相应培养基上,如不能立刻接种,则应将标本放置于合适的运送培养基里。如果是在床旁接种标本,培养基应置于 35~36℃潮湿的 5%CO_2 环境中并尽快送到微生物实验室。

(8)皮肤、软组织标本:当发生皮肤软组织感染时,在彻底清创后,擦去表面渗出物,用拭子采集深部伤口或溃疡基底部的分泌物,至少采集两个拭子(分别用于涂片和培养)或剪取深部病损边缘的组织送检。封闭的脓肿用注射器抽取脓液,放入无菌容器内,同时送需氧及厌氧培养。术中获得的活检组织标本重量最好在 0.3-0.5g,组织标本应保持湿润并在 30 分钟内送到实验室,不可冷藏。

(三)提高微生物标本的处理能力

1. 对微生物标本进行恰当的前处理　一些微生物标本在检验前,须进行恰当的前处理,以提高培养的阳性率。痰标本培养前宜先消化痰液,释放菌体;组织标本宜采用机械研磨释放菌体;怀疑接合菌感染时,标本不宜研磨,宜剪成小块;导管和假体等标本宜通过超声和机械振荡等方式释放菌体;拭子标本宜采取振荡等方式,将菌体从纤维丝上释放出来。临床标本分离培养分枝杆菌,需采用酸、碱或其他适宜的方法进行处理以减少干扰。脑脊液标本培养前需先对其进行离心,留取沉渣或沉淀物进行接种培养。

2. 重视微生物培养前的直接显微镜检查　微生物培养前进行涂片、革兰氏染色和镜检具有重要作用,既可发现并排除不合格标本,确保微生物培养的质量,也可发现一些特殊病原体,对及时诊治有一定价值。如脓液、胸腔积液、腹水等标本中若有大量鳞状上皮细胞则说明标本可能被污染,建议临床重新留取。还可将培养结果与镜检结果相比较,判断标本是否被污染,如涂片阴性而培养阳性的原因,可能存在几种情况:①取材不当或涂片太薄;②镜下观察时漏检;③标本在保存或接种过程中污染。涂片阳性而培养阴性的原因可能有以下几种:①白细胞及死亡后的白细胞释放出某些物质抑制了细菌的繁殖;②培养条件错误(如厌氧菌在需氧条件下培养)培养基营养不够、培养时间短、培养环境不适宜等因素而不生长;③标本采集前使用抗菌药物抑制了细菌的生长。通过涂片镜检可筛选出污染的标本,并找到假阴性的原因,从而提高致病菌检出率,保证检验结果的准确性和及时性。

(四)优化微生物实验室工作流程

微生物实验室可以通过设置早班、晚班或夜班,延长接收和处理标本的时间,及时处理血培养报警阳性的标本,及时报告药敏结果,有效地提高实验室人员工作效率,缩短结果报告时间,提高培养阳性率。实验室也可利用信息化手段实现微生物检验流程及重要操作节点的智能化控制,对影响细菌培养结果的各个环节进行分析和控制。如对不同标本、不同检测项目使用的培养基进行配置,提醒并控制选择错误,智能化地规避人为错误。也可实现对所有标本状态的实时追踪,清楚标本走向,标本不符合要求时实时报警,降低微生物实验室的工作强度,减少工作差错,缩短检验报告时间,提高工作质量,为患者提供更加准确快捷的服务。也可以利用微生物实验室信息系统及时向临床报告危急值,方便临床医师及时得到检验信息并迅速采取有效干预措施。

(五)严格检验质量控制(参见第十四章)

第二节 微生物检验结果报告与
抗菌药物临床应用管理

一、临床微生物检验的分级报告

微生物常规培养方法最大的弱点是时间长,难以为临床提供快速报告。因此,为满足临床医护人员需求并为患者提供更好的服务,有必要建立微生物培养的分级报告制度并实施,及时与医护人员通报检测结果,从而促进抗菌药物的合理使用。

微生物检验分级报告制度是根据实际情况对涂片的染色结果先行报告,再依次进行培养鉴定、药敏结果报告。有些医院通过网络对培养结果进行动态报告,例如微生物室在收到血培养后即在网络上登录,如有报警提示细菌生长,立即涂片染色,将镜检结果通过网络或电话及时通知临床医师,再应用质谱进行快速鉴定并报告结果,最后报告药敏试验结果,临床医师可以至少提前24~48小时获取病原学结果,及时进行相应的抗菌药物调整,指导临床合理应用抗菌药物(图20-1)。

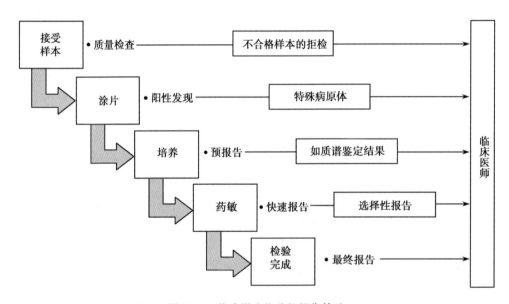

图 20-1 临床微生物分级报告策略

1. **分级报告制度与信息沟通** 实验室建立与医护人员、实验室、监测人员之间的沟通渠道与程序,有效实施分级报告制度。程序包括一些临时结果发送时间、实验室的值班人员联系方式、安排个体化检测等。结果报告程序中还应该明确指出如何能立即获得一些初级检验报告以及对患者治疗特别重要的报告,这些结果应列入"警戒值"中,一旦得到这样的结果,实验室人员应该立即电话通知临床医师,包括无菌体液中革兰氏染色的结果,标本中有细菌的生长。

2. **分级报告策略的实施**

(1) 涂片镜检结果报告:应重视涂片镜检在微生物检验中的重要作用,临床标本(如脑脊液、无菌体液、痰、尿液、粪便、脓液等)在进行微生物培养前应进行直接涂片检查,血培养报警阳性后应首先进行涂片检查,为临床提供快速报告。具体内容包括革兰氏染色及光学显微镜检查,对细菌、放线菌和真菌进行观察;新型隐球菌用脑脊液墨汁染色;结核分枝杆菌用抗酸染色、金安罗丹明染色;奴卡菌用弱抗酸染色;细胞壁缺陷细菌用吖啶橙染色;耶氏肺孢子菌用六胺银染色;疟原虫用吉姆萨染色;肠道寄生虫用碘染色等。此外,一些特殊结构如荚膜、芽孢、鞭毛、异染颗粒等需进行特殊染色,使用暗视野显微镜技术和相差显微镜技术观察不染色的活体形态或某些结构(如鞭毛)。荧光显微镜用于直接观察某些病原菌,结合荧光免疫技术检查相关抗原或核酸,可快速鉴定链球菌属、葡萄球菌属、致病性大肠埃希菌等多种细菌。

(2) 培养及鉴定结果报告:标本培养阳性并分离出单个菌落的,可以应用质谱或自动化仪器进行菌种鉴定;报警阳性的血培养瓶在进行涂片检查的同时可对血培养瓶中的菌液进行前处理,直接应用质谱对菌种进行快速鉴定。电话报告或应用 LIS 系统进行快速报告。

(3) 药敏试验结果报告:国内外各种指南推荐采用选择性报告。

(4) 微生物最终报告:最后一步须将检验的最终结果报告临床,并对微生物检测和药敏试验结果的意义进行注释,同时听取临床医师对微生物实验室的意见和建议,最大限度地发挥微生物实验室在抗菌药物规范化使用中的作用。

二、抗菌药物敏感性选择性报告策略

(一) 选择性药敏报告基本策略

选择性报告策略(cascade report 或 selective report)目的在于通过微生物专家推荐临床医师尽量使用性价比高的药物,避免过度使用特殊级别抗菌药物。一般按照临床微生物检验常规,对培养阳性的细菌将进行组合式药敏测定,一般在 15~20 个抗菌药物,在进行报告时只对级别最低的敏感药物进行报告,其他药敏结果则被隐藏,只有待临床需要时才告知。如血培养大肠埃希菌,鉴定不产 ESBL,对广谱青霉素、头孢菌素、酶抑制剂复方、碳青霉烯类都敏感,此时微生物实验室应该只报告到广谱青霉素和头孢菌素,不报告酶抑制剂复方和碳青霉烯类药物结果。这有利于引导临床用药。选择性报告策略的基本原则如下。

(1) 只报告常规使用的抗菌药物。

(2) 只报告处方者已经使用的抗菌药物。

(3) 报告特殊细菌的所有耐药情况。

(4) 报告需要包括非 β-内酰胺类,为过敏患者之需。

(5) 报告口服抗菌药物。

(6) 报告安全性高的药物。

(7) 对报告药物加以说明或解释。

选择性药物敏感性报告制度是限制广谱抗菌药物过度使用的重要举措,通过选择性报告指南中的一线用药,而不是将所有检测的药敏结果全部报告临床,有效减少了抗菌药物的不合理应用,对促进抗菌药物临床应用管理有重要意义。同时,选择性药敏报告改变了原有处方决策。有研究发现,如果将革兰氏阳性菌对利福平的药敏结果加入最终报告中,利福平的临床使用量明显增加,删除利福平的药敏结果后,用量恢复正常。限制尿标本中环丙沙星的药敏结果后,其耐药率及使用量均明显下降。

(二) 选择性药敏报告的国外实践

美国临床实验室研究所(Clinical Laboratory Study Institute,CLSI)将抗菌药物进行了分组,其中 A 组指对特定的菌种,常规测试并报告的基本抗菌药物;B 组指常规测试,但只选择性报告的基本抗菌药物,选择性报告指征包括:特定部位分离菌(如三代头孢菌素对脑脊液中肠杆菌科细菌)、混合感染、多部位感染、患者对 A 组药物过敏/不耐受/无反应/耐药等;C 组包括替代性或补充性的抗菌药物,如在某些医疗机构或地方流行菌株对 A 组/B 组多个药物耐药时,需测试该组药物;当对基本测试药物过敏、测试少见细菌、流行病学和感染控制需要时,需测试补充药物。U 组包括主要用于治疗泌尿道感染的抗菌药物。微生物实验室应优先报告敏感的非限制使用级抗菌药物,只有非限制使用级抗菌药物耐药时才报告限制使用级或特殊使用级药物的敏感性。例如对氨苄西林和窄谱头孢菌素类敏感的大肠埃希菌不应报告碳青霉烯类及其他广谱抗生素的药敏结果,对于葡萄球菌属而言,只有在苯唑西林耐药的情况下才报告万古霉素的药敏结果。

不同感染部位有些药物的药敏结果不应报告,这对于临床医师合理使用抗生素也有重要意义。例如,血培养中分离的菌株不应报告呋喃妥因的结果,因为呋喃妥因不能用于菌血症的治疗;脑脊液中分离的细菌,仅可通过口服途径给药的药物、第一代和第二代头孢菌素(静脉用头孢呋辛除外)、头霉素类、克林霉素、大环内酯类、四环素类和氟喹诺酮类常规不报告;尿液标本不报告氯霉素;呼吸道标本不报告达托霉素等。

英国抗微生物治疗学会(British Society for Antimicrobial Chemotherapy,BSAC)和欧洲临床微生物和感染性疾病学会(EUCAST)也推荐临床微生物实验室实施选择性报告策略,并给出了推荐报告意见(表 20-2)。

表 20-2　英国抗微生物治疗学会临床微生物分级报告策略推荐

细菌	系统感染报告药物	单纯尿路感染报告药物
肠杆菌科细菌	氨苄西林或阿莫西林	氨苄西林或阿莫西林
	头孢他啶	阿莫西林/克拉维酸
	头孢噻肟或头孢曲松	头孢泊肟(测定 ESBL 用)
	环丙沙星	环丙沙星或诺氟沙星
	庆大霉素	头孢氨苄
	亚胺培南或美罗培南	呋喃妥因
	厄他培南	甲氧苄啶
	哌拉西林/他唑巴坦	
葡萄球菌	苯唑西林或头孢西丁	(对腐生葡萄球菌)
	红霉素	环丙沙星或诺氟沙星
	夫西地酸或利福平	庆大霉素
	庆大霉素	苯唑西林或头孢西丁
	四环素	万古霉素
	万古霉素	呋喃妥因
	莫匹罗星	甲氧苄啶
	利奈唑胺	
	达托霉素	

　　加拿大多伦多圣·约瑟夫医学中心实施的一项限制报告环丙沙星药敏结果的方法,对抗菌药物合理使用和耐药控制起到了积极作用。该院临床微生物室改变既往无论细菌对其他药物敏感与否,环丙沙星药敏结果都报告给医师的做法,而是在采取干预措施之后,如果有其他一线药物敏感则不报告环丙沙星的药敏结果。该措施实施后,环丙沙星用量从87DDD/(1 000 患者·d)降到39DDD/(1 000 患者·d),阿莫西林/克拉维酸使用量增加,大肠埃希菌对环丙沙星的敏感性上升(图 20-2)。

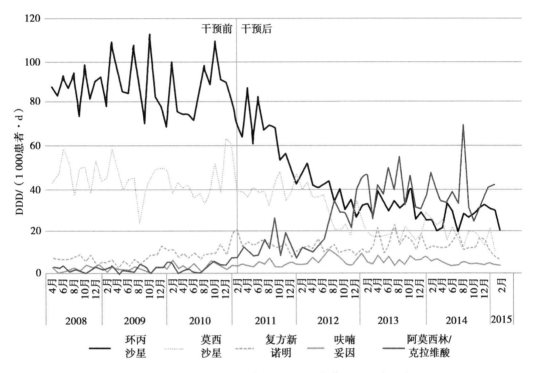

图 20-2　限制环丙沙星药敏报告对抗菌药物使用的影响

(三) 选择性药敏报告的注意点

　　选择性药敏报告是一项 AMS 干预工作,需要有良好的专业协作和专业能力要求,在实行选择性报告的医疗机构需要注意以下情况。

　　(1) 充分讨论是否具有实施选择性报告的条件和必要性。

　　(2) 是否具有良好的专业团队,包括 AMS 团队,特别是临床微生物专家。

　　(3) 与管理者汇报,得到支持。

　　(4) 设定明确目标,选择实施对象药物、细菌或者感染类别。

　　(5) 与受影响专业科室讨论,得到支持。

　　(6) 制定具体干预策略,需要包括对个别患者的补救措施。

三、微生物检验结果解释与抗菌药物临床应用管理

　　如何将微生物检测结果有效用于临床实践,提高抗菌药物合理使用与管理效率是 AMS 工作重点,这要求临床微生物检验人员必须与临床进行有效沟通。电子版报告虽然方便各

部门的读取与使用,但精准解读报告的内容并将其应用于疾病的治疗过程,特别是抗菌药物的选择等,还需要微生物检验人员的协助与参与。临床微生物专家可以通过电话、AMS查房等方式供临床咨询。

（一）微生物培养结果解读

临床微生物工作者应积极与临床沟通,帮助解决临床医师在判读微生物检验报告和药敏结果中的困难,指出正常菌、污染菌和感染菌的鉴别与判断;少见菌或罕见菌的意义;培养阴性的可能原因;药敏试验结果的判断标准和局限性;特殊耐药细菌的耐药特点等,必要时在报告上增加注解(表20-3)。

表20-3　常见临床微生物培养结果解释

样本	结果	解释
血培养	金黄色葡萄球菌	污染机会极少,这类血流感染病死率高,请咨询感染科专家进行抗感染治疗
	凝固酶阴性葡萄球菌(ICU、报阳时间>1天,单瓶阳性)	污染可能性大,需要结合临床加以判断
	可能的污染菌(非ICU、报阳时间>1天,单瓶阳性)	避免污染的办法: (1) 避免从导管采血 (2) 采血前做好手卫生 (3) 采血部位和瓶盖消毒 (4) 使用无菌手套采血 (5) 不要换针头注射培养瓶
大便	弯曲菌	一般无须抗菌治疗,只有重症和孕妇可能需要(咨询感染科专家)
非无菌样本	需要鉴别定植与感染菌	定植细菌无须抗菌治疗
任何样本	产碳青霉烯酶肠杆菌	感染治疗咨询感染科专家;定植者需要隔离

1. 培养阳性结果解读

（1）阳性结果的价值:并非所有阳性培养都是真正的病原菌,尤其是有菌部位的标本,有污染或定植的可能,也可能为应用抗菌药后的菌群交替。如仅从一瓶血培养中分离出凝固酶阴性葡萄球菌,很可能是污染菌,但如果从两瓶或以上的血培养中分离出该菌,则是致病菌的可能性较大。此外,为了更好地区分污染、定植和致病,可从可疑的血流感染源进行平行微生物取样检测(如尿液、下呼吸道样本、移除的导管等),补充和支持从血液培养中分离微生物的解释。

（2）定量培养:有些微生物培养阳性的临床意义与其细菌定量有关,如果清洁中段尿培养菌落计数$<5 \times 10^4 CFU/ml$,则无意义;菌落计数为$(5 \sim 10) \times 10^4 CFU/ml$时纯培养有意义;分离到四种及以上细菌生长无意义。呼吸道的标本BAL和保护性毛刷采集样本,需经定量培养,菌落计数分别$\geq 10^4 CFU/ml$和$\geq 10^3 CFU/ml$时才具有临床意义。

（3）机会性病原菌:对免疫正常患者不致病的定植菌,如念珠菌是口腔定植菌,不会引起肺炎。有些病原菌感染后,患者可以自己痊愈,所以即使培养阳性,也不需要予以特殊治疗,如粪便标本培养分离出弯曲杆菌、耶尔森菌、气单胞菌、邻单胞菌和弧菌等;大肠埃希菌O157:H7的感染一般不予抗菌治疗。

2. 培养阴性结果解读　对于培养阴性的结果,并不能完全排除感染的可能性,可能是标本采集之前使用过抗菌药物,采集标本时没有采集到致病菌,致病菌是苛养菌而微生物室采用普通菌的培养方式进行培养,或者致病菌数量较少等原因导致的。再次采集标本之前应该咨询微生物专家,是否改成特殊的血培养瓶、增加培养时间、更换检测方式(如分子检测)等。例如,如果脓毒症的症状持续存在,而前一天的血培养呈阴性,则建议未来24小时内再收集2~3套血培养。如怀疑为感染性心内膜炎,第一天采集的3套血培养阴性,建议第二天再采集2套。

(二) 药物敏感性结果解读

1. 药敏结果在目标性抗感染治疗中的应用　临床医师除了明确微生物培养结果的临床意义,还应对药敏测定方法和微生物知识、各类常见病原菌及其对抗菌药物的敏感性情况有所了解,以更好地理解药敏试验报告中敏感(S)、中介(I)及耐药(R)的含义,以及体内、体外药敏不一致的现象。比如尿培养的结果为粪肠球菌,其对氨苄西林、红霉素、环丙沙星、呋喃妥因及万古霉素均敏感,这时应选哪个药物治疗? 虽然这些抗菌药均敏感,但适用的指征不同,应该了解何种为首选药物,药物生物利用度、血药浓度及尿液浓度等,结合病情轻重、给药途径等,选择合适的药物。临床医师应结合药敏结果和药动学/药效学(PK/PD)原理制订抗菌药物的给药方案(见第二十三章)。

2. 耐药监测数据在经验性抗感染治疗中的应用　临床医师使用耐药监测数据最常见、最重要的形式就是指导尚未获得病原学检测结果的感染患者最初始的经验性治疗。对于病程较长的感染,临床医师可以利用患者之前的培养和抗菌药物敏感试验的结果,并结合耐药监测数据推测出的在治疗中敏感株变为耐药株的可能性。

某些情况下,所在医院的耐药监测数据无法获得、数据规模过小或者存在严重的偏倚导致监测数据失真,无法帮助治疗决策的制定,这时候就需要利用外部的耐药监测数据。以下情况对耐药监测数据的参考十分重要:①由于菌种的敏感性可预测而不常规进行药物敏感试验的微生物(如化脓性链球菌对青霉素的敏感性);②不常分离到的微生物(如肺炎链球菌、流感嗜血杆菌、沙门菌属、志贺菌属);③新的抗菌药物,尚没有测试其敏感性的商品化试剂,特别是活性比较好的抗菌药物;④常规不检测药敏的抗菌药物(多黏菌素);⑤社区感染一般在没有诊断标准的帮助下进行经验性治疗,而且本地的药物敏感性数据会有相当的偏倚足以误导临床经验治疗;⑥特定患者类型,如门诊患者、住在院外医疗机构的患者、住在较小医疗机构的患者、一些特殊患者(例如某个年龄段的患者、某种标本类型等),这些情况下抗菌药物敏感性数据可能不足以形成本地累积数据。

第三节　非培养与快速诊断技术与抗菌药物临床应用管理

随着非培养技术如免疫学、分子生物学等快速检测技术的发展,新型病原学检测技术在临床上应用越来越广泛,在抗菌药物临床应用管理中发挥了重要作用。

一、微生物涂片镜检结果对抗菌药物临床应用管理的价值

涂片镜检对许多特殊的病原微生物具有快速诊断的意义,例如无菌体液标本(血液、脑脊液、胸腔积液、腹水、心包积液、关节腔积液及鞘膜液等)在排除污染的情况下,一旦标本中

检出细菌,应考虑为病原菌。当血培养报阳时,革兰氏染色结果可作为危急值及时通知临床医师,以便据此推断可能的病原菌并选择相应的抗菌药物对患者进行有效治疗。日本某医院依据革兰氏染色结果选择抗菌药物可以有效减少广谱抗菌药物的应用、提高抗感染效率并减少副作用的发生。涂片结果也可用于发现少见菌或特殊菌感染,为临床感染的诊断和治疗提供新思路。例如在痰涂片革兰氏染色的涂片中若发现"鬼影细胞",则应高度怀疑抗酸分枝杆菌的感染,并通过抗酸染色、分子生物学技术或结核分枝杆菌培养进行确证,从而为临床感染诊断提供重要信息。

二、床旁微生物检验对抗菌药物临床应用管理的价值

床旁检测(point-of-care testing,POCT)又称为即时检测,是在采样现场进行的、利用便携式分析仪器及配套试剂快速得到检测结果的一种检测方式。POCT 检测的靶标通常是微生物抗原、血清抗体以及病原体核酸或代谢物。抗原检测技术主要为侧流免疫层析技术,核酸分子检测技术主要包括实时定量 PCR 技术、微流控芯片、等温扩增技术(LAMP)和纳米孔测序技术等。常见的病原学 POCT 可用于多种病原体的检测,例如腺病毒、A 群链球菌、阴道中的需氧/厌氧菌、幽门螺杆菌/幽门螺杆菌抗体、丙型肝炎病毒抗体、HIV 抗体、流感病毒、呼吸道合胞病毒等。快速的现场检测避免了标本采集送检流程,缩短了发现病原体的时间,对促进抗菌药物早期合理应用有重要意义。除了病原体的快速检测,快速准确的药敏试验检测方法也在实验室研发阶段,这可大大缩短常规药敏试验报告时间,实现精准抗感染治疗,对抗菌药物的合理应用意义重大(表 20-4)。

表 20-4 常用微生物病原体 POCT 比较

方法	原理	应用	优点	局限性
免疫层析技术	直接检测病原体抗原	A 群链球菌、肺炎链球菌、甲型/乙型流感病毒、军团菌、肺炎衣原体、隐球菌荚膜多糖等抗原检测	操作简便,经济合理,灵敏快速	用于抗原检测的性能关键取决于临床样品中分析物的浓度,分析物浓度低于检测限可能会产生假阴性结果
抗体快速检测技术	检测病原体特异性抗体	HCV、梅毒、疟疾、登革热、肺炎支原体、呼吸道病原菌 IgM、快速 HIV-1/2 等抗体检测	适合于流行病学调查或社区家庭初步筛查	抗体阳性不能代表现症感染,无法确定急性早期感染;多种抗体同时阳性给临床带来困扰;灵敏度低易致假阴性,存在漏检风险
微流控芯片技术	集核酸提取、扩增和检测于一体的芯片技术	A 群链球菌、流感病毒 A/B、呼吸道合胞病毒、HIV 病毒、结核分枝杆菌及利福平耐药基因等检测,白念珠菌快速分离检测、人乳头瘤病毒基因分型	样品及试剂消耗少、检测速度快、操作简单、有效防止交叉污染,在检测性能上较抗原抗体检测具有明显优势	配套设备和试剂成本高,限制了在经济欠发达地区的推广和使用。一种试剂盒检测的靶标较为单一,在紧急情况下难以满足需求,且多次检测增加患者医疗费用
等温扩增技术	在等温条件下扩增特定 DNA 片段	乙肝病毒、马尔堡病毒、埃博拉病毒、结核分枝杆菌等检测	温度要求单一,只需一种酶,扩增效率高,操作简便快捷,便于现场使用	引物设计复杂、假阳性率偏高,试剂价格高

三、生物标志物检查对抗菌药物临床应用管理的价值

近年来,生物标志物在感染性疾病诊断中的作用越来越受到临床的重视,对帮助临床区分感染与非感染疾病、判断感染严重程度、减少抗菌药物的不合理使用具有重要参考意义,通过动态观察还有助于及时停用抗菌药物、判断患者预后和治疗效果(参见第三十三章)。

(1) C 反应蛋白(C-reactive protein,CRP):是由肝脏合成的一种非特异性急性时相反应蛋白,在健康人血清中浓度很低,在肿瘤、感染、创伤和自体免疫性疾病等情况下,血清中 CRP 水平会明显上升,仅作为一种提示存在炎症的指标。

(2) 降钙素原(procalcitonin,PCT):是由多种器官应对细菌感染分泌的蛋白,感染后 4 小时即可检测到,一般在 12~48 小时后达到高峰。许多研究关注于其在呼吸系统感染及败血症时的应用,结果显示,降钙素原更适合作为抗菌治疗结束的指标,并且对于制定临床治疗决策、合理使用抗菌药物具有重要作用,能够减低患者抗生素的暴露并降低其死亡率。美国 FDA 已将 PCT 检测用于指导急性呼吸系统疾病及败血症抗生素应用指标。

(3) 侵袭性真菌抗原标志物:条件致病性真菌感染,特别是深部真菌病的发病率日益上升,但常规分离、培养检测周期长,早期诊断十分困难,但早期诊断对于开展目标性治疗,降低死亡率有重要意义。真菌抗原标志物检测耗时短,可用于早期诊断、评估病情进展,监测指导治疗及评估预后。目前,临床应用较多的主要是 G 试验、GM 试验、隐球菌乳凝试验等。G 试验检测除毛霉菌、隐球菌以外的真菌细胞壁上的 $(1,3)$-β-D- 葡聚糖成分,用于诊断念珠菌感染及侵袭性真菌感染,此外还可监测抗真菌治疗效果。采用 $(1,3)$-β-D- 葡聚糖导向的治疗可降低 73% 的抗真菌药物使用,并可缩短抗菌疗程。GM 试验检测曲霉菌细胞壁的半乳甘露聚糖成分,对于侵袭性真菌病的早期诊断具有重要作用。乳胶凝集试验检测隐球菌荚膜抗原也是具有重要诊断价值的快速血清学方法之一,它可弥补墨汁染色阳性率低、培养费时等缺点,对快速诊断隐球菌的脑感染具有重要意义,还可用于临床疗效的评估。

(4) 尿抗原标志物:肺炎链球菌是社区获得性肺炎的常见致病菌,其所致肺炎病死率高达 30%,由于其为苛养菌,生长营养要求高,导致培养阳性率低,并且痰培养阳性也不能证明其致病意义;肺炎链球菌尿抗原检测用于检测人类尿液中肺炎球菌的可溶性抗原,特异性、灵敏性较好,为肺炎链球菌肺炎提供了一种简便快速的诊断方法,减少了经验性用药,促进了抗菌药物的合理应用。军团菌肺炎常发展为重症肺炎,多达 50% 的患者需要入住 ICU,目前国内多用血清抗体来检测,但由于军团菌抗体通常在发病 2~3 周才产生,该法对早期诊断价值有限,但军团菌尿抗原能够更早检测到,且检测简便,已经成为国外诊断军团菌肺炎的一线方法。

四、微生物分子检测对抗菌药物临床应用管理的价值

近年来,分子检测已成为微生物快速诊断发展的主要方向,肽核酸荧光原位杂交(PNA-FISH)、基因芯片、实时荧光定量 PCR 等技术方法已广泛应用于微生物检测。PNA-FISH 是一种简单的分子分析方法,可快速检测血培养中的病原体及耐药基因(如 *mecA*)。Laud 和 Knudsen 发现,使用 PNA-FISH 检测葡萄球菌菌血症时,可以更早地指导临床合理治疗,缩短住院时间,降低医疗成本。实时荧光定量 PCR 是目前临床应用最广泛的病原学分子检测技术,可快速鉴定病原菌,对于培养时间长或难培养的病原微生物应用价值更大。多重 PCR

检测,可同时检测多种病原体,病原体诊断性能优异,能有效减少广谱抗菌药物的使用,减少患者住院天数,节省患者的住院费用,对于抗菌药物管理干预措施的实施具有重要的作用。但是,分子检测的敏感性非常高,致使许多传统方法检测不到或者被认为不具有临床意义的病原体也检测到了,因此患者检测报告的解释应结合临床数据和其他可用信息综合进行分析。比如,分子方法在粪便标本中检测到产毒素艰难梭菌,这可能是定植也可能是感染,需综合考虑患者症状及毒素检测结果等信息决定治疗方案。几种临床常见的分子检测技术的特点及临床应用价值如表 20-5 所示。

表 20-5 不同分子检测技术的临床价值比较

技术	原理	应用	特点
Xpert	基于 PCR 方法的全自动一体化核酸检测系统	检测结核分枝杆菌、利福平耐药菌、耐甲氧西林金黄色葡萄球菌、艰难梭菌等项目	与表型耐药结果相比,该技术有良好的灵敏性及特异性
基因芯片	DNA 微阵列	菌种鉴定及耐药基因的表达谱检测、突变分析等。用于流行病学研究、感染控制及快速药物敏感性试验,可快速评估致病菌株的耐药情况,为临床制订、实施有针对性的个体化治疗方案提供依据和用药指导	具有高通量、样本用量少、重复性好、灵敏度高、检测范围广、特异性强和准确性高等优点
Filmarray	自动巢式多重 PCR	呼吸道感染、胃肠道感染以及脑膜炎/脑炎病原菌检测(包括细菌、真菌、病毒)	提供了一种全面、快速、流线型的替代方法,检出病原体的覆盖范围广,准确度和特异度比传统培养及 PCR 更高
肽核酸荧光原位杂交(PNA-FISH)	分子分析	肠球菌,革兰氏阴性菌,念珠菌和葡萄球菌检测,葡萄球菌属耐药基因(*mecA*)检测	更快地提供有效的抗菌治疗,缩短住院时间并降低住院总费用

美国梅奥医学中心利用 Filmarray 开展的血流感染 AMS 研究表明,该技术对优化抗菌药物使用具有价值。血培养阳性患者被随机分为三组,第一组按照常规血培养进行处理,第二组血培养阳性后进行 Filmarray 检查快速报告结果,第三组在第二组基础上进行 AMS 干预。结果表明血培养阳性涂片到病原确定时间,常规组和 Filmarray 检测时间分别为 22.3 小时和 1.3 小时;三个组降阶梯使用广谱抗菌药物时间分别是 56 小时、44 小时和 45 小时,抗菌治疗污染细菌的比例分别为 25%、11% 和 8%。

五、质谱技术对抗菌药物临床应用管理的价值

质谱技术可以在数分钟内精准鉴定大部分细菌、酵母菌、丝状真菌等,推荐对微生物培养出的单个菌落进行鉴定,但也有报道直接从血液、尿液等标本中检测和鉴定病原微生物。快速鉴定能够缩短临床医师选择有效治疗方案的时间,增加临床治愈率。但由于其对未知微生物的鉴定是通过所获得的质谱图与已知数据库进行匹配分析来实现的,不同标本制备方法对待测样品的质谱信息有明显影响,而相关数据库的构成和质量影响鉴定的准确性。

因此,在数据库的构建和检测方法的标准化方面还有许多工作要做。

六、下一代宏基因测序技术对抗菌药物临床应用管理的价值

下一代宏基因测序技术(metagenomic next generation sequencing,mNGS)即高通量测序技术,可以不依赖培养技术,直接检测临床样本(血液、脑脊液、肺泡灌洗液等)中病原微生物的基因组,对疑难复杂感染者、急性危重感染者、免疫受损患者及高度怀疑特殊病原体感染者的精准诊断有重要价值,为抗菌药物临床应用提供基础。mNGS还可以获得病原体毒力、耐药等信息,在预测疾病严重程度和转归、临床治疗、医院感染控制等方面均有应用。mNGS用于医学感染性疾病的诊断尚处于起步阶段,在其临床转化中还面临诸多困难和问题,如生物信息分析、结果解读、检测灵敏度和特异性等,需要通过不断技术更新升级,在发展中解决。mNGS结果指导抗菌药物管理尚不成熟,因此还需结合患者临床情况及其他方法进行验证。

(褚云卓)

参考文献

［1］国家卫生计生委办公厅,国家中医药管理局办公室,解放军总后勤部卫生部药品器材局.抗菌药物临床应用指导原则(2015年版).［2022-05-01］.http://www.gov.cn/xinwen/2015-08/27/content_2920799.htm.

［2］国家卫生和计划生育委员会办公厅.2013年全国抗菌药物临床应用专项整治活动方案.［2022-05-04］.http://www.nhc.gov.cn/yzygj/s3585u/201305/823b9d131ff4416ab7b41b2c4e1f0e83.shtml.

［3］刘波,张卫红,李松琴,等.提高微生物标本送检率的临床效果评价.中国感染控制杂志,2016,15(11):862-864.

［4］吴浩,房华,汪瑞忠,等.抗菌药物管理协作干预改进抗菌药物使用前微生物标本送检.诊断学理论与实践,2019,18(1):93-97.

［5］KERREMANS J J,VANDB A K,GOESSENS W,et al. Needle-to-incubator transport time:logistic factors influencing transport time for blood culture specimens. J Clin Microbiol,2009,47(3):819-822.

［6］张国英,夏学红.微生物标本培养前涂片革兰氏染色镜检的临床意义.检验医学,2015,30(3):258-260.

［7］中华预防医学会医院感染控制分会.临床微生物标本采集和送检指南.中华医院感染学杂志,2018,28(20):3192-3200.

［8］BARLAM T F,COSGROVE S E,ABBO L M,et al. Implementing an antibiotic stewardship program:guidelines by the Infectious Diseases Society of America and the Society for Healthcare Epidemiology of America. Clin Infect Dis,2016,62(10):e51-e77.

［9］DIEKEMA D J,LEE K,RANEY P,et al. Accuracy and appropriateness of antimicrobial susceptibility test reporting for bacteria isolated from blood cultures. J Clin Microbiol,2004,42(5):2258-2260.

［10］Clinical and Laboratory Standards Institute. Performance standards for antimicrobial susceptibility testing:twenty-third informational supplement. Wayne,PA:Clinical and Laboratory Standards Institute,2013.

［11］STEFFEE C H,MORRELL R M,WASILAUSKAS B L. Clinical use of rifampicin during routine reporting of rifampicin susceptibilities:a lesson in selective reporting of antimicrobial susceptibility data. J Antimicrob Chemother,1997,40:595-598.

［12］LANGFORD B J,SEAH J,CHAN A,DOWNING M,et al. Antimicrobial stewardship in the microbiology laboratory:impact of selective susceptibility reporting on ciprofloxacin utilization and susceptibility of gram-negative isolates to ciprofloxacin in a hospital setting. J Clin Microbiol,2016,54(9):2343-2347.

［13］BARON E J,MILLER J M,WEINSTEIN M P,et al. A guide to utilization of the microbiology laboratory for diagnosis of infectious diseases:recommendations by the Infectious Diseases Society of America(IDSA)and the American Society for Microbiology(ASM). Clin Infect Dis,2013,57:e22-e121.

［14］HUMPHRIES R M,BARD J. Point-counterpoint:reflex cultures reduce laboratory workload and improve antimicrobial stewardship in patients suspected of having urinary tract infections. J Clin Microbiol,2016,54:254-258.

［15］TOMOHIRO T,SANEFUMI T,SOICHI S,et al. Gram stain-based antimicrobial selection reduces cost and overuse compared with Japanese guidelines. BMC Infect Dis,2015,26(15):458.

［16］SCHUETZ P,WIRZ Y,SAGER R,et al. Effect of procalcitonin-guided antibiotic treatment on mortality in acute respiratory infections:a patient level meta-analysis. Lancet Infect Dis,2018,18:95-107.

［17］DE JONG E,VAN OERS J A,BEISHUIZEN A,et al. Efficacy and safety of procalcitonin guidance in reducing the duration of antibiotic treatment in critically ill patients:a randomised,controlled,open-label trial. Lancet Infect Dis,2016,16:819-827.

［18］STOVER K R,KENNEY R M,KING S T,et al. Evaluation of the use of novel biomarkers to augment antimicrobial stewardship program activities. Pharmacotherapy,2018,38(2):271-283.

［19］LAUB R R,KNUDSEN J D. Clinical consequences of using PNA-FISH in staphylococcal bacteraemia. Eur J Clin Microbiol Infect Dis,2014,33:599-601.

［20］孙长贵,成军. 分子诊断技术在临床微生物学检验中的应用. 中华检验医学杂志,2013,36(2):109-112.

［21］郭凌云,李勤静,刘钢,等. 二代测序技术在临床微生物领域中的应用进展. 中华儿科杂志,2018,5:396-399.

第二十一章

抗菌药物合理使用教育

第一节 抗菌药物合理使用教育的重要性

教育是提升认识改变行为的基础。抗菌药物是临床应用比较广泛的药品,处方者必须具备基本的抗菌药物应用和感染治疗理论基础,才能保证正确的处方。教育是抗菌药物管理的基本策略,包括处方者学历教育、继续教育和处方授权教育。对普通公众的教育也十分必要,可改变公众对抗菌药物的错误认识,提高对细菌耐药的警惕,舒缓抗菌药物过度使用压力。专业人员和公众取得合理使用抗菌药物的共识,才能产生协同效应,耐药控制策略才能发挥更好的作用。即所谓"教育不在于使人知其所未知,而在于按其所未行而行"。

WHO 在 2015 年颁布的《全球细菌耐药控制行动计划》中,把教育列为重要的手段,指出"针对人类健康、动物健康和农业实践,制订在不同受众及消费者中的公共传播方案,应立即采取措施提高对抗菌药物耐药性的认识,从而促进行为改变。学校课程中增添抗菌药物的使用和耐药性的相关知识,有利于更早提高对抗菌药物的认知"。"将抗菌药物的耐药性作为专业教育、专业培训、专业证书、继续教育以及卫生、兽医、农业实践的核心组成部分,更有助于确保专业人员正确理解和认识抗菌药物的耐药性。"

一、教育对抗菌药物临床应用管理的价值

有效的沟通、教育和培训是行为改变的基石,关于合理使用抗菌药物以及相关知识的教育是任何 AMS 计划实施的基本要素,教育和培训是改善医院抗菌药物合理使用的关键组成部分。

AMS 教育不仅是为了提高抗菌药物使用的相关知识,还是为了树立临床医师对感染管理和抗菌药物处方行为的正确态度和信念。但仅仅提高知识本身并不一定能改善临床医师的行为,教育需要和其他干预策略相结合才有可能帮助临床医师树立正确的态度和理念,合理使用抗菌药物。

医疗机构需要组织由医务人员、感染科专家、临床微生物专家以及药学、护理、流行病学和感染控制等专业的人员或 AMS 团队组成的多学科小组,负责规划和提供抗菌药物合理使

用的培训教育。由于 AMS 活动的多学科性质,提供的教育课程应考虑多学科团队环境和临床医师特定群体,这有助于教育计划更适合目标受众,并与其执业环境相关联。

二、抗菌药物临床应用管理教育的形式

教育的方式多种多样,根据医务人员接受教育的时间可以分为学历教育(大学、研究生等)、继续教育和处方授权教育;按教育方式可以分为被动教育和主动教育;按教育目的分专业教育和非专业教育等。各种教育培训对 AMS 价值不同,可相互借鉴(表 21-1)。

表 21-1　各种 AMS 教育形式的价值与特点

教育方式	效果	特点
讲课	一般	可以组织大规模教育培训,易于组织,费用较低;需要反复进行才有效果
互动式演讲	尚可	教育者和受众互动,效果较一般听课好
互动式小组课程	较好	人数不超过 15 人,效果较好
材料自学	一般	简便易行,材料需要认真准备
提醒式教育	尚可	定期提醒受教育者学习和改变行为
指南学习	一般	需要找准受众,针对学习
点评与反馈	较好	多种检查,包括处方点评反馈
专业交流	好	向专业人员面对面学习
在线学习	尚可	依学习方式不同而异

就 AMS 开展的教育工作,可以分为以下三类,各有特点。

(1)被动式教育:被动式教育是增加知识、改善抗菌药物管理的重要一步,如讲课或教程、发行印刷材料和在线学习程序。尽管仅被动式学习对抗菌药物的使用几乎没有影响,但数据表明,被动式教育可以提高其他干预措施的有效性。

(2)主动式教育:主动式干预教学属于资源密集型教学,如互动式小组讨论、一对一会议、互动式在线学习计划,相互审核和及时反馈。主动式教育比被动式教育更加有效,对抗菌药物处方行为有更大和更持久的影响。

(3)融合和多方面教育:包括针对不同受众量身定制的被动和主动策略。多项系统综述表明教育在改善抗菌药物处方方面的有效性,并得出高度互动的学习方法是最有效的。不同地点和形式下,多方面干预临床医师、患者和消费者的教育方式是减少不适当处方的最成功的方法。将评估和反馈抗菌药物使用情况与学术研讨及建立共识相结合的教育战略,比被动式传播信息更有效改变抗菌药物使用倾向。综合多方面的教学方式,如针对不同受众的被动和主动结合策略,采用点面结合的方式,面向全院或重点科室(感染、耐药发生率高的科室)宣讲,一起发现问题,讨论改进措施,更有助于抗菌药物的合理使用。

三、抗菌药物临床应用管理教育的落实措施

目前,世界各国政府、教育机构和专业机构已经采取了一些 AMS 教育措施。例如,英国将预防感染措施纳入医护人员教育中,并与皇家学院和专业团体合作,采用评估系统和验证系统来加强 AMS 教育。英国预防和控制感染行为守则及相关指南规定,医疗机构应确保所

有处方医师均已接受谨慎使用抗菌药物的相关培训,掌握抗菌药物耐药性的相关知识,提高抗菌药物管理的能力。英国抗微生物化疗学会的《AMS指南:从理论到实践》建议,除了抗菌药物使用方案的介绍,还应对医师、药剂师和护士进行谨慎使用抗菌药物的强制性教育培训,并建议每三年重复一次。2013年,英国《抗菌药物耐药控制国家行动计划》中,规定了改善专业教育、专业培训及公众参与的行动计划,开展跨部门的公共宣传活动,通过教育和培训提高民众对抗菌药物耐药性的认识。澳大利亚在本科生、研究生和专业发展课程中,增加了临床医师按照抗菌药物治疗指南进行处方行为的教育内容。

我国的医学教育工作者也认识到AMS教育和培训项目的重要性。我国部分院校和医院设计了AMS教育和培训计划:①北京大学已批准并推出AMS教育课程作为一门选修课面向医学院所有本科生;②针对首席药剂师的抗菌药物管理培训计划已在中国五个省份启动试点项目;③2017年起,面向临床医学生的教育计划已获准在北京大学启动。

在《抗菌药物临床应用指导原则》中提到,加强各级人员抗菌药物临床应用和管理培训,医疗机构应强化对医师、药师等相关人员的培训,提倡基于循证医学证据的感染性疾病诊治指南,严格掌握抗菌药物尤其是联合应用的适应证,争取目标治疗,减少经验治疗,确保抗菌药物应用的适应证、品种选择、给药途径、剂量和疗程是适宜的。《抗菌药物临床应用管理办法》规定,医疗机构对医务人员进行抗菌药物管理相关法律、法规、规章制度和技术规范的培训,组织对患者合理使用抗菌药物的宣传教育;医师需要完成相应的教育培训才能授予处方权,在处方权升级前也必须接受相关教育,临床医师还需要每年完成一定量的抗菌药物合理使用相关继续教育培训。

开展教育需要针对性做好准备、确定教育方式,并对培训效果进行评估(图21-1)。

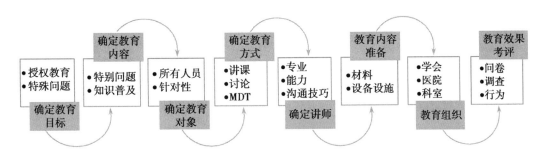

图21-1　抗菌药物管理教育策略实施过程

第二节　专业人员抗菌药物合理使用教育

所有与患者诊疗相关的人员(包括临床医师、药剂师、护士、流行病学专家、微生物学家和其他相关医疗保健专业人员)都需要接受有关抗菌药物、细菌耐药性及相关专业知识的教育。教育过程应该从接受学历教育开始,贯穿到整个职业生涯中,树立合理使用抗菌药物的理念,提高抗菌药物应用能力,形成良好的抗菌药物应用习惯(图21-2)。医务人员还需要能够与患者进行有效沟通,对患者和公众进行教育。

一、抗菌药物合理使用教育原则和目标

AMS 教育的目标不仅在于提高知识水平，还在于改变临床医师对感染性疾病的管理及抗菌药物处方的态度和行为。处方行为受到包括态度、信念和经验在内的各种因素影响，仅仅提高知识水平并不一定会改善临床医师的行为。结合当地处方的决定因素，并使用一项或多项积极的教育活动，配合其他 AMS 策略，更有可能成功地改变态度和信念，改变抗菌药物处方规范。

AMS 教育内容的制定将取决于受众、实践场所和专业发展状况。临床医师合理使用抗菌药物的必要元素包括本科核心课程、实习和临床培训（表 21-2）。

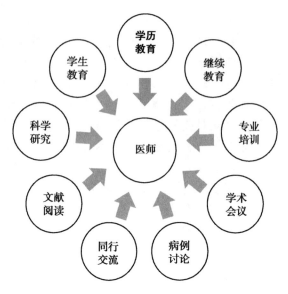

图 21-2　医师教育培训过程与方式

表 21-2　临床工作者抗菌药物合理使用相关教育内容

主题	目的	具体内容
细菌耐药性	耐药基本知识	(1) 病原体产生耐药的程度和原因 (2) 耐药导致感染 (3) 耐药菌的流行特点和监测的重要性
	感染防控	(1) 耐药菌感染的后果 (2) 耐药菌的传播及流行病学规律
抗菌药物	抗菌药物的作用机制、药理及安全性	(1) 抗菌药物的药理特点 (2) 联合用药优势和劣势 (3) 抗菌药物的不良反应 (4) 新抗菌药物
感染诊断	感染与炎症	(1) 感染的诊断与鉴别诊断 (2) 炎症的发生发展 (3) 临床和实验室检测生物标记物的诊断价值
	微生物检验	(1) 微生物培养的重要性与规范性 (2) 微生物培养的局限性 (3) 定植与感染的界定
	抗菌药物的敏感性	(1) 微生物学药敏结果的解释 (2) 药敏结果与临床用药的相关性
抗感染治疗	抗感染方案	(1) 经验治疗与目标治疗 (2) 抗菌药物应用指南 (3) 病毒性感染鉴别诊断
预防感染	抗菌药物预防应用	(1) 预防的定义和目的 (2) 手术预防性用抗菌药物原则

续表

主题	目的	具体内容
病程记录	药物选择、持续时间及给药时机	(1) 抗菌药物应用指导文件(用药依据) (2) 病历记录中药物选择的合理性 (3) 病历中的药物持续时间和给药时机的正确性
经验用药	经验用药和诊断不确定性	(1) 用于经验疗法的本地细菌流行病学 (2) 用于经验疗法的本地指南,抗感染手册 (3) 根据既往抗菌药物治疗史选择经验用药疗法 (4) 选择给药的剂量和间隔(PK/PD 基本原理) (5) 估计可能的最短持续时间及停药时机
目标用药	微生物检验结果交流,感染性疾病或微生物学专家咨询	(1) 48~72 小时后重新评估抗菌药物处方 (2) 精准用药或降阶梯用药 (3) 静脉用药到口服用药的转换 (4) 治疗药物浓度监测
标准化治疗	临床实践中指南的重要性	(1) 根据国家或地方实践指南规定抗菌治疗 (2) 使用治疗指南:抗菌药物合理应用
	处方点评	审核和反馈,以相关质量指标评估处方实践
沟通技巧	与同事沟通	(1) 专业交流 (2) 检查与反馈
	与患者沟通	(1) 向患者说明抗菌药物的优缺点 (2) 对患者进行适当抗菌药物使用的教育

二、医务人员学历教育与抗菌药物临床应用管理

应对本科生着重进行 AMS 基本知识教育,为抗菌药物合理使用奠定基础。实习期是临床医师的知识、态度和行为正在形成的阶段,教育应着重于为将来的临床实践养成良好的处方习惯。

AMS 本科教育课程的主要内容包括微生物学、抗菌药物学、感染性疾病、临床药理学和药物治疗学。研究表明,许多本科医学生没有接受关于安全有效地开处方、药品调剂或管理抗菌药物所需的教育。但接受调查的大多数学生都希望接受更多有关选择抗菌药物治疗和适当处方的教育,而且许多人感到能力不足,无法判断不必要的抗菌药物的使用,并在诊断不确定的情况下开具含抗菌药物的处方。

由于 AMS 是一项需要多学科协同的工作,工作成效有赖于所有团队成员的专业知识和参与度,因此建立多学科的学习环境最为有效。美国的一项研究表明,当药学和医学专业的学生一起学习 AMS 时,他们能更好地了解不同临床医师的角色和对 AMS 协作方法的态度。使用基于问题的学习方法,允许以小组形式进行交互式学习,以教授 AMS 概念。

AMS 内容主要在"药物治疗学"课程中,但我国医学院校学生大多缺乏这类课程,无法形成完整的合理用药理念,需要在将来的医药教育中加以注意。

三、临床早期职业继续教育与抗菌药物临床应用管理

青年医师通常会从同事和高级医师的处方实践、抗菌药物手册的建议以及制药行业代

表的信息中获得开具抗菌药物的处方习惯。在职业发展的早期就适当制定抗菌药物教育策略，帮助塑造处方者的处方态度和行为，更好地树立正确的 AMS 认知。临床医师需要在整个职业生涯中接受 AMS 教育，以确保抗菌药物的合理使用，教育的形式可能多种多样，选择与科室目前状况和资源相关的被动教育、主动教育或融合及多方面教育，以达到更好的教育目的（图 21-2）。

其他临床工作者也需要接受 AMS 教育。护理人员在工作中过程中记录有关抗菌治疗等信息，发现用药错误，以正确的方式给患者使用抗菌药物，及时发现药物过敏等。

四、专科教育与抗菌药物临床应用管理

AMS 专科教育主要对从事感染、抗菌药物、耐药控制等专业人员的教育。相关专业人员需要积极主动地学习 AMS 相关知识，不断地提升自我能力，以确保 AMS 工作专业高效，为其他同行提供技术支持。按照《抗菌药物临床应用管理办法》规定，所有医务人员都应该接受抗菌药物相关的教育培训，医师需要完成相关教育课程才能获得抗菌药物处方权，处方权变更时还需要进行再次教育，继续教育中抗菌药物教育内容需占一定比例。有关感染科医师、临床药师、微生物检验人员的能力要求与教育见相关章节。

第三节　公众抗菌药物合理使用教育

一、公众抗菌药物合理使用教育原则和目标

对公众进行抗菌药物合理使用教育十分必要，既可纠正患者对抗菌药物的错误认识，更为重要的是，可以使处方者关注抗菌药物处方的科学性。英国、美国、澳大利亚等国家的抗菌药物合理使用教育，包括针对父母和儿童的教育，取得了不同程度的成功。教育的目标是通过患者以及公众进行适当的抗菌药物知识教育，增进人们对抗菌药物的认识和理解，纠正公众错误认识与理念，改善患者用药安全和减缓耐药压力。

二、公众抗菌药物合理使用教育内容

合理使用抗菌药物的公众教育可涉及患者及家属，教育内容需要尽量科普化，教育方式需要尽量口语化。具体内容和方式见表 21-3。

表 21-3　公众抗菌药物合理使用相关教育的方式和内容

教育方式	教育内容	要求
患者用药指导	专业指导	指导安全有效地使用抗菌药物，减少不必要的抗菌药物使用
	社区药房服务	社区药剂师凭处方销售抗菌药物，同时需要对患者介绍抗菌药物使用的具体方法，如剂量、次数、饭前/后、疗程等
	家庭医生指导	健康教育是家庭医生的责任，指导患者正确使用抗菌药物；同时需要持续开展抗菌药物、细菌耐药相关的基本科普知识教育，提升社区人群合理使用抗菌药物的认知，改变错误行为

续表

教育方式	教育内容	要求
患者教育	1. 抗菌药物对病毒感染无效。 2. 某些轻微细菌感染可以不用抗菌药物。 3. 抗菌药物使用的潜在危害	1. 应考虑大多数人在理解和应用复杂的健康信息和概念时会有困难,内容尽量科普化。 2. 使用不同的人际沟通策略来确认信息已经得到有效地传递和接收。 3. 如果人们对所提供的信息有理解上的困难,鼓励他们畅所欲言,积极参与,口语化教育
分发资料	为患者提供教育资料	宣传册、招贴画、卡片、动画等,这些材料可包括关于适当使用抗菌药物的信息,抗菌药物的潜在不良反应,以及细菌耐药知识
特别咨询	为特定的患者提供咨询服务	指导患者进行治疗检查和取样、观察病情等
科普讲座	定期开展宣传专题讲座 利用新媒体	讲座内容应通俗易懂,并结合相关实例生动介绍 新媒体教育模式(如微信学习、微信群、医学公众平台等新媒体医学教学平台),丰富和改善教育模式

三、公众抗菌药物合理使用教育方式

（一）开展抗菌药物教育管理活动

1. 抗菌药物认知日（周） WHO 从 2015 年开始设立了"提高抗菌药物认知周（World Antibiotics Awareness Week, WAAW）"宣传运动,该运动的目标是消费者、临床医师、动物卫生和农业领域的相关人员,活动以提高公众对抗菌药物耐药性和抗菌药物使用的认识为目的。活动日期为每年 11 月的第三周,每年都有不同的口号,也有相应的宣传活动和材料（https://www.who.int/campaigns/world-antimicrobial-awareness-week）。

2. 抗菌药物科普活动 可以开展各种形式的抗菌药物科普活动,活动要不断创新体验和互动环节的设置,通过现场模拟演示、专家咨询讲座、健康生活小课堂等生活方式,指导公众掌握抗菌药物使用的基本医学知识;通过各种创意和设计,教导公众科学合理地使用抗菌药物,避免被伪医学毒害;从日常生活着手,重点关注个人及家庭,促进公众重视抗菌药物。

（二）在线教育与新媒体

为保证抗菌药物教育活动的可持续性,引导参与者使用本地、国家和国际电子学习资源尤为重要。事实上,电子学习已作为教育的一种重要方式,该形式确保了新型学习工具与教育和经济的一致性。

慕课（massive open online course, MOOC）,已成为一种与既往观看视频的网络电化教育方式根本不同的新型教育模式,许多商业机构（如凤凰公开课、新浪公开课、网易公开课、百度教育等）也先后上线网络公开课。

欧洲 e-Bug 网站让年轻人了解微生物的传播、抗菌药物和疫苗,并为教育工作者提供了大量免费资源,该网站资源根据国家课程设计,适合 7~15 岁的儿童学习（https://www.e-bug.eu/ ）。

制作在线继续抗菌药物管理教育课程、微信群、医学公众平台,分享和科普各种抗菌药物内容、开展抗菌药物教育,通过微信、微博、QQ 群、朋友圈、博客、抖音、哔哩哔哩等新媒体工具,医师、患者、家属、公众可瞬时实现抗菌药物信息的全员分享。

（三）医患共享决策

共享决策可以成为减少抗菌药物过度使用的有效策略,临床医师可与消费者讨论不同的医疗选择、利弊、偏好,并共同作出医疗决策。大多数消费者希望更积极地参与医疗决策,它为消费者提供了一个与临床医师合作的机会,以便作出更明智的决定。然而,医疗素养较低可能会影响患者参与的积极性。

（四）在线评论

在线评论是一种临床医师向患者描述临床表现的技术,评论可以包括在检查过程中的简单观察,同时向患者传达可能的诊断和治疗计划。如果临床医师可提供具体的、积极制订的治疗计划,家属更有可能接受并遵循建议。

（五）公众抗菌药物知识竞赛

开展形式多样的公众抗菌药物知识竞赛,一方面可以提高公众关注抗菌药物合理使用与细菌耐药问题,另一方面也可以推广普及相关知识。可以形式多样,包括学校、社区开展竞赛,也可以在一个区域甚至全国开展竞赛。

四、公众抗菌药物教育资源

全球各国开展公众教育活动较多,部分资源可在网上下载。

（1）WHO 提高抗菌药物认识周:

https://www.who.int/campaigns/world-antimicrobial-awareness-week

（2）美国食品药品管理局:

https://www.fda.gov/drugs/resources-you-drugs/educational-resources-antibiotics-and-antibiotic-resistance

（3）美国疾病预防与控制中心:

https://www.cdc.gov/antibiotic-use/community/materials-references/print-materials/index.html

（4）澳大利亚医疗健康与质量中心:

https://www.safetyandquality.gov.au/our-work/antimicrobial-stewardship/antimicrobial-awareness-week-aaw/resources-antimicrobial-awareness-week-aaw

（5）英国政府:

https://www.gov.uk/government/collections/european-antibiotic-awareness-day-resources

（6）欧洲疾病控制中心:

https://antibiotic.ecdc.europa.eu/en

（侯铁英）

◤ 参考文献

[1] BARLAM T F,COSGROVE S E,ABBO L M,et al. Implementing an antibiotic stewardship program:guidelines by the Infectious Diseases Society of America and the Society for Healthcare Epidemiology of America. Clin Infect Dis,2016,15,62(10):e51-e77.

［2］DAVEY P,BROWN E,CHARANI E,et al. Interventions to improve antibiotic prescribing practices for hospital inpatients. Cochrane Database Syst Rev,2013,(4):CD003543.

［3］LEE C,LEE J H,KANG L W,et al. Educational effectiveness,target,and content for prudent antibiotic use. BioMed Res Int,2015,2015:1-13.

［4］DELLIT H T,OWENS R C,MCGOWAN J E,et al. Infectious Diseases Society of America and the Society for Healthcare Epidemiology of America guidelines for developing an institutional program to enhance antimicrobial stewardship. Clin Infect Dis,2007,44(2):159-177.

［5］DAVEY P,PEDEN C,CHARANI E,et al. Time for action:improving the design and reporting of behaviour change interventions for antimicrobial stewardship in hospitals-early findings from a systematic review. Int J Antimicrob Agents,2015,45(3):203-212.

［6］MAZMANIAN P E,DAVIS D A,GALBRAITH R. Continuing medical education effect on clinical outcomes: effectiveness of continuing medical education-American College of Chest Physicians evidence-based educational guidelines. Chest,2009,135(Suppl 3):S49-S55.

［7］CASTRO-SANCHEZ E,DRUMRIGHT L N,GHARBI M,et al. Mapping antimicrobial stewardship in undergraduate medical,dental,pharmacy,nursing and veterinary education in the United Kingdom. PLoS ONE,2016,11(2):e0150056.

［8］MACDOUGALL C,SCHWARTZ B S,KIM L,et al. An interprofessional curriculum on antimicrobial stewardship improves knowledge and attitudes toward appropriate antimicrobial use and collaboration. Open Forum Infect Dis,2017,4(1):ofw225.

［9］CHAVES N J,CHENG A C,RUNNEGAR N,et al. Analysis of knowledge and attitude surveys to identify barriers and enablers of appropriate antimicrobial prescribing in three Australian tertiary hospitals. Intern Med J,2014,44(6):568-574.

［10］COSGROVE S E,HERMSEN E D,RYBAK M J,et al. Guidance for the knowledge and skills required for antimicrobial stewardship leaders. Infect Control Hosp Epidemiol,2014,35(12):1444-1451.

［11］HUTTNER B,GOOSSENS H,VERHEIJ T,et al. CHAMP consortium. Characteristics and outcomes of public campaigns aimed at improving the use of antibiotics in outpatients in high-income countries. Lancet Infect Dis,2010,10:17-31.

［12］OHL C A,DODDS ASHLEY E S. Antimicrobial stewardship programs in community hospitals:the evidence base and case studies. Clin Infect Dis,2011,53(Suppl 1):23-28.

第二十二章

抗感染治疗策略与抗菌药物管理

第一节　特殊使用级抗菌药物处方管理

抗菌药物分级管理制度是 AMS 核心策略,全球各国都在竞相采用。主要目的在于把抗菌药物应用得更加规范与合理,非感染相关专业人员只能开具非限制使用级和限制使用级抗菌药物处方,特殊使用级抗菌药物处方需要由专业抗感染医师或者会诊后由高级职称医师开具(参见第十七章)。

一、WHO 抗菌药物分类建议

WHO 推荐 AWaRe(意为"知晓")(https://aware.essentialmeds.org)策略,是在基本药物清单框架下开发的,以改善可及性(access),监测重要抗菌药物(watch)和保持"最后手段"抗菌药物的有效性(reserve)将抗菌药物分为"可广泛使用(access)""谨慎使用(watch)"和"保留使用(reserve)"三类,并规定了哪些抗菌药物可用于处理最常见和最严重的感染,哪些抗菌药物应在医疗系统中随时可以使用,哪些抗菌药物必须谨慎使用或保存并仅作为最后手段使用。这一工具推出的目的是遏制日益严重的耐药性问题,促进更安全和更有效地使用抗菌药物。

AWaRe 系统设定了不同药物对不同感染的选择,也设定了不同感染选择抗菌药物的优先秩序(图 22-1)。reserve 组抗菌药物被认为感染治疗的最后一道防线,主要用于各种多重耐药菌的严重感染治疗,应用中需要严格监测,确保可以长期有效。虽然 WHO 没有对各类抗菌药物处方权进行推荐,但随适应证的推荐应该提示开具含这些抗菌药物的处方,需要医师有不同的知识积累和能力要求。

全球各国已经开始使用 AWaRe 原则进行抗菌药物使用,现有情况可见使用 Access 类药物较多的国家包括斯洛文尼亚、西班牙、智利、波黑、日本等,我国不到 10%;我国使用最多的为 watch 类药物,占 60% 以上,提示需要加强 AMS 工作(图 22-2)。

二、我国特殊使用级抗菌药物管理

近年来,我国政府和各级卫生管理部门加大了管理力度,把抗菌药物分为三级:非限制使用级、限制使用级和特殊使用级。特殊使用级抗菌药物需要严格控制使用,避免细菌过快

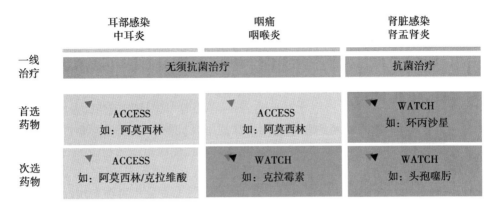

图 22-1　WHO 抗菌药物 AWaRe 体系示意图

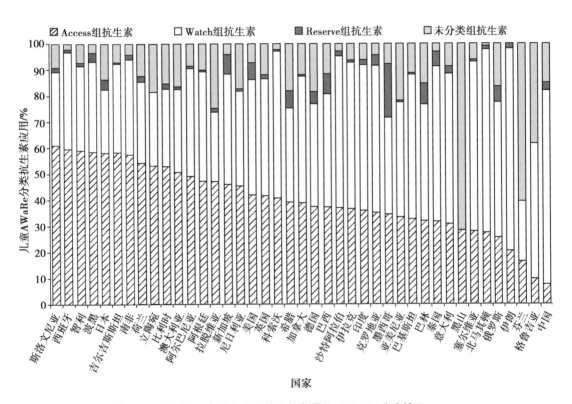

图 22-2　全球 56 个国家儿童使用抗菌药物 AWaRe 分类情况

产生抗菌药物耐药。"特殊使用级"抗菌药物,须根据当地及医院实际细菌耐药情况以及抗菌药物临床使用情况随时进行修订。

医院需对特殊使用级抗菌药物进行以下管理:①门诊不能使用特殊使用级抗菌药物。②特殊使用级抗菌药物应由具有抗菌药物临床应用经验的感染性疾病科、呼吸科、重症医学科、微生物检验科、药学部门等具有高级专业技术职务任职资格的医师或具有高级专业技术职务任职资格的抗菌药物专业临床药师进行会诊后才能使用。③凡临床需要"特殊使用级抗菌药物"的患者,一律由主管医师履行会诊程序,填写"特殊使用级抗菌药物会诊申请单"(可采用信息化电子形式),由科主任或副主任以上职称的医师审核同意并签字。会诊申请单要根据情况邀请相关专业的专家参加会诊。会诊专家应于 24 小时内完成会诊。"特殊使用级抗菌药物会诊申请单"随病历归档。患者使用"特殊使用级抗菌药物"时,主管医师在病程记录中必须详细记录病情和会诊专家意见。④感染科、重症医学科、呼吸科使用特殊使用级抗菌药物流程:由本科室的专家作为上级医师查房并在病程中记录,填写"特殊使用级抗菌药物会诊申请单",一般由本科室专家完成会诊,必要时可邀请临床药师及临床微生物学专家会诊。⑤下列情况之一可考虑越级应用特殊使用级抗菌药物:感染病情严重者、免疫功能低下患者发生感染时、已有证据表明病原菌只对特殊使用级抗菌药物敏感的感染;但使用时间限定在 24 小时之内,其后需要补办审办手续并由具有处方权限的医师完善处方手续。

目前,抗菌药物分级使用管理存在以下方面的不足:①重危患者存在用药及时性问题;②临床会诊人员不足,工作量较大;③执行层面存在流于形式的问题;④特殊使用级药物使用量还比较大(图 22-2、图 22-3)。

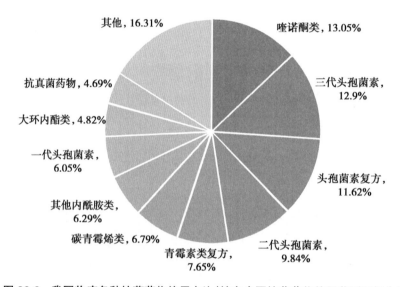

图 22-3 我国临床各种抗菌药物使用占比(摘自全国抗菌药物使用监测网报告)

为了更好地执行分级管理制度,减少特殊使用级抗菌药物的使用,需要采取以下相应措施。

(1) 严格实施分级授权制度,处方系统明确对处方资质和使用原则提示。

(2) 加强对特殊使用级抗菌药物的管理。

(3) 加强特殊使用级抗菌药物的处方点评与反馈。

(4) 加强教育培训,特别是针对性教育培训。

第二节 抗菌药物降阶梯策略

一、降阶梯治疗的定义与原则

降阶梯治疗(de-escalation therapy)是指针对严重急危重症细菌感染患者,初始治疗可以使用广谱或者联合用药,以免因抗菌谱覆盖不足导致治疗失败而危及患者安全,一旦患者情况稳定或得到明确的感染病原诊断后,及时调整抗菌药物,使药物针对性更强,避免长期使用广谱覆盖的治疗策略。此策略主要适用于重症感染,是为改善预后采用广谱/联合治疗,同时也要考虑到耐药的产生,因而应尽可能缩短广谱抗生素使用时间,该策略就是在这二者之间找到的一个平衡点或妥协方案;也是基于目前病原学诊断时间滞后而采取的抗感染治疗两阶段(经验治疗和靶向治疗)设计(图 22-4)。

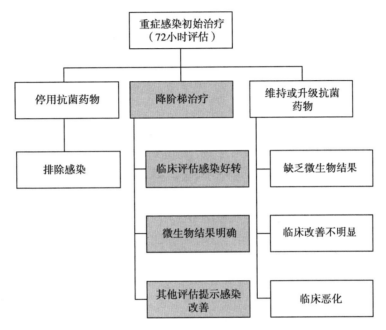

图 22-4　感染治疗一般路径与重症感染降阶梯治疗策略

降阶梯策略应用指征必须严格限定在病原不明确的重症感染,主要适应证为重症社区获得性肺炎、重症 HAP/VAP、严重脓毒症/感染性休克(又称为脓毒症休克)、腹腔感染和细菌性脑膜炎等。降阶梯疗法已得到国际感染、AMS 以及重症医学等专业的肯定,在治疗急危重症感染中有重要地位。国内专家推荐在重症感染初始治疗有效者实施流线型治疗、早期停药和短程治疗,即 3S(streamline therapy,stop use,short course)广义降阶梯治疗。

降阶梯治疗对 AMS 至少可以达到以下获益。

(1) 患者治疗效果得到确保,不因后期降阶梯影响疗效。

(2) 避免长期使用广谱或者特殊使用级抗菌药物导致的危害,如艰难梭菌感染。

(3) 减少对特殊使用级抗菌药物耐药的发生。

(4) 节约医疗费用。

二、降阶梯治疗策略的实践

西班牙学者 Rello 等人于 2000 年 5 月在其所在的城市 Tarragona 举行的国际会议上提出降阶梯治疗理念,同年秋天在 Tarragona 召开的欧洲临床微生物和感染性疾病学会年会上制定的 VAP 共识(即 Tarragona 策略)强调四项原则和十大要点,降阶梯治疗便是其中之一。

2005 年，美国胸科学会（ATS）和美国感染病学会（IDSA）制定的《成人医院获得性肺炎、呼吸机相关肺炎与医疗保健相关肺炎管理指南》、国际危重症专家共识委员会《严重脓毒症与感染性休克管理国际指南》2008 年版和 2012 年版均接受并直接使用了"降阶梯"一词。Kollef等在一项危重症的前瞻性队列研究表明，25.8%（169/655）感染病例初始抗菌治疗不足（所用药物对培养所获细菌不敏感），治疗足够组与不足组比较，全因病死率为 23.5% 比 52.1%，感染归因病死率为 17.7% 比 42.0%，初始抗菌治疗不足是死亡的重要独立危险因素。据此，一个合理的推论就是：在重症感染应及早给予足够的广谱抗生素治疗，以改善预后，预防器官功能衰竭，缩短住院时间；一旦获得有意义的病原学检测结果即改为针对性、相对窄谱的药物，减少耐药，提高成本-效益比。

从个案看，降阶梯对患者是否必要需要客观评估。如一名 64 岁男性患者，因疑似侵袭性真菌感染而入院予以抗真菌治疗。住院第 20 天，患者出现发热，体温 39.9℃，血乳酸 2.6mmol/L，中性粒细胞绝对计数>10 000 个/mm³。于是给予广谱的经验性抗菌药物治疗，万古霉素 1 250mg 每 12 小时静脉注射和头孢吡肟 2 000mg 每 8 小时静脉注射。但患者临床症状继续恶化，发展为脑病、僵硬、持续发热、低血压和呼吸急促。考虑头孢吡肟存在引起脑病的副作用可能，头孢吡肟改为哌拉西林/他唑巴坦 4.5g，每 8 小时静脉滴注一次。在医院第 22 天，两组血培养均为曼多辛假单胞菌（*Pseudomonas mendocina*）。结合药敏头孢他啶（MIC 1mg/L，敏感），抗生素治疗降级为头孢他啶，经过 10 天的疗程后，患者成功出院。

就整体患者群和 AMS 角度出发，降阶梯可以减少特殊使用级或者最后一道防线抗菌药物使用，减少细菌耐药。西班牙一家医院对复杂性尿路感染实施降阶梯治疗策略，主要针对尿培养阳性患者，在药师指导下进行。结果表明：69.1% 患者实施降阶梯治疗，缩短住院日 5天，住院患者总病死率在降阶梯组为 7.4%，非降阶梯组 29.3%，碳青霉烯类使用时间也从 6天缩短为 4 天。

三、降阶梯治疗策略实施要点

降阶梯治疗策略包括两个阶段：第一阶段起始治疗方案是在开始抗感染治疗时，首先选用广谱、强效，必要时联合抗生素治疗，从而防止病情进一步恶化，尽可能阻断器官功能障碍。第二阶段则降阶梯用药是在用药 48~72 小时后，当病情得到控制，临床情况稳定时，再根据微生物检查和药敏结果，降级为敏感的窄谱抗生素或将联合用药过渡为单独用药。确定对致病菌具有抗菌活性的药物。依据药物的药动学及药效学特征，在考虑药效学参数、患者药动学、细菌学数据下，以 MIC、AUC/MIC、C_{max}/MIC、T>MIC 值为参数，评估相关临床结果。细菌对所用抗菌药物的敏感性、足量的药物浓度和抗菌药物对病灶组织穿透力是杀菌或抑菌作用的关键；有些抗菌药物的抗菌谱与致病菌相符，但感染部位浓度低，难以奏效，还可引起致病菌耐药，如在治疗呼吸系统、中枢神经系统及胆道感染时，需要注意抗菌药物在肺组织、脑脊液、胆汁能否达到有效浓度。

全面理解和合理运用抗生素降阶梯治疗策略的关键是整体看待和重视初始经验治疗和后续靶向治疗两个阶段，并实现两者科学合理的转化。降阶梯治疗策略的主要障碍是初始的广覆盖后病原学检查阴性时如何"降阶梯"。因为在临床实践中，由于各种原因往往无法获取或缺少微生物学资料。能够作为降阶梯治疗起始治疗的代表药物为碳青霉烯类，如亚胺培南/西司他丁、美罗培南等，这类药物具有超广谱抗菌活性，对 β-内酰胺酶有较好的稳定性,但长期使用容易引起菌群失调,进而诱发二重感染和容易促使耐药,如何把握转换时机十分重要。

实施降阶梯策略要点如下。

(1) 所有重症感染者在初始抗菌治疗后,都应随时评估实施降阶梯治疗的可能性。

(2) 一般在初始治疗后 72 小时作出是否降阶梯决定,主要依据临床和微生物检查结果加以判断。

(3) 降阶梯包括:停用抗菌药物、降低抗菌药物级别、针对性用药、改联合用药为单用、缩短治疗时间等。

(4) 尽早停用抗菌药物也是降阶梯的方式之一。

第三节　抗菌药物定时评估与自动停药策略

一、抗菌药物定时评估策略定义与原则

抗菌药物定时评估策略(antibiotics time-out,ATO)通常在指定时间(通常在抗菌药物开始后 48~72 小时)对抗菌药物处方进行正式评估,目的是根据可用的微生物学和临床数据修改或停止抗菌药物处方。在医院进行的多项研究表明,ATO 干预可以增加停用不必要抗生素的频率,降低广谱抗生素的使用量。美国疾病预防与控制中心(CDC)和 JCI 认证都特别推荐抗菌药物定时评估策略作为医院抗菌药物管理的一部分。抗菌药物定时评估策略通常包括在临床查房期间进行有组织的交流,以确定是否需要修改或停止抗生素治疗。它可以通过书面或电子形式或口头讨论来操作。

ATO 的结果可能如下。

(1) 早期停药:在没有额外抗菌药物应用必要的情况下,在开始后 2 天内停止抗菌药物的应用。

(2) 抗菌药物种类的更改:开具不同化学结构的抗菌药物(如从环丙沙星转为氨苄西林)的新处方;在最初抗菌药物医嘱开始后 1 天或更多天内开始使用其他抗菌药物。

(3) 给药方式的更改:在前一个抗菌药物医嘱结束后 4 天内给药,按剂量、频率和/或途径不同调整统一抗菌药物的给药方式。

抗生素自动停药策略是 ATO 的一种实施方式和内容,就实施方式来看,所有使用抗菌药物的患者第一次处方疗程限于一定时间(如 72 小时),然后必须对是否继续使用抗菌药物以及抗菌药物调整进行评估,对需要继续使用者再开具处方,或者调整药物,对无须使用者则停止使用;ATO 还包括一部分确定疗程的临床用药,如清洁切口抗菌药物使用就可以直接限定在 24 小时之内。上文所描述的抗菌药物降阶梯治疗策略实际上也可以看作 ATO 之一。

二、抗菌药物定时评估策略的实践

美国 CDC 把 ATO 作为 AMS 核心策略之一,要求所有用抗菌药物患者均需要在 48 小时后进行评估,避免不必要抗菌药物使用,建议评估中对四个问题进行回答:患者确实有抗菌药物可以治疗的感染吗？ 患者抗菌药物的选择和用法正确吗？ 有无其他更好的替代方

案？患者将要使用多长时间的抗菌药物？

Wolfe 等分析了电子病历中 72 小时抗生素超时警报实施前后广谱抗生素降阶梯的情况。研究显示,在警报实施后,抗菌药物降阶梯发生的频率显著增加。Mercy Health System 抗菌药物管理计划于 2017 年 1 月在其电子病历中建立了自动抗生素超时警报提醒。对于所有接受广谱抗生素治疗的患者,该电子系统提示在 72 小时时出现,并鼓励抗菌药物降阶梯。这项观察性研究提供了第一个证据,证明自动抗生素超时警报提醒在改善抗生素降阶梯方面是有效的。总之,电子病历中的抗菌药物自动超时警报提醒可能是鼓励广谱抗生素降阶梯的有效工具。需要进一步研究这种方法的实施,以便更好地了解如何将其最佳地应用于抗菌药物管理工作(图 22-5)。

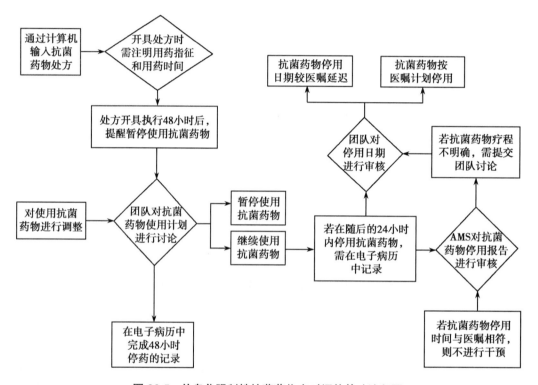

图 22-5　信息化强制性抗菌药物定时评估策略流程图

Adams 等人进行的一项旨在解决处方、肠内转换和抗菌药物治疗的持续时间的研究,评估了药师指导的抗菌药物停药时间对每 1 000 个患者日的总抗菌药物治疗天数(DOT)以及特定靶向抗菌药物治疗天数的影响;包括微生物和临床数据的评估,以及抗菌药物起效 48~72 小时后的抗菌药物处方,目的是指定合适的抗菌药物处方和治疗时间。采用前后对照设计,结果总体 DOT(降低 7.5%)以及美罗培南(降低 48%)和万古霉素(降低 41%)的下降具有统计学意义,哌拉西林/他唑巴坦的使用有显著降低的趋势(降低 27%)。值得注意的是,该研究在电子病历中使用的是面对面的方法,而不是被动警报。此外,研究还评估了广谱抗菌药物使用减少可能对反复或耐药感染的影响,并讨论了这类干预可能带来的一些潜在挑战,包括资源利用、工作人员的可用性(如假期安排)和药物短缺。Wirtz 等研究显示强制性抗菌药物应用适应证和持续时间(MAID)和 48 小时抗菌药物自动停药策略显著减少了部分抗菌药物的使用,且没有对患者造成伤害。

三、抗菌药物定时评估策略实施要点

在 AMS 策略中 ATO 可以作为基础策略,实施方式可以多种多样,可以结合各医疗机构情况进行设计。实施 ATO 需要 AMS 团队、处方者共同协作,制定策略和流程。

一般来看,有处方者自己进行的 ATO 效果比较差,可能仅仅会提高抗菌药物使用的合理性或减少高级别抗菌药物使用,但对减少抗菌药物使用量价值不大。美国霍普金斯大学进行的某项 ATO 发现,实施前后抗菌药物使用强度从 12.7DOT/(100 患者·d)减少到 12.2DOT/(100 患者·d),但不合理使用抗菌药物从 45% 下降到 31%。

相反,ATO 如果由药师或感染科医师进行主导,效果将更加明显。美国 Mayo 医学中心的研究表明,药师主导的 ATO 可以缩短抗菌药物治疗时间,提高用药合理性,该研究要求药师对使用抗菌药物 48 小时患者进行评估,同时处方者参与,实施 ATO 前后,病历记录体现出抗菌药物使用计划者从 19% 上升到 79%,出院带药的疗程从 7 天缩短到 5 天。

在一些特定的抗菌药物使用中,可以直接使用到期自动停药策略,无须进行评估,如清洁切口手术预防用药不超过 24 小时,一般的介入治疗限定为一次用药等。

第四节　抗菌药物轮换使用和多样性使用策略

一、抗菌药物轮换使用和多样性使用策略定义与原则

抗菌药物轮换(cycling)是为了控制细菌耐药,基于使用抗菌药物诱导细菌耐药的关系而制定的 AMS 策略。抗菌药物使用中,为避免某一抗菌药物长期使用所带来的耐药可能性,在医疗机构或某个特定病区对某类抗菌药物进行定期更换的策略。

构建抗菌药物轮换策略应注意以下方面:①兼顾细菌耐药机制,间或使用抗菌机制与耐药机制不同的抗菌药物,科学构建抗菌药物同步螺旋式循环使用序列;②抗菌药物进入或退出循环序列应根据细菌药敏度来确定;③循环用药以区域为特点(病区或医院),并非某一类感染或者细菌;④循环使用的抗菌药物不需要再按医师职称分级使用,而通过循环用药机制本身来节制。

抗菌药物多样性(diversity 或 mixing)与轮换使用出于相同考虑,希望通过改变药物使用方式避免细菌耐药过快产生或流行(图 22-6)。多样性主要从细菌通过突变对单一抗菌药物耐药发生率高于一次突变同时对多种抗菌机制不同抗菌药物耐药的考量,期望在某一科室或者医院实施多种抗菌药物同时使用,尽量达到均衡使用的目标,借此尽量减少耐药产生。这犹如实验室耐药细菌筛选一般,细菌的一次繁殖突变对一个抗菌药物发生耐药的机会在 10^{-9} 左右,同时对两种药物耐药的机会则为 $10^{-9} \times 10^{-9} = 10^{-18}$。

二、抗菌药物轮换使用和多样性使用策略实践

20 世纪 70 年代曾进行阿米卡星与庆大霉素轮换(循环)使用的研究,但结果不一致。现在更多的研究主要集中在 ICU 病区内实施轮换用药策略。2003 年,法国报道了 7 年内在 VAP 治疗中实施轮换用药,分别在早发性 VAP(小于 7 天)和晚发性 VAP(大于 7 天)每个月

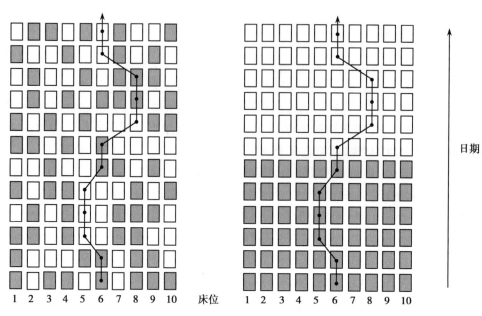

图 22-6 抗菌药物轮换使用(左)和多样性使用(右)示意图

轮换使用抗生素,发现 VAP 发生率从 23% 降至 16.3%(P=0.002),晚发性 VAP 患者中革兰氏阴性杆菌对哌拉西林/他唑巴坦和头孢吡肟的敏感性改善。美国 Virginia 大学医学中心 ICU 对轮换用药前后各 1 年 1 456 例连续的病例(540 例感染)进行研究,肺炎患者治疗每 3 个月轮换抗生素,结果发现患者感染总体粗病死率从轮换前的 38.1% 降至 15.5%(P<0.001),归因病死率从 54.4% 降至 34.8%(P=0.035),VAP 粗病死率从 33% 降至 18.6%(P=0.04)。而且,研究还发现部分细菌如耐甲氧西林金黄色葡萄球菌、耐甲氧西林表皮葡萄球菌和耐庆大霉素的肠球菌、铜绿假单胞菌、不动杆菌和洋葱伯克霍尔德菌的耐药率均降低。2019 年,Webb 等发表了一项针对血液恶性肿瘤患者的研究,基于抗菌药物轮换用药策略的粒细胞减少发热治疗,有效减少了碳青霉烯类抗菌药物的使用,VRE 定植和感染减少,从而也减少了达托霉素的使用。以上研究表明,抗菌药物轮换可以引起区域性耐药菌的流行病学变化。

关于轮换用药策略能否降低耐药率也有不少阴性结果的报道,策略的价值依然存在争议。目前,倾向性的观点是轮换用药符合抗菌药物选择多样化的要求,可以总体上减少耐药,但远期效果尚未确定。由于在实际应用过程中,轮换使用的研究较少,轮换用药的周期、药物轮换的选择与顺序、耐药机制相同的不同品种如何安排等诸多问题尚未在实践中得到证实。

近期在欧洲国家 8 个 ICU 进行的一项双周期交叉试验研究,比较了抗菌药物轮换和多样性使用对细菌耐药的影响,该研究把抗菌药物分为第三代和第四代头孢菌素、哌拉西林/他唑巴坦、碳青霉烯类,轮换组每种药物尽量作为首选,每种方案使用 6 周;多样性组则按照患者入组顺序随机使用这三种药物。最后发现两种方案对革兰氏阴性菌耐药发生没有影响(见文末彩图 4)。当然,该研究也有其局限性,如参加单位分散在欧洲不同国家,各国细菌耐药情况和感染发生情况存在差异,入住患者数量有限,所选择药物都属于 β-内酰胺类等,可能会导致研究无法得出有价值的结果。

三、抗菌药物轮换使用和多样性使用策略实施要点

当某一种抗菌药物在临床上长期应用,由于抗生素的选择性压力,会筛选出耐药菌株,导致细菌耐药性增加。通过停用该药并改用其他药物一段时间后,则该药的耐药性会降低。用于轮换的治疗方案至少是两种,且交替使用。通过临床上主动对一些抗菌药物进行有计划的轮换使用或循环使用策略,来减少细菌耐药性。美国主张采取每半年固定使用 1~2 种抗菌药物,一年半更换三次,同时监测细菌耐药性情况。但同时此种策略还存在一些尚未解决的问题,如换用药物的选择、轮换周期及细菌耐药性监测等,值得进一步探讨。

同样,对多样性使用抗菌药物尚无确定方案,如药物种类、干预方式、结局目标等都是需要考虑的因素。

为保障循环和多样性用药管理,需要考虑以下因素:①完善抗菌药物管理体制,选择某一区域实施该策略;②药物选择必须有科学依据;③建立细菌耐药预警机制,以确立进入或退出循环序列的药物种类;④确定循环使用的周期。

第五节　抗菌药物短程治疗策略

短程治疗(abbreviated course therapy,short course therapy)的研究和推广始于结核病、疟疾和性传播疾病的治疗,而通常细菌性感染抗菌治疗疗程的制订并无严格研究结果的支持。人们近年来认识到,不适当延长疗程、增加抗菌药物的暴露时间是造成耐药率上升的重要因素之一,如儿童细菌性上呼吸道感染抗菌治疗超过 7 天,耐青霉素肺炎链球菌选择的危险性增加 5 倍(OR5,95%CI 为 1.3~9.8)。随着快速起效新抗菌药物(特别是碳青霉烯类和氟喹诺酮类)的出现,对抗菌药物药动学/药效学(PK/PD)研究和理解的深入,合理药物剂量更好确定,细菌性感染的短程抗菌治疗引起了人们的关注和研究。

Dunbar 等通过对 530 例社区获得性肺炎患者使用左氧氟沙星 750mg、每天 1 次、5 天短疗程与 500mg、每天 1 次、10 天常规疗程组的疗效,临床成功率分别为 92.4% 和 91%,差异无显著性;细菌清除率分别为 93.2% 和 92.4%;在较严重的 CAP(PSI 分组Ⅲ~Ⅴ),其临床成功率也分别达到 90.8% 和 84.9%;14 例伴肺炎链球菌菌血症(每组各 7 例)患者,短疗程组 7 例全部治愈,常规疗程组 1 例左氧氟沙星敏感株疗程结束时仍持续。这是将左氧氟沙星药效学优势转化为临床疗效优势的例证,也进一步印证了化疗之父 Ehrlich "早打猛击"(hit them early,hit them hard)的名言。欧洲一项多中心随机对照 401 例 VAP 的研究表明,除铜绿假单胞菌等非发酵菌外,抗菌治疗 8 天与 15 天,2 个疗程组病死率为 18.8% 及 17.2%,复发率为 28.8% 及 26.0%,两组比较差异无显著性,而短程治疗组无抗菌药物天数显著多于长程治疗组(13.1 天与 8.7 天,P<0.001),而在复发病例中多耐药革兰氏阴性杆菌的频率显著减少(42.1% 与 62.0%,P=0.04)。

短程抗菌治疗的最短时间理论上应当是其变得无效或短期复发的时间下限。一般认为至少不短于 3 天,但不同细菌和不同部位的感染和不同抗菌药物的疗程应当不同,大体的推荐是呼吸道感染 3~5 天,葡萄球菌败血症不短于 10~14 天,主动脉瓣心内膜炎不短于 28 天。抗菌药物半衰期也是影响疗程选择的因素。短程治疗适用于有确定指征的感染患者,虽然目前尚未明确界定。但短程治疗成功的要素实际上就代表了选择短程抗菌治疗需要考虑的

指征。这些因素或指征包括：①宿主因素，免疫机制健全、白细胞数在正常范围内血清白蛋白水平正常、机体水合状况良好、患者依从性好；②病原体因素，对所选抗菌药物敏感、自发突变率低、在细胞外生长迅速的病原菌；③感染部位，药物易于进入（如该感染部位无生物膜形成）、无异物存在、非威胁生命的感染、单一病原体所致感染、非封闭腔隙、无不利于药物作用的组织环境因素、早期感染适合于短程治疗；④药物因素，杀菌剂、迅速起效、不会诱导突变、易穿透至组织、能作用于非分裂相细菌、不受病灶不利状况（如低 pH）的影响的药物更适合于短程治疗（表 22-1）。

表 22-1　确定短程治疗与常规疗程效果相同的感染性疾病

感染	短疗程/d	常规疗程/d
社区获得性肺炎	3 或 5	7~10
医院获得性或呼吸机相关性肺炎	7~8	14~15
复杂性尿路感染或肾盂肾炎	5 或 7	10 或 14
复杂性/术后腹腔感染	4 或 8	10 或 15
革兰氏阴性菌败血症	7	14
慢性支气管炎急性加重	≤5	≥7
慢性骨髓炎	42	84
粒细胞缺乏伴发热	退热后 72 小时	退热后 72 小时+中性细胞>500/μl

第六节　抗菌药物联合用药策略

一、抗菌药物联合应用基本原则

联合应用抗菌药物需要有适应证，应尽量不使用抗菌药物联合治疗方案，以减少药物过度使用，也能减少不良反应和多重耐药菌的产生。

抗菌药物联合应用的目的和指征：①扩大初始经验性治疗覆盖面，提高治疗效果；②增加疗效，特别是重症感染和难治性感染；③明确诊断为复数菌，单药难以控制的感染；④借助联合用药以减少某些有较强毒副作用药物的剂量，减少不良反应；⑤防止和减少细菌耐药，这在抗结核药物联合治疗中得到证实。

以肺部感染为例，抗菌药物联合应用指征：①可能合并非典型病原体感染，特别是非典型病原体高感染率地区的社区获得性肺炎；②存在铜绿假单胞菌感染危险因子（结构性肺病、近期应用抗菌药物超过 1 周、营养不良、免疫抑制）的重症社区获得性肺炎；③有多重耐药危险因素的晚发性医院获得性肺炎，特别是呼吸机相关性肺炎、慢性病护理院转诊的健康护理相关肺炎；④确诊为非发酵菌（铜绿假单胞菌和鲍曼不动杆菌等）引起的下呼吸道感染（包括慢性化脓型慢性阻塞性肺疾病急性加重）；⑤免疫抑制宿主肺炎如化疗、器官移植等。

二、抗菌药物联合应用实践

多重耐药菌株通常存在对碳青霉烯类、氨基糖苷类和氟喹诺酮类抗菌药物耐药，由于存在多重耐药机制,优化联合治疗至关重要。对多重耐药肠杆菌,如产 KPC 的碳青霉烯类耐药肠杆菌,当抗菌治疗方案包括一种以上对该菌具有体外活性的药物时,可降低菌血症的死亡风险。由于可用的抗假单胞菌抗菌药物种类少,且其通过多种机制(产降解酶、通透性下降、外排泵活性增强和靶向修饰)获得耐药性,导致治疗严重的铜绿假单胞菌感染是具有挑战性。对多重耐药和泛耐药的铜绿假单胞菌的治疗取决于耐药机制,主要包括多黏菌素与抗铜绿假单胞菌碳青霉烯类的联合使用。鲍曼不动杆菌具有强大的获得耐药性和克隆传播的能力,多重耐药、广泛耐药、全耐药鲍曼不动杆菌呈世界性流行,已成为我国院内感染最重要的病原菌之一。根据《中国鲍曼不动杆菌感染诊治与防控专家共识》,联合用药是鲍曼不动杆菌感染的抗菌治疗原则之一,尤其对于多重耐药鲍曼不动杆菌感染。

联合用药推荐根据临床需要进行联合药敏试验,如棋盘稀释法可精确判断两药是否有协同、相加或拮抗作用,但该方法较为烦琐;也可采用纸片扩散法(K-B 法),将待测药敏纸片放置相邻、距离合适的位置,次日观察两个纸片间抑菌圈是否有扩大;或用 E-test 法,把 E-test 条在合适的位置交叉叠放,可粗略观察药物间是否有协同作用。

案例介绍:62 岁男性,因严重胆石相关性坏死性胰腺炎入院接受治疗。入院第 41 天,对十二指肠溃疡穿孔及胰腺假性囊肿行胆囊切除、网膜修补及假性囊肿引流术。患者合并非 ST 段抬高性心肌梗死、房颤和心室颤动以及需要重症监护的多器官衰竭。住院第 90 天,患者炎症指标升高,降钙素原 10.6mg/L,C 反应蛋白 173mg/L,白细胞计数 $36.9×10^9$ 个/L。胸片显示双肺实变进展。采用美罗培南静脉滴注和多黏菌素 E 雾化治疗,患者仍然高热。4 天后,痰培养出产 KPC 的肺炎克雷伯菌(厄他培南 MIC 为 4μg/ml,美罗培南 16μg/ml,多立培南 8μg/ml,多黏菌素 B 1μg/ml,替加环素 1μg/ml)。因此,改用多黏菌素 B(750 000 单位 q.12h.)静脉输注、厄他培南(1g q.24h.)联合多立培南(1g q.8h. 输注时间超过 4 小时)静脉输注,同时甲磺酸黏菌素雾化(2MU q.8h.)。经过一天的联合治疗,患者体温下降,反复痰培养呈阴性。经过 12 天的联合治疗后,降钙素原从 5.3mg/L 下降到 0.74mg/L。随后对产 KPC 的肺炎克雷伯菌进行时间-杀菌曲线研究,提示这三种药物的联合治疗是最有效的,具有持续 24 小时的杀菌活性(图 22-7)。

三、联合用药的使用要点

抗菌药物联合使用属于 AMS 内容,基本原则是:减少不必要的联合用药,联合用药需要有依据。在临床实施联合用药时需要注意以下几点。

(1) 严格掌握联合用药适应证,能单一用抗菌药物治疗的感染尽量单一用药:大量研究表明,在有效药物基础上联合用药并不会提高治疗效果,如对耐甲氧西林金黄色葡萄球菌心内膜炎,单一万古霉素治疗效果并不比联合利福平或者磷霉素差。

(2) 联合用药方案设定需要有科学依据:抗菌药物联合体外研究表现出协同、相加、无关和拮抗等四种结果,但体外研究并不能直接预示临床结果,在制订联合用药方案时,体外研究只能是参考依据。

(3) 联合用药并不代表可以减少给药剂量:对于某些药物而言,联合用药的目的在于弥补用药量不足导致的疗效不佳;但并不能反推,也就是说,两药联合并不一定能减低各自的用药剂量。

(4) 联合用药对耐药的影响:细菌通过一次变异产生对两种以上药物耐药的概率非常

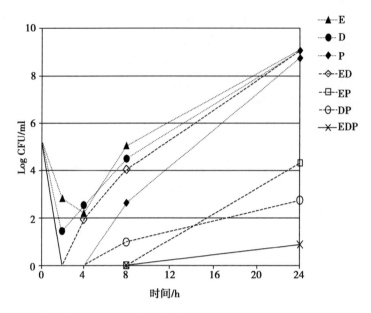

E:厄他培南 1g q.24h.；D:多立培南 1g q.8h.；P:多黏菌素 B 1MU q.12h.。

图 22-7 耐碳青霉烯类肺炎克雷伯菌的药物联合时间-杀菌曲线

低,但其前提必须是药物都在有效剂量(浓度)之上,如果错误联合用药,发生拮抗效果或者剂量不足,对耐药发生可能反而起到促进作用。

第七节 抗菌药物策略性干预

抗菌药物策略性干预主要指通过优选抗菌药物,使用诱导耐药发生可能性小的抗菌药物进行抗感染治疗,达到减少耐药发生的目的。据此,部分专家把抗菌药物分为高诱导耐药和低诱导耐药两类,但这种分类大多根据临床前研究结果而定,个别研究来自于临床观察。

在肠杆菌科细菌对第三代头孢菌素特别是头孢他啶的耐药率不断增高而且常引起医院感染暴发流行的情况下,应用头孢吡肟或哌拉西林/三唑巴坦取代头孢他啶等能够控制产 AmpC 或超广谱 β-内酰胺酶细菌引起的感染,并可降低细菌对头孢他啶的耐药性。这被称之为干预策略,也称为策略性换药。

已有不少研究证明,干预策略可以降低产 ESBL 的肺炎克雷伯菌等肠杆菌对头孢他啶的耐药率,恢复头孢他啶的抗菌敏感性。通过限制使用对 ESBL 的产生有诱导作用的头孢菌素,可使多重耐药菌的出现减少,细菌对除头孢他啶外的其他药物,如阿米卡星、环丙沙星及哌拉西林/三唑巴坦的敏感性亦提高。部分研究还表明,对哌拉西林/三唑巴坦治疗进行干预,还伴随着万古霉素耐药肠球菌(VRE)以及抗甲氧西林金黄色葡萄球菌(MRSA)分离率的降低。碳青霉烯类药物用作干预策略虽然可以减少产 ESBL 菌株的出现,但会导致铜绿假单胞菌对该类药物耐药率的显著上升,故不推荐作为干预用药。而利用不同类型碳青霉烯类药物抗菌谱的差异,用厄他培南替代亚胺培南或美罗培南治疗产

ESBL 肠杆菌科细菌引起的感染,可减少鲍曼不动杆菌或铜绿假单胞菌对碳青霉烯类抗菌药物的耐药。

　　干预策略类似于循环用药,不同的是其建立在耐药性监测的基础上,当细菌对头孢他啶等的耐药率显著增高时才进行干预,这似乎是一种被动措施;而循环用药则是主动出击,并且是强制性的,实施上可能更困难一些。现在认为,干预策略是有效的,但大多被限制在医院内出现耐药菌暴发流行时,在通常状况下的作用尚未得到进一步证实。

(瞿婷婷)

参考文献

［1］HSIA Y,LEE B R,VERSPORTEN A,et al. Use of the WHO access,watch,and reserve classification to define patterns of hospital antibiotic use(AWaRe):an analysis of paediatric survey data from 56 countries. Lancet Glob Health,2019,7:e861-e871.

［2］COOPERSMITH C M,DE BACKER D,DEUTSCHMAN C S,et al. Surviving sepsis campaign:research priorities for sepsis and septic shock. Intensive Care Med,2018,44(9):1400-1426.

［3］KOLLEF M H,SHERMAN G,WARD S,et al. Inadequate antimicrobial treatment of infections:a risk factor for hospital mortality among critically ill patients. Chest,1999,115(2):462-474.

［4］GANI M,RAO S,MILLER M,et al. Pseudomonas mendocina bacteremia:a case study and review of literature. Am J Case Rep,2019,20:453-458.

［5］CDC. The Core Elements of Hospital Antibiotic Stewardship Programs. ［2022-05-13］. https://www.cdc.gov/antibiotic-use/healthcare/pdfs/core-elements.pdf

［6］WOLFE J R,BRYANT A M,KHOURY J A. Impact of an automated antibiotic time-out alert on the de-escalation of broad-spectrum antibiotics at a large community teaching hospital. Infect Control Hosp Epidemiol,2019,40(11):1287-1289.

［7］ADAMS S M,NGO L,MORPHEW T,et al. Does an antimicrobial time-out impact the duration of therapy of antimicrobials in the PICU. Pediatr Crit Care Med,2019,20(6):560-567.

［8］BARLAM T F,COSGROVE S E,ABBO L M,et al. Implementing an antibiotic stewardship program:guidelines by the Infectious Diseases Society of America and the Society for Healthcare Epidemiology of America. Clin Infect Dis,2016,62(10):e51-e77.

［9］WIRTZ A L,BURNS A N,LEE B R,et al. Effectiveness and safety of mandatory antimicrobial indications and durations and a pharmacist-driven 48-hour time-out in a pediatric hospital. Am J Health Syst Pharm,2020,77(8):614-621.

［10］Healthcare Infection Control Practices Advisory,Centers for Disease Control and Prevention. Guidelines for preventing health-care-associated pneumonia,2003 recommendations of the CDC and the Healthcare Infection Control Practices Advisory Committee. Respir Care,2004,49(8):926-939.

［11］WEBB B J,MAJERS J,HEALY R,et al. Antimicrobial stewardship in a hematological malignancy unit:carbapenem reduction and decreased vancomycin-resistant enterococcus infection. Clin Infect Dis,2020,71(4):960-967.

［12］MERZ L R,WARREN D K,KOLLEF M H,et al. The impact of an antibiotic cycling program on empirical therapy for gram-negative infections. Chest,2006,130(6):1672-1678.

［13］DUNBAR L M,WUNDERINK R G,HABIB M P,et al. High-dose,short-course levofloxacin for community-acquired pneumonia：a new treatment paradigm. Clin Infect Dis，2003，37（6）：752-760.

［14］WALD-DICKLER N，SPELLBERG B. Short-course antibiotic therapy-replacing constantine units with "shorter is better". Clin Infect Dis，2019，69（9）：1476-1479.

［15］CHUA N G，ZHOU Y P，TAN T T，et al. Polymyxin B with dual carbapenem combination therapy against carbapenemase-producing Klebsiella pneumoniae. J Infect，2015，70（3）：309-311.

第二十三章

抗菌药物药动学/药效学特征与合理用药

抗菌药物药理学包括药效学（pharmacodynamics，PD）与药动学（pharmacokinetics，PK）两部分内容，前者研究药物的抗菌作用和对感染的治疗效果，后者研究人体对药物的吸收、分布、代谢与排泄规律。与其他药物不同，抗菌药物的作用对象不是人体组织或者器官，抗菌药物是通过杀灭感染的病原微生物而发挥治疗作用，抗感染治疗效果涉及药物、病原微生物、机体三方面及相互作用，病原微生物造成机体感染，抗菌药物发挥抗菌效果，机体对药物进行代谢，只有综合考虑这些因素，才能合理使用抗菌药物，同时发挥抗菌药物的治疗效果。因此，在研究与评价抗菌药物的抗感染作用时，必须整合药动学与药效学相互关联的两个方面，孤立地进行 PK 和 PD 研究都不能正确指导药物合理使用。

第一节　抗菌药物药动学/药效学基本理论

一、抗菌药物药效学基本概念

（一）抗菌药物体外药效学评价方法与指标

1. **抗菌药物敏感性指标**　抗菌药物敏感性指某种抗菌药物是否能够杀灭/抑制某种细菌以及程度，一般通过体外实验加以确定。

抗菌药物敏感性测试方法包括纸片扩散法（Kirby-Bauer 法，K-B 法）定性测定与最小抑菌浓度（minimum inhibition concentration，MIC）、最低杀菌浓度（minimum bactericidal concentration，MBC）的半定量测定。K-B 法简便，是临床抗菌药物敏感性检测的常用方法，特别适合于基层医疗机构使用；MIC 的测定方法有试管稀释法、微量肉汤稀释法、琼脂稀释法、梯度平板法与定量纸条法；MBC 则是使受试菌 99.9% 被杀灭的最低药物浓度。

体外抗菌药物敏感性测试虽能反映抗菌药物的抗菌活性，但其只表明抗菌药物在标准测试条件下某一浓度点的活性，不能体现抗菌药物杀菌的动态过程及不同浓度抗菌药物的抗菌过程。

2. **时间-杀菌曲线（time-killing curve）**　一般将受试菌与固定浓度的抗菌药物共同孵育，在不同时间点进行菌落计数，以时间为横坐标，细菌计数的对数值为纵坐标绘制曲线；

可用不同抗菌药物浓度绘制多条杀菌曲线,如 1/4、1/2、1、4 倍 MIC,杀菌曲线的斜率反映出药物对细菌的杀灭速度。通过杀菌曲线可以发现,在低于 MIC 值时,杀菌曲线斜率为正值;随着药物浓度增加,斜率逐渐减小。当抗菌药物浓度为 MIC 时,杀菌曲线有两种情况,一种为曲线斜率呈负值,另一种为曲线呈近水平状,前者具有杀菌作用,为杀菌剂(bactericidal),而后者则只具有抑菌作用,为抑菌剂(bacteriostatic)。对于杀菌剂,随着浓度逐渐增加,杀菌曲线斜率的负值也逐渐加大,但当抗菌药物浓度增加到一定程度后(如 4MIC),一部分药物的曲线斜率随之增加,另一部分药物曲线斜率不再增加,前者杀菌活性与浓度有密切关系,而后者杀菌作用不完全依赖于抗菌药物浓度,分别称这两类抗菌药物为浓度依赖性抗菌药物(concentration dependent antibiotics)与浓度非依赖性抗菌药物(non-concentration dependent antibiotics)或时间依赖性抗菌药物(time dependent antibiotics)(图 23-1)。

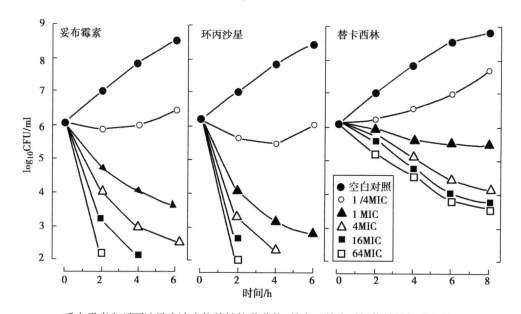

妥布霉素和环丙沙星为浓度依赖性抗菌药物,替卡西林为时间依赖性抗菌药物。

图 23-1 妥布霉素、环丙沙星、替卡西林杀菌曲线比较

3. 联合抗菌作用 由于各种抗菌药物抗菌活性、抗菌谱不同,在处理部分细菌感染时需要联合两种甚至两种以上的抗菌药物。体外抗菌药物联合作用研究表明,两种抗菌药物联合使用可以产生协同、相加、无关和拮抗等四种结果,一般杀菌剂与杀菌剂联合使用会产生协同作用,杀菌剂与抑菌剂联合使用会产生拮抗作用。抗菌药物联合作用测定方法主要为棋盘法,通过计算联合抗菌分数(fraction index of combination,FIC)判断联合用药的结果,$FIC=MIC_{A联}/MIC_A+MIC_{B联}/MIC_B$($MIC_{A联}$、$MIC_{B联}$分别为联合用药时 A 药与 B 药的 MIC 值)。FIC 指数分别为 ≤0.5、0.5~1、1~2、≥2 时,两药联合的效果分别为协同、相加、无关、拮抗;也可以利用杀菌曲线观察联合抗菌效应。典型的协同抗菌作用如 β-内酰胺类与氨基糖苷类、两性霉素 B 与氟胞嘧啶、磺胺类与甲氧苄啶联合。

4. 血清杀菌滴度 患者给药后一定时间(一般为达到稳态血药浓度峰值后的时间)采血,测定能抑制细菌生长的最高血清稀释倍数,临床上对于一些难治性感染,如心内膜炎、脑膜炎等,可以利用血清杀菌滴度调整治疗方案。该方法现在已经比较少用,血药浓度监测基本可以替代血清杀菌滴度测定。

5. 抗生素后效应 细菌与抗菌药物接触一定时间,除去抗菌药物后,细菌恢复生长的延迟现象称为抗生素后效应(post-antibiotic effect,PAE)。PAE 产生原因不太清楚,可能由于作用在靶位的抗菌药物残留,或者未能完全清除的亚抑菌浓度抗菌药物存在或者是细菌生理功能的缓慢恢复过程。PAE 在不同抗菌药物、不同细菌持续时间有很大差别,且受抗菌药物浓度、作用时间等影响。一般所有抗菌药物对革兰氏阳性菌均有 PAE,对革兰氏阴性菌只有抑制细菌核酸或蛋白质合成的抗菌药物具有 PAE。β-内酰胺类抗菌药物缺乏 PAE,但碳青霉烯类(如亚胺培南)PAE 为 1~2 小时。两性霉素 B、氟胞嘧啶对真菌也具有 PAE,但三唑类抗真菌药物没有 PAE。

体外抗菌药物药效学参数虽可部分反映抗菌药物的抗菌活性,但由于体内外情况差别极大,体外测试所得结果不能代表抗菌药物药效学的全貌。在临床实践中必须对此全面认识,客观评价体外抗菌药物药效学测定结果。

(二) 抗菌药物体内药效学评价与参数

1. 动物保护实验 一般用保护一半感染动物所需的剂量表示,即 ED_{50},也可观察抗菌药物对某一特殊感染的保护率。动物实验的目的在于为临床试验提供参考数据。

2. 临床研究 在抗菌药物临床研究中,对药物效果的观察可分为临床疗效与细菌学疗效,前者在于研究抗菌药物对疾病的整体疗效,可用治愈率、有效率表示,后者则考察抗菌药物对致病菌的清除情况,如细菌清除率。

二、抗菌药物药动学基本概念

药动学研究药物在机体内吸收、分布、代谢和消除的过程,并以数学模型加以描述。药动学研究可指导制订不同生理、病理状态下各种感染患者的给药方案,以提高疗效和降低不良反应,也是新抗菌药物临床评价的基础。临床常用药动学参数有以下几个。

1. 浓度-时间曲线(又称为药-时曲线) 人体用药后,在不同时间点采集血液(或组织)测定药物浓度,并以时间为横轴,药物浓度为纵轴所绘制的曲线;该曲线与横轴所围成的范围称浓度-时间曲线下面积(area under the concentration-time curve,AUC),AUC 与实际进入人体的药物量和滞留时间有关,一般作为抗菌药物暴露程度的指标。

2. 生物利用度 反映给药量与实际进入人体药物多少的参数。经血管外给药者(如口服、肌内注射),药物需要吸收才能进入人体,受药物理化特性与人体生理、病理状况的影响,实际进入人体的药物少于直接血管内给药,常以血管外给药时与血管内给药时的 AUC 比值表示药物吸收程度,即生物利用度(bioavailability),也称绝对生物利用度;两种血管外给药制剂相互比较所得生物利用度称相对生物利用度。相对生物利用度常用于仿制药物评价指标。

3. 表观分布容积 药物进入人体后以不同浓度分布在各组织中,但在药学研究中,无法对各组织体液药物浓度进行测定,为方便反映药物在体内分布情况,假定药物在体内按血药浓度均匀分布,由此推算出表观分布容积(V_d),该参数是理论参数,可在一定程度上反映药物在组织的浓度。

4. 半衰期 药物在体内消减一半所需的时间,有吸收半衰期、消除半衰期等,一般常用消除半衰期($t_{1/2}$)。

5. 清除率　药物自体内排出的速度,经肾、肝、肺、皮肤等各种途径消除的总和为总体清除率,经肾消除速率为肾清除率。

三、抗菌药物药动学/药效学基本概念

（一）抗菌药物药动学/药效学基本概念

上述抗菌药物药效学参数,无论体内或体外研究,研究目的单纯局限于抗菌药物药理效果,也就是用药与反应的关系;但在临床实践中,人体给药后药物在体内的浓度与各器官组织分布随时间发生改变,药物体内过程的改变对抗菌药物药效有何影响无法了解,只有通过药动学与药效学关联研究,即 PK/PD 研究,才能揭示药动学参数与药效学关系,指导临床合理用药。

在抗菌药物 PK/PD 研究中,涉及的常用药动学参数有稳态血药浓度峰值(C_{max})、AUC、$t_{1/2}$等,由于抗菌药物作用于靶位浓度无法测定,常用 MIC 代替;衍生 PK/PD 参数有 AUC/MIC、C_{max}/MIC 比值和 T>MIC(血药浓度维持在细菌 MIC 以上的时间),研究这些参数与抗菌药物药效的关系,如细菌清除情况、感染治愈情况等(图 23-2)。

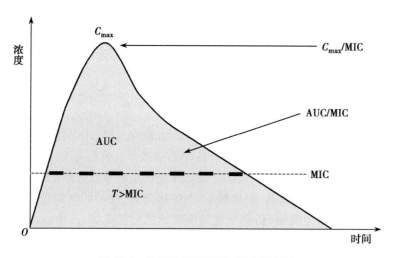

图 23-2　抗菌药物 PK/PD 研究示意图

（二）抗菌药物 PK/PD 研究方法

1. 体外抗菌药物 PK/PD 研究　利用人工材料所构建的一种人体药动学模拟系统,细菌在该系统培养基中生长繁殖,同时培养基中抗菌药物浓度模拟人体药物浓度随时间变化,通过细菌计数或培养基光密度值改变测定抗菌药物的杀菌情况,并通过不同给药方式研究 PK/PD。常用 PK/PD 体外研究模型包括一室模型、二室模型、联合用药模型、生物被膜导管感染模型、感染纤维小结模型、胞内病原感染模型等,研究所用材料包括普通烧瓶、中空纤维模型等。

抗菌药物体外 PK/PD 模型虽已广泛应用于各种抗菌药物的研究,也取得了大量的研究成果,但与体内情况相比仍有较大的缺陷。体外模型不涉及人体免疫功能对病原微生物的清除作用,所得结果单纯反映抗菌药物的独立作用,对免疫功能缺损的感染可能有较好

的指导作用。就细菌而言,体内体外生长情况也有很大差别,如肺炎链球菌体外培养一定时间后会产生自溶,有荚膜细菌体外培养可能发生荚膜丢失,体外培养细菌在形态、生理、致病性等均有较大变化。同时,由于微生物的附壁生长特性,在模型中生长一定时间后会产生生物被膜,膜中细菌对抗菌药物抵抗能力十分强,难于清除,对 PK/PD 研究结果影响较大。

2. 抗菌药物 PK/PD 研究动物试验　常用动物感染模型有小鼠大腿感染模型、肺炎模型、肾脏感染模型、腹腔/败血症模型、脑膜炎模型、骨髓炎模型、心内膜炎模型等。

3. 人体抗菌药物 PK/PD 研究　人体 PK/PD 研究较为困难,特别是在危重症患者中难以进行。一方面,病情危重,混杂因素较多,不适于进行抗菌药物 PK/PD 研究;另一方面,危重症患者抗菌药物应用也较为复杂,难以评估。对于感染单一、混杂因素较少的感染,其 PK/PD 研究较多,如中耳炎、鼻窦炎、肺炎等,研究终点常为疾病的治愈率、细菌清除率等。特别是中耳炎、鼻窦炎患者,由于可以在治疗期间反复多次穿刺取分泌物或脓液检查病菌,是常用的临床 PK/PD 研究对象。

4. PK/PD 参数蒙特卡洛模拟用于指导经验用抗菌药物方案制订　PK/PD 参数对指导临床用药非常参考价值,但面对个体患者,临床医师不可能逐一测定每位患者的 PK/PD 参数。为解决该难题,基于 PK/PD 理论,利用群体概率的方法——蒙特卡洛模拟(Monte Carlo simulation,MCS)应运而生。MCS 对不同药物或同一药物不同给药方案治疗某种感染的成功概率进行模拟和比较,可为临床药物选择提供依据。

抗菌药物 PK/PD 研究中,药物药动学参数及对感染病原菌的 MIC 值是一定的,个体间存在一定差异但具有一定的群体分布规律。MCS 可以通过计算机技术利用概率密度函数,模拟药动学参数分布,产生随机参数,这些参数再和临床分离细菌实测 MIC 值进行逐一比对,观察所有可能的 PK/PD 目标值(如 AUC/MIC、T>MIC),并与确定的 PK/PD 目标靶值比较,分析人群中特定抗菌药物对特定病原菌群达到目标 PK/PD 参数值的概率。研究表明,MCS 和 PK/PD 原理结合对临床试验设计和新药开发也有十分重要的意义。

利用 MCS 研究加替沙星和左氧氟沙星治疗人体肺炎链球菌感染时 $AUC_{0\sim24}$/MIC 比值达到 30~120 的可能性。结果表明,对于 400mg q.d. 加替沙星达到 $AUC_{0\sim24}$/MIC 目标>30、50、70、100 的概率分别是 94%、86%、78%、62%,500mg q.d. 左氧氟沙星的概率分别是 80%、51%、31%、17%,加替沙星较后者更易达到目标 $AUC_{0\sim24}$/MIC 参数值。

基于 MCS,临床可以根据少数感染患者在某一种抗菌药物特定用药方式下药动学特点,模拟同类人群 5 000 例以上药动学数据库,再与该疾病感染病原菌临床分离菌株 MIC 大数据集进行模拟整合,计算出该药物在此特定给药方案下对特定敏感性细菌达到目标 PK/PD 值的概率(probability of target attainment,PTA)以及对特定菌群的累积达标概率(cumulative fraction of response,CFR),CFR 越高则治疗获得成功的可能性越大。以此为基础,可以比较不同给药方式、不同给药剂量甚至不同药物之间治疗某一疾病的差别。

(三) 抗菌药物 PK/PD 分类

抗菌药物发挥杀菌作用需要一定浓度药物作用于靶位并持续一定时间,在药动学参数中代表浓度与时间关系的参数为 AUC,对 AUC 值的要求应结合细菌敏感性判定,即 AUC/MIC 比值,一般比值愈大,取得的治疗效果愈好。就浓度依赖性抗菌药物而言,抗菌药物的杀菌效果主要与药物浓度有关,如氨基糖苷类、喹诺酮类,此时 PK/PD 参数为 C_{max}/MIC,

用药目的在于取得较高药物浓度;相反,对于时间依赖性抗菌药物,需要药物浓度在较长时间内能维持在一定水平以保证杀菌活性。此时,PK/PD 参数为药物浓度维持在 MIC 以上的时间,即 $T>\text{MIC}$,如 β-内酰胺类;但个别时间依赖性抗菌药物具有明确的 PAE,无形中延长了细菌与抗菌药物有效作用的时间,此时这类药物最有效的 PK/PD 参数也是 AUC/MIC。

体内 PK/PD 研究较为复杂,由于大部分感染发生在不同组织而非血液,各种组织中药物浓度难以测定,虽可测定组织匀浆药物浓度,但其实际为细胞内、组织间隙、血液平均浓度;不过由于血液与组织间进行物质交换,通过血药浓度测定可间接反映组织情况;另一方面,AUC/MIC、$C_{\text{max}}/\text{MIC}$、$T>\text{MIC}$ 相互关联,给药剂量的增减,均会引起它们的改变,难于区分究竟哪个参数与疗效有关,为此必须设立不同剂量、不同给药间隔的实验组,分别计算以上三个参数进行分析。在 PK/PD 研究中所用 PK 参数一般为 $\text{AUC}_{0\sim24}$(给药后 24 小时内的 AUC)、fC_{max}(游离稳态血药浓度峰值)。

利用上述方法,对各类抗菌药物用于各种细菌感染进行了广泛研究,如头孢他啶对小鼠股肺炎克雷伯菌感染,多剂量多种给药间隙 PK/PD 研究发现,感染部位细菌 CFU 变化与 $T>\text{MIC}$ 相关;替马沙星对肺炎链球菌 PK/PD 则表现为细菌 CFU 变化与 $\text{AUC}_{0\sim24}/\text{MIC}$ 相关。临床 PK/PD 研究也证明了静脉注射环丙沙星治疗重症感染,$\text{AUC}_{0\sim24}/\text{MIC}$ 在 125 以上时可取得满意疗效;Preston 等研究发现,左氧氟沙星治疗感染性疾病,$\text{AUC}_{0\sim24}/\text{MIC}$ 在 100 以上或 $C_{\text{max}}/\text{MIC}$ 在 12 以上时取得满意疗效。各种抗菌药物 PK/PD 主要参数(表 23-1)。

表 23-1 常用抗菌药物决定疗效 PK/PD 参数

药物类别	PK/PD 参数	具体药物
时间依赖性(短 PAE)	$T>\text{MIC}$	青霉素类、头孢菌素类、氨曲南、碳青霉烯类、大环内酯类(除阿奇霉素)、克林霉素、氟胞嘧啶
时间依赖性(长 PAE)	$\text{AUC}_{0\sim24}/\text{MIC}$	链阳霉素、四环素类、万古霉素、替考拉宁、噁唑烷酮类、阿奇霉素、氟康唑
浓度依赖性	$\text{AUC}_{0\sim24}/\text{MIC}$ 或 $C_{\text{max}}/\text{MIC}$	氨基糖苷类、氟喹诺酮类、达托霉素、甲硝唑、多黏菌素、两性霉素 B、棘白霉素类(抗念珠菌)

第二节 浓度依赖性抗菌药物药动学/药效学特征

一、氨基糖苷类药动学/药效学特征

氨基糖苷类抗菌药物通过与细菌核糖体 30S 亚基结合阻碍蛋白质合成发挥抗菌效果,对葡萄球菌、肠杆菌、铜绿假单胞菌具有较强的抗菌活性,同时对分枝杆菌、鼠疫杆菌等具有抗菌作用。这类药物口服不吸收,需要注射给药。药物进入人体后,主要分布在组织间液和细胞外液,蛋白结合率低。大部分药物通过肾脏排泄,肾功能不全患者需要调整剂量使用或者禁用。氨基糖苷类药物有较为明显的耳、肾毒性,临床应用需加以注意。这类药物相互之间呈部分交叉耐药现象,我国耐药监测结果发现细菌对阿米卡星、异帕米星具有较高敏感性。

氨基糖苷类抗菌药物属于浓度依赖性抗菌药物,该类抗菌药物预测临床疗效的主要

PK/PD 参数为 C_{max}/MIC。临床研究证实,随着 C_{max}/MIC 的增加,临床有效率增加;稳态血药浓度峰值为病原菌 MIC 的 8~12 倍时,可获得 90% 以上的临床有效率。有人分析了氨基糖苷类抗菌药物治疗的院内感染,结果显示:C_{max}/MIC>4.5 时,在治疗第 7 天,体温和白细胞恢复正常的病例数为 86%;C_{max}/MIC>4.7 时为 89%;C_{max}/MIC 大于或等于 10 时可达 90% 以上。使用氨基糖苷类治疗应使 C_{max}/MIC 达到 8~12。有关氨基糖苷类 PK/PD 和毒理学研究结果提示,该类药物采用长间歇期给药方案更安全有效(见本章第五节内容)。

二、喹诺酮类药动学/药效学特征

喹诺酮类药物是人工合成的抗菌药物,第一个用于临床的药物为萘啶酸,其后通过结构改造研发出一大批类似药物,特别是在药物分子结构中引入氟原子而产生的氟喹诺酮类抗菌药物,抗菌活性大幅提高,药动学特征也明显改变,使这类药物成为临床常用的抗菌药物。氟喹诺酮类药物曾经有较多品种在临床应用,但由于其安全性问题,迄今为止在临床应用的药物主要包括诺氟沙星、环丙沙星、左氧氟沙星、莫西沙星等为数不多的几个产品。氟喹诺酮类药物属于广谱抗菌药物,对革兰氏阳性、阴性细菌具有抗菌活性,对非典型病原体(如支原体、衣原体、军团菌等)、分枝杆菌等也具有抗菌作用,不同氟喹诺酮类药物药动学特征差异较大,但整体既可口服也可静脉给药,口服吸收较好。

喹诺酮类属于浓度依赖性抗菌药物,预测临床疗效的 PK/PD 指标包括 C_{max}/MIC 与 $AUC_{0\sim24}$/MIC。喹诺酮类药物研究开发的进展较快,相应 PK/PD 研究结果较为丰富,但不同研究之间存在一定差别,不同细菌、不同药物以及药物体内过程(如蛋白结合率)均对 PK/PD 有影响。

利用非粒细胞减少小鼠肺炎链球菌感染模型研究环丙沙星、左氧氟沙星、西他沙星、莫西沙星、吉米沙星、加替沙星等药物的 PK/PD,结果表明:$AUC_{0\sim24}$/MIC 与小鼠 5 日生存率、第一日细菌减少量相关性好,90% 动物生存率 $AUC_{0\sim24}$/MIC 预测值为(34 ± 4);血液中游离药物较全部药物 $AUC_{0\sim24}$/MIC 与抗感染疗效的相关性更好。

环丙沙星治疗重症下呼吸道感染的人体 PK/PD 研究表明:$AUC_{0\sim24}$/MIC 与治疗效果相关。一组医院获得性肺炎患者以环丙沙星治疗,大部分为革兰氏阴性菌感染,如果 $AUC_{0\sim24}$/MIC 在 100 以上,感染治疗效果在 80% 以上,而细菌产生耐药的概率<10%;如果 $AUC_{0\sim24}$/MIC 在 100 以下,细菌产生耐药的概率在 80% 以上。大量研究表明,氟喹诺酮类抗菌药物在临床中用于治疗革兰氏阴性菌感染时,$AUC_{0\sim24}$/MIC 在 125 以上可以达到良好的治疗效果。

新型喹诺酮类在抗菌活性、药动学参数方面有较大改善,药效学特征也与较早开发的喹诺酮类有所不同。左氧氟沙星在泌尿、皮肤、肺部感染治疗中的 PK/PD:当 C_{max}/MIC>12.2 时,细菌清除率为 100%;当 C_{max}/MIC<12.2 时,细菌清除率仅 80.8%。喹诺酮类 C_{max}/MIC 与 AUC/MIC 关系较为密切,若 C_{max}/MIC 不能达到 10 以上,AUC/MIC 对预测疗效较为可靠,如对肺炎链球菌感染,$AUC_{0\sim24}$/MIC 值在 30 以上是获得治疗效果的保证。一组随机双盲研究比较了左氧氟沙星与加替沙星治疗肺炎与慢性支气管炎急性发作时的 $AUC_{0\sim24}$/MIC 情况,结果表明:两种药物取得确定治疗效果的 $AUC_{0\sim24}$/MIC 值应为 33。

综上所述,喹诺酮类预期取得较好疗效的 $AUC_{0\sim24}$/MIC 值分别为,革兰氏阴性菌与铜绿假单胞菌 125、革兰氏阳性菌 30,对厌氧菌感染尚需进行更多研究。

第三节 时间依赖性抗菌药物药动学/药效学特征

一、β-内酰胺类药动学/药效学特征

青霉素是第一个应用于临床的 β-内酰胺类抗菌药物,由于这类药物抗菌活性强、临床疗效确定、安全性较高,已成为药物研发的主要目标。至 20 世纪 90 年代,大量的 β-内酰胺类抗菌药物涌现,包括青霉素类、头孢菌素类、碳青霉烯类、单酰胺类、头霉素类等,不同类别的药物具有不同抗菌谱与药动学特点。

β-内酰胺类全部属于时间依赖性抗菌药物。抗生素后效应是其 PK/PD 研究的重要相关因素,对于设计该类药物给药方案有重要作用。体外研究证明,β-内酰胺类抗菌药物对各种革兰氏阳性菌有 1~3 小时的 PAE,对各种革兰氏阴性菌,除碳青霉烯类有最长 2 小时的 PAE 外,其余药物均缺乏 PAE。

β-内酰胺类抗菌药物与蛋白质结合是影响其抗菌活性的另一因素。理论上,抗菌药物进入体内后,只有游离部分发挥抗菌作用,而与蛋白质结合部分起抗菌药物存储作用,与游离抗菌药物间构成动态平衡,蛋白结合率愈高,游离药物浓度越低。但研究证明,抗菌药物蛋白结合率的高低与药效的关系在不同药物、不同细菌中可能得出完全不同的结果。头孢曲松蛋白结合率 95%,对大肠埃希菌、肺炎克雷伯菌 MIC 值受人血浆超滤使其上升程度与蛋白上升不成比例;但在葡萄球菌、铜绿假单胞菌中的情况并非如此。头孢尼西也是一种高蛋白结合率的抗菌药物(结合率 95%),体外 MIC 值几何平均数为 4.6mg/L,在 50% 血清中的 MIC 值可上升达 27.9mg/L;治疗心内膜炎时,即使血药浓度达 150mg/L,但血清杀菌滴度却低于 1∶8,达不到有效治疗的期望值。在 β-内酰胺类抗菌药物药效学研究中,高蛋白结合率的药物尤其值得注意。

β-内酰胺类抗菌药物属于时间依赖性抗菌药物,该特性在动物实验中也得到了广泛的证实。对中性粒细胞减少的小鼠一次给予或分次给予替卡西林治疗铜绿假单胞菌感染,两者均可达到清除细菌的目的,但一次给药(C_{max}/MIC=20∶1)并不比分次给药(C_{max}/MIC=5∶1)的细菌清除更快。对每一种药物、每一种细菌,$T>$MIC 比例各不相同,如替卡西林对大肠埃希菌、葡萄球菌的 $T>$MIC 期望值分别为 60% 与 20%,差别可能来自于有无 PAE。β-内酰胺类抗菌药物对常见敏感细菌 $T>$MIC 预期值一般为碳青霉烯类 20%~25%,青霉素类 20%~35%,头孢菌素类 35%~55%,对重症感染该目标值需要增加。

随着人们对 β-内酰胺类抗菌药物的 PK/PD 研究不断深入与丰富,β-内酰胺类抗菌药物的给药方式也逐渐由传统的间歇多次给药向持续静脉滴注转变,尤其是轻便恒量输液器的应用,使持续静脉滴注更易为临床所接受。美国 Hartford 医院就 β-内酰胺类抗菌药物间歇给药与持续静脉滴注两种方式进行了两项研究。第一项研究以每日持续静脉滴注 1 500mg 头孢呋辛与每日三次静脉注射 750mg 头孢呋辛治疗社区获得性肺炎,两种方案的血稳态浓度为 (13.25 ± 6.29)mg/L,高于致病菌 MIC_{90} 值 2~4 倍。结果是:两组患者总体治愈率相同,但两者用药量分别为 (5.9 ± 3.2)g 与 (8.0 ± 3.4)g,日均相关费用分别为 (63.64 ± 30.95) 美元与 (83.85 ± 34.82) 美元,具有统计学差异。另一研究比较了头孢他啶每日持续静脉滴注 3g 与每日三次静脉注射 2g,合并使用每日一次妥布霉素治疗 ICU 患者医院获得性肺炎,结果两组

有效率分别为 94% 与 83%,差别无统计学意义;但前者用药量明显较后者少,日均费用有显著性差别,分别为(625.69±387.84)美元与(1 004.64±429.95)美元。在实际工作中,持续静脉滴注给药还需要考虑药物稳定性等问题,一般通过多次间歇静脉缓慢滴注给药也能达到较好的治疗效果,不一定所有药物都强求持续静脉滴注给药。

二、大环内酯类药动学/药效学特征

大环内酯类抗菌药物对各种革兰氏阳性菌和非典型病原体具有抗菌活性,主要适用于呼吸道与皮肤软组织感染。红霉素为第一个应用于临床的大环内酯类药物,由于其抗菌活性不强、有明显胃肠道不良反应等特性,在临床中使用较少。近年来,通过结构改造开发出新大环内酯类(如克拉霉素、罗红霉素、地红霉素)、氮环内酯类(阿奇霉素)以及酮内酯(如 telithromycin、cethromycin),这些药物的抗菌活性、抗菌谱、药动学参数均明显改善,不良反应也明显减少。

大环内酯类药物属于时间依赖性抗菌药物,大多具有明显的 PAE;由于各药物在体内情况及药效学特征差异,难于用某一参数描述 PK/PD 特性。就克拉霉素、罗红霉素而言,当血药浓度较高时,$T>MIC$ 对临床治疗效果有相关性,当血浓度较低时还需考虑 AUC 情况,一般 $T>MIC$ 的期望值应大于 50%。阿奇霉素具有较长 PAE,其 PK/PD 参数理论上应该为 AUC/MIC,而非 $T>MIC$,但有关研究结果差别较大,没有较为统一的结论,有必要进行更为广泛的研究。酮内酯类药物 telithromycin 属于浓度依赖性抗菌药物,体外与动物试验均表明 AUC/MIC 为较好的 PK/PD 指标;另一研究中的酮内酯类药物 cethromycin 则为时间依赖性抗菌药物。整体来看,AUC/MIC 更适合作为大环内酯类药物 PK/PD 参数,一般对大环内酯类 $f_{AUC/MIC}$ 目标值在 20~30,酮内酯类药物在 1~5 即可。

大环内酯类药物与其他抗菌药物不同,该类药物在组织与细胞内浓度常较同期血中浓度高,表观分布容积大,特别是在肺泡巨噬细胞、肺泡表面衬液、前列腺等组织中具有较高浓度,在研究其 PK/PD 时必须加以考虑。如按常规剂量克拉霉素 500mg 口服每日两次,阿奇霉素 250mg 口服每日一次,所达到的稳态血药浓度分别为 2mg/L 和 0.1mg/L,对肺炎链球菌 MIC_{90} 分别为 0.015mg/L 与 0.12mg/L,可见只有克拉霉素 $T>MIC$ 在 100% 以上,阿奇霉素则十分有限,但临床上两种药物均能发挥治疗作用。不以血药浓度为分析基础,将感染部位药物(支气管上皮分泌物)浓度结合 MIC 进行分析,可以发现两者在感染部位 $T>MIC$ 均大于 100%。同样,对于细胞内感染病原,细胞内药物浓度 $T>MIC$ 也大于 100%,如对嗜肺军团菌、肺炎衣原体。

有关大环内酯类药物细胞内 PK/PD 研究结果发现,由于细胞内酸性 pH 环境,对这类药物的杀菌效果产生不利影响,其 PK/PD 特征并无与细胞外研究有巨大差异。

三、糖肽类药动学/药效学特征

万古霉素于 1956 年用于临床,治疗青霉素耐药葡萄球菌感染。但由于其纯度较低、毒副作用明显以及耐酶青霉素的成功开发,万古霉素在临床的应用与研究一直处于低潮。30 年后,MRSA 的流行及耐氨苄西林肠球菌的出现,医药界重新认识到万古霉素的临床价值,有关万古霉素的基础与临床研究进入了一个全新时期。替考拉宁和万古霉素均属于糖肽类抗菌药物,近年来,经结构修饰得到的新型糖肽类药物有奥利万星(oritavancin)、特拉万星

(telavancin)、达巴万星(dalbavancin)等。

糖肽类通过抑制细菌细胞壁合成发挥抗菌作用,主要通过氢键与细胞壁交联桥五肽末端的 D-丙氨酰 D-丙氨酸连接,阻止细胞壁三维空间结构形成,杀灭细菌,糖肽类只对革兰氏阳性菌(如葡萄球菌、链球菌、肠球菌、李斯特菌等)、部分厌氧菌(如艰难梭菌)有抗菌活性,由于分子较大,无法透过革兰氏阴性菌外膜,对其缺乏抗菌作用。糖肽类抗菌药物可以与细菌细胞膜结合,增强其抗菌效果。

糖肽类药物口服吸收极少,需要注射给药。口服万古霉素和替考拉宁可用于治疗艰难梭菌所致抗生素相关性腹泻或假膜性小肠结肠炎。不同患者糖肽类药物体内过程差异较大,如婴幼儿、老年人、肾功能不全患者、重症患者等体内药物浓度各不相同,临床需要进行药物浓度监测并进行剂量调整。

随着糖肽类抗菌药物广泛应用,耐药现象逐渐发生并有流行的可能。1988 年首先在英国报道万古霉素耐药肠球菌(vancomycin-resistant *Enterococcus*,VRE)后,世界各地均有 VRE 发生,耐药机制在于细菌胞壁 D-丙氨酰 D-丙氨酸变异为 D-丙氨酰 D-乳酸,与万古霉素的亲和力降低至 1/1 000;迄今所发现的 VRE 表型有 VanA、VanB、VanC、VanD 等几种。不仅如此,1996 年日本首先报道有对万古霉素敏感性降低的 MRSA(glycopeptide intermediate *Staphylococcus aureus*,GISA),MIC 为 8mg/L,其后美国也有 GISA 报道,GISA 耐药机制尚不清楚。2002 年美国报道了对万古霉素耐药金黄色葡萄球菌,其耐药机制在于肠球菌所携带的耐药基因传递所致,但由于感染控制工作强化,这类细菌尚未导致流行,但需要高度关注。新糖肽类抗菌药物对万古霉素耐药肠球菌具有抗菌活性。

大量体外、动物与临床研究证明,万古霉素属于时间依赖性抗菌药物。通过时间杀菌曲线观察发现,在 1、2.5、5、10 倍 MIC 时,万古霉素对金黄色葡萄球菌杀灭作用在最初 4 小时明显,以后菌量维持在一恒定水平且与药物浓度无关;进一步研究发现,万古霉素的最佳杀菌浓度为 4~5 倍 MIC。体外药效学模型研究,万古霉素同样的总剂量,以三种给药间隙取得不同 C_{max},相同 AUC,第四种方式为较低 AUC,结果金黄色葡萄球菌的杀灭与 C_{max}、AUC 无关,而与药物浓度维持在 MIC 以上($T>MIC$)有关。较多的研究结果也发现,万古霉素 PAE 为 1~2 小时。动物实验也表明万古霉素属于时间依赖性抗菌药物。但结合临床研究结果分析,与万古霉素治疗效果相关的 PK/PD 参数仍然为 AUC/MIC,一般认为其目标值在 400 以上才能有较好的疗效,但有关研究结果差异较大。由于万古霉素肾脏毒性与药物浓度有关,临床应用时,对特殊人群(如老年人、肾功能不全者、重症患者等)需要进行血药浓度监测。

替考拉宁属于偏浓度依赖性抗菌药物,无明显 PAE,但具有明确的亚抑菌浓度效应;与治疗效果相关的 PK/PD 参数包括 C_{max}/MIC 和 AUC/MIC,一般要求 $AUC_{0~24}$/MIC 在 345 以上或者稳态血药浓度谷值在 10mg/L 以上可能取得较好的疗效。

特拉万星是糖肽类抗菌药物,属于浓度依赖性抗菌药物,具有确切的 PAE,体外与动物实验研究表明其 PK/PD 有效参数为 AUC/MIC,目标值在 200 以上。

第四节 特殊人群药动学/药效学特征

在临床感染治疗实践中,需要关注特殊人群 PK/PD 有别于普通人群的特点,以调整抗菌药物的应用剂量与方法,达到有效的治疗感染目标。特殊人群一般指生理功能有别于正常成人者(如婴幼儿、老年人)、器官功能损害者(肝肾功能不全者)以及危重症患者等;这些患者由于生理或病理原因,体内液体量与分布、器官功能与普通人群存在差异,或者由于救治需要有大量液体补充与合并用药等,这都将导致抗菌药物的体内过程发生改变,需要对用药进行调整。

一、儿童抗菌药物药动学/药效学特征

儿童处于不断生长发育的阶段,器官功能尚未成熟,体内液体量与成人也有较大差别,对抗菌药物的药动学具有较大影响,由此导致 PK/PD 参数改变。不同年龄阶段的儿童对药物代谢的过程差异较大,临床用药需要按照各年龄阶段对儿童进行剂量设定。

对 108 例新生儿万古霉素 PK/PD 研究发现,常规给予每天 30mg/kg 剂量,1/3 患者血药浓度在目标值(5~15mg/L)之外,如果改变给药方式为每日三次,则药物浓度达标概率增加;研究发现,在婴儿和儿童体内,万古霉素排泄加快,消除半衰期缩短到 2~4 小时,每日用量需要增加到 40~60mg/kg 才能达到血药浓度目标值。同样,儿童替考拉宁使用量需要在每日 8~10mg/kg 才能达到预期稳态血药浓度谷值(10mg/L)的目标值。利奈唑胺的研究也发现,除新生儿外,儿童对药物的排泄速度较成人快,但随年龄增加,到 12 岁时与成人相似。因此,12 岁以下的儿童利奈唑胺使用量需要比成人大。

二、老年人抗菌药物药动学/药效学特征

随着年龄增加,人体器官功能退化,免疫功能降低,细菌感染较为常见,抗菌药物是老年人常用的一类药物。由于老年人组织成分与年轻人存在较大差异、肝肾功能变化较为明显,抗菌药物体内过程与健康成人存在较大差异,与常规抗菌药物的用法用量所获得的 PK/PD 目标值有较大的不同,为此,临床需要根据患者器官功能调整抗菌药物使用方案,如有条件,应对容易导致剂量变化和安全性事件的药物进行治疗药物浓度监测。

老年人肾功能呈生理性减退,按一般常用量接受主要经肾排出的抗菌药物时,由于药物自肾排出减少,可导致在体内积蓄,血药浓度增高,易发生药物不良反应。因此,老年患者,尤其是高龄患者接受主要自肾排出的抗菌药物时,可按轻度肾功能减退患者处理减量给药。青霉素类、头孢菌素类和其他 β-内酰胺类的大多数品种即属此类情况。

老年患者宜选用毒性低并具有杀菌作用的抗菌药物,无用药禁忌者可首选青霉素类、头孢菌素类等 β-内酰胺类抗菌药物。氨基糖苷类等有肾、耳毒性的药物,应尽可能避免应用。万古霉素、去甲万古霉素、替考拉宁等药物应在有明确应用指征时慎用,必要时进行血药浓度监测,并据此调整剂量,使给药方案个体化,以达到用药安全、有效的目的。

三、肝肾功能不全患者抗菌药物药动学/药效学特征

肝肾为代谢和排泄药物的主要器官,肝肾功能受损者药物代谢会发生变化,最终导致其 PK/PD 值的改变。对主要经肝脏或肾脏代谢、排泄的药物,在器官功能受损时尽量避免使用。对经肝肾双通道排泄药物,在单一器官受损时一般不影响药物代谢过程,可按照常规剂量使用药物。

替加环素主要经肝脏代谢排出,肾功能不全患者 C_{max} 与健康成人没有差别,但 AUC 会

增加 40%，血液透析对其排泄也没有影响；但在中度肝硬化者（Child-Pugh B 级），替加环素 AUC 比正常人增加 50%，半衰期延长 25%。利奈唑胺可以通过肝肾排泄，在肾功能不全的肝硬化患者中，其清除速率下降，药物浓度增加，容易导致血小板减少的不良反应。

（一）肾功能减退患者抗菌药物药动学/药效学特征

许多抗菌药物在人体内主要经肾排出，某些抗菌药物具有肾毒性，肾功能减退的感染患者应用抗菌药物的原则如下。

（1）尽量避免使用肾毒性抗菌药物，确有应用指征时，必须调整给药方案。如多黏菌素、氨基糖苷类药物等。

（2）根据感染的严重程度、病原菌种类及药敏试验结果等选用无肾毒性或肾毒性较低的抗菌药物，如糖肽类抗菌药物、部分 β-内酰胺类抗生素。

（3）根据患者肾功能减退程度以及抗菌药物在人体内清除途径调整给药剂量及方法。大部分 β-内酰胺类抗生素、氟喹诺酮类药物属于此类药物。

根据抗菌药物体内过程特点及肾毒性，肾功能减退时抗菌药物的选用有以下几种情况。

（1）主要由肝胆系统排泄，或经肾脏和肝胆系统同时排出的抗菌药物用于肾功能减退者，维持原治疗量或剂量略减，如大环内酯类。

（2）主要经肾排泄，药物本身并无肾毒性，或仅有轻度肾毒性的抗菌药物，肾功能减退者可应用，但需要按照肾功能减退程度（以内生肌酐清除率为准）调整给药剂量，主要为 β-内酰胺类、糖肽类等。

（3）肾毒性抗菌药物避免用于肾功能减退者，在确有指征使用该类药物时，按照肾功能减退程度（以内生肌酐清除率为准）调整给药剂量，并进行肾功能监测，及时发现并处置肾脏损害，如氨基糖苷类药物。

（二）肝功能减退患者抗菌药物的药动学/药效学特征

肝功能减退时抗菌药物的选用及剂量调整，需要考虑肝功能减退对该类药物体内过程的影响程度以及肝功能减退时该类药物及其代谢物发生毒性反应的可能性。由于药物在肝脏代谢过程复杂，不少药物的体内代谢过程尚未得到完全阐明，肝功能减退时抗菌药物的应用有以下几种情况。

（1）药物主要经肝脏或有相当量经肝脏清除或代谢，肝功能减退时清除减少，并可导致毒性反应的发生，肝功能减退患者应避免使用此类药物，氯霉素、利福平、红霉素酯化物等属于此类。

（2）药物主要由肝脏清除，肝功能减退时清除明显减少，但并无明显毒性反应发生，肝病时仍可正常应用，但需谨慎，必要时减量给药，治疗过程中需严密监测肝功能。红霉素等大环内酯类（不包括酯化物）、克林霉素、林可霉素等属于此类。

（3）药物经肝、肾双途径清除，肝功能减退者药物清除减少，血药浓度升高，同时伴有肾功能减退的患者血药浓度升高尤为明显，但药物本身的毒性不大。严重肝病患者，尤其肝、肾功能同时减退的患者在使用此类药物时需减量应用。经肾、肝双途径排出的青霉素类、头孢菌素类等均属此种情况。

（4）药物主要由肾排泄，肝功能减退者无须调整剂量。氨基糖苷类、青霉素、糖肽类等属于此类。

四、重症感染患者抗菌药物药动学/药效学特征

重症感染患者常常面临由感染导致的休克和多器官功能衰竭,对患者的生命造成十分严重的威胁。同时,重症感染者还具有细菌敏感性降低、高灌注、器官功能受损以及合并用药等状况,对抗菌药物 PK/PD 参数具有突出影响。鉴于此,一般在治疗重症感染时,PK/PD 参数的目标值需要上调,如对 β-内酰胺类抗菌药物采用 $T>4MIC$ 为主要参数,或者 $T>MIC$ 目标值翻倍,如碳青霉烯类、青霉素类和头孢菌素类分别达到给药间隙的 40%、50%~60% 和 60%~70% 以上。

重症感染患者由于血管扩张和大量输液,人体体液量增加,导致药物进入后分布容积扩大,特别是各种亲水性抗菌药物更是如此,如 β-内酰胺类、氨基糖苷类和糖肽类抗菌药物;部分患者在使用血管活性药物,肾血流量增加导致肾功能提升,经肾排泄的药物排泄加快;相反,如果休克导致肾功能减退、体外肾替代治疗等也会改变药物排泄,这些都会影响抗菌药物 PK/PD 参数,需要相应调整。

一般,若 β-内酰胺类抗菌药物在重症患者按照常规剂量使用,大多达不到目标 PK/PD 值。欧洲多中心重症感染者抗菌药物 PK/PD 观察研究发现,1/5 的患者 β-内酰胺类抗菌药物 $T>MIC$ 低于 50%;还有研究也发现,厄他培南、哌拉西林/他唑巴坦、氟氯西林等在重症患者 PK/PD 达标率也较低。万古霉素也是重症感染者常用抗菌药物,血药浓度监测发现,33% 患者 PK/PD 参数低于目标值;另一研究通过贝叶斯回归分析发现,18 例重症感染患者中,8 例需要增加剂量才能达到目标 PK/PD 值。对大面积烧伤患者使用利奈唑胺的研究发现,这类患者药物 AUC 值只有正常人的 1/3。有鉴于此,对重症感染者最好实施药物浓度监测,经验治疗推荐较高剂量为好。

第五节　抗菌药物药动学/药效学临床应用

一、利用药动学/药效学参数设定与优化抗菌药物给药方案

对 β-内酰胺类抗菌药物的 PK/PD 研究发现,该类药物属于时间依赖性抗菌药物,药效作用与维持较高浓度的时间有关,临床可以持续静脉滴注以提高疗效、减少用量。初步研究表明,头孢他啶每日 3~4g 持续滴注疗效与每日 6g 间歇给药相当。

PK/PD 研究结果对氨基糖苷类抗菌药物给药方案的调整提供了重要依据,研究发现,氨基糖苷类抗菌药物长间隙(每日一次)给药,疗效更好,毒性降低。氨基糖苷类每日一次用药方案提供了使稳态血药浓度峰值与 MIC 的比率达到最大的机会,从而获得最佳的杀菌作用和临床疗效。如健康成人静脉给予 7mg/kg 的庆大霉素每日一次,稳态血药浓度峰值为 (20.28 ± 2.54)mg/L。即使细菌的 MIC 为 2mg/L,稳态血药浓度峰值与 MIC 的比率可达到 10∶1,有效率可达到 90% 以上。氨基糖苷类长间隙给药主要基于以下研究成果加以确定。

(1) 减少细菌适应性耐药:细菌暴露于氨基糖苷类抗菌药物后,很快会出现对抗菌药物的杀菌作用暂时的、可逆的无应答反应的现象,即适应性耐药(adaptive resistance),主要见于革兰氏阴性杆菌,尤其是铜绿假单胞菌。适应性耐药发生的确切机制尚未阐明,可能与药物进入细菌体的主动转运系统的关闭有关。当革兰氏阴性细菌暴露于氨基糖苷类时,首先是

氨基糖苷类的阳离子和细菌膜脂多糖上的阴离子发生浓度依赖性的被动结合,然后通过至少两个能量依赖过程(EDP Ⅰ、EDP Ⅱ)将被结合的药物主动转运到细菌细胞内,使细胞内的药物浓度达到细胞外的 100 倍以上。而适应性耐药则可能是 EDP Ⅱ 关闭,使药物不能转运到细菌细胞内所致。

体外、动物及临床试验均显示当革兰氏阴性菌暴露于氨基糖苷类抗菌药物时,在给药后 2 小时发生显著的适应性耐药,6~16 小时耐药性最高,24 小时细菌的敏感性部分恢复,40 小时左右完全恢复。铜绿假单胞菌和其他需氧革兰氏阴性杆菌若连续不断的暴露于氨基糖苷类,耐药性加强,且由一种氨基糖苷类诱导的适应性耐药对其他氨基糖苷类有交叉耐药。

采用传统的给药方案使用氨基糖苷类抗菌药物时,即第二次及以后的药物通常以 8~12 小时间歇给药,而在此时正好适应性耐药处于最大水平,氨基糖苷类的再次暴露,不但起不到杀菌作用,而且会使细菌耐药性加强。相反,采用长间隙的给药方案,在再次给药时细菌的敏感性已大部分恢复,此时再次给药可获得良好的疗效。

(2)氨基糖苷类抗菌药物具有确切的 PAE:氨基糖苷类抗菌药物的 PAE 是浓度依赖性的,随着药物浓度升高,产生的 PAE 时间延长。体外试验显示,黏质沙雷菌暴露于 2 倍 MIC 的庆大霉素和奈替米星时,PAE 持续时间分别为 2.7 小时和 2.8 小时,而 4 倍 MIC 时分别为 5.9 小时和 8.2 小时。长间隙给药方案可使血清稳态血药浓度峰值升高,PAE 时间延长。

(3)肾毒性表现为时间依赖性:氨基糖苷类经肾小球过滤排出时,有少量与肾近曲小管刷状缘膜磷脂阴离子结合,通过胞饮作用被重吸收进入细胞内,这个过程发生很快,但进入细胞内的药物再分泌到小管内腔排出体外的过程则非常慢,甚至在治疗后 10~20 天在尿中仍然能检测出药物,这说明药物长时间贮存在细胞内。重吸收进入细胞内的药物通过多种途径引起肾损害,主要因药物和磷脂的相互作用及自由基的产生两种机制所致。

氨基糖苷类被前庭和耳蜗的毛细胞摄取进入细胞内,产生细胞毒作用,引起毛细胞的变性、坏死。吸收进入毛细胞的药物并不是立即产生细胞毒作用,而是积聚在溶酶体内,最后引起溶酶体的膨胀、破裂,释放出药物产生毒性作用。氨基糖苷类引起毛细胞损害的机制可能有自由基机制和 N-甲基-D-天门冬氨酸(NMDA)受体的兴奋中毒机制。

氨基糖苷类毒性关键是药物进入耳、肾细胞内,如果能减少吸收或增加药物从细胞内的分泌,积累在细胞内的药物量将减少,耳、肾毒性降低。耳、肾细胞摄取氨基糖苷类的过程是一个饱和过程,在低浓度时耳、肾组织对氨基糖苷类已饱和,增加药物浓度摄取不会再增加,长间隙给药时,氨基糖苷类与受体接触的次数和时间更少,在给药间歇低水平药物时间更长,有利于药物从耳、肾细胞排出,所以长间隙给药方案可获得较高的稳态血药浓度峰值,但并不会增加甚至还有可能减少耳、肾细胞的药物积累。动物实验证实:采用每日一次给药方案与传统给药方案相比,肾皮质对妥布霉素和庆大霉素的积累更少。

临床采用庆大霉素或妥布霉素治疗 96 例老年患者,一组为 4mg/kg 每日一次,另一组为 2mg/kg 每日两次,结果发现:两组在临床效果及细菌学疗效方面均无显著差别。另一研究采用同样的两个用药方案,测得两组血清稳态血药浓度谷值均小于 2mg/L;血清的平均稳态血药浓度峰值每日一次组为(11.00 ± 2.89)mg/L,每日两次组为(6.53 ± 1.45)mg/L,二者比较有显著性差异;两组临床疗效相等,一次给药毒性反应更低。

基于上述药效学、毒理学以及临床研究,国际上大多推荐氨基糖苷类每日一次的长间隙给药,我国有关研究较少。长间隙给药方案的安全性和有效性在一些特殊患者人群中需要进一步临床验证或进行血药浓度监测。

二、指导经验用药

抗菌药物种类繁多,适应证各有不同,对某种特定感染常有多种药物可供选择,选择何种药物能获得更好的治疗效果与最少的不良反应是临床医师必须认真思考的问题。

急性中耳炎是临床常见的感染,特别在儿童多发。急性中耳炎致病菌以肺炎链球菌、流感嗜血杆菌、卡他莫拉菌为主,可供选择的药物较多。就 PK/PD 而言,阿奇霉素属于浓度依赖性抗生素,$AUC_{0\sim24}/MIC$ 期望值应在 30 以上,但阿奇霉素口服 500mg 所得 $AUC_{0\sim24}$ 仅为 3.39mg/(L·h),而该药对上述细菌的 MIC_{90} 值大多在 2mg/L 以上,所得 $AUC_{0\sim24}/MIC$ 远远低于 30,临床用药可能导致失败。克拉霉素情况也大致如此。青霉素类与头孢菌素属于时间依赖性抗生素,$T>MIC$ 期望值应该 >40%~50%,临床才能取得良好的抗感染治疗效果。随着近年来青霉素耐药肺炎链球菌流行,在常规推荐剂量下,能满足 $T>MIC$ 要求的药物主要限于阿莫西林、头孢丙烯、头孢呋辛酯、头孢泊肟酯、头孢地尼、头孢曲松等。结合药物经济学与患者依从性等考虑,对急性中耳炎治疗,选用阿莫西林、阿莫西林/克拉维酸、头孢丙烯、头孢地尼等口服药物为主,头孢曲松可作为二线治疗药物,而选用大环内酯类药物则需要慎重。

利用 PK/PD 研究结果,同样对其他感染经验治疗药物选择有参考价值,如院内感染肺炎、青霉素耐药肺炎链球菌感染、产 ESBL 细菌感染等。为比较临床常用的治疗耐药革兰氏阴性菌感染的四种主要药物(亚胺培南/西司他丁、美罗培南、头孢哌酮/舒巴坦、哌拉西林/他唑巴坦)不同给药方案对临床分离细菌 PK/PD 达标情况,为临床经验用药提供依据,可通过 MCS 方法进行比较。我们收集全国 10 余家医院临床分离的革兰氏阴性菌 2 000 余株,从文献报道获取这四种药物在我国人群中的药动学参数,模拟各自 $T>MIC$ 达标率。结果表明,亚胺培南和美罗培南对临床分离菌 CFR 明显高于头孢哌酮/舒巴坦和哌拉西林/他唑巴坦,在 1g q.8h. 使用时 CFR 在 80% 左右,可以达到预期取得治疗效果的 PK/PD 目标值,临床考虑有产 ESBL 肠杆菌感染时应优先选择碳青霉烯类进行治疗。

三、新抗菌药物或新剂型研究

新抗菌药物研究中,PK/PD 研究结果对确立药物的 PK/PD 特性、制订合理给药方案以及剂型的制备都有价值,PK/PD 新药注册申报的材料之一。如利奈唑胺属于时间依赖性抗菌药物,600mg 每日两次给药目的在于满足 $T>MIC$ 时间在 50% 以上。同样,国外研究开发阿莫西林/克拉维酸(14:1)制剂取得成功,主要还是依据该配比的药物对 MIC 值在 4~8mg/L 的肺炎链球菌、流感嗜血杆菌 $T>MIC$ 能达到 35%~40%,可有效治疗这类细菌所致各种呼吸道感染。在现有新药研发中,美国 FDA、欧洲 EMA 以及我国药品监督管理局都要求申报相关的 PK/PD 研究结果。

在新抗菌药物剂型设计上,PK/PD 也具有十分重要地位。对于浓度依赖性抗菌药物可以设计大剂量单次给药剂型,使临床用药更方便,如左氧氟沙星口服和注射制剂,每片(瓶)500mg 为主,但由于细菌耐药增加,药物 MIC 值上升,单次 500mg 给药对部分细菌无法达到 AUC/MIC 在 125 以上,所有国外已经研发单次使用在 750mg 的制剂,以确保治疗有效。

对时间依赖性抗菌药物,临床用药的目标是需要获得有效的 $T>MIC$ 目标值,而并不要求更高的 C_{max}。基于这一基本原则,口服头孢菌素可以制成大剂量缓释片,药物进入肠道后缓慢吸收,其药物浓度曲线峰值下降,高浓度所持续的时间增加,$T>$MIC 时间延长,患者可以减少服药次数,使用更加方便。如常释和缓释头孢克洛片在临床已经得到广泛使用,前者给药方案为 0.25~0.5g,每日三次,而后者则为 375mg,每日两次口服。

四、设定抗菌药物药敏试验临界浓度

抗菌药物临界浓度或折点(breakpoint)是判定细菌对药物敏感性的标准,临床微生物通过折点给出细菌对药物敏感状况,临床医师则根据 MIC 值、折点以及患者状况选择恰当的抗菌药物并制订给药方案,折点是抗感染治疗中的重要参考标准。

折点的制订是较为复杂的系统工程,在没有 PK/PD 研究理论的时代,折点主要依据抗菌药物体外抗菌活性、细菌对药物敏感程度的分布,结合临床可能的用药方案进行简单推测,折点标准与临床是否取得治疗效果无法紧密结合。实际上,细菌对抗菌药物是否敏感的判断,不仅需要大量体外药敏结果的展现,还需要充分考虑药物应用剂量以及体内情况,特定用药方案下设定的折点指导细菌敏感性判断才能符合临床实际;PK/PD 理论满足这一需求,使折点的制订从个人判断向科学分析转化。

美国临床与实验室标准研究所、欧洲临床微生物和感染性疾病学会以及美国 FDA 在抗菌药物折点制订过程中,大多采用抗菌药物体外、动物以及临床 PK/PD 研究结果,并且不断根据研究数据进行调整。抗菌药物敏感性折点制订需要大量临床分离细菌体外抗菌活性、药物人体药动学、PK/PD 研究结果等,综合考虑加以判断,当缺乏临床和 PK/PD 数据时,所得到的折点只能是流行病学折点,主要区分细菌是否具有耐药表型。

依据 PK/PD 制订折点,主要指在常规给药方案下,保证理想 PK/PD 目标值并预期获得良好治疗效果的最高 MIC 则属于敏感标准。如对时间依赖性头孢菌素类药物,常规剂量下取得 $T>$MIC 为 40% 时的 MIC 为敏感;对某浓度依赖性药物,24 小时 AUC 为 60mg·h/L,PK/PD 需要 AUC/MIC 值为 30,则 MIC 敏感可定为 2mg/L。对于需要增加剂量才能杀灭的细菌 MIC 可以确定为中介,即使增加剂量也无法达到有效 PK/PD 参数的 MIC 则属于耐药。基于 PK/PD 对大环内酯内抗菌药物折点的设定情况(表 23-2)。

表 23-2　大环内酯类 PK/PD 目标值及折点设定

抗菌药物	PK/PD 靶值 (fAUC/MIC)	常用剂量的 fAUC/h	敏感折点/(mg/L)		
			PK/PD	CLSI	EUCAST
克拉霉素	20~30	25	0.8	0.25	0.25
罗红霉素	20~30	7	0.25		0.5
阿奇霉素	20~30	2	0.07	0.5	0.25
telithromycin	>3.375	2.5	0.75	1	0.25
cethromycin	>5	1.6	0.03		

五、指导耐药菌感染治疗与特殊人群用药

利用 PK/PD 理论,临床开展对广泛耐药菌感染的治疗研究,特别对尚无有效药物的耐药菌感染治疗具有十分重要价值。碳青霉烯类耐药肠杆菌感染逐渐成为全球十分严峻的威

胁,基本缺乏有效的治疗药物,基于对碳青霉烯类药物 MIC 测定和 PK/PD 理论,国际上广泛应用的治疗方案却是大剂量联合用药的碳青霉烯类药物。这种治疗方案主要基于临床发现对于 MIC 在 16mg/L 以下碳青霉烯类耐药肠杆菌感染,如果增加碳青霉烯类用量(如亚胺培南 2g i.v. q.8h.)并且延长输注时间(2 小时以上)可以获得 T>MIC 在 40% 以上的目标,联合其他抗菌药物(如氨基糖苷类)治疗,临床有效率与敏感菌株(MIC≤1mg/L)感染相似(图 23-3)。

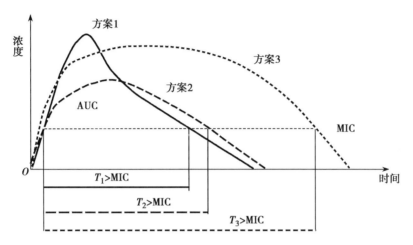

方案 1:常规给药方式;方案 2:缓慢滴注;方案 3:加大剂量缓慢滴注。分别得到不同的 T>MIC 时间。

图 23-3 依据 PK/PD 理论调整给药方案

对于特殊人群用药,可以结合 PK/PD 理论与治疗药物浓度监测设定用药方案(参见本章第四节和第二十四章)(图 23-4)。

六、其他应用

PK/PD 理论还用于体内抗生素后效应研究。通过杀菌曲线研究抗菌药物 PAE 虽然简单易行,但与体内抗菌药物 PAE 有较大差异,一般情况下体内 PAE 明显较体外 PAE 长,分析原因,体内抗菌药物浓度低于 MIC 后并没有完全除去,PAE 包含有亚 MIC 的抗菌药物抑菌作用(sub-MIC effect,SME),同时细菌经抗菌药物作用后,白细胞对其杀灭作用增强,存在抗菌药物后白细胞增效作用(post antibiotic macrophage enhancement,PAME)。体内抗菌药物 PAE 研究能更好地反映药物作用持续时间,对制订给药方案,如给药间歇,有一定参考。

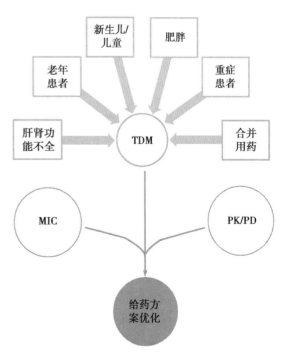

图 23-4 PK/PD 与治疗药物浓度监测(TDM)优化特殊患者抗菌治疗

同样,研究蛋白结合率对药效的影响也是 PK/PD 理论具体应用范围。血清蛋白对抗菌药物治疗效果的影响,尤其高血清蛋白结合率抗菌药物的影响值得认真研究,但迄今有关研究较少。有人在金黄色葡萄球菌败血症小鼠模型中研究了几种药动学特征相近,抗菌活性类似,但血清蛋白结合率差别较大的青霉素类药物的 ED_{50},结果相差 70 倍,药物保护作用与血清蛋白结合率有明显关系。实际上,现有的 PK/PD 参数更强调有利药物的价值。

应用 PK/PD 理论探索预防细菌耐药。耐药细菌 PK/PD 研究有助于制订合理给药方案、药物敏感临界浓度的调整。细菌耐药机制复杂,各种耐药机制细菌感染与同种非耐药菌感染治疗 PK/PD 参数有一定差异;如铜绿假单胞菌 mexAB-oprM 主动外排耐药株与非耐药株制备小鼠大腿感染模型,环丙沙星所需 AUC/MIC 值在耐药菌相应增加;但对肺炎链球菌研究结果却与之不同,NorA 耐药株 AUC/MIC 与敏感株相同,而 gyrA 变异耐药株 AUC/MIC 值明显增加。

抗菌药物亚致死剂量的应用可对病原微生物施加选择压力,使具有一定耐药水平的突变株优势生长,导致高水平耐药株的出现。因此,应用抗菌药物治疗细菌感染时,选择最佳给药方案不仅可以获得最好的杀菌效果,而且还可以防止耐药菌的产生。对于 β-内酰胺类抗菌药物使血清浓度维持在 MIC 以上的时间延长可防止耐药菌的产生;对于氨基糖苷类和氟喹诺酮类,使稳态血药浓度峰值与 MIC 的比率维持在高水平,如 10∶1 可防止耐药菌的产生。

此外,利用 PK/PD 理论对各种感染治疗方案和药物的比较,还可用于抗菌药物经济学研究。

(肖永红)

参考文献

［1］CRAIG W A. pharmacokinetic/pharmacodynamic parameters:rationale for antibacterial dosing of mice and men. Clin Infect Dis,1998,26:1-6.

［2］肖永红. 利用抗菌药物 PK/PD 优化感染治疗. 中国抗生素杂志,2017,42(12):1033-1039.

［3］KOOMANACHAI P,BULIK C C,KUTI J L,et al. Pharmacodynamic modeling of intravenous antibiotics against gram-negative bacteria collected in the United States. Clin Ther,2010,32(4):766-779.

［4］肖永红. 抗菌药物的药代动力学/药效学概念及其临床意义. 中华医学杂志,2004,22:1914-1915.

［5］HOUSMAN S T,KUTI J L,NICOLAU D P. Optimizing antibiotic pharmacodynamics in hospital-acquired and ventilator-acquired bacterial pneumonia. Clin Chest Med,2011,32:439-450.

［6］SUN H K,KUTI J L,NICOLAU D P. Pharmacodynamics of antimicrobials for the empirical treatment of nosocomial pneumonia:a report from the OPTAMA program. Crit Care Med,2005,33(10):2222-2227.

［7］肖永红. 抗菌药物药代动力学/药效学与医院肺炎的优化治疗. 实用医学临床杂志,2013,10(4):1-4.

［8］肖永红,胡云建. 蒙特卡洛模拟评估比阿培南治疗革兰氏阴性菌感染给药方案. 中华临床感染病杂志,2016,5:407-411.

［9］VINKS A A,DERENDORF H,MOUTON J W. Fundamentals of antimicrobial pharmacokinetics and pharmacodynamics. New York:Springer,2013.

［10］DOWNES K J,HAHN A,WILES J,et al. Dose optimization of antibiotics in children:application of pharmacokinetics/pharmacodynamics in paediatrics. Int J Antimicrob Agent,2014,43(3):223-230.

［11］PEA F. Pharmacokinetics and drug metabolism of antibiotics in the elderly. Exp Opin Drug Met Tox,2018,14 (10):1087-1100.

［12］VEIGA R P,PAIVA J. Pharmacokinetics-pharmacodynamics issues relevant for the clinical use of beta-lactam antibiotics in critically ill patients. Critical Care,2018,22:233.

第二十四章

治疗药物监测与抗菌药物合理使用

第一节 抗菌药物治疗药物监测概述

一、治疗药物监测定义

治疗药物监测（therapeutic drug monitoring，TDM）或治疗药物浓度监测是近 30 多年发展起来的药学分支，是临床药理学与药物浓度测定技术紧密结合的结果。其应用灵敏可靠的分析技术测定体液药物浓度（血药浓度、尿药浓度、其他组织液或匀浆药物浓度），并运用药动学（pharmacokinetics，PK）和药效学（pharmacodynamics，PD）的理论和方法，分析药物浓度与疗效或毒性之间的关系，以指导临床个体化治疗方案的实施，从而提高疗效或减少药物不良反应。抗菌药物的 TDM 就是通过研究抗菌药物在患者体内的浓度、PK/PD 参数与临床疗效及安全性之间的关系，从而为个体化给药方案的制订提供依据。

二、治疗药物监测测定技术和方法

准确、灵敏的药物浓度测定分析技术是开展 TDM 的先决条件。目前，测定生物样本中药物浓度的常用方法有光谱法、色谱法、毛细管电泳法、免疫学检测等技术方法，而临床上常用的有高效液相色谱法（high performance liquid chromatography，HPLC）、液相色谱-质谱联用技术（liquid chromatography-mass spectrometry，LC-MS）、酶联免疫分析法（enzyme immunoassay assay，EIA）。HPLC 法具有"四高一广"的特点：①高压，对载液加高压使流动相液体能迅速通过色谱柱；②高速，分析速度及载液流速快，通常分析一个样品在 15~30 分钟，有些样品甚至在 5 分钟内即可完成；③高效，分离效能高；④高灵敏度，紫外检测器可达 0.01ng；⑤应用范围广，多数药物（离子型、极性及非极性）均可被 HPLC 分离测定。此外，该方法还具有样品容量需求少、色谱柱可反复使用、样品不被破坏、易回收等优点，因此 HPLC 法在 TDM 中应用较为广泛。

色谱技术能用于混合物中各组分的分离，而质谱技术能高灵敏地对单一组分提供特征质谱从而确定组分的分子结构。LC-MS 是将二者功能相结合，具有灵敏度高、选择性强的优势，尤其是串联色谱技术的应用，可用于人体内微量、复杂及未知样品的分析检测。EIA 的中心就是让抗体与酶复合物结合,然后通过显色来检测。该方法具有很高的灵敏度和准确性,市场已有成型的试剂盒操作简单、迅速,但测定的药品种类受限。

三、治疗药物监测的实施流程与采样原则

符合 TDM 监测指征的药物可考虑进行 TDM,一般根据活性物质来确定测定目标。如药物在体内以原型发挥药理效应,则药物本身为测定目标;若活性代谢产物在发挥药理效应,则选择活性代谢产物为测定目标。目前,临床进行抗菌药物 TDM 时,多是测定原型药物为主,最常见的样本类型是血清和血浆。采样时间对临床个体化方案实施影响重大,是 TDM 能否成功的关键因素之一,需要根据不同药物的 PK 特点及临床药效学特征来确定采样时间。临床通常是在多次给药体内药物浓度达到稳态后再进行采样。药物一般经过 4~5 个消除半衰期(elimination half-life,$t_{1/2}$)即达到稳态浓度。故药物 $t_{1/2}$ 不同,药物达稳态时间不同,首次采样时间也不同。需要注意的是,对于同一药物,由于患者的病理生理情况变化,$t_{1/2}$ 也可能发生改变。如万古霉素,随着肾功能的减退,其 $t_{1/2}$ 延长,故对于肾功能正常的患者,建议第 3 天(首次给药 48 小时后)开始检测万古霉素血药浓度;对于肾功能不全的患者,推荐首次给药 72 小时后开始检测万古霉素的血药浓度。如果怀疑患者已出现中毒反应或其他特殊情况时,可随时采样。TDM 的基本流程(图 24-1)。

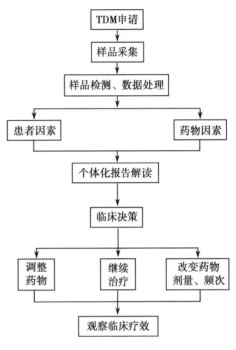

图 24-1　TDM 的基本流程图

四、抗菌药物治疗药物监测指征与目的

TDM 是建立在药物浓度与药理效应之间存在一定关系的基础上。此外,药物本身具有简便客观的效应指标时也无须进行 TDM。如降压药物可以通过测定血压来评价药物剂量是否合适。因此,在临床实践中,并不是所有的抗菌药物或在所有情况下都需要进行 TDM。临床上,抗菌药物进行 TDM 的指征如下。

(1) 安全范围窄、毒副作用大的药物:如多黏菌素,血药浓度过高,会增加急性肾损伤的风险。

(2) 具有非线性动力学特点及个体差异性大的药物:如伏立康唑,同一剂量不同患者服用,血药浓度差异很大。

(3) 肝肾功能不全的患者:药物多为经肝脏代谢,肾脏排泄。如中重度肝功能不全患者使用肝功正常患者伏立康唑的剂量,血药浓度较高,可增加肝损伤的风险;肾功能不全患者使用肾功能正常患者所用的替考拉宁、万古霉素的剂量,血药浓度偏高,会增加不良反应的风险。

(4) 具有药物相互作用的合并用药:一些老年患者,常常同时服用多种药物,如降脂药物阿托伐他汀,是肝药酶 CYP3A4 的底物,伊曲康唑也同为该酶的底物,二者存在竞争代谢,影

响彼此的药物浓度。

（5）特殊患者人群：如危重症患者，生理特征变化大，分布容积往往增加，细菌的敏感性降低，按照标准给药方案常常不能获得治疗药物的有效浓度。

第二节　治疗药物监测与抗菌药物给药方案调整原则

一、抗菌药物治疗药物监测及靶值

现有药理学理论认为，药物效应取决于作用部位的药物浓度，多数药物作用部位的药物浓度与血药浓度存在平行关系。因此，药物的药理效应与血药浓度密切相关，监测血药浓度能使其控制在适当的治疗范围内。而确定抗菌药物 TDM 和 PK/PD 靶值是保证药物安全、有效应用的关键。抗菌药物根据 PK/PD 特征可以分为浓度依赖性和时间依赖性两类，且药物的抗生素后效应（PAE）对给药方案的制订也具有非常重要的作用（表 23-1）。常用抗菌药物的 TDM 和 PK/PD 靶值（表 24-1）。

表 24-1　常用抗菌药物的 PK/PD 靶值

药物	血药浓度目标	PK/PD 目标值
β-内酰胺类（重症患者）		$fT>MIC>100\%$
阿米卡星	C_{max}：15~30mg/L C_{min}<4mg/L C_{min}<2.5mg/L（重症患者）	$C_{max}/MIC \geq 8~12$
庆大霉素	C_{max}：5~10mg/L C_{min}<2mg/L C_{min}<0.5mg/L（重症患者）	$C_{max}/MIC \geq 8~12$
妥布霉素	C_{max}：5~10mg/L C_{min}<0.5mg/L（重症患者）	$C_{max}/MIC \geq 8~12$
万古霉素	C_{min}：10~20mg/L	$AUC_{0~24}/MIC \geq 400$
去甲万古霉素	C_{min}：5~10mg/L	$AUC_{0~24}/MIC \geq 580$
替考拉宁	$C_{min} \geq 10mg/L$（15~30mg/L 严重感染）	$AUC_{0~24}/MIC>345$
伊曲康唑	C_{min}：0.5~4mg/L（预防） C_{min}：1.0~4mg/L（治疗）	$fAUC_{0~24}/MIC \geq 25$
伏立康唑	C_{min}：0.5~5mg/L C_{min}：2~6mg/L（重症患者）	$fAUC_{0~24}/MIC \geq 25$ $C_{min}/MIC 2~5$
泊沙康唑	$C_{min}>0.5~0.7mg/L$（预防） $C_{min}>1.0mg/L$（治疗）	$fAUC_{0~24}/MIC \geq 25$
利奈唑胺	C_{min}：2~7mg/L	$fT>MIC>85\%$ 或 $AUC_{0~24}/MIC \geq 100$
达托霉素	$C_{min}<25mg/L$	$AUC_{0~24}/MIC 388~537$ 或 $C_{max}/MIC 59~94$

注：MIC，最低抑菌浓度；C_{max}，稳态血药浓度峰值；C_{min}，稳态血药浓度谷值；$fT>MIC$，游离抗菌药物浓度高于 MIC 时间的百分数；C_{max}/MIC，稳态血药浓度峰值与 MIC 的比值；$fAUC_{0~24}/MIC$，稳态下 24 小时游离药物浓度-时间曲线下面积与 MIC 的比值。

二、抗菌药物治疗药物监测指导给药方案调整原则

对抗菌药物进行 TDM 时,应遵循 PK/PD 的原理和 TDM 结果指导给药方案调整,才能最大程度地提高临床疗效,保证用药安全性,减少抗菌药物耐药率。规范化抗菌治疗方案的制订主要根据体外药敏试验,结合考虑细菌、感染部位靶组织药物 PK 特性优选药物。抗菌药物治疗药物监测指导给药方案调整应遵循以下原则。

(1) 制订抗菌药物个体化给药:一般情况下以测定浓度为指标,参照各类抗菌药物治疗浓度和 PK/PD 参数范围,结合临床疗效观察结果,判断给药剂量的合理性,对不合理的剂量进行调整。监测的浓度低于治疗窗或靶值时,一般需要增加用药剂量或给药频次,同时观察患者的疗效。监测的浓度低于治疗窗且疗效较好的患者可以维持原来的剂量,如果用药疗程较长,为避免药物浓度较低诱导耐药,则需要增加用药剂量。监测的浓度在治疗窗或靶值范围内,可维持原剂量,但仍需观察患者的疗效和安全性。当监测浓度高于治疗窗或靶值,则需要观察患者不良反应,一般需要降低用药剂量,以避免药物的不良反应。

(2) 患者的给药方案制订与调整:一般制订的流程包括负荷剂量制订、维持剂量制订及给药方案的调整。抗菌药物给药方案的制订应考虑目标 PK/PD 靶值与患者的生理病理特征。采用列线图、线性回归模型等方法可为经验性给药方案的制订提供依据。而利用 TDM 结果,结合群体药动学模型和贝叶斯反馈法可准确获得患者个体的药动学参数,进而达到个体化用药的目的(图 24-2)。

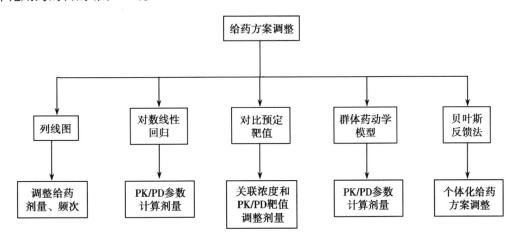

图 24-2 TDM 与给药方案调整的常用方法

第三节 各类抗菌药物治疗药物监测

一、β-内酰胺类抗菌药物

(一) β-内酰胺类抗菌药物药动学特征和 TDM 的价值

β-内酰胺类抗菌药物的吸收、分布、代谢、排泄过程受多种因素的影响。多数青霉素类及头孢菌素类口服吸收较少,除苯唑西林、氯唑西林、双氯西林、氟氯西林、萘夫西林、头孢唑林、头孢西丁、头孢曲松、头孢哌酮、厄他培南等属于高蛋白结合药物之外(血浆蛋白结合

率>70%),其他药物的蛋白结合率均较低。作为亲水性药物,β-内酰胺类药物的全身分布整体良好,多数药物的血药浓度和尿中浓度均较高,在支气管黏膜及分泌物中的浓度低于血药浓度的50%。青霉素类、头孢菌素类及β-内酰胺酶抑制剂合剂在腹水中浓度较高。第三、四代头孢菌素、氨曲南及碳青霉烯类在炎性脑脊液中浓度较高。β-内酰胺类抗菌药物主要通过肾脏排泄,头孢哌酮和头孢曲松等可部分由胆汁排泄。

尽管β-内酰胺类抗菌药物的治疗窗相对较宽,但越来越多的研究表明,一些特殊患者如危重患者、肥胖患者、老年患者、器官移植患者及囊性纤维化患者等,由于药物相关性因素(如给药剂量、药物相互作用)、病理生理相关性因素(如器官衰竭、低白蛋白血症)以及其他因素(如肾脏替代治疗)的影响,使药物在人体内的药代动力学特征发生了显著变化,存在较大的个体间及个体内差异。因此,当这些患者使用常规剂量的β-内酰胺类抗菌药物时可能出现暴露不足或暴露过量的情况,从而影响临床疗效甚至出现毒副作用。以危重症患者为例(图24-3),患者机体状况的改变所引起的表观分布容积(apparent volume of distribution, V_d)及肾脏清除率(clearance, CL)的改变是β-内酰胺类抗菌药物 PK 变异的主要原因,如液体复苏及毛细血管渗漏等原因可引起 V_d 升高;患者心输出量的增加及液体复苏等可使肾灌注增多,从而可间接性地引起 CL 的增加;当患者发生终末期器官衰竭或进行体外膜氧合时可导致 CL 的降低;此外,对于高蛋白结合率的β-内酰胺类抗菌药物来说,当患者存在低白蛋白血症时,药物与血浆蛋白的结合减少,可引起游离药物增多,进而引起分布容积和 CL 的改变。这些 PK 变异往往导致危重患者接受常规剂量的β-内酰胺类抗菌药物时的血药浓度无法达到理想的状态,最终导致疗效不佳或引发不良反应。因此,建议对特殊患者特别是危重患者,对β-内酰胺类抗菌药物进行 TDM 来提高临床疗效、减少不良反应甚至抑制微生物耐药的发生。

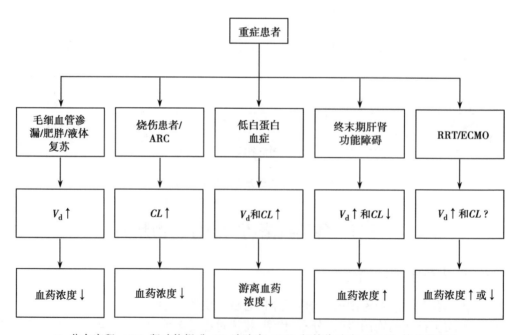

V_d:分布容积;ARC:肾功能提升;CL:清除率;RRT:肾替代治疗;ECMO:体外膜氧合。

图 24-3　重症患者病理生理状态对药物浓度的影响

（二）β-内酰胺类抗菌药物 TDM 原则

对 β-内酰胺类抗菌药物进行治疗药物监测时，需要考虑监测群体、采样时间、PK/PD 靶值、如何调整给药方案等因素。

（1）监测群体：危重患者如严重脓毒症或脓毒性休克患者、囊性纤维化患者、过度肥胖患者、老年患者、多重耐药菌感染患者、器官移植患者及接受肾脏替代治疗等患者是最有可能从 β-内酰胺类抗菌药物治疗药物监测中获益的群体。

（2）采样时间：建议在患者首次用药 24~48 小时后、用药剂量调整或患者临床状况发生显著改变等情况下进行 TDM。对于间歇输注 β-内酰胺类抗菌药物的患者，推荐监测稳态血药浓度谷值；对于连续输注者，监测血浆稳态药物浓度进行给药方案调整。

（三）β-内酰胺类给药方案经验性调整原则

当患者出现暴露不足或暴露过量时，可通过列线图法、对比预定靶值及贝叶斯反馈法等来调整 β-内酰胺类抗菌药物的给药剂量、给药间隔以便为患者制订更为个体化的治疗方案。

对于危重患者，当 β-内酰胺类抗菌药物血药浓度未达标时，可通过在维持日剂量不变的情况下，增加给药频次或改为持续经脉滴注；或在保持给药频次不变的情况下，将单次给药剂量增加 25%~50%。如果在上述调整的基础上，患者的血药浓度仍持续低于靶值浓度，建议再增加给药日剂量，并将给药方式改为延长滴注或持续滴注；当 β-内酰胺类抗菌药物血药浓度超过治疗窗时，可通过减少每日剂量（持续静脉滴注）或在保持给药频次不变的情况下将单次给药剂量减少 25%~50%；当患者因浓度过高而出现毒性迹象时，建议停药，在血药浓度下降至正常范围时可恢复治疗，并对血药浓度进行密切监测。

（四）TDM 案例

患者，男，37 岁，因"发热 1 天"入院。既往有急性淋巴细胞白血病，两周前给予环磷酰胺化疗，一天前无诱因发热，最高温度 39.0℃，入院查 CT 提示双肺感染，血气存在Ⅰ型呼吸衰竭，入住 ICU，给予无创呼吸机辅助呼吸，并给予哌拉西林/他唑巴坦 4.5g，i.v.，q.8h.。三天后复查降钙素原水平升高（2.5pg/ml），改用美罗培南 1g，i.v.，q.8h. 联合万古霉素 1g，i.v.，q.8h. 治疗。血肌酐浓度为 68mol/L，估计肌酐清除率为 138ml/min。随后在患者的支气管肺泡灌洗液中检测到铜绿假单胞菌，美罗培南的 MIC 为 2mg/L。TDM 发现美罗培南的稳态血药浓度谷值低于 1mg/L。故停用万古霉素，增加美罗培南剂量至 2g，q.8h.，患者体温和降钙素原逐渐下降，一周后体温和降钙素原转为正常，转至普通病房继续维持该方案治疗。

二、氨基糖苷类抗菌药物

（一）氨基糖苷类抗菌药物的药动学特征

氨基糖苷类抗菌药物胃肠吸收差，临床上多通过静脉或肌肉途径给药，蛋白结合率相对较低，分布容积接近全身体积，部分药物可广泛分布到组织，但在中枢神经系统、心脏、脂肪等组织中浓度较低。氨基糖苷类药物在体内不代谢，原形药物通过肾小球滤过而排出体外，$t_{1/2}$ 为 2~3 小时，肾功能减退时可显著延长。在肾功能异常的患者中，氨基糖苷类 CL 具有较大的个体差异，需根据肌酐清除率调整药物剂量。

（二）氨基糖苷类抗菌药物 TDM 原则

氨基糖苷类抗菌药物的治疗窗窄，临床上使用此类药物超过 24~48 小时时，常规推荐进行 TDM，通过监测药物稳态血药浓度峰值来预测疗效，监测稳态血药浓度谷值来减少毒性反应的发生。

（1）监测群体：①肾功能异常或需肾脏替代治疗的患者，以及老年人、儿童、婴幼儿患者。②在中枢神经系统感染、急性心内膜炎等疾病的患者中，建议在感染部位进行 TDM，如中枢神经系统感染的患者监测脑脊液中氨基糖苷类抗菌药物浓度。③在肥胖患者中，如儿童肥胖患者，氨基糖苷类抗菌药物在脂肪组织中浓度低，而儿童肾清除能力又强于成年人，常规剂量可能不足，需通过 TDM 及时进行剂量调整。④合并使用其他具有耳肾毒性的药物，如万古霉素、呋塞米时，应及时进行 TDM，同时应监测患者肾功能，避免肾毒性发生。

（2）采样时间：应用氨基糖苷类药物的标准给药方案后，在输注后 0.5~1 小时采集样本得到稳态血药浓度峰值，在下一次给药前采血得到稳态血药浓度谷值。

（三）氨基糖苷类抗菌药物给药方案经验性调整原则

当氨基糖苷类抗菌药物 C_{max} 低于治疗窗或疗效不佳时，可根据血药浓度情况增加给药剂量，再根据 TDM 结果及时调整；当 C_{max} 高于治疗窗时，可将给药剂量减少 50%，再根据血药浓度进行调整。当 C_{min} 高于目标上限时，可在药物剂量不变的情况下，延长输注间隔。当患者在治疗过程中出现耳肾毒性反应时，应及时停药，在血药浓度下降至正常范围时可恢复治疗，并对血药浓度进行密切监测。

（四）TDM 案例

患者，女，68 岁，因"腹痛 2 周，气促伴头晕 2 天"入院，入院检查，体温 38.7℃，白细胞计数 $15.66×10^9/L$，降钙素原 3.23ng/ml，诊断肺部感染。患者身高 160cm，体质量 52.5kg，肌酐清除率 116ml/min，痰培养为碳青霉烯类耐药鲍曼不动杆菌（对阿米卡星中介，对替加环素敏感），使用阿米卡星、替加环素、亚胺培南/西司他丁联合抗感染治疗。根据 2016 年美国 IDSA《成人医院获得性肺炎和呼吸机相关性肺炎治疗指南》推荐阿米卡星日剂量为 15~20mg/kg，目标 C_{min} 小于 1mg/L，目标 C_{max} 为 15~30mg/L。阿米卡星起始剂量为 0.8g，i.v.，q.d.。5 天后 TDM 结果显示，阿米卡星的 C_{max} 为 48mg/L。C_{min} 则为 8mg/L，远高于推荐的浓度范围。立即将阿米卡星的剂量调整为 0.4g，i.v.，q.d.。在后续治疗过程中，监测阿米卡星的稳态浓度在治疗窗内，患者情况逐渐好转后出院。

三、糖肽类抗菌药物

（一）万古霉素治疗药物监测

1. 万古霉素药动学特征 万古霉素口服难吸收，静脉滴注后迅速分布于全身各组织和体液，但不易渗入房水和正常血脑屏障（脑膜炎患者有部分药物可透过血脑屏障）；肌内注射可致局部疼痛和组织坏死。$t_{1/2}$ 为 4~6 小时，绝大部分经肾排出（80%~90%）。蛋白结合率为 30%~55%。血液透析和腹膜透析均不能清除本品，在连续性肾脏替代治疗（continuous renal replacement therapy，CRRT）中采用新的透析膜可部分清除。

万古霉素是时间依赖性抗菌药物，但具有较长的 PAE。临床研究发现，$AUC_{0~24}/MIC$ 是预测万古霉素有效性最有意义的药效学参数，当治疗 MRSA 感染时，目标 $AUC_{0~24}/MIC$ 值应大于 400。不过，准确估算 $AUC_{0~24}$ 需要在药物达到稳态后对患者进行密集采样，在临床上很难开展，加之多数患者无法获得致病菌或 MIC，因此目前临床实践中仍然采用监测 C_{min} 的方式替代 $AUC_{0~24}$。

用于 C_{min} 测定的样本应在万古霉素达到稳态后于下次用药前（第 4 剂）进行采集，要求

C_{min} 大于 10mg/L,以避免耐药菌的产生。当病原菌 MIC 为 1mg/L 时,C_{min} 应达到 15mg/L 以实现 $AUC_{0\sim24}/MIC \geq 400$。对于复杂感染的患者,目标 C_{min} 应大于 15mg/L,可提高药物渗透性,改善临床治疗效果。需要注意的是,对于使用高剂量的患者,可能会增加毒副作用发生的风险。目前并不支持通过测定稳态血药浓度峰值来监测肾毒性,但一般认为万古霉素的理想 C_{max}(静脉输注后 1~2 小时)为 25~40mg/L。

2. **万古霉素 TDM 原则**

(1) 监测群体:对合并使用肾毒性药物的患者、重症患者、肥胖患者、烧伤患者及肾功能不全的患者推荐进行 TDM;建议老年患者及合并肝疾病的患者也可以进行 TDM。

(2) 采样时间:对于肾功能正常的患者,建议第 3 天(首次给药 48 小时后)开始监测 C_{min}。对于肾功能不全的患者,推荐首次给药 72 小时后开始监测 C_{min}。

(3) 其他:对于短期用药及目标浓度<10mg/L 的患者不推荐进行频繁的监测;建议对血流动力学稳定的患者每周监测一次;对于血流动力学不稳定的患者,建议更频繁或每日进行 TDM。

3. **万古霉素给药方案经验性调整原则**　根据万古霉素 TDM 结果并结合临床疗效,可参考表 24-2 进行经验性给药方案调整。

表 24-2　根据万古霉素稳态血药浓度谷值调整剂量原则

稳态血药浓度谷值/(mg/L)	剂量调整
以目标稳态血药浓度谷值 10~15mg/L 的调整方式	
<10	缩短给药间隔或增加剂量
10~15	无须调整
>15~20	降低 25% 的剂量或增加一个给药间隔
>20	适当增加给药间隔或者暂停下一剂,在一个给药间隔后获取随机浓度进行调整(如给药间隔为 q.12h.,那么可以上次给药后的 24 小时后获取一个随机浓度),如果浓度仍非常高,建议应用临床症状予以判断疗效
以目标稳态血药浓度谷值 15~20mg/L 的调整方式	
<15	缩短给药间隔或增加剂量
15~20	无须调整
>20	建议应用临床症状予以判断疗效,可考虑延长一个给药间隔

4. **万古霉素治疗药物监测指南参考**　万古霉素自 1958 年上市以来,已经得到了广泛的临床研究,世界各大权威机构及地方组织先后出台了各类 TDM 指南,现将其总结于表 24-3。

(二)替考拉宁治疗药物监测

1. **替考拉宁药动学特征**　替考拉宁口服不吸收,可通过静脉或肌内注射给药。肌内注射后生物利用度为 94%,与白蛋白的结合率为>90%,仅有 2%~3% 发生代谢,其余均以原型经肾排泄,$t_{1/2}$ 长达 30~180 小时。替考拉宁的杀菌曲线属于相对缓慢的时间依赖性,并具有中等程度的 PAE。$AUC_{0\sim24}/MIC$ 是与其疗效密切相关的 PK/PD 参数。治疗一般感染时 $AUC_{0\sim24}/MIC \geq 125$ 可达到较好疗效,治疗重症感染时则需要 $AUC_{0\sim24}/MIC \geq 345$。

2. **替考拉宁 TDM 原则**　目前是否要对替考拉宁进行 TDM 仍存在一定争议。据调查,

表 24-3　万古霉素 TDM 指南汇总

国家	来源	发布年份	文献名称	用药方案	TDM	PK/PD
美国	美国卫生系统药师协会，美国感染病学会，儿童感染性疾病学会及感染病药师学会	2020	Therapeutic monitoring of vancomycin for serious methicillin-resistant Staphylococcus aureus infections: A revised consensus guideline and review	1. 15~20mg/kg, q.8h.~q.12h. 2. 危重症患者可给予 20~35mg/L 负荷剂量，但不超过 3 000mg 3. 肥胖患者可给予 20~25mg/kg 负荷剂量，但不超过 3 000mg 4. 肥胖患者日剂量不超过 4 500mg 5. 大于 3 月龄儿童，60~80mg/(kg·d), q.6h.~q.8h. 用药；日剂量避免超过 100mg/((kg·d) 6. 肾功能正常的儿童最大日剂量 3 600mg，多数儿童不应超过 3 000mg 7. 肥胖儿童 20mg/kg 负荷剂量 8. 新生儿~3 月龄幼儿需根据出生后年龄、体重、肌酐用药，剂量范围为 10~20mg/kg, q.8h.~q.48h. 用药 9. 此外，对于间歇血液透析、混合透析、CRRT 患者的用药方案也进行了推荐 10. 相较传统间歇静脉滴注的用药方案，对连续静脉滴注作出了推荐	不推荐 TDM 指导万古霉素用药，但建议儿童患者稳态血药浓度合值应小于 15mg/L	1. 强调应用 AUC/MIC 指导万古霉素剂量调整，目标范围为 400~600 2. 儿童 AUC 范围为 400~800 3. 用药 24~48 小时后测定
中国	中国药理学会治疗药物监测研究专业委员会	2015	《中国万古霉素治疗药物监测指南》	1. 对于严重 MRSA 感染的成人患者，建议给予首剂负荷剂量 2. 建议基于群体药代动力学方法个体化计算和调整万古霉素给药剂量	1. 一般成人患者目标稳态血药浓度谷值维持在 10~15mg/L 2. 严重 MRSA 感染的成人患者，稳态血药浓度谷值维持在 10~20mg/L 3. 肾功能正常的患者，第 3 天 (48 小时) 进行 TDM 4. 肾功能不全的患者，首次给药 72 小时后进行 TDM	无

续表

国家	来源	发布年份	文献名称	用药方案	TDM	PK/PD
中国	广东省药学会	2015	《万古霉素个体化给药临床药师指引》	1. 成人:15mg/(kg·次) 2. 儿童:40mg/(kg·d) 3. 重症儿童感染患者:60mg/(kg·d) 4. 新生儿患儿:10mg/(kg·次),常规推荐稳态血药浓度峰值为25~40μg/ml 5. 重症新生儿感染患者:15mg/(kg·d) 6. 此外,对于间歇血液透析、腹膜透析、CRRT患者的用药方案也进行了推荐	1. 成人稳态血药浓度谷值10~15mg/L 2. 重症成人感染患者稳态血药浓度谷值15~20mg/L 3. 儿童稳态血药浓度峰值25~40mg/L,稳态血药浓度谷值为10~15mg/L 4. 重症儿童感染患者稳态血药浓度峰值35~40μg/ml,稳态血药浓度谷值10~15mg/L 5. 新生儿稳态血药浓度峰值25~40mg/L,稳态血药浓度谷值为5~10mg/L 6. 重症新生儿感染患者稳态血药浓度峰值30~40mg/L,稳态血药浓度谷值5~10mg/L 7. 第4剂用药前评估	无

英国有超过 2/3 的医疗机构不推荐常规开展替考拉宁 TDM。但研究发现替考拉宁在儿科患者中 C_{min} 达标率低，这是目前建议针对替考拉宁实施 TDM 并进行积极剂量调整的主要依据，以降低暴露所增加的临床治疗失败和促进耐药菌发展的风险。一项长达 13 年的 TDM 统计调查结果显示，申请进行替考拉宁 TDM 的病例数呈现逐年上升趋势，并且在 TDM 的干预下，$C_{min}<10mg/L$ 的患者从 23% 下降到 13%，C_{min} 在 10~60mg/L 的患者比例达到 80%~85%，这说明对替考拉宁进行 TDM 在逐渐得到重视，且在指导替考拉宁用药中发挥了重要作用。

（1）监测群体：推荐替考拉宁用于危重患者、肾功能不全患者及儿科患者时，常规监测 C_{min} 以提高疗效和降低肾毒性。

（2）采样时间：对于肾功能正常的患者，标准负荷替考拉宁 3 剂后，用药第 4 天开始采样，进行稳态血药浓度谷值监测。

（三）TDM 案例

患者，女，65 岁。因"劳累性气短 8 年，加重 2 周"入院。入院查体：体重 52.3kg，体温 38.0℃，白细胞计数 $15.64×10^9/L$、中性粒细胞百分比 93.0%、CRP 122.9mg/L、PCT>10.0mg/L，诊断肺部感染。基础肌酐值 88μmol/L，痰培养结果为耐甲氧西林金黄色葡萄球菌，对万古霉素敏感（MIC 1mg/L）。给予万古霉素 1g，i.v.，q.12h. 治疗，第 3 天用药前静脉采集血液样本测定万古霉素浓度，结果为 C_{min} 26.6mg/L，肌酐值 96μmol/L，尚未表现出肾毒性。考虑万古霉素高浓度所带来肾毒性等潜在的不良反应风险，经建议将万古霉素用药方案变更为 500mg，q.8h.。第 6 天再次进行 TDM，结果为 17.4mg/L。第 8 天各项炎性指标均处于正常范围，患者胸闷、气短等临床表现基本消失，好转出院。

四、三唑类抗真菌药物

（一）伊曲康唑治疗药物监测

1. 伊曲康唑药动学特征　伊曲康唑可通过口服或静脉给药，其药动学呈非线性动力学特征，重复给药后可出现药物蓄积。伊曲康唑口服生物利用度变化较大，药物的绝对生物利用度可达 55%，但有剂型差异，口服液比胶囊剂的生物利用度高 37%。当伊曲康唑与食物同服时生物利用度增加，用药后 2~5 小时血浆浓度即可达到峰值。伊曲康唑在机体内分布广泛，V_d 为 796L/kg，蛋白结合率高达 99.8%，其主要活性代谢物羟基伊曲康唑的蛋白结合率也高达 99.6%。药物进入机体后主要经过肝脏 CYP3A4 代谢，$t_{1/2}$ 为 35 小时，其中羟基伊曲康唑的血药浓度可为原型药物的 2 倍。当肝硬化患者口服伊曲康唑胶囊时，其 C_{max} 显著下降，$t_{1/2}$ 延长，而 AUC 值与健康志愿者相似。伊曲康唑无活性的代谢产物经尿（35%）和粪便（54%）排泄，另有<1% 的原型药经肾排泄、3%~18% 的原型药经粪便排泄。

2. 伊曲康唑 TDM 原则　由于伊曲康唑口服生物利用度变化大，导致血药浓度差异较大，而不同的药物暴露量与用药后的反应及毒性具有相关性，另外伊曲康唑口服液相比于胶囊剂口感差，患者依从性差，因此对使用伊曲康唑的患者进行 TDM 有助于合理调整给药剂量、减少毒副作用并保证患者按时服药。

（1）监测人群：临床中应依据情况对大多数使用伊曲康唑的患者进行 TDM，尤其是针对免疫缺陷患者预防侵袭性真菌感染时。具有高危险因素的患者，包括使用具有相互作用药物、口服治疗方案依从性不明确、存在潜在毒副作用的患者。

（2）采样时间：英国医学真菌学会建议在伊曲康唑治疗的第 1 周后取稳态血药浓度谷值

样本,而后依据临床情况在给药间期规律采血。当发生紧急情况、给药剂量或剂型改变时或合用其他药物致临床参数改变时,需要增加采血次数。

3. 伊曲康唑给药方案经验性调整原则 依据患者血浆伊曲康唑水平调整给药方案的相关推荐有限,有研究对使用伊曲康唑的成人患者给药方案进行了推荐:①血浆稳态血药浓度谷值<0.25mg/L,剂量增加50%;②血浆稳态血药浓度谷值>0.25mg/L但<0.5mg/L,剂量增加25%;③血浆稳态血药浓度谷值>4mg/L但无症状,剂量减少25%;④血浆稳态血药浓度谷值>4mg/L且有药物相关的毒性反应,剂量减少50%。

(二)伏立康唑治疗药物监测

1. 伏立康唑药动学特征 伏立康唑可通过口服或静脉给药,口服吸收迅速而完全,绝对生物利用度大于90%,但在儿童中相对较低,与高脂肪餐同服时会降低药物吸收。用药后1~2小时血浆浓度即可达到峰值。伏立康唑 V_d 为4.6L/kg,蛋白结合率为58%。药物进入机体后有90%以上经过肝脏CYP2C19、CYP2C9和CYP3A4代谢,其主要代谢物 N-氧化伏立康唑在血浆中约占72%,这也导致伏立康唑与多种药物存在相互作用,而影响药动学参数的变化。其在体内代谢具有饱和性,导致药动学呈非线性动力学特征。伏立康唑代谢产物及<2%的原型药主要经尿排出,$t_{1/2}$ 为6小时。伏立康唑药动学参数个体差异大,其中患者CYP2C19的基因多态性是影响药动学个体差异大的主要原因,弱代谢者的药物暴露量较快代谢者更高。

2. 伏立康唑 TDM 原则

(1)监测群体:临床中应依据情况对大多数使用伏立康唑的患者进行TDM。包括肝功能异常、合并使用有相互作用药物、CYP2C19基因变异的患者、所有儿童患者等。

(2)采样时间:英国医学真菌学会建议在伏立康唑开始治疗的2~5天时首次采血,而后继续采血进行TDM以保证血药浓度稳定在治疗窗内。中国药理学会建议,在给予患者负荷剂量后,于第5次用药前(治疗第3天)首次采血。当用药剂量改变、临床情况变化、静脉途径向口服途径转变、患者临床反应差、患者出现不良反应或合并使用具有潜在影响伏立康唑药动学特征的药物时,需要重复对患者进行TDM。

3. 伏立康唑给药方案经验性调整原则 当伏立康唑 C_{min} 低于目标浓度下限或疗效不佳,则建议伏立康唑维持剂量加量50%,再根据血药浓度进行调整;当 C_{min} 高于目标浓度上限且低于10mg/L,未发生不良反应时,则建议伏立康唑维持剂量减量20%,后根据血药浓度进行调整;当 C_{min} 高于10mg/L或发生不良事件,则建议停药一次,之后维持剂量减量50%,再根据血药浓度进行调整。

4. TDM 案例 患者,男,75岁,42kg。因"感染性休克、消化道穿孔、弥漫性腹膜炎"入院。入院后第8天痰标本培养检出烟曲霉菌,给予伏立康唑注射液负荷剂量300mg/12h,维持剂量200mg/12h进行治疗。第12天患者开始出现意识模糊,血清谷草转氨酶、谷丙转氨酶分别上升至245U/L和145U/L。第13天TDM结果显示伏立康唑稳态血药浓度谷值为8.23mg/L。此后,停药,每天复测伏立康唑稳态血药浓度谷值持续偏高。停药至入院第19天,伏立康唑稳态血药浓度谷值方降至3.55mg/L。同时患者由嗜睡转为清醒。其后将伏立康唑给药方案调整为静脉滴注100mg/24h。第22天,复测伏立康唑稳态血药浓度谷值结果为2.96mg/L,继续维持当前给药方案。入院第32天,患者双肺炎症较前好转,病情稳定出院,换口服100mg/24h给药方案治疗。

（三）泊沙康唑治疗药物监测

1. 泊沙康唑药动学特征 泊沙康唑有口服混悬液、肠溶片剂和注射剂三种剂型。由于泊沙康唑肠溶片和口服混悬液的用药剂量不同，两个剂型不可互换使用。其口服混悬液生物利用度个体差异大，与给药剂量和饮食情况有关，摄入高脂饮食、营养液或在酸性环境中生物利用度增加。混悬液用药后 3~5 小时血浆浓度即可达到峰值，C_{max} 可达 2.1~3.3mg/L。肠溶片口服后约 4 小时达稳态血药浓度峰值，C_{max} 约为 1mg/L。泊沙康唑在机体内分布广泛，V_d 为 226~295L/kg，蛋白结合率大于 98%。药物进入机体后主要以原型药物形式存在，有 30% 经过肝脏Ⅱ相代谢酶代谢，生成葡萄糖醛酸苷结合物。泊沙康唑主要通过粪便消除，其中主要成分为原型药，占 66%，次要的消除途径为肾脏清除，其中原型药<1%，$t_{1/2}$ 为 20~66 小时。

2. 泊沙康唑 TDM 原则 泊沙康唑药动学参数个体差异大，多数患者的血药浓度并未达到最佳治疗浓度，而泊沙康唑的血药浓度又与药效之间具有相关性，因此需要对使用泊沙康唑的患者进行 TDM，使血药浓度达到治疗窗，提高抗真菌疗效。

（1）监测人群：临床中应依据情况对大多数使用泊沙康唑的患者进行 TDM。特别对使用具有相互作用的药物、口服治疗方案依从性不明确、药物胃肠吸收不佳的患者尤为必要。

（2）采样时间：英国医学真菌学会建议在泊沙康唑用药 7 天后，即达到稳态血药浓度后采集血样进行稳态血药浓度谷值监测。

3. 泊沙康唑给药方案经验性调整原则 对于使用泊沙康唑混悬液进行真菌感染预防的患者，当 $C_{min}<0.5mg/L$ 时，可先评判患者的依从性。如患者用药合理，可经验性将给药方案调整为 6~7ml，一天 3 次。一般患者每天总量不超过 20ml，并密切监测患者用药的安全性。当 $C_{min}>2.5mg/L$ 时，可将给药剂量减半。

五、其他抗菌药物

（一）利奈唑胺治疗药物监测

1. 利奈唑胺的药动学特征 利奈唑胺口服吸收良好、生物利用度约为 100%，在健康志愿者口服后 0.5~2 小时达到稳态血药浓度峰值，分布容积为 40~50L，利奈唑胺的组织、体液穿透性好，在肺、皮肤、肌肉和脂肪组织以及脑脊液中均有较高的药物浓度。利奈唑胺血浆蛋白结合率为 31%，$t_{1/2}$ 为 3.4~7.4 小时，CL 为 $(80±29)ml/min$，其中以非肾清除为主。在稳态条件下，大约 30% 的药物以原型从尿中排出，而 40% 及 10% 的药物分别以尿代谢产物羟乙基氨基乙酸代谢物和氨基乙氧基乙酸代谢物的形式排出。

2. 利奈唑胺的 TDM 原则 一般情况下，利奈唑胺标准给药方案（600mg，i.v. 或 p.o.，q.12h.）即可达到有效治疗，无须进行 TDM。但在某些特殊人群中，标准剂量的利奈唑胺可能会引起较大的个体差异，出现药物体内暴露不足或过高，进而导致细菌耐药、治疗失败或增加不良反应发生的风险，因此这些情况下推荐进行 TDM。

（1）监测人群：①严重肝、肾功能受损患者标准给药方案更容易发生药物过度暴露从而引起血小板减少；重症患者利奈唑胺的血药浓度个体差异较大；儿童患者使用标准剂量的利奈唑胺易出现低暴露的情况，当病原体 MIC>1mg/L 的情况下提示可能需要更高剂量的利奈唑胺。②药物相互作用也会导致利奈唑胺体内暴露发生明显变化。利奈唑胺与胺碘酮或钙通道阻滞剂联合使用可导致利奈唑胺体内暴露增加，与克拉霉素合用会增加利奈唑胺的浓度,与利福平或左甲状腺素合用可提高利奈唑胺的 CL,降低利奈唑胺的血浆浓度,与质子泵抑制剂(如奥美拉唑和泮托拉唑)合用,可通过质子泵抑制剂抑制 P-gp 从而能增加利奈唑胺体内暴露。

(2) 采样时间:建议对于使用利奈唑胺的患者,在用药 2 天后进行稳态血药浓度谷值监测。

3. 利奈唑胺给药方案经验性调整原则 当利奈唑胺 C_{min} 低于目标浓度下限或疗效不佳时,可以通过延长输注时间、增加给药频次、增加单次给药剂量等方法进行调整。当利奈唑胺 C_{min} 高于毒性阈值,则建议依据临床实际采取减少给药剂量继续使用、对症处理或停药等措施。

(二) 达托霉素治疗药物监测

1. 达托霉素药动学特征 达托霉素口服吸收差,需要静脉滴注给药。达托霉素每日只需给药 1 次,静脉注射剂量为 4~12mg/(kg·d),其药动学基本呈线性动力学特征。达托霉素 V_d 较小,约为 0.1L/kg;血浆蛋白结合率为 90%~93%。达托霉素主要分布于细胞外间隙,其组织穿透能力差,不能透过血脑屏障和胎盘屏障,因此不推荐其用于颅内感染。其主要通过肾排泄,78% 以原型随尿排出,约 6% 随粪便排出,$t_{1/2}$ 约为 8 小时。当肾功能受损时,$t_{1/2}$ 可延长至 30 小时以上。因达托霉素不能通过透析清除,对于间断血液透析患者或肌酐清除率<30ml/min 的腹膜透析患者,建议达托霉素给药间隔延长至 48 小时。达托霉素在严重肾损伤或终末期肾病患者中的 $t_{1/2}$ 会延长 2~3 倍,因此需要对其剂量进行调整。

2. 达托霉素 TDM 原则

(1) 检测人群:研究表明,肾功能是影响患者体内达托霉素药动学的最主要的因素。达托霉素在严重肾损伤或终末期肾病患者中的 $t_{1/2}$ 会延长,血药浓度可能会升高,并且造成一些达托霉素相关的不良反应。此外,关于达托霉素在连续肾脏替代治疗的患者中的药动学研究仍较少,在这些患者中,药动学参数仍存在个体差异。因此,无论患者是否接受肾脏替代治疗,都有必要对肾功能不全的患者进行达托霉素 TDM。

(2) 采样时间:达托霉素在给予 3 剂后可进行浓度监测。稳态血药浓度峰值样本在输注后 0.5~1 小时采血,稳态血药浓度谷值样本在下一次给药前采血。

(三) 多黏菌素治疗药物监测

1. 多黏菌素药动学特征 目前还尚未完全阐明多黏菌素的药动学特征。硫酸多黏菌素 B 为活性药物形式,稳定状态下多黏菌素 B 的平均最大血清浓度在 2~14mg/L 之间,$t_{1/2}$ 为 9~11.5 小时。其主要通过非肾脏途径清除,不建议对肾功能损害患者调整给药剂量。多黏菌素 E(即黏菌素)甲磺酸盐为无活性的前药,在体内转化成活体形式的多黏菌素 E 发挥抗菌作用,药动学过程更为复杂。多黏菌素 B 和多黏菌素 E 的蛋白结合率在 50% 左右。

2. 多黏菌素 TDM 原则 多黏菌素的肾毒性是剂量限制性不良反应。多黏菌素 E 的研究数据表明血浆暴露与其抗菌作用及急性肾损伤风险之间存在关系。因此,推荐在条件允许的情况下对多黏菌素 B 和多黏菌素 E 进行 TDM。目前研究显示多黏菌素 TDM 后的剂量调整有益于患者的治疗,但 TDM 监测的靶标目前的临床证据等级不高,尚待进一步研究探索。

(1) 监测群体:如重症患者、多重耐药及泛耐药革兰氏阴性菌感染患者、肾功能异常患者、合用其他肾毒性药物患者、老年患者等。

（2）采样时间：建议对于使用负荷剂量的患者，在负荷剂量后的下次给药前进行稳态血药浓度谷值监测；而对于未使用负荷剂量的患者，在 5~6 次给药后于下次给药前采样进行稳态血药浓度谷值监测。

（3）PK/PD 靶值及治疗窗：多黏菌素 B 和多黏菌素 E 属于浓度依赖性抗菌药物，其抗菌效应取决于游离药物的 $fAUC_{0-24}/MIC$。对于多黏菌素 B，推荐稳态 AUC_{0-24} 需达到 50（mg·h）/L，相当于总药物的平均稳态血药浓度为 2mg/L。也有一些研究表明，多黏菌素 B 稳态 AUC_{0-24} 的靶值为 50~100（mg·h）/L，即相当于总药物的平均稳态血药浓度为 2~4mg/L 也可以接受。对于多黏菌素 E，推荐稳态 AUC_{0-24} 需达到 50（mg·h）/L，相当于总药物的平均稳态血药浓度为 2mg/L。

（董亚琳）

参考文献

[1] ASIN-PRIETO E, RODRIGUEZ-GASCON A, ISLA A. Applications of the pharmacokinetic/pharmacodynamic (PK/PD) analysis of antimicrobial agents. J Infect Chemother, 2015, 21:319-329.

[2] GUILHAUMOU R, BENABOUD S, BENNIS Y, et al. Optimization of the treatment with beta-lactam antibiotics in critically ill patients-guidelines from the French Society of Pharmacology and Therapeutics and the French Society of Anaesthesia and Intensive Care Medicine. Crit Care, 2019, 23:104-124.

[3] AVENT M L, ROGERS B A, CHENG A C, et al. Current use of aminoglycosides: indications, pharmacokinetics and monitoring for toxicity. Intern Med J, 2011, 41(6):441-449.

[4] RYBAK M, LOMAESTRO B, ROTSCHAFER J C, et al. Therapeutic monitoring of vancomycin in adult patients: a consensus review of the American Society of Health-System Pharmacists, the Infectious Diseases Society of America, and the Society of Infectious Diseases Pharmacists. Am J Health Syst Pharm, 2009, 66:82-98.

[5] ASHBEE H R, BARNES R A, JOHNSON E M, et al. Therapeutic drug monitoring(TDM) of antifungal agents: guidelines from the British Society for Medical Mycology. J Antimicrob Chemother, 2014, 69:1162-1176.

[6] RAO G G, KONICKI R, CATTANEO D, et al. Therapeutic drug monitoring can improve linezolid dosing regimens in current clinical practice: a review of linezolid pharmacokinetics and pharmacodynamics. Ther Drug Monit, 2020, 42:83-92.

[7] JAGER N G, VAN HEST R M, LIPMAN J, et al. Therapeutic drug monitoring of anti-infective agents in critically ill patients. Expert Rev Clin Pharmacol, 2016, 9:961-979.

[8] TSUJI B T, POGUE J M, ZAVASCKI A P, et al. International consensus guidelines for the optimal use of the polymyxins: endorsed by the American College of Clinical Pharmacy(ACCP), European Society of Clinical Microbiology and Infectious Diseases(ESCMID), Infectious Diseases Society of America(IDSA), International Society for Antiinfective Pharmacology(ISAP), Society of Critical Care Medicine(SCCM), and Society of Infectious Diseases Pharmacists(SIDP). Pharmacotherapy, 2019, 39:10-39.

第二十五章

抗菌药物管理查房与抗感染多学科联合诊疗

第一节　抗菌药物管理查房

一、抗菌药物管理查房定义及必要性

查房（ward round）是临床工作中最主要和最常用的患者管理方法之一，是实施诊疗的直接手段，也是保证医疗质量和培养医务人员的重要环节，各级医务人员应自觉参加，严肃对待。抗菌药物管理查房（AMS ward round，AWR）是保证抗菌药物合理使用重要的干预策略之一，被全球各国普遍采用，也是 WHO 推荐的 AMS 策略之一。AWR 指医疗机构 AMS 团队采用直接深入病房一线，与责任医师共同对患者接受的抗感染治疗策略进行评估，及时发现问题并加以纠正的管理方式。在查房期间，查房人员将会对患者进行抗微生物药物的处方后审查，审查可由一位临床医师或临床药师进行，或者由包括两个或多个成员（感染病、药学、感染控制和微生物学等专业）的多学科团队进行。

实施 AWR 是开展 AMS 必备策略。AMS 不仅应该通过病历审核，事后发现抗菌药物使用中的问题，还应该在抗菌药物处方前或应用中开展巡视，这不仅是 AMS 团队的主动工作方式，也是对疑难、危重症感染者提供及时抗感染会诊的方式，可以提高医疗质量、保证患者安全、减少错误用药。

AWR 按照实施方式不同，可以分为两种：常规 AWR 和专项 AWR。常规 AWR 是 AMS 团队日常工作内容和方式，主要通过定期 AWR，发现整个医疗机构中 AMS 存在的问题，集中进行解决；专项 AWR 则主要根据各种途径发现的个别专业或科室存在的问题进行定期指导，改变处方者行为，提升抗菌药物合理使用水平的方法。医疗机构应该把这两种 AWR 相结合，对大多数专业科室采用常规 AWR，而对存在严重抗菌药物不合理使用的科室或者抗菌药物使用强度高的科室增加专项 AWR。

二、抗菌药物管理查房的组织实施

各级医疗机构及部门在组织 AWR 时应制订实施方案,对查房的目标、要求、工作内容、方式方法及工作步骤等做出全面、具体而明确的安排计划;同时组织必要的人力、物力、财力贯彻落实该实施方案的全过程(图 25-1)。

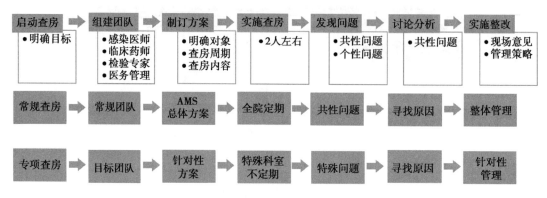

图 25-1   AMS 查房流程

(1)启动时机:AWR 启动一般按目的不同而异,常规 AWR,主要目的在于实施 AMS 策略,定期开展;当通过处方点评、常规 AWR、耐药监测、用药监测等发现有抗菌药物使用突出问题时,可以启动专项 AWR。当然,在常规的 AWR 中需要关注特殊患者群体,如重症感染(如细菌性脑膜炎或者脓毒症等)、特殊病原体感染、需要使用广谱抗生素或者使用时间较长以及存在耐药情况需对其进行抗菌药物的经验性治疗的患者群体。

(2)组织:抗感染查房通常由一个负责人或联合负责人组织,由感染科医师或者临床药师领导,同时微生物学专家以及各专科负责人也有责任参与。在实施 AWR 之前需要对查房具体工作做好准备,如重点内容、审查方式、查房频率和抗菌药物使用评价表等(图 25-2)。

(3)实施:常规 AWR 对住院患者抗菌药物首次用药医嘱进行审核,包括分级管理实施情况,非感染科医师具有处方一般抗感染药物的权限,但是当患者感染情况复杂或者需要使用限制使用级抗菌药物时,临床医师必须提供明确的用药依据并请药师会诊,药师同意授权后,则需要与感染科医师及临床医师确定具体病例的用药剂量和疗程,特殊情况要联系抗感染团队进行会诊。在 AWR 中实施干预和反馈,评估用药适应证、给药途径、剂量和用药持续时间的合理性以及与临床指南的一致性。专项 AWR 根据目标进行重点审核,如特殊使用级抗菌药物使用、联合用药干预等。

(4)结果分析:尽管抗菌药物的使用量变化通常是最容易衡量的结果,但这并不能说明对患者结果有所影响,通常还需要监测一系列的安全性和质量结果指标,衡量经济效益也很重要。可以通过以下几点来判断抗感染查房的效果:①是否提高了抗菌药物使用合理性;②是否改善了患者预后;③是否增强了患者用药的安全性;④是否降低了细菌耐药性;⑤是否降低成本。

(5)报告及反馈:在查房后的用药反馈中,分析数据并探究与临床相关的问题是至关重要的。需要确定常见问题,以便针对性地采取措施来解决这些问题,并将问题反馈给处方者(如临床医师)。处方者需要知道:病区或处方者的负责人;抗菌药物种类,剂量或持续时间是

抗菌药物评价表

病区	

患者标签	体重	过敏
	肾小球滤过率	

感染事件 1	诊断	☐ 肺炎	☐ 尿路感染	☐ 脑膜炎	☐ 线性感染
		☐ 蜂窝织炎	☐ 腹腔内感染	☐ 其他 _____	

来源*	☐ 社区获得性 ☐ 医院获得性	目的	P=预防性 E=经验性 D=确诊

抗菌药物使用前送培养

培养	☐ 用药前 ☐ 用药后 ☐ 未送检

*社区获得性：入院后48小时内

医院获得性：入院超过48小时，或出院30天内

用药天数	1	2	3	4	5	6	7	8	9	10
日期 时间										

用药目的	抗菌药物名称	剂量	途径										
☐ P	起始日期	终止日期	频率										
☐ E	时间												
☐ D	DRS签名	联系	药房										

用药目的	抗菌药物名称	剂量	途径										
☐ P	起始日期	终止日期	频率										
☐ E	时间												
☐ D	DRS签名	联系	药房										

用药目的	抗菌药物名称	剂量	途径										
☐ P	起始日期	终止日期	频率										
☐ E	时间												
☐ D	DRS签名	联系	药房										

护理守则	1. 患者离开病房 2. 无口服 3. 患者拒绝用药 4. 迄今为止尚未用药 5. 患者无法用药，如呕吐	抗菌药物管理团队警告

图 25-2　南非开普敦大学附属医院 AWR 抗菌药物评价表

否合适;涉及哪种类型的患者(例如是否年龄较大或有心血管疾病等)。应定期将处方质量的测量结果报告给处方小组以及机构中的患者安全和质量小组。

将以上审核结果反馈给处方者(临床医师)至关重要,需重点对其进行绩效反馈。审核员需要确定两个或三个可以指导合理使用抗生素的关键消息并反馈给开处方者,审核后尽快进行讨论并改进。

进行一定时间的 AWR 后,需要对工作开展情况进行评估,包括效果、存在的问题、改进方案等,为下一周期工作制定策略调整。

三、抗菌药物管理查房内容与注意事项

(1) 查房内容:常规 AWR 需要评估所有住院患者或某一组患者(ICU,手术等)的抗菌药物处方是否适当,并提供实时反馈;AMS 成员最好与临床人员一起进行查房,提供口头或书面建议。查房过程中需关注抗菌药物是否选择正确(需符合指南或药敏结果)、最适合的剂量、静脉-口服转换和持续时间。为临床医师提供住院患者抗生素治疗的实时反馈,并对开处方者进行抗生素使用培训。在交接班之间,AWR 可以不需要 AMS 团队专家参与,临床医师之间进行交接即可。国外经验表明,AWR 主要发现的问题及建议如表 25-1 所示。

表 25-1　国外 AMS 查房发现的主要问题与建议

问题	建议
缺乏用药适应证	停药
重复使用相似抗菌药物	停用其中之一
抗菌药物选择不恰当	换用
给药剂量不符合个体情况	调整剂量
疗程过长	停药
给药频次不正确	调整给药频次
给方途径不恰当	更改给药途径
没及时降阶梯	降阶梯建议
诊断不清楚	咨询感染科专家

(2) 注意事项:AMS 查房是专业协作,需要由专业人员进行,参与查房人员必须具有一定的临床感染治疗和抗菌药物应用经验,能及时给临床提供抗感染治疗咨询意见;需要谨记的是查房是 AMS 工作,并非单纯行政指令,应采取协商、讨论的方法,使接受查房的专业科室乐于接受意见;查房需要选择在临床工作相对不繁忙的时间段进行,以免干扰临床工作,同时也无法达到效果。

第二节　抗感染多学科联合诊疗

一、抗感染多学科联合诊疗定义及必要性

感染性疾病在临床上常见,可发生于机体的任一部位,各专业临床医师必须具有常见感染的诊治能力。感染性疾病的转归取决于患者、病原体及抗菌药物应用三者间的关系。三

者相互之间关系较为复杂,对这几个方面的知识掌握和准确应用是感染治疗的基础;同时,随着医疗技术迅猛发展,人群寿命普遍延长、各种免疫抑制个体增加、放化疗日益普遍以及大型手术和器官移植等普及,特殊病原微生物感染和特殊个体感染的诊治变得愈加复杂;随着临床抗菌药物使用频率的增多,耐药菌发生率呈现逐年升高的趋势,多重耐药菌控制效率在国内外形势均较为严峻,需寻求更有效、更专业的控制。这些都使临床医师无法在各自专业领域内得到很好的解决,开展多学科协作,对提高感染诊疗效果非常重要。

多学科联合诊疗(multiple disciplinary teamwork,MDT)已经成为现代临床医学的一种重要团队协作方式,不仅限于各种感染患者的处理。相反,MDT最早发端于肿瘤的诊疗领域。MDT是指由2个及以上相关专业人员组成医疗救治小组,对某种疾病制订出针对性治疗方案,从而达到最佳治疗效果。医学学科越分越细,但医学的专科化不代表学科的分割。相反,从临床实际出发,特别是以患者需求为导向,根据疾病诊疗的需要,多学科协作诊疗越来越重要。

抗感染多学科联合诊疗(简称MDT感染诊疗)本身属于AMS策略之一,AMS属于多学科合作的抗菌药物管理,主要针对医疗机构抗菌药物应用中存在的共性问题进行专业干预,其中AMS查房、降阶梯治疗、指南推广等都涉及多学科的协同。MDT感染诊疗便是以AMS为基础的针对个体患者的诊疗行为,通过MDT可以提高参与者感染诊疗和抗菌药物合理使用水平,也可以为AMS培养相关专业人才,还有MDT是实施AMS中对患者安全负责的行为。

MDT感染诊疗属于医疗机构MDT一部分,一般由医务部组织实施,感染性疾病科、微生物室、药学部、感染管理科及患者主诊专业医师等组成工作组,对疑难感染、重症感染以及特殊人群感染等从各个专科角度研究讨论,提出交叉学科间的诊疗建议,解决诊疗过程中的难题,提高感染诊疗水平。

二、抗感染多学科联合诊疗组织实施

MDT属于医疗机构常规工作,各专业都需要MDT进行疑难重症患者处理,一般归属医务部组织实施。医务部设立专门MDT协调员具体负责该项工作。对每一例患者MDT都由各科室主诊医师提出,对需要解决的问题以及参与MDT专业同行提出希望,协调员再进行安排。MDT感染诊疗组织过程按以下几个步骤进行(图25-3,表25-2)。

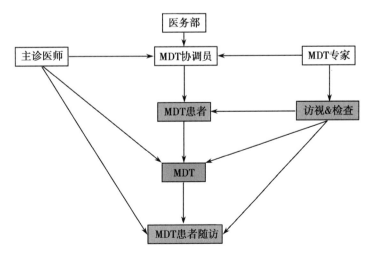

图 25-3 MDT 感染诊疗组织流程

表 25-2 MDT 感染诊疗实施过程要件与注意点

团队：
  (1) 牵头专家组织能力和专业水平
  (2) 参与专家能力要求
  (3) MDT 效率与工作方式

条件设施：会议室和会议设备（投影仪、网络、电子病历等）

组织人员：
  (1) 医务部、协调员
  (2) 定期组织，不宜经常变换时间

组织流程：
  (1) 预先准备（申请、材料准备）
  (2) 良好的组织方式
  (3) 会后的讨论结果落实

以患者为中心的 MDT：
  (1) 以患者为中心为前提条件
  (2) 做出临床决定需要有充分证据和依据

MDT 管理：
  (1) 院方部门支持
  (2) 必要条件保障
  (3) MDT 结果需要落实和跟踪

（1）医疗机构建立 MDT 工作模式：医院管理部门需要充分认识 MDT 的价值，支持 MDT 工作，包括设立管理协调部门，提供必要的资源。医院除投入必需的基础设施、设备外，还必须给予必要的经济、人员上的支持，协调科室间的安排。在中国尤其不容忽视院领导的重视和行政作用。缺乏管理部门的支持，是影响 MDT 正常施行的重要原因之一。

（2）建立完善的 MDT 制度：为提高 MDT 效率，约束 MDT 成员的行为，有必要制定共同遵守的 MDT 制度。这些包括签到制度、换人制度、讨论病例的种类和数量、协调人的职责、牵头人的职责、病例资料提交规定、发言制度、转诊制度、病例反馈制度等。同时，对 MDT 的实施时间、频度等也需要有约定，对临时申请的 MDT 也需要有规范。

（3）参与 MDT 人员要求与责任：按职能，MDT 参与人员分为牵头人、讨论专家和协调员（书记员）。牵头人是实施有效 MDT 诊疗模式的先决条件。牵头人通常由讨论专家来兼任，具备凝聚力和领导力，富于热情，尤其有足够的时间参加 MDT 会议，特别是在 MDT 刚刚开始的时候，会遇到经常缺席、观点争议、学科间的差异等问题，需要进一步的磨合和沟通，此时更需要一位有影响力、包容性的人对不同意见进行高度的整合、总结和决策；提请专家注意在学术问题上避免专制做法和等级限制，不因与高年资医师的意见不同而不发表意见，不因医师年资低而蔑视其建议。

讨论的专家是 MDT 主体。其成员应当为副高级职称以上具有独立诊断和治疗能力，并有一定学识和学术水平的专家；而且志同道合，有参加 MDT 的愿望；具备团队精神，尊重同行的发言，善于与人合作；积极向上，不断学习，时刻跟踪本领域诊断治疗的最新进展和国内临床实践指南的改变，让患者得到及时恰当的诊断和治疗；同时还需要有一定的创新能力，对非典型、不适合指南的病例能给予适当的诊疗意见。参与 MDT 的专家不仅限于医疗机构院内,还可以邀请院外专家参与。

协调员是 MDT 高效规律运行的必要条件。协调员负责安排会议、收集患者资料、记录患者诊断治疗的决议,协调、沟通 MDT 成员之间的关系,准备必要的设备设施。

MDT 感染诊疗团队主要有涉及患者病情的相关科室,感染科医师、临床药师、微生物专家、感控医师、病理科医师、影像学专家、患者疾病相关其他专业医师(如呼吸、外科、风湿等)等参与。

MDT 的实施一般由需求专业提出,需要预先对进行 MDT 患者情况作介绍,有相应的病情介绍;对 MDT 目标、参与专业等提出要求;协调员按照要求,向相关专业人员发出要求,提供材料;在提出 MDT 申请到会议需要有一定时间,供参与 MDT 专家访视患者、检索资料等。MDT 具体进行时间需要遵守流程,由牵头专家领导实施。

三、抗感染多学科联合诊疗的内容及注意事项

感染性疾病常见、多发,疑难重症感染如得不到及时、恰当的治疗,预后往往很差,病死率较高。面对治疗困难的感染患者,应加强与微生物专家、临床药学专家、医院感染控制专家、护理专家等进行沟通,共同制订有针对性的个体化抗感染治疗方案。在 MDT 实施中,以下内容需加以注意。

(一) MDT 专业人员的专业水平与责任

(1) 临床医师是临床策略的决策者:无论是从医疗责任,还是从伦理等各方面来衡量,医师都是抗感染治疗最重要、最关键的决策者。只有主管医师才能更全面、更完整地了解患者病情的全貌,所有的抗感染治疗,最终也都要通过医师的处方落实到患者身上。

(2) 临床药师需要具有深厚的药学专业基础:药师加入多学科团队诊疗协作可以促进合理用药,已有较多研究证明,尤其对于重症感染患者,药师参与 MDT 显得尤为重要。近期,国家卫健委有关抗菌药物管理、临床药学建设等的文件中明确了临床药学学科建设在感染性疾病多学科诊疗体系中的地位,强调临床药师应参与和提供多学科诊疗服务。探索建立在多学科诊疗体系下药师的工作模式就显得尤为必要。临床药师通过参与查房、会诊,积极参与抗感染治疗过程,利用药学专业知识协助医师制订合理的抗感染治疗方案,对不合理用药及时实施干预,得到了医师的采纳,提高了临床治疗效果,减少了抗菌药物的不合理使用,充分体现了临床药师参与临床实践的作用。

临床抗感染治疗要从习惯用药、经验用药过渡到个体化治疗阶段,依据病原学及抗菌谱合理选药需要临床药师的参与。临床药师在药物特性、药效学、药动学、不良反应等方面具有专业知识优势,能为临床医师提供合理化的抗感染治疗建议,对提高临床抗感染治疗的效果,确保抗感染药物的合理使用起着极大的推动作用。另一方面,临床实践对临床药师的培养也有促进作用,临床实践是药师学习提高专业素养的最佳途径。所以,临床药师参与临床治疗值得推广。

(3) 临床微生物专家的病原诊断对 MDT 具有重要价值:抗感染治疗分经验治疗与目标治疗两大类。目标治疗是指明确致病菌后所采取的针对性治疗策略。经验治疗也不是在没有获得微生物学结果下的盲目治疗,是在大量关于特定疾病微生物学和流行病学调查的基础上,总结出来的治疗原则。由于在不同国家、不同地区,甚至不同医院间,同一种感染性疾病的致病菌种类与耐药性都会有较大的区别,诊疗方案不能盲目地照搬国外指南。三甲医

院的临床微生物科,一般每6~12个月发布1次细菌分离率与耐药情况的公告,以供临床医师进行经验治疗参考。

临床微生物学专家在参加MDT时对是否存在标本污染、定植、感染等进行建设性提议。除细菌分离培养外,简单、快速的标本涂片,革兰氏与特殊染色后镜下观察也有重要的参考价值,但常被临床忽视。比如痰革兰氏染色示哪类细菌优势生长(革兰氏阳性球菌或革兰氏阴性杆菌)可作为起始经验治疗的参考;大便涂片菌群调查可帮助判断有无肠道菌群失调及性质,有助于治疗药物的选择;抗酸染色可提示有无分枝杆菌和奴卡菌(往往抗酸染色弱阳性)感染。曲霉镜下的特殊形态(呈竹节样分支、夹角为锐角)对快速判定也非常有帮助。目前推行的三级报告制度中,临床微生物专家也可以发表建设性意见。

(4)医院感染管理科参与MDT指导多重耐药菌防控:医院感染管理科应根据本医院病原体特点和耐药现状,配合AMS团队提出合理使用抗菌药物的指导意见;参与抗菌药物临床应用的管理工作;对查房过程中的医院感染病例及相关危险因素进行分析和反馈,针对问题提出控制措施并指导实施;对多重耐药菌定植/感染患者清洁、消毒灭菌与隔离、无菌操作技术、医疗废物管理等工作提供指导。

(二)注意影响MDT效果的相关因素

MDT是多学科协作,需要在专业、管理、运行等方面加以注意才能得到效果(表25-2)。如果MDT缺乏必要的患者信息、对患者病史掌握不全、参会医师缺乏应有的能力或者草率应付、对讨论病例缺乏足够准备时间等都不利于做出正确的诊疗决策,MDT的价值将大打折扣;相反,如果医师对患者病情有足够了解、对患者整个病史毫无遗漏、参与专家重视MDT工作、各专业人员充分交流,这些都将有利于MDT获得更大的价值。

(三)良好的工作氛围对MDT非常重要

所有参与MDT人员需要高度重视该项工作,出于对患者高度负责的精神,充分发挥各自优势,平等对话,与同事之间进行广泛交流与沟通,以证据为基础,以专业指南为标准作出对患者最有利的诊疗决策。

MDT所针对的患者都属于疑难危重患者,必须坚持:

(1)高专业标准:在MDT流程中,参与者需要表现出明显的专业特性,使会诊流程在MDT平台的多学科综合的特质更为明显。

(2)良好沟通:MDT整个流程内部存在极大的交互性,通常每次MDT会诊需要解决患者问题、医疗问题、学科间问题等多项内容,在MDT进行前后也有相应的评价与反馈,具体问题的操作中更融入了各个学科的信息交互,不同学科间的沟通成为影响会诊质量的关键因素,全面强化了会诊的互动性。

(3)优化流程:通过人员结构和组织构架的MDT模式调整,不断优化MDT流程与模式,在互动性的信息沟通基础上,对MDT进行绩效评估和反馈,不断促使医疗质量的持续改进。

(4)高效运行:MDT目标决定了该项任务必须坚持专业、互动和优化特点,实现快速高效的响应。

第三节　抗菌药物管理查房与抗感染多学科联合诊疗实践

一、国外抗菌药物管理查房与抗感染多学科联合诊疗实践

（一）美国相关工作情况

与国内大多数医院执行的三级医师查房制度不同,美国医院的医疗管理模式采取的是主诊医师负责制,这也是目前国际上通用的管理模式。所谓主诊医师负责制,是指由 1 名 attending(具有副主任医师以上资格)、2~3 名 fellow(主治医师以上)以及 resident(住院医师)组成的医疗小组(medical team),全面负责患者从门诊到住院、手术、会诊和随访的全诊疗过程,主诊医师率领该医疗小组全权负责实施患者门诊、住院、手术、会诊、出院后随访等一系列医疗活动。主诊医师对本组医疗质量、效益、绩效考核、分配,具有决策权,同时也承担主要管理责任。

美国感染科医师,不仅要掌握扎实的内科基础知识,还要通晓微生物学知识、抗感染药物合理应用知识,具备危重症救治能力、教学和科研能力,并积极参与感染控制工作及抗感染药物管理。美国感染科医师的工作内容包括科研、管理、教学、临床研究及日常临床工作,每个人可以从事其中一项到多项,做不同类型的工作要求也有所不同。

感染疾病科与国内不同,没有独立的病区,因为感染患者分散在全院各个病区,感染疾病医师也称为顾问医师,负责全院感染性疾病患者的会诊,制订诊疗方案及随访;其中有一名感染科疾病医师担任医院流行病学感染控制科主任,他既是科室主任也是医院感染管理委员会主席,后者的科室组织结构是在医疗质量管理委员会下设医院感染管理委员会,委员会主席是感染预防科主任,通常是护理人员担当。以美国库克郡医院为例,其感染管理科成员有感染病科医师和护士,某些医院的护士需要承担数据统计分析工作,某些医院也配有专职的公共卫生专业人员。人员配备数量主要是根据医院规模、重症患者数确定,无硬性指标。

美国主诊医师负责制特点,作为感染科医师,如该患者首先就诊于感染科门诊,当其分流至专科病房后,必要时感染科医师仍需要对其感染情况进行追踪及制订相应治疗方案。一个 400 张床位的医院每天的感染科会诊需求量约在 70 个左右,一般由 3 个感染科医师承担。在日常会诊中,30% 左右是非感染性的疾病,对内科功底具有极大的要求,这也是美国医院感染科充满挑战的地方。因为其工作以会诊为主,会诊并不仅仅是临时写个意见,更需要和其他医师团队配合共同解决临床问题(类似于 MDT),往往一个患者就需要多次会诊及随访。

（二）国外其他国家实践案例

南非开普敦一家医院实施 AMS 查房,对抗菌药物合理使用起到了良好效果,2012 年开始按照前后对照方式选择两个病房为观察对象进行研究。感染科医师、临床微生物专家、药师和护士组成 AMS 团队,查房每周一次,对每一位患者进行审阅,包括抗菌药物使用和插管(尿管、静脉插管)评价,对不合理抗菌药物使用提出推荐意见,对无须插管的患者也尽量拔出;在这个过程中,每一位使用抗菌药物患者都需要填写评价表(图 25-2)。经过一年查房,患者使用抗菌药物比例变化不大,但强度大幅度减少[从 592 降低至 475.8DDD/(1 000 患

者·d)],其中注射用药(头孢曲松、厄他培南、氨苄西林)减少,口服药物(克拉霉素、环丙沙星、阿莫西林/克拉维酸)稍有增加,抗菌药物费用降低 35%;临床送检 CRP 和 PCT 比例成倍增加。患者病死率和再入院率变化不大。

日本一家医院针对医院内血流感染开展 MDT 抗感染治疗也取得良好效果。该项 MDT 在院内血流感染患者全程进行,分两个阶段。第一阶段,在得到临床微生物科血培养/涂片结果后,立即报告给主管医师和临床药师,临床药师快速调取患者临床病历,根据病原以及患者情况(如年龄、肝肾功能等)给主管医师推荐治疗方案;第二阶段,当得到血培养的最终结果后,药师将结果与患者情况进行综合,给主管医师提出降阶梯治疗或其他治疗建议,在此过程中,如果需要感染科医师进行会诊,将及时邀请感染科医师会诊处理。该研究历经两年(第一年为对照),结果发现干预组患者抗菌药物合理使用率和 30 天病死率均低于对照组(图 25-4),分别从 69.0% 上升到 86.5% 和从 22.9% 下降为 14.3%,其直接相关原因为 MDT 干预。

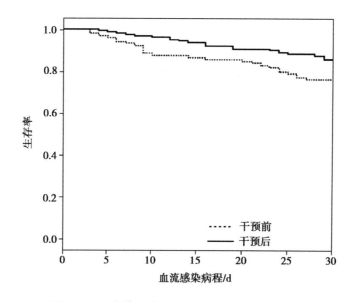

图 25-4   日本某医院 MDT 指导血流感染治疗结果

二、国内抗菌药物管理查房与抗感染多学科联合诊疗实践

中南大学湘雅医院于 1981 年开始医院感染预防与控制工作,当时开展金黄色葡萄球菌和铜绿假单胞菌医院感染的预防控制研究,1985 年设置医院感染管理委员会并在医务科下设医院感染预防控制组,配备 2 名专职人员和 1 名兼职人员,从事环境监测与医院感染病例监测、研究并采取控制措施预防医院感染。1989 年正式成立医院感染科并设置医院感染实验室,配备专职人员 5 人;目前在岗医师中有教授、副教授、主治医师、医师等学科梯队成员。

医院感染控制中心各级医师每年参加医院内感染性疾病的诊断与治疗性会诊 3 000~5 000 次,部分为全院性 MDT 查房模式,实施的模式主要为临床科室申请会诊,医院感染控制中心参与会诊指导抗菌药物合理使用。同时,部分模式为发现临床可疑多重耐药菌感染及医院感染疑似暴发时主动参与会诊、组织会诊。少量为省内会诊与省外电话咨询会诊。每年科室内部讨论感染疑难病例约 150 例,并开设多重耐药菌感染门诊、抗菌药物咨询门诊,在全院感染性疾病的诊疗中发挥积极的作用,推动抗菌药物的合理使用;会诊中主要为感染性疾病的诊断、治疗和预防提供意见,特别是对疑难感染性疾病诊断与治疗,耐药细菌的感染治疗提出诊疗意见,会诊效果明显。

医院感染控制中心积极参与产科、重症胰腺炎、加强监护病房等专科 MDT 多学科讨论查房,每年至少参与全院 MDT 查房 150 余例次。近年来,普外科联合医院感染控制中心、加强监护病房、超声影像科、检验科、营养科等专科形成每周 1~2 次的多学科查房模式,其中医院感染控制中心在该团队的工作中负责抗感染治疗方案的制订、多重耐药菌患者隔离措施的制订,治愈了大批合并复杂腹腔感染的重症患者,如合并肠瘘的复杂腹腔感染病例、合并假性动脉瘤大出血的复杂腹腔感染病例,使得感染性胰腺坏死病例的病死率从过去的 40% 下降到 18%,使得合并持续性器官功能衰竭的复杂腹腔感染的病死率从过去的 52.6% 下降至 24.6%。

（黄　勋　宋　超）

参考文献

［1］ World Health Organization. Antimicrobial stewardship programmes in health-care facilities in low-and middle-income countries: a WHO practical toolkit. Geneva: World Health Organization, 2019.

［2］ Australian Commission on Safety and Quality in Health Care. Antimicrobial stewardship in Australian health care 2018. Sydney: ACSQHC, 2018.

［3］ BOYLES T H, WHITELAW A, BAMFORD C, et al. Antibiotic stewardship ward rounds and a dedicated prescription chart reduce antibiotic consumption and pharmacy costs without affecting inpatient mortality or re-admission rates. PLoS ONE, 2013, 8(12): e79747.

［4］ 顾凯,李佳婕,罗璨. 美国医疗机构抗菌药物临床应用管理策略及对我国的启示. 现代药物与临床, 2019, 34(07): 2232-2237.

［5］ 曹彬. 感染性疾病科医生应具备的素养. 传染病信息, 2012, 25(01): 46-49.

［6］ 黎春辉. 临床药师查房促进抗感染药物的合理应用. 中国执业药师, 2010, 7(05): 3-5.

［7］ 徐敏,易文婷. 美国医院感染管理运行机制及启示. 中华医院感染学杂志, 2013, 23(07): 1638-1640.

［8］ 王莹,李歆. 美国医院抗菌药物管理项目简介及对我国的启示. 中国医院用药评价与分析, 2019, 19(12): 1521-1524.

［9］ 刘又宁. 疑难重症抗感染治疗需要多学科协作. 天津医药, 2016, 44(01): 1-2.

［10］ 黄劲华,魏润新,马莹,等. 基于多学科协作模式抗菌药物管理体系的应用效果. 广西医学, 2018, 40(20): 2475-2477.

［11］ 杨杰,安琪,李峰,等. 药物治疗管理模式在抗感染多学科诊疗中的应用探讨. 中国药事, 2019, 33(12): 1464-1468.

［12］ TSUKAMOTO H, HIGASHI T, NAKAMURA T, et al. Clinical effect of a multidisciplinary team approach to the initial treatment of patients with hospital-acquired bloodstream infections at a Japanese university hospital. Am J Infect Control, 2014, 42: 970-975.

第二十六章

医院多重耐药菌感染防控

多重耐药菌(multidrug-resistant organism,MDRO)的发生和流行给临床抗感染治疗以及医院感染防控带来了严峻的挑战。由于临床上可以用来治疗 MDRO 感染的药物有限,感染治疗面临着巨大的挑战,导致患者住院时间延长,医疗费用增加,病死率上升。新抗菌药物的研发上市与细菌耐药性的发展此消彼长,目前,细菌耐药性发展似有压倒抗菌药物研发的趋势。因此,多重耐药菌感染预防与控制显得尤为重要。

WHO 在 2011 年世界卫生日提出"遏制耐药:今天不采取行动,明天就无药可用"的呼吁,并在 2015 年发布了《全球细菌耐药控制行动计划》;于 2017 年 11 月 16—22 日设定世界首个提高抗生素认识周,发起了"慎重对待抗生素"的全球运动,旨在提高公众、决策者、卫生和农业专业人员的认知。2016 年 8 月国家卫生计生委等 14 个部委联合制定了《遏制细菌耐药国家行动计划(2016—2020 年)》,以积极应对细菌耐药带来的挑战,提高抗菌药物科学管理的水平,遏制细菌耐药的发展与蔓延。目前,消除由"超级细菌"所致感染比以往任何时候都显得更加困难。美国 CDC 提出了四项核心计划,以应对 MDRO 的挑战,即监测、抗菌药物管理、改进药物和诊断、预防和控制传播。

第一节 抗菌药物临床应用管理与 医院多重耐药菌感染防控

抗菌药物的应用与细菌耐药的发生和与传播有着密不可分的关系,特别是不合理使用抗菌药物对耐药菌的发生和流行起到推波助澜的效果。实施抗菌药物管理(AMS)策略在国际上被公认是解决全球细菌耐药性危机的关键战略,在发达国家和地区,通过实施 AMS 已经取得耐药控制的成果。

耐药菌预防与控制是 AMS 的重要组成部分。AMS 与感染控制具有各自工作目标和工作重点,医疗机构也分别建立了相应的工作团队。感染控制目的在于提高患者在院期间的安全性,避免发生各种可能的医院感染,AMS 最终目的在于控制耐药,细菌耐药控制是两者相互交汇的工作重点(图 26-1)。在团队建设上,感染控制专家是 AMS 重要成员(参考第十五章)。

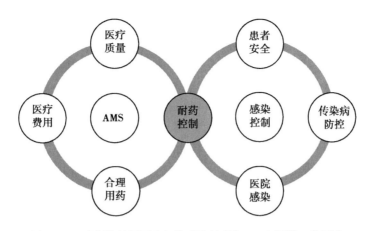

图 26-1　耐药控制是医疗机构感染控制与 AMS 团队工作重点

　　耐药控制是 AMS 的最终目标,AMS 与多重耐药菌防控是相互促进,相得益彰。AMS 与感染控制在 MDRO 发生流行的不同阶段发挥作用;AMS 通过抗菌药物合理使用减少耐药菌的发生,感染控制则通过消毒、隔离、手卫生等,减少耐药菌感染和传播。如果感染控制做得好,一部分 MDRO 感染是可以预防的,需要抗菌药物治疗的多重耐药菌感染就会减少;如果能够应用非抗菌药物措施预防 MDRO 感染,而不是过度依赖抗菌药物预防多重耐药菌感染,就能减少预防性使用抗菌药物。反之亦然,如果多重耐药菌防控做得不好,无疑增加抗菌药物使用量与使用抗菌药物的级别,增加抗菌药物压力,增加细菌产生耐药性的动力,形成恶性循环(图 26-2)。

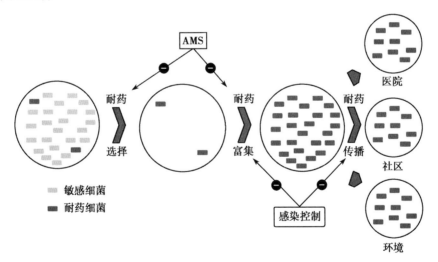

图 26-2　AMS 与感染控制对细菌耐药控制的协同作用

第二节　多重耐药菌及其感染暴发的监测与控制

一、多重耐药菌的定义

MDRO 指对通常敏感的 3 类或 3 类以上抗菌药物同时耐药的细菌。广义的 MDRO

包括泛耐药菌(extremely-drug resistance, XDR)和全耐药菌(pan-drug resistance, PDR)。对 MDRO 的定义国际上仍存在不同意见和定义,但大多还是采用对 3 种以上抗菌药物耐药的标准。常见 MDRO 包括革兰氏阳性菌的耐甲氧西林金黄色葡萄球菌(methicillin resistant *Staphylococcus aureus*, MRSA)、万古霉素耐药肠球菌(vancomycin-resistant *Enterococcus*, VRE)、革兰氏阴性菌的产超广谱 β-内酰胺酶肠杆菌科细菌[Extended-Spectrum β-Lactamase(ESBL) producing Enterobacteriaceae]、碳青霉烯类耐药肠杆菌(carbapenem resistant Enterobacteriaceae, CRE)、碳青霉烯类铜绿假单胞菌(carbapenem resistant *Pseudomonas aeruginosa*, CRPA)和碳青霉烯类鲍曼不动杆菌(carbapenem-resistant *Acinetobacter baumannii*, CRAB)。

2017 年 WHO 按照细菌耐药性强弱、细菌传播难易程度和需新型抗生素的迫切性等将"超级细菌"分为极度优先(critical priority)、高度优先(high priority)和中等优先(medium priority)三级。极度优先的 3 种"超级细菌"包括 CRAB、CRPA 和 CRE,主要见于各种医院感染,特别在各种大型医疗机构较为常见。十分重要的 MDRO 包括 MRSA、VRE。

二、医院多重耐药菌感染监测与暴发流行

1. 医院感染暴发 医院感染暴发是指在医疗机构或其科室的患者中,短时间内发生 ≥ 3 例同种、同源感染病例的现象。

对于 MDRO 导致的医院感染,医疗机构或其科室的患者中,短时间内分离到 3 例及以上的同种多重耐药菌导致的感染,且药敏试验结果完全相同,可认为是疑似 MDRO 感染暴发;3 例及以上分离的多重耐药菌,经分子生物学检测基因型相同,可确认为 MDRO 感染暴发。在一所医院或其科室,初次出现 CRE、VRE、万古霉素耐药金黄色葡萄球菌(vancomycin resistant *Staphylococcus aureus*, VRSA)等重要耐药菌院内感染时,也须按多重耐药菌感染暴发调查和处置。

2. 医院感染监测 医疗机构应高度重视 MDRO 感染监测,对于有感染症状的患者,应及时送检相应的微生物标本进行检测(如培养、核酸检测等)。当从标本中检出临床重要耐药菌时,实验室应将结果及时通知相应的临床医务人员和感控人员。

按照卫生部 2009 颁布《医院感染监测规范》要求,各医疗机构需要分析 MRSA 占金黄色葡萄球菌的构成比及分离绝对数,对抗菌药物的耐药率;泛耐药鲍曼不动杆菌和泛耐药铜绿假单胞菌的构成比及绝对分离数;VRE 占肠球菌属细菌的构成比和绝对分离数等。国家卫生和计划生育委员会 2015 年颁布的《医院感染质量控制标准》要求需要监测多重耐药菌感染发现率和多重耐药菌感染检出率,分别按下列公式计算:

$$多重耐药菌感染发现率 = \frac{多重耐药菌感染患者数(例次数)}{同期住院患者总数} \times 100\% \qquad 式(26-1)$$

$$多重耐药菌感染检出率 = \frac{多重耐药菌检出菌株数}{同期该病原体检出菌株总数} \times 100\% \qquad 式(26-2)$$

3. 医院感染暴发调查 医院感染暴发是医院感染危害性的集中体现和严重体现,有 2%~10% 的医院感染以暴发的形式发生。医院感染暴发调查主要通过现场流行病学调查方法结合分子生物学分型方法进行。

流行病学调查对于查明暴发事件的传染源、传播途径及发生过程,制定防止感染继续传

播的策略具有十分重要的作用。常用的流行病学调查方法有病例-对照研究、队列研究、现场试验研究等。近些年来,分子分型技术在确认医院感染暴发以及传染源方面的优势越来越明显,而病例-对照研究或队列研究等分析流行病学方法的应用在识别医院感染暴发危险因素方面则应用广泛。因此,在医院感染暴发事件的调查过程中,我们应根据实际情况,选取合适的调查方法或结合分子分型方法和流行病学方法,以达到最终的目的。

分子分型方法的应用有助于多重耐药菌医院感染监测,及时发现医院感染暴发以及医院感染暴发的来源。在国外,分子分型方法已广泛应用于医院感染或医院感染暴发的调查,这不仅能帮助医疗机构更好地实施医院感染控制项目,而且还能对资源进行有效配置。选择合适的分子分型方法很大程度上取决于在医院感染暴发调查过程中需要解决的问题,事件的流行病学背景以及暴发时的时间和地理环境。脉冲场凝胶电泳(PFGE)一直被认为是大部分细菌分子鉴定的“金标准”,该方法也是目前国际上用于医院感染暴发调查最常见的分子分型方法。多位点基因序列分型(MLST)是近年来应用较为广泛的方法,该方法分型能力较 PFGE 更强,重复性好,已经成为主要的耐药菌分析流行病学调查方法。全基因组测序方法(WGS)具有极高的鉴别能力,能鉴别 PFGE 无法鉴别的基因序列高度同源的病原体。然而,由于 WGS 成本高,需要投入相对较多的人力、物力和时间,该方法在医院感染的监测以及医院感染暴发的调查的普及具有一定的局限性。

三、多重耐药菌医院感染防控的防控策略与具体措施

(一) 多重耐药菌医院感染防控通用策略

MDRO 医院感染的预防和控制是一个涉及范围广泛的课题,其基本原理包括两个方面和三个环节。两个方面是指通过合理使用和管理抗菌药物,减少和延缓 MDRO 的产生;其次,通过加强医院感染管理,预防 MDRO 医院感染和控制 MDRO 的传播,主要包括监测与干预。三个环节是基于 MDRO 感染链的不同环节采取相应措施,主要针对外源性感染而言,即隔离、治疗感染者和定植者,消除或限制感染来源;切断传播途径,阻断感染在人与人之间传播,主要依靠手卫生和环境物体表面清洁与消毒;保护易感者,预防患者感染 MDRO。减少内源性感染主要靠去定植,去定植方法目前主要包括选择性消化道去污(selective digestive decontamination,SDD)和选择性口咽去污(selective oropharyngeal decontamination,SOD)。医院感染的防控需要多部门合作,包括政府有关部门的作为,抗菌药物合理使用和管理是十分重要的一环。

(二) 多重耐药菌医院感染防控具体措施

1. MDRO 主动监测　是监测多重耐药菌的传统方法,如病例调查、患者送检标本阳性结果的记录、分离细菌耐药性总结分析以及追踪观察等不能适应目前 MDRO 种类增多的新形势。目标性监测是指医院感染管理部门确定重点监测 MDRO 的种类后,主动开展 MDRO 目标性监测,建立监测组织体系,明确分工职责,规范目标性监测程序,加强多学科的合作,尤其是微生物室、临床部门和感染控制部门之间的合作,以预防和控制 MDRO 感染。

21 世纪初,英国政府把减少医疗相关性感染作为控制抗菌药物耐药性问题的工作重点,建立了针对艰难梭菌感染和 MRSA 菌血症感染的监测体系。德国研究发现目标性监测可减少 MRSA 在 ICU 中传播,推荐入院时对 MRSA 可能阳性患者进行目标性监测。目前,美国 CDC、欧洲 CDC、WHO 都已经建立起不同范围的细菌耐药监测网,及时收集、总结、分析和公

布细菌耐药监测数据,为制定细菌耐药防控政策提供科学的监测数据资料。

我国已经建立全国性、区域性、省市级以及专项细菌耐药监测网,并获取了丰富的细菌耐药大数据,对于卫生行政部门制定抗菌药物管理和医院感染管理策略发挥了积极的作用。医院耐药细菌监测主要依靠临床细菌培养标本送检和临床微生物实验室检测两方面的协调配合,然后再依靠医院感染防控部门及临床微生物部门对数据进行分析和反馈。医院感染监测的指标主要有 MDRO 检出率和 MDRO 感染发生率,前者主要针对细菌,后者则针对患者;可以针对不同细菌,也可以针对不同科室进行总结、分析和反馈。临床科室和抗菌药物临床应用管理部门,利用细菌耐药监测结果合理选择抗菌药物和开展 AMS。

分析耐药细菌监测结果时,包括多个维度,如不同耐药细菌、不同时间段、不同区域(或科别)、社区获得性或医院获得性等,同时需进行趋势分析;也可以结合抗菌药物使用情况,如 DDD、DOT 指标等分析二者之间的相关性。充分利用耐药细菌监测结果,及时反馈至临床部门、药学部门、医院感染管理部门,作为医院感染抗菌药物调整依据之一,评价抗菌药物管理及 MDRO 医院感染管理的成效和持续质量改进等。

医院内细菌耐药性监测特别重要,不仅是临床需要,同时也是所有细菌耐药监测网络的基石和 MDRO 医院感染发现的方法之一,做好医院内细菌耐药性监测需要临床科室积极送检合格标本、临床微生物室提供正确检测、及时给临床回报检测结果和定期总结分析细菌耐药性,参加监测网络的医院须及时上报,医院须及时利用监测数据促进 AMS。

2. MDRO 主动筛查培养和去定植　主动筛查培养是指在入院时和入院后对无感染症状的患者定期取样进行细菌培养,以发现多重耐药菌定植者。主动筛查培养已成为控制 MDRO(特别对 MRSA、CRE)的一项重要策略,通过主动筛查发现感染/定植者,并将其作为对防控 MDRO 的总体战略的一部分。然而,由于现有 MDRO 防控研究都包括其他综合干预措施的作用,很难确定单独主动筛查对预防和控制 MDRO 的影响。CRE 可以在不进行主动筛查培养的情况下得到控制,特别是医疗资源匮乏时,提高整体综合感染防控能力可能比主动筛查更合适。对患者进行 MRSA 术前主动筛查并去定植,可以减少术后 MRSA 和其他病原体引起的败血症。单独使用氯己定制剂可以减少获得 MDRO 感染和医院获得性菌血症的发生率,分别减少的发生率为 23% 和 28%。使用氯己定制剂对多重耐药革兰氏阴性菌感染的具体影响尚未得到很好的证实,且最近出现了氯己定耐药菌株,这使得人们对常规使用氯己定制剂去定植引起担忧。不建议常规开展环境 MDRO 监测,仅当有流行病学证据提示 MDRO 的传播可能与医疗环境污染相关时才进行监测。

开放的上呼吸道病原体定植和呼吸道 MDRO 感染有因果关系。去定植包括 SDD 和 SOD。SOD 是指对携带某特定 MDRO 的患者,口咽局部预防性地应用非吸收性抗菌药物,清除其携带的病原体,以减少交叉传播。选用非吸收性抗菌药物选择性消化道去污染已被证实可预防机械通气患者医院感染,在欧洲已被广泛使用,但各前瞻性随机对照研究用的药物各不相同:包括给气管切开的患者给予庆大霉素或使用多黏菌素、妥布霉素、两性霉素 B 以清除口咽部定植菌,口服肠道不吸收抗菌药物,如多黏菌素 B、硫酸新霉素、盐酸万古霉素或者妥布霉素、硫酸黏菌素、两性霉素 B 等。法国的一项研究还证实,局部给药多黏菌素联合妥布霉素和氯己定洗浴联合鼻莫匹罗星使获得性 MDRO 感染大幅减少。美国密歇根安娜堡退伍军人事务处扩展护理中心和美国辛辛那提基督医院均用鼻莫匹罗星软膏减少了 MRSA 定植感染。泰国曼谷三级护理大学医院和荷兰阿姆斯特丹医学中心的随机对照试验和荟萃分析表明,2% 氯己定溶液口腔消毒是预防机械通气患者 VAP 的一种安全有效的方法。然而,法国进行的一项随机、双盲、多中心的研究表明,选择性消化道去污并不能改善 ICU 机械通气患者的存活率,尽管这大大增加了他们的护理费用。近期也有用健康人粪菌移植进行倡导 CRE 去定植尝试,效果尚未得到肯定。

3. **手卫生**　手卫生是医务人员洗手、卫生手消毒和外科手消毒的总称。医务人员双手携带细菌种类、数量均远高于普通人群,手卫生因此成为切断感染途径进而控制医院感染最简单、最重要的方法。医护人员的手是 MDRO 接触传播最重要的途径,注意手卫生的重要性已得到医务工作者及医院感染管理部门的公认,怎么强调手卫生都不过分,因为我们做得还远远不够。手卫生的改善与降低医疗保健相关感染率和/或 MDRO 感染率,以及减少传播密切相关。尽管如此,手卫生的依从率在医疗机构中仍不尽人意,部分医疗机构手卫生依从率低至 20%~30%。使用含乙醇擦手剂擦手而不需其他额外的消毒剂消毒手即可以完成对手的充分消毒,速干手消毒剂中的乙醇可快速杀灭手上的暂居菌,而氯己定等消毒剂还能产生残留效应。

按 WHO 提出的实施手卫生的 5 个时刻,医务人员在接触患者前、实施清洁/无菌操作前、接触患者后、接触患者血液/体液后以及接触患者环境后均应进行手卫生(图 26-3)。

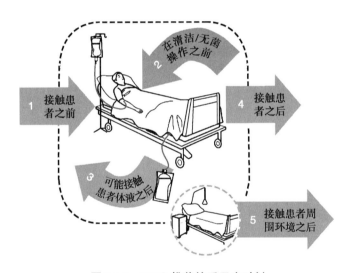

图 26-3　WHO 推荐的手卫生时刻

手卫生方式包括洗手和手消毒。提高手卫生依从率主要从三个方面着手,一要提高手卫生意识,二要改善手卫生条件,三要做好督查与反馈,三者缺一不可。2009 年 WHO 推荐采用手卫生评估系统评估医疗机构医务人员手卫生执行情况,并在 2010 年发表了《手卫生多模式促进指南》,推荐采用多模式提高手卫生依从性。英国威尔士的一项研究表明,除了对手卫生的宣传、教育和提倡,高效的手部清洁剂也相当重要。有研究证明了 70% 乙醇和 10% 聚维酮碘可能是最有效的去除鲍曼不动杆菌的清洗剂。布里斯班皇家妇女医院 ICU 则使用了三氯生,该举措使手卫生的有效性大大提高,抗生素处方和 MDRO 医院感染率均有所降低。

4. **环境清洁与消毒**　医疗环境容易被 MDRO 污染,尤其是收治 MDRO 感染或定植患者的床单元,以及接受 MDRO 感染或定植患者检查及康复的检查台等场所和物品。污染来源包括患者的排泄物、分泌物、飞沫的直接污染,接触患者的手、排泄物、分泌物及周围物品后被污染的医务人员的手等的间接污染。各类物体表面,尤以床栏、床边桌(柜)、呼叫按钮、各种监护仪表面及导线、输液泵、床帘、门把手、计算机键盘与鼠标等手接触频繁的物体表面更甚。这些物体表面一旦被 MDRO 污染,如不进行有效清洁与消毒,即可成为新的感染源或储菌源,如 MRSA 污染的键盘鼠标、多重耐药鲍曼不动杆菌或 CRE 污染的床栏或输液泵等。因此,环境清洁与消毒在阻断 MDRO 传播方面具有极重要的价值。

医疗机构应制定环境清洁与消毒制度,切实落实卫生部 2012 年颁布的《医疗机构消毒技术规范》和国家卫生和计划生育委员会 2016 年颁布《医疗机构环境表面清洁与消毒管理规范》的要求。对环境物体表面的消毒须遵循以下原则。

(1) 先清洁后消毒,湿式卫生原则。

(2) 选择合适的清洁剂与消毒剂,选择合适的清洁工具,无明显污染可选择消毒湿巾进行清洁与消毒。

(3) 已明确污染病原体时应选择对该病原体有效的消毒剂。

(4) 采用正确的清洁方法由上至下、由里及外、由轻度污染区至重度污染区有序清洁,有多名患者同住的病室,遵守清洁单元化操作。

(5) 清洁工具分区使用标识明确,不应将使用后或污染的清洁工具重复浸泡至清洁用水、使用中清洁剂或消毒液内,恰当清洁和消毒清洁工具。

(6) 发生患者血液及其体液污染时,随时进行污点清洁与消毒。

(7) 环境表面消毒不宜使用高水平消毒剂做日常消毒,使用中的新生儿暖箱及新生儿床内表面的日常清洁应以清水为主,不应使用任何消毒剂。

(8) 清洁与消毒精密仪器表面时,应参考其说明书选择清洁剂与消毒剂。

(9) 对于易污染、高频接触、难以清洁与消毒的物体表面,可采用屏障防护措施,一用一更换。

(10) 清洁与消毒环境表面时,注意清洁消毒人员的个人防护。

除传统方法外,还有消毒湿巾、大功率紫外线灯、过氧乙酸雾化装置等,均已经在临床应用并取得良好效果。

5. 隔离患者和接触预防 美国 CDC 建议对所有感染或定植可以通过接触传播的病原体(包括 MDRO)的患者进行提前干预。干预措施主要有对感染或定植 MDRO 患者采取单间隔离;无单间时,可将相同 MDRO 感染/定植患者安置在同一房间;不应将 MDRO 感染/定植患者与留置各种管道、有开放伤口或免疫功能低下的患者安置在同一房间;接触患者时戴手套、穿隔离衣/围裙。隔离房间或隔离区域应有隔离标识,并有注意事项提示。接触预防措施对 MDRO 传播的影响是否超过良好的手卫生和遵守基本感染控制原则仍需积累证据。除接触预防措施外,还有许多干预措施有效,如改善人员配备水平,开展教育活动和手卫生活动,但很难确定哪种措施影响最大,尤其不能忽视充足的人员配置对于实施接触预防措施的重要性。尽管对患者采取接触预防措施的额外负担可能会影响医务人员遵守这些措施,仍有证据表明实施接触预防措施确实可以改善手卫生依从性,并且仍然建议对 MDRO 定植或感染患者实施接触预防措施。

尽管有研究认为接触隔离与一些医疗差错和不良事件的增加相关,如低血糖或高血糖、血栓栓塞、出血、多重耐药菌引起的呼吸机相关性肺炎（VAP）。但文献综述表明，医院管理中 MRSA 的隔离措施总体来说是非常有效的，即使在流行暴发环境下也能减少 MRSA 感染。法国贝桑松大学医院、英国格拉斯哥三级医院等的研究也表明隔离室大大减少了 ICU 医院感染的发生率。新生儿 ICU 的接触隔离可使 MRSA 医院传播的风险减少了 16 倍。然而不是所有 MDRO 患者都能实现单间隔离，目前我国 ICU 单间病房少，主要用于严重 MDRO 感染患者的接触隔离。德国 ICU 医院感染监控系统的数据表明，34.4% 的德国 ICU MRSA 感染未隔离。干预措施的执行非常重要，如手卫生的依从性有待提高。

6. AMS 与 MDRO 控制　为有效遏制耐药菌的快速增长，持续做好 AMS 工作，医疗机构应成立抗菌药物合理应用与管理小组，按照安全、有效、经济的原则，制定医院抗菌药物目录，优先选择循证医学证据充分的品种，并在实践中不断优化与动态调整；对围手术期及非手术患者预防用药应严格掌握指征。治疗用药应充分考虑患者、微生物以及抗菌药物三要素，医疗机构要制定详细的抗菌药物合理应用培训及考评方案，并严格培训落实；医师应掌握各类抗菌药物的抗菌谱、药代药效学参数、药物的不良反应，在启用抗菌药物前尽可能送检微生物标本，积极查找病原体，以开展针对性治疗；治疗过程中综合考虑患者的感染部位、基础疾病、发病场所、病理生理状态选择抗菌药物。充分发挥临床药师在抗菌药物管理中的作用，将抗菌药物管理纳入处方审核和点评，推荐信息化手段实现处方的前置审核、过程干预，不断加强重点抗菌药物以及联合用药的监管；推荐开展重点抗菌药物的治疗浓度监测，指导临床精准用药；感控部门专业技术人员应当参与抗菌药物临床应用、耐药菌的管理以及感染性疾病多学科会诊；感染性疾病科医师应发挥专业优势，对临床其他科室抗菌药物临床应用提供技术指导；检验学科积极探索快速诊断技术，以提高感染性疾病诊断效率，促进抗菌药物精准使用；信息部门通过信息化手段实现抗菌药物临床使用的动态监测（具体内容参见本书不同章节）。

7. 预防 MDRO 感染集束化措施　感染控制的干预措施既要侧重于减少病原体的传播，同时也应注重降低易感者的感染风险，预防其获得感染。降低感染风险预防感染、减少抗菌药物使用预防多重耐药菌感染均与患者结局相关。预防 MDRO 感染集束化措施（bundle）是将数种单独实施有效的干预措施一起实施，取得的效果往往优于单独应用任何一种措施。

集束化措施不仅对外源性感染有效，对内源性感染也有效。如采取集束化干预措施预防导尿管相关泌尿道感染，包括避免不必要的导尿，严格执行无菌技术插入导尿管，根据指南的建议维护导尿管，每日评估留置导尿管的必要性，及时拔除导尿管等；预防呼吸机相关性肺炎的集束化干预措施包括抬高床头 45°（若达不到 45°，则至少为 30°），进行连续声门下吸引引流分泌物，每日评估是否可以停止使用呼吸机并拔管，口腔护理和氯己定擦浴，入院后 24~48 小时内开始肠内营养等；预防血管导管相关血流感染的集束化干预措施包括插入导管时的最大无菌屏障，插入导管时使用氯己定消毒皮肤，避免股静脉插管，选择最佳导管插入套件（侧重感染和并发症风险），护理导管时进行有效的手卫生，每日评估留管必要性并及时拔管等。

虽然集束化干预措施实施起来有一定难度，但总体而言仍相对简单，需要的资源也较少，且已有证据表明，采取集束化干预措施可降低感染发生率。采用预防手术部位感染（SSI）集束化干预措施后，结直肠手术后 SSI 发生率为 2%，而采取单个护理措施的患者 SSI 发生率为 17%；韩国一项多中心研究结果显示，在实施预防 VAP 集束化措施后，VAP 发生率从

4.08/(1 000 呼吸机·d)降至 1.16/(1 000 呼吸机·d),且缩短了住院天数。实施预防中央导管相关血流感染(CLABSI)集束化措施使 CLABSI 发病率降低 56%;尽管不同的研究使用不同的集束化措施,但均可以起到降低 CLABSI 发生率的作用。

不同 MDRO 集束化措施各有不同,但防控思路相一致,以 CRE 防控为特点,一般推荐六步法策略(表 26-1)。在不同的 MDRO 防控中,各种策略的价值有所差异(表 26-2)。

表 26-1 碳青霉烯类耐药肠杆菌感染防控的六步法策略

第一步:确定是否存在 CRE	第五步:特殊感控策略
第二步:确定 CRE 发生部门以及对医院的影响	1. 筛查
第三步:实施早期 CRE 检测与防控措施	2. 感控措施
第四步:强化已有的感控措施	3. AMS
1. 教育医务人员	4. 微生物检验能力提升
2. 限制患者转移	5. 参考实验室的利用
3. 环境去污染	6. 强制性报告制度
4. 门诊加强卫生管理	7. 监测与网络建设
5. 减少侵入性操作	8. 国际合作
	第六步:调查社区 CRE 传播

表 26-2 各种感染防控策略在不同 MDRO 防控中的推荐

MDRO 类型	手卫生	接触预防	单间隔离	主动监测	环境监测	环境消毒	去定植	AMS	多学科协作
MRSA	++	++	++	++	+/-	++	+	++	++
VRE	++	++	++	++	+/-	++	+/-	++	++
ESBL(+)E*	++	++	+/-	+/-	+/-	++	+/-	++	++
CRE	++	++	++	++	+	++	+	++	++
CRAB	++	++	++	+	+	++	+/-	++	++
CRPA	++	++	++	+	+	++	+/-	+	++
CD*	++	++	++	+/-	+/-	++	+/-	++	++

注:ESBL(+)E*,产 ESBL 肠杆菌;CD,艰难梭菌。++、+、+/-,分别表示强烈推荐、一般推荐、不常规推荐。

8. MDRO 医院感染防控质量评价及持续改进 评价 MDRO 防控效果的直接指标包括减少 MDRO 感染病例数,降低 MDRO 感染现患率和发病率,减少因 MDRO 感染的病死率等。评价 MDRO 感染防控效果的间接指标包括手卫生基本设施配置及手卫生依从性,环境清洁与消毒方法是否符合要求,接触隔离依从性,MDRO 主动筛查依从性,抗菌药物临床应用监测指标,预防 MDRO 感染教育培训指标,MDRO 感染目标监控等。这些指标均从不同角度反映 MDRO 感染防控措施的落实情况,是反映 MDRO 感染防控效果的过程指标。直接指标与间接指标相结合的综合评价能较好地评价 MDRO 感染防控效果。

持续质量改进中应注意以下问题:①做好各项防控措施执行情况的督查,如手卫生依从率、环境清洁消毒合格率、隔离依从率等,将督查结果及时反馈至被督查部门及相关人员,同时更应分析依从性差的原因,及时采取针对性改进措施。②充分利用监测结果,如 MDRO 感染发病率、MDRO 以及特殊耐药菌检出率及感染病例数变化,将监测结果反馈至临床部门并提出评价意见,引起临床重视。③积极开展培训,既有基础性培训,又有针对存在的问题展开的针对性培训。培训内容包括 MDRO 相关知识与相关技能培训,如保洁员如何进行有序清洁与消毒。培训形式包括课堂培训与现场培训,也可以通过微信网络平台、视频播放、宣传栏、海报等形式培训,尤其注意各类人员的培训,如保洁员、物业公司主管、陪护人员、陪检人员的培训。④修改完善制度和优化流程,如 MDRO 医院感染管理制度,环境清洁消毒制度,手卫生制度,隔离与接触防护制度等,及时修改、补充和完善各项制度实施过程中发现的问题。⑤充分利用信息系统进行 MDRO 监测,力求及时可靠,监测指标合理,对重点科室实行个性化监测。监测系统要具有 MDRO 感染暴发预警功能,并能及时提醒专职人员及临床科室主任和护士长。耐药细菌监测的结果可以评价终末防控效果,防控措施执行的督查结果可以评价过程防控效果,监测与督查结果均有助于发现防控存在的问题,对防控质量的持续改进十分重要。

第三节　医院多重耐药菌感染防控实践

一、国内医院多重耐药菌感染防控实践

(一) 提升干预措施的依从性,降低 MDRO 医院感染发病率

贾会学等人于 2013 年 10 月—2014 年 9 月对我国 12 个省市 46 所医院进行 MDRO 医院感染防控干预研究,各机构医院感染管理专职人员经过统一培训,使用统一的监测方法及调查表进行主动监测,每日获取实验室信息系统细菌培养及抗菌药物敏感试验结果。对细菌培养阳性的住院患者进行前瞻性调查,包括查看患者的病历、各种感染相关检查结果,疑难病例则直接查看患者和/或与临床主管医师讨论,以明确感染诊断。调查时根据诊断标准判定所分离的细菌为医院感染、社区感染、定植或污染。对诊断为感染及定植的患者,通知临床科室采取防控措施并对防控措施的依从性进行观察,填写 MDRO 感染监测表及依从性观察表。

其中,2013 年 10 月—2014 年 3 月为基线调查阶段(干预前),该阶段未采取任何干预措施;2014 年 4—9 月为实施干预措施阶段(干预后),积极推进各项防控措施的执行,提高依从性,如进行针对性培训、现场监督反馈、正式会议反馈、借助医院管理平台进行绩效评估等。调查比较干预前后 MDRO 感染日发病率及防控措施依从性。结果显示,共监测 34 081 例病例,住院总日数为 302 818 天,MDRO 医院发病的感染 1 122 例次,例次发病率为 3.71‰。各种 MDRO 以 CRAB 医院感染例次日发病率(2.47‰)最高,各综合 ICU 以外科 ICU 感染例次日发病率(5.55‰)最高。总体 MDRO 感染例次日发病率由干预前的 3.96‰,降至干预后的 3.53‰,差异有统计学意义;干预后呼吸 ICU 和急诊 ICU 医院获得性感染例次日发病率均低于干预前。干预后各项防控措施:患者隔离、同种病原体隔离、悬挂隔离标识、手卫生、戴手套、物品专用依从率,以及医师、护士、保洁员知晓率均明显提高,差异均有统计学意义。该多中心研究提示通过采取 MDRO 防控措施及对其依从性进行监测,可有效提升各措施的依从性,降低 MDRO 医院感染发病率。

(二) MDRO 目标性监测及干预降低神经科 ICU 患者医院感染发病率

四川大学华西医院对 2011 年 3—12 月入住神经科 ICU 超过 48 小时的患者进行 MDRO

目标性监测,采取综合干预措施,比较干预前后 MDRO 感染情况。采取的干预措施主要包括:医院感染管理科工作人员每日对神经科 ICU 住院患者进行的各种医疗活动进行监控、查阅患者病历、床旁诊查各种侵入性置管、调查并追踪病情,对转出神经科 ICU 患者随访 48 小时;神经科 ICU 专职感控护士每日填写患者日志。2011 年 8 月开始逐步实施各项干预措施,如严格执行清洁消毒、隔离的基础上加强手卫生、动态数据反馈、培训教育等。结果显示,共监测住院患者 932 例,发生 MDRO 医院感染 72 例,发病率为 7.73%;居前 5 位的 MDRO 为鲍曼不动杆菌、肺炎克雷伯菌、铜绿假单胞菌、金黄色葡萄球菌、大肠埃希菌。MDRO 医院感染部位以下呼吸道为主,其次为泌尿道和血液系统。干预前 MDRO 检出率为 11.70%(55 株),干预后为 3.68%(17 株),差异有统计学意义。

(三) 实施精细化管理持续改进医院感染管理质量

湖南省人民医院探讨精细化管理方法在 MDRO 预防与控制中的成效。2013 年 1 月起对 MDRO 实施精细化管理,实行多学科协作机制,明确各部门职责并完善管理监测流程,要求微生物室检测到 MDRO 后立即报告医院感染管理科,医院感染管理科根据自行设计的"MDRO 调查表"对目标性监测的病例进行病历调查和床旁调查。数据主要来源于电子病历系统和医院感染管理系统,调查内容包括患者基本情况、分离病原体、是否开接触隔离医嘱、是否为医院感染、是否上报等情况。同时,医院感染管理科专职人员连续两年在全院范围内进行了手卫生依从性调查,在医务人员不知情的前提下,按照统一设计的表格和观察方法,根据统一的要求和定义,观察医务人员手卫生执行情况。比较 2012 年和 2013 年(精细化管理前后)MDRO 医院感染情况。结果显示:2013 年 MDRO 医院感染所占比例为 36.65%(70/191 例),低于 2012 年的 48.44%(62/128 例);2013 年医院感染报告率、接触隔离执行率和医务人员手卫生依从率分别为 80.00%、70.16%、75.86%,明显高于 2012 年的 32.25%、28.13%、44.09%。提示实施精细化管理可增强医护人员 MDRO 医院感染防控意识,有利于医院感染管理质量持续改进。

(四) 流程再造增强合作,提高医院感染管理效果

武汉市第四医院探讨流程再造在提高多部门参与多重耐药菌感染管理的效果,为医院多部门协作管理提供方法学指导。以 2015 年 7 月—2016 年 6 月流程再造前的 370 例患者作为对照组,以 2016 年 7 月—2017 年 6 月流程再造后的 302 例患者作为观察组,应用流程再造完善医院内多重耐药菌发现、报告、合作、处置等各个环节流程,比较应用流程再造前后各项医院感染质量评价指标的差异。应用流程再造后,多重耐药菌信息从检验科传送到临床科室的时间由(240±30)分钟缩短至(8±2)分钟;多重耐药菌医院感染发生率由 2.39‰ 下降至 1.56‰,多重耐药菌检出率由 13.42% 下降至 11.09%,差异均有统计学意义。多重耐药菌各项防控措施依从率和知晓率由 58.11%~71.89% 提高至 84.11%~92.05%;抗菌药物使用率从 53.18% 下降至 48.45%,使用强度由 44.76 下降至 38.26DDD/(100 患者·d),治疗性抗菌药物使用前微生物送检率从 46.68% 上升至 53.62%。流程再造增强了各部门参与合作程度,发挥了学科间优势互补,提高了医院感染管理效果。

(五) 综合干预提高防控措施执行力度,减少 MDRO 的传播

空军军医大学唐都医院以 2014 年 3 月 1 日—4 月 30 日为基线调查阶段,2014 年 5 月 1 日—6 月 30 日为干预阶段(采取综合干预措施),比较干预前后 5 个 ICU 中 MDRO 患者接触隔离措施落实情况、医护人员 MDRO 相关知识知晓情况,并了解提高 MDRO 预防控制措施

依从率对 ICU 病房 MDRO 传播的影响。结果显示：干预后医务人员对 MDRO 传播方式、接触隔离措施和转科告知知晓率（分别为 100.00%、98.89%、93.33%），均明显高于干预前（分别为 67.22%、61.11%、45.56%）；除单间隔离外，其他防控措施（隔离医嘱、床旁隔离、穿隔离衣、挂隔离标志）的依从率（>70%）均显著高于干预前（<50%）。干预后 MDRO 的检出率为 7.16%（90/1 257），也明显低于干预前 9.65%（11/1 212）。说明采取综合干预措施，不仅可以提高医务人员 MDRO 防控措施的执行力度，同时也能减少 MDRO 的传播。

二、国外医院多重耐药菌感染防控实践

以色列在 2006 年发现其耐碳青霉烯类肺炎克雷伯菌（CRKP）开始在医院克隆传播，通过实施常规的感控措施，效果不佳，有向全国蔓延的趋势，为此，全国卫生系统集体行动，采取综合控制措施，取得了突出成绩。

2007 年 3 月，以色列卫生部颁布了 CRE 防控指南，强制单间或者成组隔离 CRE 感染者与携带者，组建专业团队指导防控，医疗机构设立专门工作人员承担专业防控任务。专业团队造访每一家医院，评估医院感染控制与微生物实验室能力，督促执行防控指南，通过每日 CRE 报告评估各医疗机构工作情况并直接反馈给医院领导。经过一年工作，至 2008 年 5 月，医院内 CRE 检出率从 55/（10 万患者·d）下降到 11.7/（10 万患者·d）（图 26-4）。

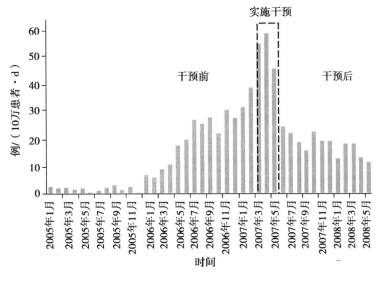

图 26-4　以色列 CRE 防控过程与结果

在此基础上，以色列政府不断推进该项工作，把 CRE 防控扩大到其他 MDRO 的防控，制定了一系列感染控制与 AMS 指南和制度。2014—2017 年监测发现，CRAB、CRKP 分别维持在 8/（10 万患者·d）、0.2/（10 万患者·d）。以色列的 CRE 防控经验得到 WHO 推举，也表明通过多学科合作，耐药控制综合策略效果确切。

（孟秀娟　吴安华）

参考文献

[1] 李春辉,吴安华. MDR、XDR、PDR 多重耐药菌暂行标准定义-国际专家建议. 中国感染控制杂志,2014, 13(01):62-64.

[2] MENG X,LIU S,DUAN J,et al. Risk factors and medical costs for healthcare-associated carbapenem-resistant Escherichia coli infection among hospitalized patients in a Chinese teaching hospital. BMC Infect Dis,2017,17 (1):82.

[3] 李六亿. 医院感染防控的新技术、新进展. 华西医学,2018,33(03):240-243.

[4] 徐虹,徐子琴,干铁儿,等. 2016 年美国 IDSA 和 SHEA "实施抗生素管理项目"指南第二部分. 中华医院感染学杂志,2016,26(20):4792-4800.

[5] 刘跃华,韩萌,冉素平,等. 欧洲应对抗生素耐药问题的治理框架及行动方案. 中国医院药学杂志,2019, 39(03):219-223.

[6] TACCONELLI E,CATALDO M A,DANCER S J,et al. ESCMID guidelines for the management of the infection control measures to reduce transmission of multidrug-resistant Gram-negative bacteria in hospitalized patients. Clin Microbiol Infect,2014,20,(Suppl 1):1-55.

[7] KLEVENS R M,EDWARDS J R,RICHARDS C J,et al. Estimating health care-associated infections and deaths in U.S. hospitals,2002. Public Health Rep,2007,122(2):160-166.

[8] 郑雅婷,杨莉,等. 抗菌药物管理策略及评价. 中国抗生素杂志,2014,39(11):868-874.

[9] 贾会学,胡必杰,吴安华,等. 多重耐药菌感染干预效果多中心研究. 中国感染控制杂志,2015,14(8): 524-529.

[10] 刘帆,刘逸文,郑勇,等. 神经科重症监护病房医院感染多重耐药菌及综合干预效果. 中国感染控制杂志,2016,15(2):117-119.

[11] 李凤容,胡又专,黄晓平,等. 精细化管理在多重耐药菌预防与控制中的成效研究. 中国感染控制杂志, 2014,13(12):754-756.

[12] 鲁海蜃,刘淑运,陶梦琪,等. 流程再造在多部门参与多重耐药菌感染防控中的效果. 中国感染控制杂志,2018,17(3):247-251.

[13] 李颖,许文,戈伟,等. 提高多重耐药菌防控措施执行力对降低多重耐药菌医院感染的影响. 中国感染控制杂志,2017,16(2):126-129.

[14] SCHWABER M J,LEV B,ISRAELI A,et al. Containment of a country-wide outbreak of carbapenem-resistant Klebsiella pneumoniae in Israeli hospitals via a nationally implemented intervention. Clin Infect Dis,2011,52 (7):848-855.

第二十七章

艰难梭菌感染防控与抗菌药物管理

第一节 艰难梭菌感染基本状况

一、定义与诊断标准

艰难梭菌感染（*Clostridioides difficile* infection，CDI）是由产毒素艰难梭菌（*Clostridioides difficile*，CD）在肠道（主要是结肠）过度繁殖并释放毒素（毒素 A 和/或毒素 B，部分菌产生二元毒素）所引起的感染，主要表现为发热、腹痛、水样便腹泻，严重者表现为假膜性小肠结肠炎，出现中毒性巨结肠、水电解质紊乱、休克等。CDI 往往与抗菌药物使用后导致肠道微生态失平衡有关，是欧美国家住院患者发生腹泻的主要原因，有高达 20%~30% 的抗菌药物相关性腹泻（antibiotic associated diarrhea，AAD）由艰难梭菌感染所致。美国 CDC 在《2019年抗菌药物耐药威胁报告》中将艰难梭菌列为 5 种最具威胁的病原菌之一。艰难梭菌感染的危险因素包括：抗菌药物使用史、老年患者（如年龄大于 65 岁）、近期（3 个月内）住院史等。

参照美国感染病学会（IDSA）和美国医疗保健流行病学协会（SHEA）联合组织编写的《成人和儿童艰难梭菌感染临床实践指南》，艰难梭菌感染诊断应结合临床症状和实验室检查，患者出现腹泻的症状（≥3 次/24 小时，粪便性状为 Bristol 分级的 5~7 级），排除其他导致腹泻的感染或致泻药物，并满足以下任一条件：①粪便中产毒素艰难梭菌阳性或艰难梭菌毒素基因（*tcdA* 和或 *tcdB*）阳性；②结肠镜或结肠组织病理学示假膜性小肠结肠炎。而对于无法获取粪便标本，但同时怀疑艰难梭菌感染所致出现的肠梗阻、巨结肠等患者，可采用结肠镜（巨结肠者属于禁忌）、腹部 CT 等进行辅助诊断，或采集患者肛拭子进行病原学诊断。实验室常用的艰难梭菌检测方法包括细胞培养细胞毒性中和试验（cell culture cytotoxicity neutralizationassay，CCNA）、产毒素艰难梭菌培养、毒素 A 和 B 酶免疫测定（enzyme immunoassay，EIA）、毒素核酸检测（nucleic acid amplification test，NAAT）和谷氨酸脱氢酶（glutamate dehydrogenase，GDH）检测等，但目前还没有一个检测方法可以同时兼顾高灵敏度、高特异性和快速检测的能力。IDSA 推荐使用 NAAT 作为一步法诊断试验；同时也推荐使用 GDH 和 EIA 联合的两步法。欧洲临床微生物和感染性疾病学会（European Society of Clinical

Microbiology and Infectious Disease，ESCMID）建议两步法进行艰难梭菌检测（GDH 和 EIA）；对于毒素检测为阴性的结果，可根据临床评估或局部感染预防要求进行 NAAT 或产毒培养（图27-1）。

二、艰难梭菌感染流行病学

1978 年，George 第一次报道患者在使用抗菌药物后发生由艰难梭菌导致的假膜性小肠结肠炎。20 世纪 90 年代起，艰难梭菌感染成为欧美国家重要的医院感染之一。在美国，艰难

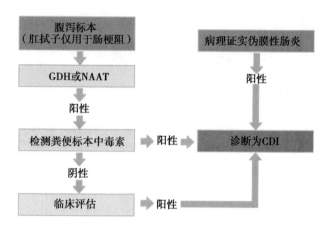

图 27-1　欧洲临床微生物和感染性疾病学会推荐的艰难梭菌感染诊断流程图

梭菌已经超过耐甲氧西林金黄色葡萄球菌成为医院感染最主要的病原菌。

艰难梭菌感染随着时间的推移在各医疗机构、地区和国家发生变化，其原因包括抗菌药物使用模式不同、特定菌株的毒力变化、菌株对抗菌药物敏感性改变等。到 2011 年，核糖体分型 027（RT027）仍是美国最常见的流行克隆菌株（28.4%），与其他克隆菌株相比，RT027 所致感染的预后更差、死亡率更高。到 2010 年，RT027 菌株在英国的流行率下降，这可能是由于有针对性的干预措施，包括限制氟喹诺酮类药物使用；但其他毒力较强的菌株，包括 RT078 和 RT244 则呈明显增加趋势。2005 年，欧洲 CDC 的艰难梭菌研究组对 14 个欧洲国家为期 2 个月的调查中发现，在医院 CDI 病例中，RT027 占 6.2%，到 2013 年，欧洲监测网络项目和欧洲疾病预防控制中心对 32 家欧洲急症医院进行的强化监测结果，显示 RT027 占分离株的 30%。在另外一项更大规模的横断面流行病学研究中，来自 20 个欧洲国家的 1 196 株临床分离艰难梭菌中，最常见的菌株分型是 RT027（19%）、RT001/072（11%）和 RT014/20（10%）。相比之下，由于临床医师普遍缺乏对 CDI 的认识，以及艰难梭菌检测的缺乏和不恰当，亚太地区对 CDI 的流行病学研究和报道较欧美国家少。在一项涵盖亚太 13 个国家和地区的研究中发现，艰难梭菌的常见克隆株为 RT017（16.7%）、RT014/020（11.1%）和 RT018（9.9%），而包括 RT027 在内的产二元毒素的艰难梭菌检出率则较低，但 RT017 作为只产毒素 B 的克隆菌株在亚太地区流行率明显高于其他地区。我国对艰难梭菌流行病学研究起步较晚，已有的研究表明，ST54（RT012）、ST35（RT046）和 ST37（RT017）为我国常见的流行克隆菌株；另外，我国亦有 RT027 零星的报道，但未发现大规模的流行暴发。

常用发病密度和发病率评估医院获得性 CDI 发病情况。发病密度（incidence density）和发病率（incidence）。发病密度为患者住院日的发病例数［即:（艰难梭菌病例数/同期患者住院日）×10 000］，发病率为每 10 000 例住院患者的发病人次［即:（艰难梭菌病例数/同期患者住院人数）×10 000］。如果无法获得患者的住院天数或入院例次数据时，可以采用其他替代指标进行计算，包括病床天数（病例/1 万病床天数）和出院人数（病例/1 万出院人数）。监测 CDI 时，如果观察到 CDI 发病率高于其所在科室或医院常年发病率，或者医院 CDI 的发病率高于同类机构、国家和单位设定目标（考虑暴发），院感部门应及时分析监测数据，并采取特定患者群体针对性的感染预防措施。此外，临床监测还应随访 CDI 所致的严重后果，如结肠

切除术、患者入加强监护病房(ICU)或死亡。

　　早在 2012 年,Bouza 等对欧盟国家因 CDI 造成的经济损失估计达 30 亿欧元,并预计该费用将持续增加。2017 年,美国约有 223 900 名患者感染艰难梭菌,导致 12 800 人死亡,由此导致的额外医疗成本为 10 亿美元。据美国 CDC 的统计分析,艰难梭菌无论在感染人数、致死率和增加的医疗成本均远高于碳青霉烯耐药鲍曼不动杆菌和碳青霉烯耐药肠杆菌科细菌。作为重要的院内感染病原菌,艰难梭菌院内感染 30 天全因病死率在美国是 9.3%,而欧盟国家则高达 22%。在亚洲,日本艰难梭菌感染发病密度为 7.9/(万住院患者·d),而每例感染患者额外医疗费用支出为 3 213 美元,导致住院日平均延长 11.96 天。在我国,单中心的调查发现,总体发病密度为 3.4 例/(万住院患者·d),而在某些重点科室则高达 36.9/(万住院患者·d),患者 30 天全因病死率为 10.4%。

三、艰难梭菌感染的治疗

　　一旦 CDI 诊断成立,应停用不必要的抗菌药物。如仅轻度腹泻,同时外周血白细胞计数正常或接近正常、肌酐水平正常,患者没有严重基础性疾病或并发症的风险,可停用抗菌药物并临床观察腹泻症状是否好转,而无须使用额外的抗菌药物治疗。艰难梭菌感染的抗菌药物治疗应按分级治疗进行,包括初次感染、复发、多次复发以及是否为重症感染等。对于初次感染的患者,ESCMID 2014 年的《艰难梭菌感染治疗指南更新》推荐甲硝唑,而 IDSA/SHEA 2017 年的《成人和儿童艰难梭菌感染临床实践指南》倾向于万古霉素而不是甲硝唑来治疗非重症的 CDI(表 27-1)。

表 27-1　美国 IDSA/SHEA《成人和儿童艰难梭菌感染临床实践指南》治疗推荐

临床型别	临床特点	治疗推荐
初次发病 (非严重型)	血 WBC ≤ 15 000/mm³, 且血清肌酐 < 1.5mg/dl	1. 万古霉素 125mg,口服,每天 4 次,10 天 2. 菲达霉素 200mg,口服,每天 2 次,10 天(次选) 3. 甲硝唑 500mg,口服,每天 3 次,10 天(次选)
初次发病 (重型)	血 WBC ≥ 15 000/mm³, 或血清肌酐 > 1.5mg/dl	1. 万古霉素 125mg,口服,每天 4 次,10 天 2. 菲达霉素 200mg,口服,每天 2 次,10 天
第一次复发		1. 如果初次发病使用了甲硝唑,则万古霉素 125mg,口服,每天 4 次,10 天 2. 如果初次治疗已经用万古霉素,则采用长期逐渐减量治疗:万古霉素 125mg,口服,每天 4 次,10~14 天,然后每天 1 次,1 周,再隔天或隔两天 1 次,2~8 周 3. 如果初次治疗已经用万古霉素,菲达霉素 200mg,口服,每天 2 次,10 天(次选)
多次复发		1. 万古霉长期逐渐减量治疗 2. 万古霉素 125mg,口服,每天 4 次,10 天后改用利福昔明 400mg,口服,每天 3 次,20 天 3. 菲达霉素 200mg,口服,每天 2 次,10 天(次选) 4. 粪菌移植

第二节 抗菌药物使用与艰难梭菌感染

一、抗菌药物使用与艰难梭菌感染发生的机制

定植抗性(colonization resistance,CR)是宿主肠道菌群阻止病原体定植的能力,其中包括直接和间接的定植抗性机制。直接机制包括微生物间争夺营养、营养物质代谢或影响宿主代谢物(如胆汁酸代谢),以及产生抑制其他微生物的物质(如苏云金杆菌生产的苏云金菌素可抑制艰难梭菌);间接抑制作用与菌群诱导的宿主免疫反应有关。微生物相关分子模式(microbe-associated molecular pattern,MAMP)和危险相关分子模式(danger-associated molecular pattern,DAMP)可通过适应性(如免疫球蛋白)或先天(如抗菌肽)免疫调节途径诱导体内平衡或炎症反应。抗菌药物通过改变宿主肠道菌群结构,进而改变肠道菌群功能,影响肠道代谢组变化,包括宿主和微生物的代谢产物,导致宿主定植抗性下降,艰难梭菌在肠道定植并产生病理作用。

肠道菌群通过产生氨基酸、胆汁酸、脂肪酸等一系列代谢产物来调节宿主的代谢,这些代谢物对宿主产生积极或消极的影响。正常人体肠道菌群主要由两大优势菌门组成,即厚壁菌门和拟杆菌门。厚壁菌门能降解多糖和发酵氨基酸,拟杆菌门能分解宿主多糖和不可消化的碳水化合物,将复杂碳水化合物和氨基酸发酵成短链脂肪酸。短链脂肪酸对于维持肠道的正常功能、保护肠黏膜屏障、调控肠上皮细胞增殖与分化、抑制炎症反应等方面有重要作用;同时已有研究表明,不同菌门产生短链脂肪酸的能力有较大差异,如厚壁菌门、拟杆菌门的细菌产生的短链脂肪酸明显多于变形菌门细菌。因此,抗菌药物破坏肠道微生物群,变形菌门细菌数量增加,厚壁菌门和拟杆菌门数量减少,从而导致短链脂肪酸产量的减少。

胆汁酸主要包括初级胆汁酸和次级胆汁酸,次级胆汁酸对艰难梭菌芽孢和艰难梭菌有抑制作用,而初级胆汁酸能刺激艰难梭菌芽孢萌发并促进艰难梭菌生长。初级胆汁酸是在肝细胞内以胆固醇转化合成的,包括胆酸和鹅脱氧胆酸及其与甘氨酸和牛磺酸的结合产物;肠道菌群对初级胆汁酸进行 7α-羟基脱氧作用成为次级胆汁酸,包括脱氧胆酸和石胆酸等。而对初级胆汁酸进行转化的细菌仅限于一小部分肠道细菌,包括在梭状芽胞杆菌XIVa群(*Clostridium* cluster XIVa)中 *Clostridium scindens* 和 *Clostridium hylemonae*,这两类细菌将初级胆汁酸生物转化成次级胆汁酸效能,比较其他微生物的能力至少高出 10 倍。因此,当抗菌药物治疗后,减少此类细菌的数量,进而减少次级胆汁酸的生物合成,有利于艰难梭菌生长。同时,有研究表明,*Clostridium scindens* 和 *Clostridium sordellii* 能分泌色氨酸衍生的抗生素、1-乙酰基-β-咔啉和turbomycin A,通过抑制细菌分裂时隔膜的形成,进而抑制艰难梭菌生长。

抗菌药物的另一个作用是导致艰难梭菌产生耐药,而对耐药艰难梭菌在菌株流行中起着重要作用。艰难梭菌新克隆菌株的出现往往与其耐药性的出现有关,而大多数艰难梭菌临床分离株目前对多种抗菌药物具有耐药性。在最近的研究中发现,艰难梭菌对二代头孢菌素比三代头孢菌素更容易产生耐药;对莫西沙星的耐药超过 20%。暴露于某些抗菌药物压力而产生耐药菌株,并推动艰难梭菌感染的流行。例如,过去克林霉素耐药菌株("J株")的暴发主要是由于克林霉素的使用引起的。另外,最为明显的例子就是艰难梭菌RT027/ST1 的全球流行传播,RT027 的出现与大量使用氟喹诺酮类药物以及与其获得对这

些抗菌药物的耐药性有关。

综上,抗菌药物的多因素作用和艰难梭菌流行病学的迅速演变,强调需要有效的抗菌药物管理、实施感染控制计划和开发替代疗法,以防止和遏制耐药菌株的蔓延,并确保对 CDI 的有效治疗。

二、不同的抗菌药物与艰难梭菌感染的关系

任何抗菌药物都可导致肠道菌群改变,但不同抗菌药物导致艰难梭菌感染的风险不一,主要取决于其对肠道正常菌群的干扰程度和艰难梭菌耐药情况(表 27-2)。Buffie 等研究了三种不同抗菌药物对艰难梭菌易感性和肠道菌群变化,结果发现,给予克林霉素的宿主可导致对艰难梭菌的长期易感性,相比之下,氨苄西林诱导了短暂易感性,而恩罗沙星没有明显增加对艰难梭菌感染的易感性。采用 16s rRNA 高通量测序分析三种抗菌药物对肠道菌群组成的影响,发现不同的抗菌药物对肠道菌群有明显差异,这种差异性导致艰难梭菌感染的易感性的不同。荟萃分析发现,氟喹诺酮类、三代头孢菌素、克林霉素和阿莫西林/克拉维酸导致艰难梭菌感染的风险最高(发生艰难梭菌感染的比值比 OR>20),其次是头孢西丁、第二代头孢菌素、抗假单胞菌青霉素(如哌拉西林)、红霉素和氯霉素等(OR 在 5~15),而氨基糖苷类、甲硝唑、万古霉素和四环素的风险相对较小(OR<5)。新近的研究发现,碳青霉烯导致艰难梭菌感染的风险与三代和四代头孢菌素类似。

表 27-2　不同抗菌药物对艰难梭菌感染发生的风险等级

高风险抗菌药物	中等风险抗菌药物	低风险抗菌药物
氟喹诺酮类	大环内酯类	氨基糖苷类
克林霉素	甲氧苄啶	四环素类
广谱青霉素	磺胺类	万古霉素
头孢菌素类	氯霉素	甲硝唑

抗菌药物使用时间也与艰难梭菌感染呈正相关。长时间使用抗菌药物或联合使用抗菌药物都显著增加 CDI 的风险,包括非常短暂且有限的抗菌药物使用,如围手术期单剂预防性使用,也会增加 CDI 的风险。在抗菌药物治疗期间和之后的 4 周,CDI 的发生风险增加了 8~10 倍;而在接下来的 2 个月中,患者发生 CDI 的风险增加了 3 倍。

了解抗菌药物相关的艰难梭菌感染风险对抗菌药物的管理具有重要意义,特别是具有 CDI 高风险的患者(如老年人、频繁住院和基础疾病),应避免选择高风险的抗菌药物。

第三节　艰难梭菌感染的防控

艰难梭菌的传播发生在医疗环境中,病原菌以医护人员或医疗环境作为媒介,或直接由感染患者及携带者传播,进而导致艰难梭菌在医疗机构的流行。有效控制艰难梭菌的院内传播,涉及多个部门、多个学科的协作方法。包括抗菌药物合理使用、适当的检测、及早发现感染的患者、采取接触预防措施、对病房和共用设备有效消毒以及卫生间使用便盆衬垫等,不仅阻断艰难梭菌传播,同时进一步降低院内艰难梭菌感染的发病率。针对艰难梭菌感染

的防控,不同的国家和地区出台了相应的指南(表27-3)。

表 27-3　不同国家或机构的艰难梭菌治疗、防控指南

指南名称	发布年份	机构	重点
ASID/AICA position statement-Infection control guidelines for patients with Clostridium difficile infection in healthcare settings (2011)	2011	澳大利亚传染病协会	院感控制措施
Guidelines for Diagnosis, Treatment, and Prevention of Clostridium difficile Infections	2013	美国胃肠病协会	是对 IDSA/SHEA 和 ESCMID 指南的补充
Surveillance, Diagnosis and Management of Clostridium difficile Infection in Ireland: National Clinical Guideline	2014	爱尔兰政府	涵盖诊断、治疗、监测和防控
Infection Prevention and Control Guidance for Management in Acute Care Settings	2015	加拿大公共卫生署	针对急症护理院的防控
Infection Prevention and Control Guidance for Management in Long-term Care Facilities	2015	加拿大公共卫生署	针对长期护理院的防控
Clinical Practice Guidelines for Clostridium difficile Infection in Adults and Children: 2017 Update by the Infectious Diseases Society of America (IDSA) and Society for Healthcare Epidemiology of America (SHEA)	2017	美国传染病学会/美国医疗保健流行病学学会(IDSA/SHEA)	涵盖流行病学、诊断、治疗、防控和环境监测,并在更新版本中增加儿童感染
Guidance on Prevention and Control of Clostridium difficile Infection (CDI) in healthcare settings in Scotland	2017	英国	涵盖预防和控制疾病传播的关键方面
Guidance document for prevention of Clostridium difficile infection in acute healthcare settings	2018	欧洲临床微生物和感染性疾病学会艰难梭菌研究小组	在急症护理环境中预防 CDI 的最新建议,为机构感染预防和控制方案的负责人提供指导

一、抗菌药物临床应用管理减少艰难梭菌感染

抗菌药物管理涵盖各种干预措施,如审核、限制特定抗菌药物、限制使用时间以及抗菌药物循环或混合使用等。AMS 的目的是利用多学科专业团队减少和消除不必要的抗菌药物使用,减少抗菌药物使用的频率和持续时间,减少或减缓艰难梭菌及其他耐药菌发生的风险。

研究表明:通过 AMS 可以有效控制艰难梭菌感染,包括对头孢菌素、克林霉素和氟喹诺酮类药物的抗菌药物限制性策略。Gross 等回顾了 2 年内 88 家医院使用抗菌药物的情况,发现对高危抗菌药物(包括克林霉素、头孢菌素、氟喹诺酮类等)使用量未增加的医院,与使用量增加的医院相比,其 CDI 发病率较低。同样,英国一项在全国范围内开展的调查发现:氟喹诺酮类和第三代头孢菌素在 65 岁以上患者中的使用量减少 50%,该年龄段患者 CDI 发生率下降约 70%,与此同时,与感染相关的死亡率和结肠切除术也发生下降。Dingle 等人通

过对临床感染的艰难梭菌进行全基因组测序,回顾性分析院感控制措施与英国 CDI 发病率下降的关系。结果显示:实施氟喹诺酮类限制方案后,氟喹诺酮类耐药艰难梭菌所致传播病例显著减少。

一项针对大型教学医院老年患者的前瞻性对照研究中,评估在 21 个月内 2 个时间段内的 CDI 发生情况,发现在建立抗菌药物咨询、评估抗菌药物处方方案(包括对窄谱抗菌药物的适当使用等)等措施后,艰难梭菌感染明显减少(发生率比为 0.35,P=0.009)。美国 CDC 建议,所有医院都应该建立一个 AMS,与感染控制团队协作,以应对艰难梭菌感染和其他病原菌的耐药性。

二、艰难梭菌感染患者的隔离

对艰难梭菌感染做到早期诊断,有助于早期治疗,并能降低 CDI 病死率、医疗成本和家庭负担,同时对感染患者可以提前做好院内防控措施,减少艰难梭菌的院内传播。

在美国 IDSA 的《成人和儿童艰难梭菌感染临床实践指南》,强烈推荐艰难梭菌感染患者和疑似患者在住院期间实施接触隔离,并持续到患者腹泻症状消失 48 小时。尽管低龄幼儿感染艰难梭菌可能性不大,但考虑到婴儿和儿童携带艰难梭菌比例高,可能是成人艰难梭菌感染源,导致成人接触而感染艰难梭菌。因此,应注意对该类人群与高危人群的隔离。

将 CDI 患者单间隔离,并在腹泻期间保持接触隔离措施。在一项医院获得性 CDI 的队列研究中,双人间病房的患者比单间病房的患者更容易发生 CDI(17% 比 7%,P=0.08);同时与 CDI 患者共用病房后,发生 CDI 风险显著增加。Teltsch 等研究发现,在没有改变其他因素的条件下,将 ICU 改造成仅设有方便洗手设施的单间病房,CDI 显著降低了 43%。但在更多的情况下,无法为 CDI 患者提供单间病房进行隔离,因此,应考虑将 CDI 患者集中使用同一个病房,同时为每个患者提供专用马桶。在需要共用病房时,应注意将 CDI 患者集中在一起,而不是与其他耐药菌(如耐甲氧西林金黄色葡萄球菌)定植或感染的患者共用病房。CDI 患者即使腹泻缓解,定植的艰难梭菌仍然会在患者皮肤和周围环境中持续一段时间,因此隔离措施应在患者腹泻缓解 48 小时再解除。

三、环境消毒控制艰难梭菌感染

艰难梭菌在医疗机构的传播非常高效。在临床环境中,通过医护人员、护工的手或患者直接接触物表艰难梭菌芽孢,会增加因接触受污染物品而发生传播的潜在风险。尽管艰难梭菌只能在非生物表面存活 15 分钟,但其芽孢可以在无生命的表面存活数月,而且对医院常规使用的消毒剂有抵抗性。研究表明,感染 CDI 的风险随着艰难梭菌污染环境水平的增加而增加。房间的最佳清洁包括足够的消毒时间、相应消毒设备和适当的清洁剂。病房消毒可通过使用具有杀芽孢活性的化学消毒剂或使用辅助消毒技术来加强。2013 年美国胃肠病联合会《艰难梭菌感染诊断、治疗和预防指南》推荐使用有芽孢杀灭能力的消毒剂或者 5 000ppm 的含氯清洁剂对可能被污染的区域进行消毒。目前,临床上常用的有效消毒剂包括含氯消毒剂、过氧化氢消毒剂等。研究发现,过氧化氢蒸汽消毒房间配合手卫生能减少 CDI 的发生。在一项不同消毒剂使用效果比较中,浓度为 1 000ppm 的含氯消毒剂和过氧化氢消毒剂的使用引起了一些工作人员的不良反应,并增加了与安全工作相关的事故报告,而以过氧乙酸为基础的产品符合所有的使用标准,包括员工接受度、清洁期望、成本和功效要求。此外,紫外线照射也是有效的消毒方法,它能减少物体表面 99% 的艰难梭菌污染。Anderson 等研究发现通过在病房中加强紫外线消毒,可以降低院内艰难梭菌发病率。因此,对于艰难梭菌的强化消毒克服了标准消毒策略的局限性,进而降低艰难梭菌感染的潜在风险。

使用艰难梭菌感染患者的房间,已被证明是 CDI 的危险因素。这意味着,房间的最终清洁可能不足以防止 CDI 的进一步传播,并强调需要包括正确的手部卫生、正确使用个人防护装备等感控措施。

四、加强手卫生/个人防护预防艰难梭菌感染

接触性隔离和手卫生是防控 CDI 的关键之一。美国指南建议进入 CDI 患者隔离房间的医护人员使用一次性隔离衣和手套等个人防护装备,以减少通过医务工作者或护工等的传播。在进行诊疗操作时,医护人员或护工的手可能会因为接触患者而受到艰难梭菌芽孢污染,尤其是在不戴手套接触患者皮肤、粪便等污染物时,手部受污染的医护人员比例为 14%~59%。在一项前瞻性研究中,使用手套可以明显降低患者对艰难梭菌感染的发生率,从 7.7 例/1 000 住院患者下降到 1.5 例/1 000 住院患者(P=0.015)。同时,在取下手套时,应注意防止污染双手。对患者及环境尽量使用一次性用品,如果物品必须重复使用则必须彻底消毒。

严格执行 WHO 推荐的手卫生对预防 CDI 至关重要。许多研究表明,医护人员洗手的频率很低,尤其是在洗手池不方便使用的情况下。以乙醇为基础的手消剂引入被认为是提高手卫生依从性的变革。然而,艰难梭菌芽孢能抵抗乙醇。事实上,实验室在分离培养艰难梭菌时常加入乙醇,以选择耐乙醇的艰难梭菌。因此,医护人员的手受到艰难梭菌芽孢污染后,在使用含乙醇的清洁剂时,可能只是将芽孢重新分布在手的表面,增加艰难梭菌传播给其他患者的风险。通过不同手卫生方法的比较,发现用肥皂和水洗手,或用抗菌肥皂和水洗手,在去除艰难梭菌芽孢上优于用含乙醇的洗手产品。McFarland 等人证明,含氯己定的杀菌剂在清除医护人员手中的艰难梭菌方面比普通肥皂更有效。但毫无疑问,无论使用氯己定或普通肥皂,同时采用流动水清洁手部是非常有效的手卫生方法。2004 年 7 月—2008 年 6 月在英格兰和威尔士评估"清洁你的手(clean your hands)"活动中,肥皂采购量的增加与 CDI 率的降低显著相关,而乙醇洗手液采购量的增加与 MRSA 菌血症率的降低显著相关。

艰难梭菌会污染患者房间里共用的医疗设备,因此需要彻底清洁设备,以防止传染给其他患者。每次使用后,患者护理设备都要用漂白剂擦拭干净。便盆,尤其是腹泻患者使用的便盆,可能会溅起水花、污染环境,应使用个人专用便盆/便盆衬垫,并鼓励所有稀便的患者使用,衬垫可吸收液体以防止溅起水花。此外,一次性的血压袖带适用于所有的病房,取代了在患者出院时清洗血压袖带的需要。

五、加强医护人员宣教控制艰难梭菌感染

艰难梭菌感染的宣教至少应包括医护人员对艰难梭菌的认识和感控这两方面的宣教。

艰难梭菌有效防控措施之一是准确诊断 CDI,因此需要对合适的标本进行检测。向护士和医务人员提供宣教,同时可在电子病历系统中,对送检标本设立两个问题:患者是否在 24 小时内存在 3 次或更多次的稀便和患者是否在使用泻药。对服用泻药并出现腹泻患

者进行艰难梭菌的检测,特别是住院时间较长的患者,可能会产生假阳性的结果,因为发生腹泻的原因更多可能是由于泻药,而艰难梭菌更可能是定植状态。欧洲一项研究表明,在2011—2013 年之间,CDI 发病密度因国家而异,从 0/(10 000 住院·d)到 36.3/(10 000 住院·d),部分原因是部分医院对标本的质量把控不严格。另外,如果在社区或住院等高危人群(如有抗菌药物使用史、年龄较大的患者等)出现腹泻时,临床医师缺乏对 CDI 的怀疑,也会导致CDI 漏诊。Sopena 等调查发现,有近四分之一的 CDI 因此而漏诊。

尽管大多数医疗单位对艰难梭菌感控从多方面进行落实,但即使制定了明确的政策和措施,如果医护人员对措施的认识和执行不到位,也会大大降低感控的效果。因此,对医护人员进行 CDI 感控培训教育是感控中的一环。培训内容包括认识 CDI 的基本知识和重要性,如何做好 CDI 的感控(患者隔离、接触预防、手卫生等)以及抗菌药物管理。

六、艰难梭菌感染的筛查

尽管艰难梭菌是重要的院内感染病原菌,但对艰难梭菌在医院内的传播机制还不甚了解,无症状艰难梭菌携带者可以进展成艰难梭菌感染,或非携带者在入院后可通过接触艰难梭菌而导致 CDI。对无症状艰难梭菌携带者是否需要开展入院前的艰难梭菌筛查,存在争议。

有研究证实,无症状艰难梭菌携带者增加了艰难梭菌在院内传播的机会。Longtin 等研究发现,如果对无症状携带者提早筛查发现,并进行接触性隔离等院感防控措施,则可减少艰难梭菌在院内的发病密度[从 6.9 例/(万住院·d)降低到 3.0 例/(万住院·d)]。Yan 等对病毒性肝炎患者入院时艰难梭菌筛查并随访,发现乙肝患者定植艰难梭菌是患者在住院期间发生 CDI 的危险因素,其中有 26% 的患者发生 CDI,而无携带艰难梭菌患者中仅有 1.7% 发生感染。同样,其他研究者在 ICU 患者、造血干细胞移植患者、糖尿病患者中亦发现,艰难梭菌的定植是患者发生 CDI 的危险因素之一。在美国长期护理院以及澳大利亚医院中,也报道了无症状艰难梭菌携带发生 CDI 的风险较高。因此,在无法对所有住院患者都进行艰难梭菌筛查的情况,对免疫力低下、年龄偏大的住院患者进行艰难梭菌筛查和对筛查阳性患者采取预防措施,对降低 CDI 的重症化和重点防控是有意义的。

七、护理人员参与艰难梭菌感染防控

护士作为临床医师和患者之间的沟通点,是院感防控环节中的重要成员。在美国,青霉素过敏是最常见的药物过敏之一,因此对于青霉素过敏的患者,医师会开一些与 CDI 密切相关的替代抗菌药物,使得有青霉素过敏的患者发生 CDI 的风险增加。但在实际情况中,多达95% 的青霉素过敏患者没有真正的药物过敏反应(如荨麻疹、血管性水肿、低血压或呼吸困难),因此护士可以通过与患者直接沟通,以确定皮肤测试的候选对象,避免使用 CDI 相关性高的替代抗菌药物。

护士同时也作为宣教者,对护工人员、患者及家属、访客进行宣教。如对护工人员的教育需着重强调对 CDI 患者床边和环境的清洁,包括使用含氯消毒剂;对患者和访客进行有关艰难梭菌隔离措施的教育,减少探访或做好个人清洁卫生等。

八、艰难梭菌感染患者的集束化管理

艰难梭菌感染集束化管理是为了提高艰难梭菌感染诊治、护理和院感防控的可行性和依从性,制定一系列有循证支持的多种联合措施。不同的单位可根据实际情况制定相应的艰难梭菌集束化管理策略(图 27-2)。

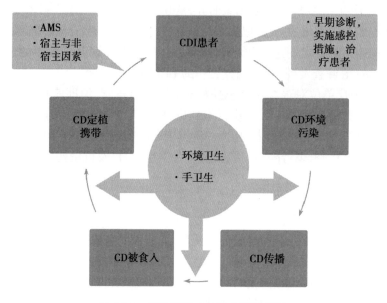

图 27-2　艰难梭菌感染综合防控措施

Dewart 等实施涵盖 4 个关键干预点的艰难梭菌集束化管理策略,包括咨询(严重或复杂的 CDI 的感染性疾病或结肠和直肠手术)、患者护理(隔离预防措施、患者教育)、药物治疗(停用非必需的质子泵抑制剂或 H₂ 受体拮抗剂和抗菌药物;根据严重程度进行 CDI 治疗)和检测,对艰难梭菌感染患者实现早期诊断、实施感控措施。

第四节　艰难梭菌感染的监测

一、医院艰难梭菌监测的目的和意义

医院艰难梭菌感染监测首先需要明确感染的类型。按照艰难梭菌可能的暴露时间,目前将艰难梭菌感染分成 4 种类型,患者在入院 48 小时内出现症状并确诊为 CDI,称为医院发病-医院相关性艰难梭菌感染(hospital onset,healthcare facility-associated CDI,HO-HCFA CDI);患者在过去 4 周内有住院史,同时出院后在社区出现症状称为社区发病-医疗设施相关疾病(community onset,healthcare facility-associated CDI,CO-HCFA CDI);如果患者在过去 12 周以前无住院史,同时在社区发病并确诊为 CDI,则称为社区发病-社区相关的 CDI (community onset,community-associated CDI,CA-CDI);如果患者在过去 4~12 周内无住院史,同时在社区发病的病例则归类为不确定 CDI(indeterminate CDI)。

医院获得性 CDI 的发病率是医院和国家卫生保健的重要质量指标,反映医疗机构对感染防控以及抗菌药物管理的质量水平。通过对艰难梭菌的监测,①可以评估 CDI 对医疗单位所造成的额外经济负担;②检查本单位医院 CDI 的发病率和掌握艰难梭菌的流行病学特征,并监测是否出现流行暴发和流行克隆,以采取相应措施;③通过监测评估患者因 CDI 所

致的不良结果(包括死亡),提高诊疗水平,提升 CDI 感染诊断的实践;④可以评估医院感控措施和抗菌药物导向计划的实施效果。研究证明,加强监测能有效减少 CDI 的发生率和流行暴发。

艰难梭菌监测主要包括临床病例(如 CDI 的发生率、病死率和经济负担等)和实验室监测(如艰难梭菌的分离率、其生物学特性等),对出现艰难梭菌流行暴发时,可实施艰难梭菌环境监测。

二、艰难梭菌感染临床病例监测

艰难梭菌感染临床病例监测以收集临床发生艰难梭菌感染的病例为基础,通过详细记录 CDI 病例,计算 CDI 的发病率、评估 CDI 的负担(包括复发 CDI 病例)以及评估 CDI 的预后。

临床病例监测首先应明确 CDI 的诊断,包括 CDI 复发诊断;值得注意的是,在 2 周内对 CDI 诊断明确的患者再次检测艰难梭菌阳性的病例,应视为重复送检而非单独病例。病例监测收集的数据包括患者的性别、年龄、病历号(包括门诊号)、既往史(明确是否在 3 个月内有住院史、抗菌药物使用史等)、现病史、入院时间、病区(病房)、腹泻症状出现时间、CDI 诊断时间、CDI 治疗过程和预后等。另外,需记录患者是否因 CDI 而住院(针对门诊患者)、转入 ICU、因巨结肠等进行外科手术等。同时应完整描述是否对 CDI 患者采取了个人防护措施,包括单间隔离、接触性隔离和使用个人防护用品(PPE)情况。

三、实验室艰难梭菌监测

实验室对艰难梭菌的监测包括艰难梭菌对治疗用药(如万古霉素、甲硝唑等)和其他抗菌药物敏感性的变化、分离艰难梭菌的毒素类型[如产毒素 A 和/或毒素 B 和/或二元毒素]、利用分子分型技术监测艰难梭菌分子型别等。通过实验室监测,可描述艰难梭菌在医院的流行病学情况,包括抗菌药物敏感性、分子分型、是否出现特殊或新类型菌株,同时也可评价 CDI 诊断试剂和方法,评估医院感控措施是否落实和抗菌药物合理使用的实施。另外,通过艰难梭菌分子型别监测,结合临床流行病学数据,有助于发现具有新的毒力因子、危险因子和耐药性模式的艰难梭菌。Goorhuis 等通过其艰难梭菌监测,在荷兰发现 RT078 流行菌株,该流行克隆菌与 RT027 同样具有高耐药、高死亡率。

在艰难梭菌监测中,对临床分离菌株进行抗菌药物敏感性监测是其中一环。目前,我国对 CDI 治疗用药主要为万古霉素和甲硝唑,国外已有菲达霉素(fidaxomicin)批准上市。因此需要对这些治疗用药进行药敏检查。国外也有艰难梭菌对万古霉素和甲硝唑耐药或敏感性降低,导致治疗失败的报道。同时,考虑到艰难梭菌流行菌对氟喹诺酮类抗菌药物有较高的耐药率,应监测菌株对莫西沙星的耐药性。

艰难梭菌分子分型在艰难梭菌监测中非常重要,可以指导临床用药、区别有无艰难梭菌暴发;同时也可以对艰难梭菌溯源性研究。Louie 等研究菲达霉素治疗由不同分子分型的艰难梭菌引起的感染发现,菲达霉素对可以显著降低非 RT027 感染的复发率。常用的明确分子分型方法包括 PCR 核糖体分型、脉冲场凝胶电泳(PFGE)、多位点序列分析(MLST)、MLVA 和全基因序列分析(WGS)等。不同的方法各有优缺点。欧洲 CDC 推荐以 PCR 核糖体分型技术,并成立数据库 the Cardiff collection of Jon Brazier and Vol Hall。美国和加拿大则采用 PFGE 进行分型,有报道称该方法在分辨率上优于 PCR 核糖体分型技术。但上述两种方法缺乏不同实验室之间的可比性,限制了其应用。因此,基于测序技术的分子分型受到推崇。多位点序列分析是基于艰难梭菌7个管家基因片段序列,PCR扩增和测序后,在MLST公共数据库进行比对,得到相应的分型结果。随着全基因测序技术的完善和成本的下降,利用WGS进行分子分型越来越多。通过该技术可以对艰难梭菌系统发育的分析,确立菌株之间的系统发生关系,为解释艰难梭菌传播和流行途径提供依据。但WGS的不足也显而易见,包括需要专业生物信息分析、总体成本较高等。

四、艰难梭菌感染暴发流行监测

在临床病例或实验室监测过程中,若发现某一科室或本单位CDI发生率或检测率高于平时的数值,包括一周内CDI病例数据超过平时一倍或呈持续上升趋势,应启动CDI暴发流行监测。监测的内容包括对出现病例数增长的科室进行环境物表(包括CDI患者病房环境中的床、洗手间、使用的医疗设备等)、相关医护人员、护工的采样等。监测应每周进行一次(特殊情况下,如艰难梭菌持续增加,则需增加监测频率),同时延伸至整体CDI发生率回落到平时的水平。

环境物表面的采样要求:①被采样本表面积<100cm²则取全部表面;②被采样本表面积≥100cm²,取100cm²(即5cm×5cm规格板,采4个不同部位)。用5cm×5cm标准灭菌规格板,放在被检物体表面,采样面积≥100cm²,连续采样4个。用浸有含相应中和剂的无菌洗脱液的棉拭子1支,在规格板内横竖往返均匀涂擦各5次,并随之转动棉拭子,连续采样4个点,将棉拭子放入装有10ml含相应中和剂的无菌洗脱液试管内。

医护人员及护工的采样(手):被检者五指并拢,用含相应中和剂的无菌洗脱水浸湿的棉拭子在双手指曲面从指跟到指端往返涂擦2次,一只手涂擦面积约30cm²,涂擦过程中同时转动棉拭子;将棉拭子放入装有10ml含相应中和剂的无菌洗脱液试管内。

五、艰难梭菌感染监测的展望

艰难梭菌感染监测应与医院抗菌药物使用、质子泵抑制剂消费数据等监测相关联,可能有助于评估抗菌药物使用和质子泵抑制剂使用对CDI发病率的影响。此外,CA-CDI通常只在患者就诊并进行CDI检测时才能被检测到,因此,监测应重视CA-CDI,加强社区的CDI发病率和菌株流行病学特征。

(陈云波)

◤ 参考文献

[1] MAGILL S S, O'LEARY E, JANELLE S J, et al. Changes in prevalence of health care-associated infections in U.S. hospitals. N Engl J Med, 2018, 379(18):1732-1744.

[2] MCDONALD L C, GERDING D N, JOHNSON S, et al. Clinical practice guidelines for clostridium difficile infection in adults and children: 2017 update by the Infectious Diseases Society of America (IDSA) and Society for Healthcare Epidemiology of America (SHEA). Clin Infect Dis, 2018, 66(7):e1-e48.

[3] Health Protection Scotland. Guidance on Prevention and Control of Clostridium difficile Infection (CDI) in Health and Social Care Settings in Scotland. [2022-05-13]. https://www.hps.scot.nhs.uk/web-resources-

container/guidance-on-prevention-and-control-of-clostridium-difficile-infection-cdi-in-health-and-social-care-settings-in-scotland.

［4］CROBACH M J T,PLANCHE T,ECKERT C,et al. European Society of Clinical Microbiology and Infectious Diseases:update of the diagnostic guidance document for Clostridium difficile infection. Clin Microbiol Infect,2016,22(Suppl 4):S63-S81.

［5］KRUTOVA M,KINROSS P,BARBUT F,et al. How to:surveillance of clostridium difficile infections. Clin Microbiol Infect,2018,24(5):469-475.

［6］BAUER M P,NOTERMANS D W,BENTHEM B H B,et al. Clostridium difficile infection in Europe:a hospital-based survey. Lancet,2011,377(9759):63-73.

［7］XU Q,CHEN YB,GU L,et al. Hospital-acquired clostridium difficile infection in mainland China:a seven-year (2009-2016)retrospective study in a large university hospital. Sci Rep,2017,7(1):9645.

［8］HE M,MIYAJIMA F,ROBERTS P,et al. Emergence and global spread of epidemic healthcare-associated clostridium difficile. Nat Genet,2013,45(1):109-113.

［9］BRITTON R A,YOUNG V B. Interaction between the intestinal microbiota and host in Clostridium difficile colonization resistance. Trends Microbiol,2012,20(7):313-319.

［10］GAO HC,SHU Q,CHEN JX,et al. Antibiotic exposure has sex-dependent effects on the gut microbiota and metabolism of short-chain fatty acids and amino acids in mice.mSystems,2019,4(4):e00048-19.

［11］CHEN Y B,GU S L,SHEN P,et al. Molecular epidemiology and antimicrobial susceptibility of Clostridium difficile isolated from hospitals during a 4-year period in China. J Med Microbiol,2018,67(1):52-59.

［12］OWENS RC Jr,DONSKEY CJ,GARYNES R P,et al. Antimicrobial-associated risk factors for Clostridium difficile infection. Clin Infect Dis,2008,46(Suppl 1):S19-S31.

［13］LEFFLER DA,LAMONT JT. Clostridium difficile infection. N Engl J Med,2015,372(16):1539-1548.

［14］RANCICH M,ROMAN C. Updated guidelines for diagnosing and managing Clostridium difficile. JAAPA,2019,32(2):48-50.

［15］ANDERSON D J,CHEN L F,WEBER D J,et al. Enhanced terminal room disinfection and acquisition and infection caused by multidrug-resistant organisms and Clostridium difficile(the Benefits of Enhanced Terminal Room Disinfection study):a cluster-randomised,multicentre,crossover study. Lancet,2017,389(10071):805-814.

［16］SOPENA N,FREIXAS N,BELLA F,et al. Impact of a training program on the surveillance of Clostridioides difficile infection. Epidemiol Infect,2019,147:e231.

［17］YAN D,CHEN Y B,LV T,et al. Clostridium difficile colonization and infection in patients with hepatic cirrhosis. J Med Microbiol,2017,66(10):1483-1488.

［18］PONNADA S,GUERRERO D M,JURY L A,et al. Acquisition of Clostridium difficile colonization and infection after transfer from a veterans affairs hospital to an affiliated long-term care facility. Infect Control Hosp Epidemiol,2017,38(9):1070-1076.

［19］EUCAST. Clinical breakpoints.［2022-05-12］. http://www.eucast.org/ clinical_breakpoints/.

［20］TELTSCH D Y,HANLEY J,LOO V,et al. ,Infection acquisition following intensive care unit room privatization. Arch Intern Med,2011,171(1):32-38.

［21］McFARLAND LV,MULINGEN ME,KWOK RY,et al. ,Nosocomial acquisition of Clostridium difficile infection. N Engl J Med,1989,320(4):204-210.

［22］LONGTIN Y,PAQUET-BOLDUC B,GILCA R,et al. ,Effect of Detecting and Isolating Clostridium difficile Carriers at Hospital Admission on the Incidence of C difficile Infections:A Quasi-Experimental Controlled Study. Jama Internal Medicine,2016,176(6):796-804.

［23］YAN D,CHEN YB,LV T,et al. ,Clostridium difficile colonization and infection in patients with hepatic cirrhosis. J Med Microbiol,2017,66(10):1483-1488.

[24] DEWART C M,BLANCO N,FOXMAN B,et al. ,Electronic Clostridium difficile Infection Bundle Reduces Time to Initiation of Contact Precautions. Infect Control Hosp Epidemiol,2017,38(2):242-244.

[25] GOORHUIS A,BARKER D,CORVER J,et al. ,Emergence of Clostridium difficile infection due to a new hypervirulent strain,polymerase chain reaction ribotype 078. Clin Infect Dis,2008,47(9):1162-1170.

[26] LOUIE T,MILLER M A,MULLANE K M,et al. Fidaxomicin versus vancomycin for Clostridium difficile infection. N Engl J Med,2011,364(5):422-431.

第二十八章

制药企业药品推广与抗菌药物临床应用管理

第一节　制药企业药品推广对合理用药的影响

一、制药企业药品推广行为具有一定的必要性

药品推广（promotion）系指药品制造商、分销商或代理商针对医疗卫生专业人士（医务人员）所开展、组织或赞助的，以促进其药品的处方、推荐、供应或使用等为目的（通过包括互联网在内的各种交流沟通方式来实现）的任何行为或活动。

药品使用的最终目的在于治疗目标人群疾病或改善其健康，医疗卫生专业人士是各种药品能否在医疗机构达成其上述目的的决定因素。对于某一药品而言，如果医疗卫生专业人士不了解或不认可它所能带来的益处，其将很难在医疗机构得到临床应用。以新药为例，很多医疗卫生专业人士往往不会或难以在新药上市之后自行对其及时进行跟进与了解，如果未经适当推广，这些新药将无法被尽可能多的医疗卫生专业人士所了解。可想而知，在未经适当推广的情况下，这些新药进入临床应用的机会将十分有限。

药品因为医疗卫生专业人士对其不了解或不认可而无法在临床得到及时或适度的应用，这既不利于患者健康的改善，也妨碍了制药企业药品销售收入的提升，甚至有可能对制药企业开展新药研发工作的热情也造成打击。可见，制药企业开展面向医疗卫生专业人士的药品推广活动是非常有必要的。药品推广活动可以向医疗卫生专业人士传递药品各方面的特点（包括药品收益与风险）、用药方案以及药物治疗新进展，使医疗卫生专业人士了解被推广药品，并及时将被推广药品应用于临床以改善患者治疗。无疑，恰当的药品推广活动能带来一个多方共赢的结局：药品推广活动可使患者有机会及时使用到"新药"或"新的治疗方案"并因此获益；医疗卫生专业人士获取和掌握疾病治疗药物选择方面的最新进展及合理用药知识，有利于业务水平提高；通过药品推广活动，制药企业所产药品销售收入可获得提升。基于以上共识，各制药企业普遍重视药品推广业务，一有新的药品上市，各企业一般都会积极开展相应的药品推广活动。

二、制药企业药品推广对合理用药的影响

WHO 对药品推广的描述是：制药企业与分销商所提供的信息或者劝导活动，其目的在于诱导处方、供应、购买和/或使用其药品（all informational and persuasive activities by manufacturers and distributors，the effect of which is to induce the prescription，supply，purchase and/or use of medicinal drugs）。制药企业的药品推广目的非常明确，即希望能有更多药品的销售与使用，这在全球各国都是显而易见的情况。

制药企业（特别是大型制药企业）在药品推广中具有十分强大的推广体系与推广资源。推广方式多种多样，包括医药代表对处方者的拜访、药品推介会、赞助的学术会议、行业权威演讲、杂志广告、科学研究资助等，通过这些活动，可以提高企业以及产品的声誉、影响医师处方，在市场竞争中取得优势地位。

制药企业药品推广支出也十分可观。从企业自身报告、政府监测报告和一些市场调研可以看出，制药企业每年花费在药品推广的费用是其研发费用的两倍以上。据美国《医生收入阳光法案》（Physician Payments Sunshine Act）披露数据，制药企业 2014—2015 年每年支付给医生的费用高达 200 亿美元，同时还支付教学医院 6 亿美元。澳大利亚药品管理局的监测报告显示，在 2011 年 10 月—2015 年 9 月，制药企业组织了各种会议 116 000 余次，花费 2.86 亿澳元。过度的药品推广，对药品的合理使用将产生不利影响。

三、制药企业推广对医生处方行为的影响

在制药企业强大的推广力度之下，处方者或多或少地会受到影响。加拿大的监测发现1/3 的医生没有接触医药代表，11% 的医生每月接触医药代表 6 次以上，全国医药代表对医生的拜访高达 370 万人次/年。美国对处方者的问卷调查发现，61% 的医生认为自己不会受医药代表的影响，但只有 16% 的人认为同事不会受影响。医药代表拜访医生时，提供的各种信息常常不全面，可能对不利信息采取隐藏措施，不提供同类更好的治疗药物和方法等。

按照药品法规，处方药可以在专业杂志刊发广告，但对部分刊出广告发现所展示的数据、材料大多不完整，对不良反应、药物相互作用等描述较少。

制药企业主要利用行业权威人士（key opinion leader，KOL）的演讲、科研等影响处方。调查发现，企业推广经费的 1/3 用于 KOL，邀请进行产品策略咨询、会议演讲、继续教育、临床研究等，甚至作为专家代表参与法规听证等。KOL 包括临床、药学、管理等各方面专业人员。

研究发现，接受推广活动越多的医务人员，处方相关药品越多，更乐意使用推广药品，更容易接受未被证实的超适应证用法，也会积极呼吁药品进入医院处方集等。

开展药品推广活动的确有必要性，但需要注意药品推广活动必须基于科学数据、确保其符合有关法律法规及行业行为准则，不得违反道德标准和相关法律。合规的意义在于力保药品推广活动始终以正确和恰当的方式开展，不至于有不道德甚至是违法之处，也保证了药品推广不至于成为加剧药物不合理使用现象产生的重要推手。

第二节 国际药品推广规范

一、国际组织对制药企业药品推广的规范

(一) WHO 药品推广道德标准

WHO 于 1988 年发布了以支持药品的合理使用为明确目标的《药品推广道德标准》(以下简称为"该标准")。时至今日,该标准仍然是可供遵循的全球药品推广标准。

该标准中的"药品推广"条目规定如下。

(1) 拟在一个国家内进行积极推广的药品仅限于在该国依法可获取的药品。对药品的推广应符合有关国家的卫生政策、法规以及现有的自愿性标准。所有用于药品推广用途的材料均应可靠、准确、真实、提供有用信息、均衡、最新、能够被证实并具有良好的品质它们不应包含可能会导致药物被不合理使用或引起不必要风险的误导性或无法证实的陈述或遗漏。"安全"一词仅在经过适当论证后方可使用。产品之间的比较应该如实、公平并能够被证实。不应对药品推广材料做任何会对其所牵涉的药品的真实情况进行掩饰的设计。

(2) 对于不受版权保护的科学数据,这些数据应该应要求提供给药品处方者及其他任何有权根据要求接收这些数据的人。不应向医疗卫生专业人士提供伴有商业或物质利益推送的药品推广活动。

(3) 科学及教育活动不应被用于药品推广之用途。

该标准中的"广告"条目对于以医疗卫生专业人士为对象的药品广告作了下列规定。

(1) 以医疗卫生专业人士为对象的药品广告,其措辞和插图应与已批准药品的科学数据或其他具有类似内容的信息源完全一致,广告内容应清晰易读。

(2) 一些国家要求,药品广告在自药品首次推广之日起的特定时期或在药品的整个生命周期内,均应包含完整的科学资料或类似文件所确定的药品信息。作出推广性声明的药品广告,应至少含有药品的概括性科学信息。

(3) 药品广告通常应包含以下信息:使用国际非专利名称或已批准药品有效成分名称、商品名、最小制剂单位内药品有效成分的含量、其他成分、批准适应证、剂型与给药方案、副作用和主要的药物不良反应及预防措施、禁忌证和警告、主要的相互作用、制造商或分销商的名称和地址、参考文献(如适用的话)。

(4) 对于无须审批许可的药品广告(提醒性广告),为了便于提供更多信息,这些广告应至少包括商品名、国际非专利名称或已批准通用名称、各有效成分的名称以及制造商或分销商的名称和地址等内容。

该标准中的"医药代表"条目规定如下。

(1) 医药代表应具有恰当的教育背景并训练有素。应该诚实、正直并拥有足够的医学知识及技能,能准确及负责任地介绍药品信息和开展其他推广活动。医药代表的雇主负责对医药代表进行基础性培训及继续教育,包括恰当的道德行为准则。医药代表需要接收到来自医学和相关专业人士以及独立的公众人士的反馈(尤其是风险方面的反馈)。

(2) 医药代表应为药品处方者和配药者提供相关药品完整且无偏倚的信息。例如,已得到批准的药品科学数据或其他具有类似内容的信息。

（3）雇主对医药代表的言论和活动负责。医药代表不应对药品处方者和配药者进行贿赂，药品处方者和配药者也不应向医药代表索取贿赂。为了避免药品被过度推广，医药代表的主要薪酬不应与其推广药品销售量直接进行挂钩。

（二）国际制药企业协会联盟行为准则

国际制药企业协会联盟（IFPMA）于 2019 年修订完成的最新版"行为准则（Code of Practice）"（以下称"IFPMA 行为准则"）中对药品推广行为作出了如下要求。

关于"药品推广信息的标准"，要求药品推广信息应当符合"药品信息的一致性"、"准确和不误导"和"实证"等标准。

（1）药品信息的一致性：各个国家的法律法规通常会对药品说明书、包装、传单、数据表以及所有药品推广材料中所传达的药品信息的格式和内容进行规定。药品推广内容不应与当地已批准的药品信息相抵触。来自发展中国家的医疗卫生专业人士可以获得已在发达国家进行传播的药品信息。

（2）准确和不误导：推广信息应当清楚、易理解、准确、客观、公正和高度完整，足以使受众能就有关药品的治疗价值形成自己的观点。药品推广信息应以相关证据为依据，清楚地记载相关证据事实。推广信息不应通过曲解、夸大、过分强调、忽视或其他方式误导推广对象。推广者应尽最大努力避免使推广信息出现内容上的模糊不清。在给出绝对的和无所不包的论断时应十分谨慎，其必须以充分的论证和实证为基础。一般应避免使用诸如"安全"与"无副作用"之类的描述性用语，如需使用也必须有充分的科学论证。

（3）实证：药品推广信息应引用已经批准的药品说明书或科学证据。当医疗卫生专业人士要求提供上述实证资料时，推广者应向其提供。联盟会员公司应客观对待要求获取有关药品信息的请求，并应根据不同查询者的具体情况提供适当的药品信息。

在"印刷版药品推广材料"这一条目中，行为准则指出：除了提醒性药品广告外，所有的印刷版药品推广材料必须包括如下信息：产品名称（通常为药品的商品名）、药品有效成分名称（应尽可能地使用经批准的名称）、制造商或销售商的名称和地址、药品广告的制作日期、简明药品处方信息（应列出已批准的一项或多项适应证、用法用量等信息，并应简要陈述禁忌证、预防措施及副作用）。对于提醒性药品广告，该类广告可以不必列出简明药品处方信息。

在"电子版药品推广材料，包括音像制品"这一条目中，行为准则指出：电子版药品推广材料应遵守与印刷版药品推广材料相同的各项要求。与药品相关的网页应符合以下要求：制药企业需要明确信息及网页所针对的受众，网页内容对于受众而言应该是合适的，网页的制作（如内容、链接等）对受众而言应适当、清晰，针对特定国家而制作的网页其内容应符合相关法律法规。

在"与医疗卫生专业人士的医学互动交流活动"条目下的"提供给医疗卫生专业人士的礼品和其他物品"子条目中，行为准则对推广辅助用品（用于药品推广用途的非现金价值物品，不包括上述印刷版和电子版药品推广材料）作出如下规定。

（1）禁止向医疗卫生专业人士提供处方药推广的辅助用品。

（2）在满足"最小价值"及"最少数量"的前提下，可以仅在推广非处方药时向医疗卫生专业人士提供与其执业工作相关的推广辅助用品。

在"样品"条目中，行为准则指出：根据当地的法律法规，可以向处方者免费提供推广药品的样品,以更好地为病患服务。所有样品均应被清楚标注,以防止其被转卖或被滥用。

二、国外政府组织对制药企业药品推广的规范

1. 美国药品推广法规　美国药品(特指处方药)广告和推广受《联邦食品、药品和化妆品法(FDCA)》和联邦法规第 21 标题下第 202 部分(21 CFR Part 202)等法律法规的管辖。FDCA 和 21 CFR Part 202 均对制药企业应如何向医疗卫生专业人士和消费者推广处方药进行了规定。

其基本要求是:①制药企业仅可以对 FDA 批准的药品说明书或处方信息所规定的药品用途进行推广。②药品推广材料不得有任何虚假之处或具有误导性。任何对于患者或医疗卫生专业人士来说可能很重要需要在用药之前或用药过程中知晓的,有助于确保药品被安全有效使用的信息也应该在药品推广材料中得到体现,未包含这些重要信息的推广材料可能会被认为是虚假的和有误导性的。③所有包含药品功效/获益声明的推广材料,必须以公平和平衡的方式同时对药品的获益及可能会带来的风险进行描述。

除上述法规外,美国阳光法案也对药品推广做出了明确的规定,如医生不能接受制药企业超过 10 美元以上的礼品或食物。

2. 日本药品推广法规　日本的《药品事务法》第 66~68 条列出了三个在向医疗卫生专业人士推广处方药时需要注意的事项:①处方药广告和推广不得有任何虚假之处或有误导性,不得对处方药的适应证、作用或性质做出虚假或夸大的陈述。②对于用于流产的药品,禁止对其致流产的功能进行描述,禁止以污秽不堪的语言对药品进行描述。③禁止在药品获批之前对其进行广告和推广。

3. 欧洲制药工业协会联盟(EFPIA)行为准则　EFPIA 在其于 2019 年发布的"行为准则(Coce of Practice)"(以下称"EFPIA 准则")中对药品(指处方药)推广做出如下规定。

(1) 在"药品营销许可"条目中,EFPIA 准则指出:①在药品获批上市之前不得对其进行推广。此外,在对某一药品进行推广之时,仅可针对其已获批的适应证进行推广。②药品推广信息必须与对该药品的特征进行概括性描述的材料中所列的详细信息保持一致。

(2) 在"可供获取的药品信息"条目中,EFPIA 准则指出:①在遵守适用的国家法律和法规的前提下,所有的药品推广材料都必须以清晰明了的方式将以下必备信息展现出来,包括与对该药品的特征进行概括性描述的材料中所列信息相符的药品基本信息,并指明生成或最后修订此类基本信息的日期;药品的供应分类信息;适当时,应提供各种包装规格的售价或指示性价格,以及社会保障机构的报销条件。②在遵守适用的国家法律和法规的前提下,如果提醒性药品广告仅包含药品名称、国际非专利名称(如有的话)或商标等信息时,则其无须满足上述要求。

(3) 在"药品推广及其实证"条目中,EFPIA 准则指出:①药品推广材料必须准确、平衡、公正、客观并且足够完整,以使医疗卫生专业人士能够对有关药品的治疗价值形成自己的看法。药品推广材料须以对所有相关证据的最新评估为基础,并须对所有相关证据给出清晰的描述。在进行药品推广时,不得通过歪曲、夸大、过分强调、遗漏或以任何其他方式造成误导。②药品推广材料必须能够被证实,如医疗卫生专业人士要求获得旨在用于证实药品推广材料真实性的资料时,只要要求是合理的,应及时向其提供有关材料。特别需要指出的是,药品推广材料中对药品副作用的声明必须列出可用的证据或必须能够被临床实践经验

所证实。然而,对于药品营销许可书中所批准的有关信息,无须提供旨在对此类信息的真实性进行证实的有关材料。③在开展药品推广活动时,必须对药品进行客观介绍,不得对其特点进行夸大,以此来促进药品的使用。除非可以进行证实,否则药品推广材料不得暗示药品或药品的有效成分具有某些特殊的优点、品质或特性。④当药品推广材料提到已发表的研究时,须列出相应的参考文献。⑤对不同药品进行比较时,仅可对不同药品之间有相关性且有可比性的一面进行比较。药品比较广告不得造成误导或对被比较各方中任何一方进行贬低。⑥药品推广材料如含有图表(包括发表研究的图片、插图、照片和表格等),必须清楚地指出图表的确切来源;对图表进行忠实的复制(需要对图表进行改动以符合任何适用法规的情况下可对图表进行改动,但必须明确指出图表已被修改)。特别注意要保证药品推广材料所包含的图表不会使人们对药品的性质、针对药品而发表的有关声明或者不同药品之间的比较结果产生误解。⑦未经恰当的核实认定,决不能使用"安全"一词来描述药品。⑧对于任何已被广泛供应一年以上的药品、药品包装规格或者是任何已被广泛推广一年以上的药品适应证,不得使用"新"一词来对其进行描述。⑨不得宣称药品没有毒副作用或者是没有发生成瘾或依赖的风险。

(4) 在"药品推广材料中对来源于别处的内容的引用"条目中,EFPIA 准则指出:药品推广材料如包含对来自医学和科学文献的有关内容或个体之间有关交流内容的引用,须对被引用的内容进行忠实的复制(存在为了适应任何适用法规的要求而需要对被引用的内容进行改动这种情况时不必遵守此规定,但必须明确指出被引用的内容已被修改),并说明其确切来源。

(5) 在"药品推广的可接受性"条目中,EFPIA 准则指出:各会员公司必须始终坚持高道德标准。药品推广必须做到:①决不能使制药业蒙受耻辱或降低社会对制药业的信心。②承认药品具有特殊性,承认目标受众(即医疗卫生专业人士)的专业地位。③不得有违法之处。

(6) 在"药品推广材料的分发"条目中,EFPIA 准则指出:①药品推广的对象只能是那些可以合理地假定对特定信息有需求或感兴趣的医疗卫生专业人士。②邮件列表必须保持在最新状态。将有关邮件从邮件列表中删除的请求必须得到遵守。③在遵守适用的国家法律和法规的前提下,除非获得接收者的事先许可或应接收者要求,否则禁止利用传真、电子邮件、自动呼叫系统、手机信息及其他数字通信工具来推送药品推广材料。

(7) 在"药品推广的透明度"条目中,EFPIA 准则指出:①不得对药品推广活动进行伪装或掩饰。②临床评估、药品上市后监测、药品临床反应以及药品获得上市许可后的研究(包括回顾性的研究)不得变相成为药品推广。此类评估、监测和研究的开展必须以传播科学和教育为主要目的。③当会员公司以付费或其他方式确保或安排其药品推广材料在期刊上进行发表时,这些推广材料不得有使人误解其为独立的编者评论之嫌。④对于由某会员公司提供赞助的,与药品及用途有关的材料,无论其性质是否属于推广,均应明确指出该材料系由某会员公司所赞助。

4. 澳大利亚对医药企业和医务人员相互关系准则 澳大利亚对医药企业和医务人员之间的相互关系准则有明确规定,包括相关利益冲突、礼物、免费药品、娱乐活动、旅行、会议与科学研究等都有明确规定。新南威尔士州卫生局治疗咨询委员会就此建立了《制药企业在公立医院和医院工作人员相互联系申明》,其中对医药代表和相关会议等作出了明确规定

（表 28-1）。同样，澳大利亚医学会对医生和企业之间关系也有行为准则，其中最基本要求是：秉承专业核心价值（透明、担当、信任、公正）、坚持职业判断和诚信、能经受公众和专业的审查、医疗资源的合理使用。

表 28-1　澳大利亚新南威尔士州企业与医务人员相互关系准则相关内容

关于医药代表

1. 在与医院员工的所有互动中遵守澳大利亚药品行为准则（Pharmaceutical Industry and Hospital Staff Liaison in Public Hospitals）

2. 在医院期间，始终佩戴适当的身份证件（如姓名和公司）

3. 新的医药代表在与任何医院工作人员进行初次接触之前应安排与药房主任会面

4. 只能在不会干扰工作人员的日常工作或患者护理的时间和地点预约会面

5. 不得在患者诊疗区（包括诊所和急诊室）与医院工作人员会面

6. 除非已与有关医院工作人员作出安排，否则不能在病房的非患者诊疗区或员工设施与医院员工会面

7. 与工作人员的会面：

（1）医务人员：一般情况下，医务人员的研究生前三年不得进行单独会面，除非每次会面得到部门负责人同意。在各个职能部门内，与医务人员的会面可以制定各自的指导方针。药品代表和医务人员应确保他们熟悉相关的部门指南

（2）药房职员：只有在获得药房主任的授权后，才可预约个别会面

（3）护理人员：只有获得相关区域的临床护士管理人员安排后，才能预约与护理人员的单独会面

8. 根据澳大利亚药品行为准则，未经药品管理局注册的产品适应证（即标示外使用）不应进行推广

关于企业组织的会议或活动

1. 事先应安排与专业人员中适当的高级别成员协商

2. 赞助应明确声明和致谢

3. 除了针对特定产品的在职培训外，会议应限于一般性主题，而不能针对一个产品

4. 讨论应以可靠的证据为基础

5. 工作人员应该有机会就会议主题发表独立意见

6. 理想情况下，资金应该提供给与任何特定主题无关的教育

7. 会议提供的材料应具有教育性质，对医院工作人员患者护理和治疗有用。参加会议的个人必须了解这些材料的来源，并采取批评的方法进行参考。即使是教育材料，如果是由企业提供的，也必须被视为宣传材料。理想情况下，任何材料都应在会议召开前发送给会议组织者征求意见和批准

8. 不允许在医院会议和活动中直接推广产品。会议必须是教育性的。必须尽可能仔细地规划会议规则，以确保公正性。演讲者必须声明他们的利益，并获得会议组织者在会议看到的关于其演示内容。参会人员有机会通过反馈表在会议上以书面形式发表意见，这对保持诚信很有价值。通常很难判断内容是教育性的还是宣传性的，但重要的是会议组织者或组委会应制定流程，确保教育性内容占主导地位

9. 会议或活动不应被用作提供样品的场所

10. 未经适当的高级工作人员（如护理部门负责人或药房主任）事先批准，不得开展由企业支持的在职培训

三、国外医疗机构关于与制药企业之间关系的规则

国外大型医疗机构都对与制药企业之间关系制定了明确的规章制度，并定期修订。美国斯坦福医学中心（https://stanfordhealthcare.org/.../docs/vendor-mgmt-policy.pdf）、霍普金斯大

学医学中心（https://www.hopkinsmedicine.org/research/resources/offices-policies/OPC/Policy_Industry_Interaction/policy_interaction_industry.html）等相关管理规定可在其网页查询（表28-2）。

表28-2　国外医学中心关于与制药企业关系的规则条款

霍普金斯大学医学中心	西汉诺威医学中心
1. 政策适用	1. 目的/相关信息：定义（企业活动、礼品、本机构限制性区域、可以进入区域）
2. 政策内容	
（1）企业给个人的礼物	2. 适合对象
（2）食品	（1）药品、护理用品企业
（3）非限制性礼品	（2）医疗器械企业
（4）药物样品	（3）供应商（参考执行）
（5）医药代表可以进入的区域	3. 预约设施
（6）医疗器械代表可以进入区域	4. 流程
（7）在本中心或者本中心名义的继续教育	（1）患者隐私
（8）参与企业组织的活动	（2）预约时间
（9）企业发起的奖学金和其他教育基金	（3）需要的文件材料
（10）专业旅行	（4）授权与非授权区域
（11）论文代写/代署名	（5）非处方集药品
（12）购买	（6）违规处理
（13）临床诊疗	1）个人识别表示违规
（14）研究	2）活动区域违规
3. 教育、指南、监测	3）药品相关内容违规
4. 违规惩罚	4）推广方式违规
5. 问题	5. 参考文件

四、跨国企业自身药品推广规范

诸多国际知名制药企业均在其各自的企业行为准则或企业规章制度里对如何开展药品推广进行了规定。这些具有行为准则或企业规章制度的企业包括但不限于：赛诺菲公司、GSK公司、拜耳医药保健公司、默克公司、益普生公司等等。

第三节　我国药品推广规范

我国已有一些法律法规、制度和条例等对制药企业的药品推广行为进行了规定，除此以外，我国有关协（学）会在其所制定的相关准则里亦对药品推广行为提出了一系列要求。

一、我国有关法律法规、制度和条例等对药品推广行为的要求

1.《中华人民共和国药品管理法》相关条目　第八章对药品广告作出了一些规定，其中第八十八条规定：禁止药品上市许可持有人、药品生产企业、药品经营企业和医疗机构在药品购销中给予、收受回扣或者其他不正当利益。禁止药品上市许可持有人、药品生产企业、药品经营企业或者代理人以任何名义给予使用其药品的医疗机构的负责人、药品采购人员、

医师、药师等有关人员财物或者其他不正当利益。禁止医疗机构的负责人、药品采购人员、医师、药师等有关人员以任何名义收受药品上市许可持有人、药品生产企业、药品经营企业或者代理人给予的财物或者其他不正当利益。第九十条规定：药品广告的内容应当真实、合法，以国务院药品监督管理部门核准的药品说明书为准，不得含有虚假的内容。药品广告不得含有表示功效、安全性的断言或者保证；不得利用国家机关、科研单位、学术机构、行业协会或者专家、学者、医师、药师、患者等的名义或者形象作推荐、证明。非药品广告不得有涉及药品的宣传。

2. 中央政府和管理部门规章制度　中共中央办公厅、国务院办公厅印发的《关于深化审评审批制度改革，鼓励药品医疗器械创新的意见》强调，要对药品学术推广行为进行规范并提出如下具体要求：药品上市许可持有人须将医药代表名单在食品药品监管部门指定的网站备案，向社会公开。医药代表负责药品学术推广，向医务人员介绍药品知识，听取临床使用的意见建议。医药代表的学术推广活动应公开进行，在医疗机构指定部门备案。禁止医药代表承担药品销售任务，禁止向医药代表或相关企业人员提供医生个人开具的药品处方数量。医药代表误导医生使用药品或隐匿药品不良反应的，应严肃查处；以医药代表名义进行药品经营活动的，按非法经营药品查处。

3. 行业管理部门规章制度　2017 年，由国家药品监督管理局和国家卫生和计划生育委员会共同起草的《医药代表登记备案管理办法（试行）（征求意见稿）》（以下称《办法》）对医药代表（药品推广工作的具体执行人）及药品推广做出一系列规定，以下为这些规定的具体内容：

《办法》第三条指出：从事学术推广等活动前，应由药品上市许可持有人向医疗机构提出申请（或发出院外活动邀请），获得医疗机构批准同意后方可进行。

《办法》第十三条规定：医药代表应如实提供登记备案信息，依法依规从业。医药代表在医疗机构的从业活动应公开进行，并遵守卫生计生部门的有关规定。

《办法》第十四条指出：药品上市许可持有人负责对信息进行审核、录入、变更、注销，确保所登记备案信息的真实准确，负责所聘用（或授权）的医药代表的业务管理，对医药代表开展诚信教育和业务培训，确保其从业行为符合相关规定。

《办法》第十五条规定：①医药代表不得承担药品销售任务，不得参与统计医生个人开具的药品处方数量，不得直接销售实物药品，不得收款和处理购销票据，不得进行商业贿赂，不得对医疗卫生机构内设部门和个人直接提供捐赠资助赞助；不得误导医生使用药品，不得夸大或误导疗效，不得隐匿药品不良反应。②医药代表违反上述规定的，登记备案平台依据食品药品监管部门或卫生计生部门的查处结果，将其违规行为予以公示，并通报个人信用管理部门；食品药品监管部门责令药品上市许可持有人对该医药代表实施脱产培训，脱产培训至少为期一个月。医药代表的行为如违反法律法规规定的，依照相关法律法规追究责任。

《办法》第十六条规定：①药品上市许可持有人不得鼓励、暗示医药代表从事违规行为，不得向医药代表分配药品销售任务，不得要求医药代表或其他人员统计医生个人开具的药品处方数量，不得在登记备案中编造培训情况或故意提供其他虚假信息。②药品上市许可持有人违反上述规定的，登记备案平台依据食品药品监管部门的调查结果，将其违规行为予以公示并通报信用管理部门；存在违反《反不正当竞争法》等法律法规情形的，移交相关部门依法依规查处。

二、我国有关协(学)会对药品推广行为的要求

1. 中国外商投资企业协会药品研制和开发行业委员会(RDPAC)行为准则 RDPAC 于 2019 年发布了适用于其 41 家会员公司(均为在华投资知名药企)的最新版《RDPAC 行业行为准则》。《RDPAC 行业行为准则》广泛吸收与采纳了《IFPMA 行为准则》所制定的关于药品推广的一系列规定。当然,《RDPAC 行业行为准则》根据中国有关法律法规的要求及国内的实际情况对《IFPMA 行为准则》药品推广规定中的一小部分规定做了适当修改。

2. 中国医药创新促进会医药企业伦理准则:中国医药创新促进会于 2018 年发布的《医药企业伦理准则》针对药品推广亦作出了诸多具体规定。总体而言,该准则针对药品推广所做的规定与国内外现行有关准则所包含的药品推广规定大同小异。

第四节 医疗机构与制药企业合作规范

目前国内部分地方政府对制药企业及其代表的药品推广活动作出了规范,根据 2017 年国家食品药品监督管理局和国家卫生和计划生育委员会发布的《医药代表登记备案管理办法(试行)(征求意见稿)》,上海市卫健委等机构制定了《上海市医疗卫生机构接待医药生产经营企业管理规定》,天津市卫健委会制定了《天津市医疗卫生机构内部医药生产经营企业代表接待暂行办法》。《上海市医疗卫生机构接待医药生产经营企业管理规定》主要内容包括:

1.《医药代表登记备案管理办法》第十七条规定,医疗机构不得允许未经备案的人员在医疗机构内部开展学术推广等相关活动,医务人员不得参与未经医疗机构批准同意的学术推广等活动,不得违规接受社会捐赠资助,不得向医药代表或相关企业人员提供医生个人开具的药品处方数量,不得违规私自采购使用药品。

2.《上海市医疗卫生机构接待医药生产经营企业管理规定》第四条指出,在规范管理医疗卫生机构接待医药生产经营企业工作中,医疗卫生机构负主体责任,医疗卫生机构党政领导人负领导责任,相关职能部门负单位管理责任,各业务科室负责人负科室管理责任。

第六条规定:①医疗卫生机构应当建立医药生产经营企业及代理人的登记备案台账,医药生产经营企业及代理人需在医疗卫生机构指定部门登记备案企业信息、涉及医药产品信息、相关工作人员信息,其中医药代表应当出示上海市食品药品监督管理局"上海市医药代表登记系统"生成的登记凭证后,方可在医疗卫生机构登记备案。②严禁医药生产经营企业及代理人在门(急)诊、住院部、检验科、设备科、药剂和信息管理部门等医疗诊疗重点区域(以下简称"医疗卫生机构重点区域")活动。严禁未经事先备案的医药生产经营企业及代理人的工作人员进入医疗机构开展相关业务活动。

第七条规定:医疗卫生机构应当建立医药生产经营企业及代理人的诚信记录档案,主要记录医药生产经营企业及代理人在医疗卫生机构的诚信守规行为和违规不良行为。

第八条规定:医疗卫生机构应当按照"三定一有"(定时间、定地点、定人员,有记录)的规定,完善并严格执行医疗卫生机构内部接待流程。发现未提前备案的一律不予接待,或者被接待的医药生产经营企业代理人与事先备案人员信息不一致的,应由被接待人说明理由,

否则应不予接待并记入诚信记录档案。

第九条规定:各医疗卫生机构应当根据单位实际,明确接待人员后方可开展接待活动,原则上接待人员由医疗卫生机构医务部门以及相关业务科室工作人员组成(至少两人以上同时在场)。

第十条规定:医疗卫生机构应当为登记备案的医药生产经营企业及代理人制作标识明显的工作牌,医药生产经营企业代理人进入医疗机构必须佩戴统一的工作牌。

第十一条规定:有条件的医疗卫生机构应当改造门诊、病房等诊疗区域,使其相对独立,非医疗卫生机构工作人员、就诊者不能擅自进出。

第十二条规定:医疗卫生机构应当组织保安、职能部门人员每天不定期巡查,如在规定时间、地点外发现医药生产经营企业代理人开展推销、统方等违规行为的,应当立即阻止、驱离并保留证据,上报到相关管理部门,并记入该医药生产经营企业及代理人的诚信记录档案。

第十三条规定:医疗卫生机构应当在重点区域安装高清视频监控设备,监控录像至少保留30天。有条件的医疗卫生机构可借助人脸识别等技术,及时发现、记录、留存医药生产经营企业及代理人在医疗卫生机构的活动轨迹。

第十四条规定:医疗卫生机构应当建立医药生产经营企业违规行为举报制度,并公示举报途径。有条件的医疗卫生机构可设立有奖举报制度,举报经查实的按规定给予适当奖励。

第十八条规定:医药生产经营企业代理人进入医疗卫生机构重点区域开展推销、统方等违规行为,首次发现的,由医疗卫生机构约谈涉事医药生产经营企业;第二次发现的,由医疗卫生机构停止采购该医药生产经营企业代理人代理的医药产品3~6个月;第三次发现的,医疗卫生机构将该医药生产经营企业列入本机构医药产品购销领域的黑名单,并通过卫生计生行政部门通报本市食品药品监管和药品集中采购管理部门。

(林志航)

参考文献

[1] WHO. Ethical criteria for medicinal drug promotion. Geneva:World Health Organization,1988.

[2] ALVES T L,LEXCHIN J,MINTZES B. Medicines information and the regulation of the promotion of pharmaceuticals. Sci Eng Ethics,2019,25:1167-1192.

[3] IFPMA. Code of practice. [2022-05-12]. https://www.ifpma.org/resource-centre/ifpma-code-of-practice-2019/.

[4] FDA. Federal Food,Drug,and Cosmetic Act.. [2022-05-12]. https://www.fda.gov/regulatory-information/laws-enforced-fda/federal-food-drug-and-cosmetic-act-fdc-act.

[5] The Electronic Code of Federal Regulations. 21 CFR Part 202. [2022-05-12]. https://www.ecfr.gov/cgi-bin/retrieveECFR/gp=&SID=dc1feaa5477df559ea0664607fa3d859&mc=true&n=pt21.4.202&r=PART&ty=HTML.

[6] MARWAH U,HUETTENMOSER D,PATEL S. Prescription drug advertising and promotion regulations and enforcement in select global markets. [2022-05-12]. https://www.fdli.org/2017/08/prescription-drug-advertising-promotion-regulations-enforcement-select-global-markets.

[7] EFPIA. Code of Practice. [2022-05-12]. https://www.efpia.eu/relationships-code/the-efpia-code/.

[8] the NSW Therapeutic Advisory Group Inc. Pharmaceutical Industry and Hospital Staff Liaison in Public Hospitals:A Position Statement of the NSW Therapeutic Advisory Group Inc. [2022-05-12]. https://www.

nswtag.org.au/wp-content/uploads/2017/07/pharma-liaison-july-2008.pdf.

［9］全国人大常委会. 中华人民共和国药品管理法.［2022-05-12］. http：//www.npc.gov.cn/npc/c30834/201908/
26a6b28dd83546d79d17f90c62e59461.shtml.

［10］中共中央办公厅, 国务院办公厅. 关于深化审评审批制度改革鼓励药品医疗器械创新的意见.［2022-
05-12］. http：//www.gov.cn/zhengce/2017-10/08/content_5230105.htm.

［11］国家药品监督管理局, 国家卫生计划生育委员会. 医药代表登记备案管理办法（试行）（征求意见
稿）.［2022-05-12］. http：//www.nmpa.gov.cn/WS04/CL2101/228896.html.

［12］RDPAC. RDPAC 行业行为准则.［2022-05-12］. http：//mcprinciples.apec.org/wp-content/uploads/2020/01/
rdpaccodeofpractice2019final.pdf.

［13］中国医药创新促进会. 医药企业伦理准则.［2022-05-12］. http：//www.phirda.com/upload/%E4%B8%AD%
E5%9B%BD%E5%8C%BB%E8%8D%AF%E5%88%9B%E6%96%B0%E4%BF%83%E8%BF%9B%E4%
BC%9A%E5%8C%BB%E8%8D%AF%E4%BC%81%E4%B8%9A%E4%BC%A6%E7%90%86%E5%
87%86%E5%88%99.pdf.

［14］上海市卫健委. 上海市医疗卫生机构接待医药生产经营企业管理规定.［2022-05-12］. http：//wsjkw.
sh.gov.cn/ygwj/20180525/0012-30945.html.

第二十九章

利用现代信息技术开展抗菌药物临床应用管理

抗菌药物临床应用信息化管理,可以实时动态监控抗菌药物使用过程,准确快捷地统计分析数据指标,甚至可以"关口前移"限制不合理医嘱下达。抗菌药物信息化管理,克服了人工管理方法的滞后性、片面性、主观性,是抗菌药物管理科学化、规范化、标准化的一个重要手段。抗菌药物临床应用信息化管理分为国家/区域层面和医疗机构内部层面的软件系统,功能上主要分为抗菌药物信息化监测模式和信息化干预管理模式。

第一节　国内外抗菌药物临床应用信息化管理现状

一、国外抗菌药物临床应用信息化管理现状

抗菌药物临床应用监测已在全球广泛开展,被动决策支持系统和智能手机应用程序、信息化处方审批、各种信息化监测、处方管理以及临床决策支持系统都已经广泛应用于 AMS(表 29-1)。

20 世纪 90 年代末,欧洲各国开始建立抗菌药物应用监测网/项目,卫生行政部门是抗菌药物监测的主要负责机构,其监测对象主要包含社区诊所和医院;DDD 是全球普遍采用的计算抗菌药物消耗量的统计指标。目前,丹麦和瑞典是抗菌药物监测方法学发展的前沿地区,主要优势在于数据采集前先通过预调研评估数据方案,监测网/项目从参与单位数据库中提取数据,同时接受非参与单位上报数据,确保数据质量和指标容量,数据采集方式先进。

表 29-1　信息技术在 AMS 中的应用情况

信息技术	AMS 时机	益处	相关问题
智能手机应用	1. 发布与推广指南 2. 计算剂量 3. 抗菌药物谱	1. 快速发布与传播 2. 对 IT 系统较差的医院更有效	1. 可能难以与医院 IT 整合 2. 需要及时更新 3. 对高年资医师影响小

续表

信息技术	AMS 时机	益处	相关问题
审批系统(独立或集成电子处方系统)	1. 执行处方集 2. 可在处方前后审批 3. 执行批准适应证 4. 教育功能 5. 可以整合 CDSS 6. 报告与反馈功能	1. 可以在没有电子处方的情况下使用 2. 对机构 AMS 整体支持 3. 可以提醒处方后审核 4. 最好与 AMS 团队工作结合	处方后审核的人力资源要求
电子处方	1. 警示 2. 药物相互作用 3. 剂量设定 4. 限制提示 5. 自动停药 6. 协定处方	1. 减少转录错误 2. 最好与 CDSS 整合	需要较多资源才能形成个性化 AMS
感染监测与数据挖掘	1. 药学与实验室整合 2. 微生物与药物匹配 3. 重复用药侦测 4. 限制药物管理 5. 监测与错误实时报警	1. 在整个医院支持 AMS 2. 可以电子病历整合	1. 需要较多的资源才能实现 2. 需要有专职药师参与 3. 商业系统较贵
电子医疗记录	1. 错误报警 2. 数据抓取确定特殊感染患者 3. 处方前限制 4. 记录 AMS 活动 5. 支持症候群处方 6. 提醒转换疗法 7. 患者诊疗方案	1. 无须外部供应商 2. 可以实时干预 3. 数据抓取	1. 较大投入 2. 需要较好的 IT 团队 3. 模版整合 4. 响应较慢
临床决策支持系统(CDSS)	1. 整合患者与实验室信息进行 AMS 2. 实现个案管理 3. 病原体预测	1. 基于预测和机器学习系统比较好 2. 患者个案管理	1. 复杂系统 2. 早起研究阶段

英国电子化决策支持系统(computerized decision support,CDS)针对抗菌药物应用的模块可以独立成系统,并整合到电子病历系统。1995—2014 年有关 CDS 在 81 个医院抗菌药物合理应用研究的 Meta 分析结果表明,CDS 降低抗菌药物应用量 2.11 倍,减少患者的死亡率(OR:0.85);虽然在节约费用、减少并发症方面没有明确结论,但多项研究显示 CDS 系统具有良好的应用前景。美国临床决策支持系统(clinical decision support system,CDSS)是由美国卫生保健系统推出的一个基于人机交互的医疗信息技术应用系统,通过数据、模型等方式为医生和其他卫生从业人员提供临床决策支持。其中包括基于循证数据和临床指南的抗菌药物合理使用模块,该模块能够提供包括药物不良反应、剂量与疗程、配伍禁忌、抗菌药物应用指南等查询与提醒功能;临床药师实时审核抗菌药物处方或医嘱,并可以前瞻性地干预医师的处方行为。2014—2019 年有关 CDSS 在医院应用效果的 45 个研究的 Meta 分析结果

显示:CDSS可以减少抗菌药物用量,提高抗菌药物用药规范合格率;但在患者的死亡率、艰难梭菌感染、总费用方面研究结果不一致。

　　有关CDSS的AMS干预大多在基层医疗机构开展比较多,大型医疗机构报道较少。美国部分基层医疗机构参与的基于临床证据的CDSS干预急性支气管炎抗菌药物使用研究发现,与对照组相比较。无论用打印的文字材料还是CDSS联合教育培训,可以大幅减少抗菌药物处方(图29-1)

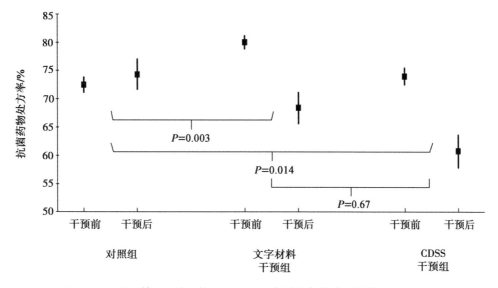

图 29-1　美国基层医疗机构CDSS干预急性支气管炎抗菌药物应用研究

二、国内抗菌药物临床应用信息化管理现状

（一）抗菌药物应用和细菌耐药监测系统（参见第九章、第十章）

（二）医疗机构抗菌药物临床应用信息化管理系统

　　我国没有统一的抗菌药物信息化管理系统,部分医疗机构内部自主研发了抗菌药物信息化干预管理软件系统。比如:北京、上海的部分医院、军队医院等均研发和应用了医疗机构内部使用的抗菌药物信息化管理软件系统。抗菌药物信息化管理系统一般均具有强大的统计分析功能,通过与抗菌药物医嘱系统数据对接,可以获取医院门诊、急诊、住院、手术等抗菌药物合理使用指标并进行统计,并按全院、科室、病区、医生、药品等多个维度对指标进行排名和趋势分析,包括全院抗菌药物使用量、门诊抗菌药物处方比例、住院抗菌药物使用强度、住院抗菌药物使用率、不同级别抗菌药物情况等统计信息。同时,以直观精细的可视化方式展现,为管理者提供快速宏观的抗菌药物使用变化趋势,极大地提高了统计分析效率和监测质量。

　　部分抗菌药物管理系统具备一定的干预功能,通过自动监控和全过程校正,可以有效地改进抗菌药物的合理应用,将事件的管理落实到事件发生的过程中,形成了管理的长效机制。信息化干预管理实现了对环节质量的及时跟踪和反馈,能及时、准确、客观地反映抗菌药物使用的动态信息,通过数据库的建立和分析,实现了个性化的精确管理。干预管理系统将监控结果实时反馈给临床医师,在抗菌药物使用中及时提醒、预警,并且指导和建议医师更加合理地使用抗菌药物,切实提高合理用药的水平。如:抗菌药物分级授权管理机制、围手术期抗菌药物合理使用管理、特殊使用级抗菌药物使用会诊系统、内科感染性疾病抗菌药物合理使用专家库等。

第二节　利用信息系统进行抗菌药物分级管理

（一）抗菌药物目录管理

按照国家卫健委员会《抗菌药物临床应用管理办法》要求,三级综合医院抗菌药物品种原则上不超过 50 种,二级综合医院抗菌药物品种原则上不超过 35 种。根据要求,医疗机构对抗菌药物进行清理,可根据诊治感染性疾病的特点与本机构细菌耐药情况,筛选确定适合本医疗机构的抗菌药物基本用药品种,对医院信息系统(HIS)平台的药品字典库进行相应调整,从源头上控制抗菌药物的种类和数量。

（二）抗菌药物分级管理

根据抗菌药物分级规则,HIS 按照地方卫生行政部门抗菌药物分级(非限制使用级抗菌药物、限制使用级抗菌药物、特殊使用级抗菌药物),利用药品字典设置抗菌药物的分级属性。根据医院下发的本医院抗菌药物分级管理目录,对各抗菌药物按照非限制、限制和特殊使用级三级管理要求分别给予系统标识。

（三）医师处方权限分级设置

信息系统对获得抗菌药物处方权的医师分别授予不同级别的抗菌药物使用权限,并在系统中自动识别医师权限。一般设定为住院医师级别以上医师可处方非限制使用级抗菌药物,主治医师级别以上医师可处方限制级与非限制使用级抗菌药物,副主任医师以上医师可处方包括特殊级的所有抗菌药物。医师授权管理不但按照医师职称和抗菌药物级别进行授权,同时按照医院医务处、药学部门建立抗菌药物考核体系,对考核通过的医师和药师按照其职称开放和调配抗菌药处方权限,考核不通过,暂停或降低抗菌药物处方权限,并维护到信息系统中。医师利用电子病历系统开具抗菌药物医嘱时,若不属于该医师权限范围内的抗菌药物,医嘱系统会自动提示超出权限,医嘱不能执行。医师酌情使用限制使用级和特殊使用级的抗菌药物,非紧急情况不得越权使用高级别的抗菌药物。根据实际情况,医院管理人员还可对某个科室的某个抗菌药物进行升级或降级处理并且严格加强抗菌药物分级管理制度,减少医师越级使用高级别的抗菌药物,从而遏制抗菌药物的滥用,减缓细菌耐药性的发生发展。

从实际管理角度出发,医疗机构除了要建立完善的监管组织和监控制度、制定控制指标和奖惩措施、明确抗菌药物分级管理、加强合理应用抗菌药物培训外,也要利用信息管理平台,基于医院信息系统已有的数据库和网络架构,加强对医师抗菌药物处方权限的控制和抗菌药物使用的实时监控。医院通过信息化手段对抗菌药物使用情况进行动态监测,分析药品使用合理性,并对用药过程中的异常现象分析原因、查找漏洞、及时预警、及时纠正不规范医疗行为。同时,也为加大科室和医师个人的监管提供数据支持,发挥信息化手段支持下的层级监督和控制。

第三节 特殊使用级抗菌药物会诊管理

1. 特殊使用级抗菌药物管理系统 2012 年国内开始报道特殊使用级抗菌药物的信息化管理软件系统,主要设计原理是:管理平台关联于信息化医生工作站的医嘱系统,分为会诊申请和专家会诊两大功能模块。会诊申请模块:医生开具特殊使用级抗菌药物,自动关联打开会诊模块,填写会诊患者的信息,包括特殊抗菌药物名称、规格、单次剂量、频次、给药途径、会诊专家、主要诊断、申请理由等。专家会诊模块:会诊专家进入会诊模块,处理医生发来的会诊信息,填写会诊意见;会诊意见将与特殊类抗菌药物医嘱有效性直接关联。会诊同意,医嘱生效;会诊不同意,医嘱不生效或仅临时医嘱生效(图 29-2)。

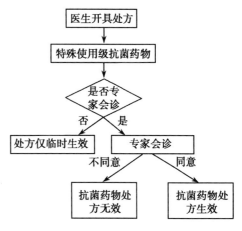

图 29-2 特殊使用级抗菌药物会诊流程图

2. 特殊使用级抗菌药物信息管理过程 为解决特殊使用级抗菌药物管理瓶颈问题,中国人民解放军总医院 2013 年下半年开始启用特殊使用级抗菌药物专家会诊模块:若医师下达的抗菌药物为特殊级,则系统自动启动特殊使用级抗菌药物院内专家会诊界面(图 29-3),医师

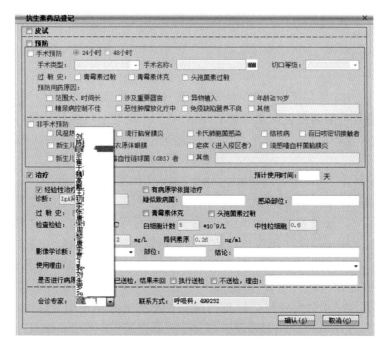

图 29-3 特殊使用级抗菌药物处方会诊提示信息界面

注:特殊使用级抗菌药物处方医师需填写"抗生素药品登记"表中的"治疗"项目具体内容,其中大部分患者的基础信息和检查检验信息自动生成。医师需从专家库中选择会诊专家,确认后该患者会诊信息将发送给会诊专家。

需选择会诊专家进行会诊。若会诊通过,此抗菌药物医嘱正常生效;若医师不选择专家会诊或会诊专家不同意使用,则该医嘱不生效(图 29-4)。信息化方法使特殊使用级抗菌药物管理继续显效,特殊使用级抗菌药物使用率由 18% 下降至 8% 左右。

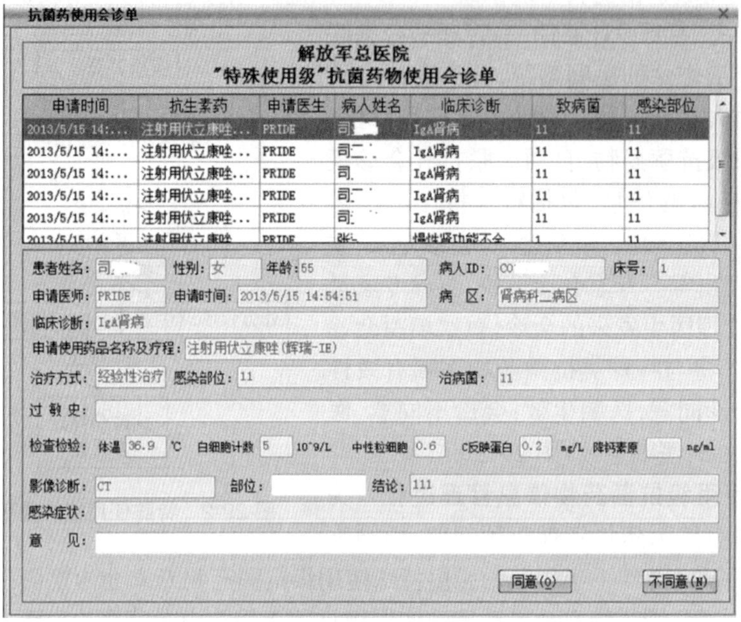

图 29-4 特殊使用级抗菌药物专家会诊界面

注:会诊专家登录会诊界面后,可以浏览会诊患者的相关感染信息,会诊意见为同意或不同意。若同意,该处方生效;若会诊不同意,该处方不生效。

陈延杰报道 2014 年基于"军卫一号"系统设计特殊使用级抗菌药物网络会诊平台,用会诊的流程来管理特殊使用级抗菌药物的使用,提高了医院对特殊使用级抗菌药物的管理水平,促进了临床合理用药。该系统使特殊抗菌药物金额下降 22.67%,DDD 值表现为明显下降。

北京世纪坛医院 2013 年 7 月开始上线的特殊使用级抗菌药物使用会诊流程管理。限定除呼吸科、感染科、ICU 科室外,临床医师开具特殊使用级抗菌药物都需要经过会诊的流程。首先在电子病历系统提交会诊申请,会诊科室须书写会诊记录,会诊记录作为病历的一部分存储。同意使用特殊使用级抗菌药物的会诊意见传送回 HIS,医师方可开具特殊使用级抗菌药物。使用该特殊使用级抗菌药物会诊管理系统后效果改善明显,特殊使用级抗菌药物会诊率达到 100%(呼吸、感染和 ICU 三个科室除外),特殊使用级抗菌药物使用率由 11.58% 降低到 6.4%,特殊使用级抗菌药物占总抗菌药物使用金额由 52.42% 下降至39.74%,每月特殊使用级抗菌药物管理工作由手工调查的 6 人 5 个工作日缩减为 2 人 1 个工作日,节省了约 15 倍的人力和精力投入。

用网络会诊的流程来管理特殊使用级抗菌药物医嘱的下达,提高了医院对特殊使用级抗菌药物的管理水平,大大减少了广谱特殊类使用级抗菌药物的滥用,促进了临床合理用药。以上的特殊使用级抗菌药物会诊模块,均早期解决了大部分不合理使用特殊使用级抗菌药物的问题,可以"关口前移",杜绝外科预防选择特殊使用级抗菌药物等滥用问题。但精细化的特殊使用级抗菌药物使用的临床合理性,包括血液肿瘤患者的粒细胞缺乏期预防与治疗抗菌药物的选择,复杂严重肺部感染或血流感染的重拳猛击治疗方案相关特殊使用级抗菌药物的选择等问题均未涉及,有待日后继续深入研究。

第四节　围手术期抗菌药物预防性应用信息化管理

1. **围手术期抗菌药物预防性应用信息系统建设**　北京天坛医院 2009 年报道围手术期抗菌药物信息化管理理念,提出分为术前合理开具抗菌药物种类管理、0.5~2 小时合理用药时机、术中超过 3 小时抗菌药物追加、术后抗菌药物 24 小时及时停药管理(图 29-5)。其设计原理是将手术名称进行分类或进行 ICD-9-CM3 编码规范手术分类,同时与手术切口分类(Ⅰ类、Ⅱ类、Ⅲ类)关联。根据《抗菌药物临床应用指导原则》的有关规定,对具有预防使用抗菌药物指征的手术,明确规定可选择的抗菌药物品种和预防用药疗程。医师开具抗菌药物,选择用药目的为"预防"时,自动关联患者的手术信息和系统推荐预防用药品种,如:血管造影术、支架植入术等介入手术或严格抗菌药物预防使用的甲状腺或乳腺手术等 7 类清

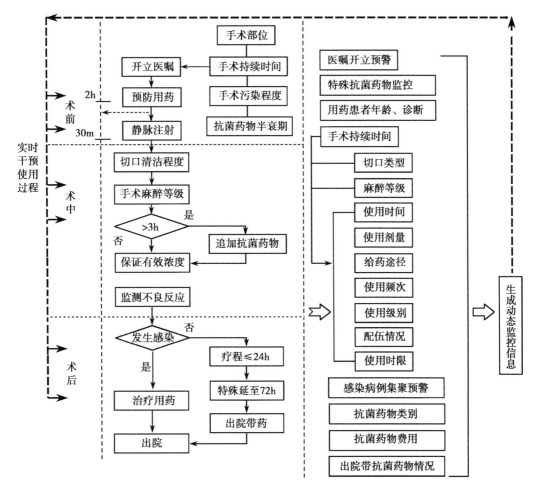

图 29-5　围手术期抗菌药物预防使用信息管理系统流程图

洁手术一般不推荐预防用药。如果医师确需开具抗菌药物,一般只能选择系统预设的一代头孢菌素,若不使用推荐的一代头孢菌素,必须填写不使用推荐预防用药的理由。对于手术范围大、手术时间长、涉及重要脏器或异物植入等清洁手术,系统根据预防用药指导原则的有关规定限定抗菌药物的种类,医师如选择超出推荐用药目录以外的抗菌药物时,必须填写不使用推荐预防用药的理由。手术预防用药时间可以选择 24 小时或 48 小时,若需超时使用,需重新开具医嘱并填写延长用药理由(图 29-6)。

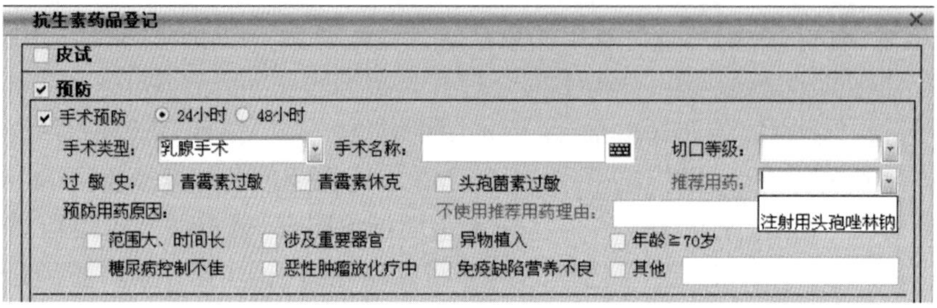

图 29-6 手术预防使用抗菌药物登记表

注:医生为手术患者开具抗菌药物预防使用的处方,医生工作站自动弹出手术预防使用的登记表,医生需选择手术类型,系统自动给出推荐预防用药品种,若不选择预防用药品种,需强制填写理由。其中的预防用药时间可选择 24 小时或 48 小时。

2. 围手术期抗菌药物预防性应用信息化管理效果 实施信息化管理后,北京天坛医院Ⅰ类切口抗菌药物预防使用率、预防用药时间≤24 小时比例、预防用药时间≤48 小时比例、平均预防用药时长、介入诊疗抗菌药物预防使用率等围手术期多项抗菌药物使用指标变化明显。昆明医科大学第一附属医院 2012 年应用信息化系统管理后,Ⅰ类清洁切口手术抗菌药物预防使用率由 52.69% 下降至 18.72%。浙江东阳市人民医院应用抗菌药物合理用药系统后,Ⅰ类清洁切口手术抗菌药物预防使用率由 43.34% 下降至 29.62%。

抗菌药物合理用药时机、术前 0.5~2 小时预防使用抗菌药物、手术超过 3 小时或失血量大于 1 500ml 时抗菌药物追加 1 剂。这些指标的管理需要与电子手麻系统对接,麻醉诱导结束或手术开始后,均有实时提醒抗菌药物使用的设置功能。浙江大学医学院附属第二医院尝试手术开始前严格执行手术安全核查制度,抗菌药物使用结束后方能开始手术,术前 0.5~2 小时使用时机符合率达 90.9%。中国人民解放军总医院将抗菌药物信息化系统与麻醉手术系统对接,抓取手术开始时间与预防用药时间,准确计算术前用药时机术前 0.5~2 小时合理率;规范了手术室抗菌药物给药流程,形成"麻醉诱导后第一时间麻醉师通知医护人员,开始输注抗菌药物"的工作流程,0.5~2 小时合理用药率由 10% 上升为 60%。手术超过 3 小时,医生是否追加 1 剂抗菌药物,在手麻系统或以其他的方式提醒医生追加抗菌药物,尚未见相关文献报道。这些信息化方式属于主动提醒干预或数据评价干预管理方式,不同于特殊类抗菌药物医嘱下达的"关口前移"管理,因此管理效果受到一定的制约。

Ⅱ、Ⅲ类切口手术由于手术方式变异较大、切口类别相对复杂、抗菌药物预防与治疗难以区分等原因仍较少纳入信息化管理。浙江大学医学院附属第二医院 2016 年报道非清洁切口妇科手术的围手术期抗菌药物管理,通过动态链接库实现与医院各信息系统无缝衔接,依托知识库用药规则,对妇科手术预防用药指征、用药品种、预防使用时间、各种切口手术等实施个性化用药过程管理,抗菌药物预防使用率、预防用药品种选择合理率、抗菌药物预防使用时长均有明显好转。

第五节　抗菌药物临床应用专家知识库和智能处方

1. 应用抗菌药物专家系统的价值　抗菌药物合理应用仅靠制度规范和人工干预难以达到预期目标,临床医师均存在不同程度的主、客观原因导致不合理使用抗菌药物的情况发生,如医师看病时间紧、任务重、新品种药物层出不穷、各类医药信息量呈爆炸式增长、临床医师知识更新不及时、忽略重要的实验室检查凭经验用药或用药受到患者干预以及临床药师指导不足等情况。因此,在加强感染性疾病的诊治能力的同时,急需借助人工智能、云计算等现代信息化技术,构建智能化、精准化的抗菌药物临床应用专家知识库或智能处方系统为临床医师提供辅助决策。从而做到事前对医务人员提供抗菌药物用药推荐,事中对特殊用药进行审核和不合理用药警示及限制,事后对抗菌药物用药数据进行分析回顾,实现智能化的抗菌药物临床应用全过程管理。

2. 我国抗菌药物专家系统建设情况　国内最早应用的抗菌药物临床合理用药软件只能提供简单的查询功能,主要根据药品说明书和用药指南,为医师提供抗菌药物抗菌谱、同类抗菌药物、抗菌药物剂量与疗程、抗菌药物不良反应、抗菌药物应用指南等知识查询功能。因不能与 HIS 系统对接,应用受到局限。近十年来,国内嵌入 HIS 系统的抗菌药物临床应用专家知识库软件发展迅速,该类合理用药软件的先期应用取得了良好的效果,也为临床用药信息化提供了一定的经验和思路。抗菌药物临床应用管理软件多数能做提前推荐抗菌药物,实时审核抗菌药物处方或医嘱,对医院的抗菌药物预防与治疗进行全方位的系统化管理,前瞻性地干预医师的处方行为,并将后台评估信息反馈给医师,做到处方授权、预审、干预、评估、反馈的全流程使用监管。

3. 抗菌药物临床应用专家知识库　一般采用疾病的 ICD-10 编码,确立本医疗机构的主要细菌性感染疾病谱。再依据《抗菌药物临床应用指导原则》《关于进一步加强抗菌药物临床应用管理的通知》以及各种感染性疾病的临床路径、专科的治疗指南,维护每一种感染性疾病预防或治疗应用的抗菌药物使用品种、常用剂量和使用期限等相关信息。专家知识库可以根据患者的生命体征、临床诊断和实验室的细菌培养与药敏试验数据结果,通过后台运算推荐合理的抗菌药物品种、用法和用量,指导临床医师合理选择抗菌药品种。可针对不同的患者,专家知识库中还设置了治疗性用药天数(5~7 天)提醒及再评估表单,帮助医师监控整个抗菌药物使用过程,对不合理情况进行及时干预。知识库中维护的规则主要包括:①经验性治疗使用规则,推荐经验性治疗用药,限定用药周期并提示进行病原菌培养及药敏试验。②病原性治疗使用规则,推荐病原治疗用药,限定用药周期;信息系统可根据患者致病菌培养结果和药敏结果产生抗菌药物推荐列表。③手术预防性使用规则,推荐手术预防性用药,限定用药品种和用药期限。④肝肾功能不全规则,根据患者的肝肾功能指标和需减量使用的抗生素列表,自动关联生成预警和提示。⑤特殊人群使用规则,老年人、儿童、孕产妇等特殊人群的用药注意事项,根据说明书中内容在数据库中进行维护。⑥过敏信息规则,根据患者的抗生素过敏史自动关联需禁用类抗生素,生成预警。

4. 抗菌药物智能处方系统 通过建立完备的医药知识信息库,利用人工智能等技术对海量病历的处方数据进行学习,并结合诊疗指南等知识库数据,实现基于医师的诊疗习惯及疾病的诊疗原理的处方推荐和科学、全面的药物咨询,以医疗云服务方式为医师提供辅助决策。事前智能处方审核系统,通过系统自动审核和药师人工审核,实现系统拦截和药师拦截两道关口,从而为临床医务人员的合理用药提供了可靠的依据,降低了药物不良事件和医疗纠纷的发生。

5. 抗菌药物专家系统应用案例 上海市第十人民医院 2012 年开始应用抗菌药物合理使用软件,主要包括针对医院感染性疾病的专家知识库,抗菌药物管理应用效果非常明显,有效提高药事工作效率与管控效果。抗菌药物使用量明显下降:抗菌药物使用强度DDD/(100 人·d) 从 69.60 下降至 47.04,住院患者抗菌药物使用率由 62.18% 下降至 55.70%。用药合理性明显提升:抗菌药物单次给药剂量合格率由 65.2% 上升至 89.3%,日用药频次合格率 53.2% 上升至 81.5%。事前智能处方审核系统的运行可显著促进医院合理用药水平,有效提升医院药学服务质量和竞争力,获得良好的社会效益。

海军军医大学第二附属医院(上海长征医院)通过建立事前智能处方审核系统,设置了系统拦截和药师拦截两道关口,使合理用药行为成为必须。系统实施后处方合格率从90.3% 上升至 98.5%。事前智能审方系统通过医师端自动审核和药师端人工审核,实现系统拦截和药师拦截两道关口,具体流程如下:医师下达处方,提交时系统根据知识库相关规则对处方进行审核,如果有问题提示医师进行修改,同时将信息反馈给药师端,医师可选择修改后打印处方,如果忽略提示并打印处方,药师将进一步跟医师沟通(第一个干预点),同时收费处会收到处方不合理提示,提醒患者返回医师处修改处方。如果收费已完成,到药房领药时,药房会收到处方不合理提示(第二个干预点),不予发药,提醒患者退费并返回医师处修改处方(图 29-7)。

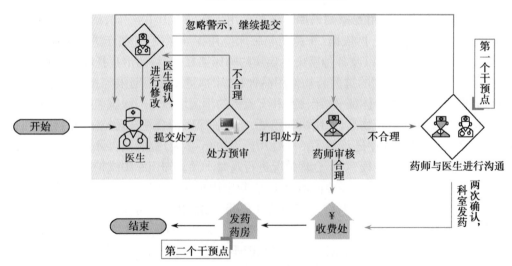

图 29-7 智能处方审核与干预流程

第六节　抗菌药物临床应用信息化
管理面临的困境

（一）抗菌药物临床应用信息系统开发存在的问题

现有的合理用药软件系统仍有不完善的地方，包括：①采集信息过于单一、仅围绕药品部分信息进行采集，对鉴别抗菌药物应用是否合理的部分重要临床信息如"用药指征"和"疾病诊断"等采集不足；②有药物-药物之间的实时审查和警示，如相互作用、配伍禁忌、重复用药等，但对药物-患者-疾病之间的关系无法实现智能化审查与预警提示；③有的可对简单固定的临床病情，如过敏史、病理生理状态等违反说明书用药进行警示，但信息量非常有限。为实现高效智能的网络化管理，还有很多需要改进的地方。原因之一在于现有的合理用药系统都是采用基于结构化文档的医院管理系统的流程监控办法，而临床很多重要信息都是以半结构或非结构的数据形式存在，如电子病历文本、影像学检查结果等，导致多学科医、药、检验、影像数据间无法实现互联互通及联合分析。

华小黎2013年提出了一个使用语义技术实现抗菌药物合理使用的智能化监控技术方法，设计了基于语义技术的抗菌药物合理使用系统的系统框架，采用LarKC（large knowledge collider）海量语义数据处理平台作为语义数据存储与处理的核心部件，利用逻辑程序设计语言系统作为面向知识描述的规则语言系统，以获得面向动态语义数据的工作流数据处理能力，实现面向抗菌药物合理用药的自动监控与动态性管理。人工智能技术（AI）可以高效、精准整合医学检验数据，让患者能快速建立电子健康档案，利用标准化、云平台等技术手段形成健康大数据。在此基础上，可以进一步挖掘数据，突破智能感知认知、知识的引擎与知识的服务、机器的学习等技术，从而帮助医师更好地掌握患者个体化、差异化的信息。通过智能工具的分析、整理和归纳，使得医师能从群体和个体双重角度总结出治疗的较优方式，提升医师针对预防或治疗感染性疾病时使用抗菌药物的水平。使用AI自然语言理解技术自动分析患者病情、检查、检验等信息，基于学到的药品、疾病等专家知识，对围手术期预防和治疗使用抗菌药物及感染性疾病的抗菌药物品种的选择、用法用量、用药疗程等具有主动提示或智能审核处方功能。

研究实践表明，一方面从医院的各项抗菌药物指标和变化趋势表明信息化技术在医院抗菌药物应用管理中效果显著；另一方面，由于疾病的个体差异与复杂性且变化和转归具有不可预知性，医师在抗菌药物临床应用过程中优先考虑患者安全，医师具有主动选择权，系统中的设置多为预警和提示功能而没有强行限制或阻断，对于信息系统的过程监管仍需不断完善、持续改进。通过总结抗菌药物临床应用工作经验，为医院进一步加强合理用药管理提供了可行性依据并拓宽了管理思路，为医院提升整体医疗服务质量和推进医院精细化管理奠定了良好的基础。

（二）抗菌药物临床应用信息系统应用存在障碍

医疗信息化已经成为全球热点，医院信息化建设也成为提高医疗质量的重要环节。国家卫生主管部门对利用信息化管理促进抗菌药物管理高度重视，在众多管理文件中反复强调其重要性，并要求医疗机构重视。正如信息系统在医疗管理中存在的问题一样，在利用信息系统进行AMS也存在诸多问题和障碍，需要通过技术改进、管理部门重视和AMS相关人员的积极参与加以解决。

对信息化系统应用的主要障碍包括重视程度不够、缺乏资金预算、专业人员及能力不足、医务人员参与的积极性不高、系统设计差与运行效率低下、后续维护难以持续等(表29-2)。

表 29-2　医院信息系统对 AMS 支持需要关注的主要问题

1. 需要领导重视	3. 良好的系统构建视角
a) 持续支持与灵活政策	a) 与时俱进、不断优化
b) 坚持不断改进的态度	b) 明确目标:使用者、使用目的等
2. 良好的战略规划	4. 系统持续改进
a) 具有远见卓识	a) 持续关注该领域进步
b) 与权威机构建立良好合作	b) 在使用中不断优化改进
c) 人才发展战略	c) 分享使用心得、成败经验

(刘运喜　杜明梅)

参考文献

[1] Hammerum A M, Heuer O E, Emborg H D, et al. Danish integrated antimicrobial resistance monitoring and research program. Emerg Infect Dis, 2007, 13(11):1633-1639.

[2] Swedish Institute for Infectious Disease Control. Swedish strategic programme against antibiotic resistance (Strama).[2022-05-12]. https://strama.se/? lang=en.

[3] CURTIS C E, BAHAR F A, MARRIOTT J F. The effectiveness of computerised decision support on antibiotic use in hospitals:a systematic review. PLoS One, 2017, 12(8):e0183062.

[4] RITTMANN B, STEVENS M P. Clinical decision support systems and their role in antibiotic stewardship:a systematic review. Curr Infect Dis Rep, 2019, 21:29.

[5] GONZALES R, ANDERER T, MCCULLOCH C E, et al. A cluster-randomized trial of decision support strategies for reducing antibiotic use for acute bronchitis. JAMA Intern Med, 2013, 173(4):267-273.

[6] 杜明梅,张勇,施振国,等.信息化方法管理抗菌药物合理使用4年效果分析.中华医院感染学杂志, 2016, 26(18):4255-4258.

[7] 陈延杰,朱捷,管文婕,等.基于"军卫一号"的特殊使用级抗菌药物网络会诊平台的应用.东南国防医药, 2016, 2(18):213-215.

[8] 田宗梅,李静怡,周薇,等.信息系统在医院特殊级使用抗菌药物管理中的作用.中国医院药学杂志, 2016, 36(20):1727-1730.

[9] 俞岚,程欣,于海超,等.信息化技术在某三甲综合医院抗菌药物管理中的应用与成效.重庆医学, 2016, 9(45):1279-1283.

[10] 韩国丽,王选锭,吴振波,等.妇科手术抗菌药物预防使用信息化管理效果评价.中国现代应用药学, 2016, 33(5):649-653.

[11] 李玲,廖赟,袁波.抗菌药物合理使用信息管理系统在抗菌药物管理中的实践.中国药房, 2013, 24(17):1545-1547.

[12] 陈薇薇,俞磊.事前智能处方审核系统的开发及应用.中国数字医学, 2019, 6(14):43-45.

[13] 华小黎,陈晨,黄智生,等.基于语义技术的抗菌药智能化监管系统研究.中国数字医学, 2013, 4:12-15.

[14] CRESSWELL K M,BATES D W,SHEIKH A. Ten key considerations for the successful optimization of large-scale health information technology. J Am Med Inform,2017,24(1):182-187.

[15] BOONSTRA A,BROEKHUIS M. Barriers to the acceptance of electronic medical records by physicians from systematic review to taxonomy and interventions. BMC Health Serv Res,2010,10:231.

第三十章

儿童感染性疾病与综合医院儿科和
儿童医院抗菌药物临床应用管理

第一节　儿童感染性疾病特点

　　感染性疾病是严重威胁儿童健康的常见病和多发病，是我国 5 岁以下儿童死亡的重要原因。婴幼儿期和儿童期因为解剖、生理、免疫未成熟等多方面原因，对感染性疾病的易感性较成人高，发生感染后的临床表现与成人不同，因而在诊断和治疗方面也有一定的特点。

一、婴幼儿和儿童对病原体的易感性高

　　（一）儿童器官解剖结构与生理功能尚不完善

　　小儿解剖生理特点存在一些不利于防御感染的因素。新生儿，特别是早产儿，皮肤黏膜的屏障功能差，不利于阻隔病原体的侵入。婴幼儿期鼻毛尚未发育，鼻黏膜脆弱且富有血管，因此很容易发生感染；小儿上呼吸道长度相对短，也是易于发生感染的因素之一。婴幼儿的耳咽管短且宽，呈水平位，易于发生中耳炎，而中耳炎和乳突炎进一步可能继发化脓性脑膜炎。部分小儿患有先天性解剖结构或内脏器官功能异常的疾病，可直接或间接地对感染的抵抗能力降低而易于发生各类感染，如与脑部连通的皮肤窦道、脑脊膜膨出等，可成为细菌入侵中枢神经系统的门户；患有先天性心脏病的儿童肺部感染的发生率较正常儿童高得多；泌尿系统的畸形特别是引起膀胱输尿管反流的畸形与泌尿系统感染的发生密切相关。

　　（二）儿童免疫功能不成熟

　　新生儿期和 6 月龄以下婴儿有母体传递的抗体，但到 6~12 月龄时母体来源的抗体逐渐消失殆尽，使得 1~3 岁幼儿对许多感染性疾病易感。

　　新生儿、特别是早产儿，特异性免疫功能相对不成熟，感染发生后不易局限，容易发展为菌血症、败血症，累及重要器官系统，造成严重后果。新生儿的细胞免疫功能相对不成熟，血液中的补体含量相对较低，只有成人的一半。某些病原体侵入新生儿身体后可在体内达成某种平衡，微生物发生"休眠"或以静止状态在人体内存在，这可能属于免疫耐受或免疫无反应状态，如宫内感染乙肝病毒或围生期发生乙肝垂直传播（又称为母婴传播）后，部分儿童

处于无症状乙型肝炎病毒携带状态。

人体体腔和体表正常菌群通常会排斥病原性微生物,对人体提供一定的保护作用。然而,在新生儿,特别是早产儿,这些正常菌群尚未形成或尚未完善,病原微生物容易从这些部位侵入人体。另一方面,婴幼儿时期这些正常菌群还比较"脆弱",易于受到外界因素(如广谱抗菌药物)的破坏,从而失去其屏障或者保护作用。婴幼儿期容易发生蛋白质热量营养不良,此时这些婴幼儿对感染的易感性大大增加,可发生如重症麻疹和各种化脓性感染等疾病。另外,营养状况与天然和获得性抗感染免疫都有密切关系,饥饿状态也可削弱免疫细胞吞噬功能和细胞免疫功能。

二、儿童对病原体暴露的机会和方式特点

(一) 围生期感染

宫内或产程中获得的感染是胎儿和新生儿死亡的重要原因,也是影响儿童早期或晚期健康的重要因素。感染的新生儿可能表现为生长异常、发育异常或多种临床和实验室检查结果异常。母亲在妊娠期内或妊娠期前已经患有某些感染性疾病并且在妊娠期之后仍有这些疾病时,胎儿处于发生宫内感染或出生后感染这些疾病的危险中,这些病原体包括乙型肝炎病毒、人类免疫缺陷病毒、人类巨细胞病毒、风疹病毒、水痘-带状疱疹病毒、人类细小病毒B19、梅毒螺旋体、弓形虫等。有些病原体虽然不一定造成宫内感染,但在儿童出生后可通过其他途径,如密切接触或经母乳传播给婴幼儿,淋病奈瑟球菌感染。

分娩方式和喂养方式与儿童免疫功能亦具有关系。有研究表明,剖宫产的婴儿在出生后数日内细胞免疫相关的一些指标低于阴道产的婴儿。母乳,特别是初乳中含有丰富的分泌型抗体及其他抗病物质,这对于婴儿抵抗各类感染有重要作用。因此,婴儿期的喂养史对于感染性疾病的诊断有一定的参考意义。不过,经母乳喂养导致某些病毒(HIV、人类嗜T淋巴细胞病毒Ⅰ型、人类巨细胞病毒、单纯疱疹病毒、乙型肝炎病毒、丙型肝炎病毒、风疹病毒等)传播也不容忽视。母亲发生细菌性乳腺炎或乳房脓肿时,细菌可能通过乳汁传播给婴儿。

(二) 婴幼儿期感染

托幼机构是婴幼儿和学龄前儿童集中的场所,此年龄段的儿童对多种感染性疾病易感,一旦有传染病病例发生,有可能迅速传播给其他儿童,造成小的暴发或流行。对于婴幼儿和儿童而言医院也是特殊环境,婴幼儿对常见的医院内病原体以及上呼吸道和胃肠道病毒都高度易感。婴幼儿对医院感染极其易感,其主要原因是其免疫系统未成熟,且有些住院儿童存在先天性缺陷等易感因素。早产儿的免疫缺陷往往十分显著,加之这些早产儿在院内甚至 ICU 内接受治疗的时间比较长,因此发生感染的风险加大。先天性异常的儿童因接受长时间住院治疗、承受多种操作、接受各种有创性支持和监护措施,其发生医院感染的危险也增加。值得注意的是,有时医院感染病原菌可能是耐药菌株,甚至是多重耐药菌,一旦感染婴幼儿或儿童,治疗困难,病情可能十分严重。

三、儿童感染性疾病的临床特点

(一) 体温变化复杂多样

成人和 6 岁以上的儿童发生感染性疾病时最突出的临床表现为发热,并伴随寒战、头

痛、全身不适、肌肉或关节酸痛等症状,这些症状多数在前驱期出现并持续一定时间。婴幼儿和儿童,特别是新生儿和早产儿,体温调节功能不完善,患病时体温骤然升至40℃或更高的情况相当常见。另一方面,某些发生严重感染性疾病的早产儿、体弱、营养不良的婴儿或儿童,在伴发循环功能障碍乃至出现休克时,其体温升高反而不明显,甚至出现体温过低的现象。因此,在判断病情时需注意,没有高热并不等于患儿没有严重感染,相反,可能说明病情更加严重。儿童期感染性疾病的另一个与成人显著不同的特点是易于出现高热惊厥,在这种情况下,采取有效的降温措施,使体温降至一定的程度,惊厥便会停止。另外,某些病原体感染本身容易引起高热惊厥,如幼儿急疹。

(二) 器官功能易受损害

婴幼儿期和儿童期的心血管系统、呼吸系统和中枢神经系统等各大系统的解剖生理发育尚未完善,在发生严重全身性感染,特别在发生全身炎症反应综合征的情况下,容易出现这些器官系统的功能障碍,即多器官功能障碍综合征,而且病情发展迅速,可在短时间危及患儿生命。婴儿期严重中枢神经系统感染,临床表现不够典型,与较大儿童或成人可有显著不同,主要表现在脑膜刺激征不明显,前囟饱满或张力增高。常有呕吐、腹泻、拒奶、哭闹、发热、易受激惹、嗜睡、头向后仰、哭声尖直、眼神呆滞、摇头、用手打头及惊厥等表现。

(三) 围生期感染特殊表现

一些先天性或宫内病毒感染可造成胎儿或新生儿的显著畸形或异常;在子宫内或围生期发生乙型肝炎病毒感染的婴儿和儿童绝大多数为慢性无症状的病毒携带者,儿童期慢性乙型肝炎病毒感染,即使是慢性活动性肝炎,其症状也较成人轻,不少经肝活检证实的慢性活动性肝炎儿童几乎没有明显症状。婴幼儿期患艾滋病,以及宫内感染者,症状出现相对早,疾病进展相对快,从感染到出现症状的时间,在围生期感染者中约为12个月,而在输血感染的儿童中则是41个月。围生期感染HIV的婴儿约有20%在6月龄内就出现艾滋病的症状,而且预后很差,在5月龄时出现肺孢子菌肺炎者,生存期只有1个月。

(四) 感染结局具有自身特点

一些儿童常见感染性疾病(如麻疹、风疹、流行性腮腺炎、水痘等)与成人相比,多数病例的症状体征相对轻。特别值得一提的是,新型冠状病毒感染(COVID-19)和严重急性呼吸综合征(SARS)的儿童病例临床表现与成人相比明显较轻,儿童病例死亡者极少。儿童结核病临床表现也有一些与成人不同之处,如儿童病例似乎更容易发生结核的播散,更容易发生结核性脑膜炎、肺部或全身性急性粟粒性肺结核。

四、儿童感染性疾病的诊断要点

儿童期感染性疾病的诊断同样要根据流行病学史、临床表现和实验室检查结果综合考虑。由于婴幼儿和儿童期感染性疾病在传染源、传播途径、易感人群和流行状况以及临床表现等许多方面与成人不同,在诊断感染性疾病时要综合考虑多方面的因素,并注意发病原因的寻找。

(一) 注意感染来源与成人不同

对于传染源,首先要考虑母亲在妊娠期是否曾患感染性疾病,新生儿临床表现符合小头畸形、白内障、听力损失、先天性心脏病、癫痫发作、黄疸、皮疹、肝脾肿大等宫内感染表现时,应进行母亲病史回顾,包括风疹免疫证据、梅毒血清学检查、单纯疱疹病毒感染史、与猫的接触等。如病史不明确,必要时可对母亲进行适当相关检查。

婴儿和儿童的其他家庭成员是否患有感染性疾病,对于诊断也有重要意义。患儿所在托幼机构或学校中有无感染性疾病流行,老师或服务人员中有无感染性疾病患者或病原体携带者,也有参考意义。对于婴儿出生的地点、接生的方式、喂养方式等都需要了解。婴幼儿和儿童感染性疾病的临床表现有不少特点可提示病情的轻重,但有时缺乏特异性,所以考虑的面需要广一些。仅根据流行病学史和临床表现,有时很难做出明确的诊断,所以实验室检查显得尤其重要。

(二)及时进行病原检查

除根据病史和临床表现,进行常规的实验室检查以外,还应及时采集临床标本,进行病原特异性实验室检查,包括对病毒性病原体,检测其抗原、抗体、特别是免疫球蛋白 M(IgM)抗体,对细菌类病原,首先使用快速检测的方法,如涂片、染色显微镜检查,同时应取适当的标本进行细菌培养和药物敏感性试验。

(三)了解疫苗接种情况

疫苗接种史也是十分重要的参考内容。接种疫苗是预防感染性疾病最有效的方式,而且通过疫苗接种与综合措施成功消灭了天花这一严重危害人类健康的疾病,并使脊髓灰质炎、白喉、破伤风、麻疹等疾病的发病率下降到了很低的水平。然而,我国仍有一定数量的婴幼儿和儿童由于各种原因,未得到有效的疫苗接种,或完全未得到疫苗接种,因此有些地区仍有少量"可用疫苗预防的"感染性疾病的暴发或小流行。流动人口、交通不便或疫苗运输和储存未能满足冷链的要求等为可能的原因。因此,询问疫苗接种史对于儿童感染性疾病的诊断有十分重要的意义。

(四)适时进行免疫功能评估

婴幼儿常因反复感染就诊,对于存在免疫缺陷或不明原因早期死亡家族史、体重不增加或生长迟滞、1 年内出现 6 次或以上新的感染、1 年内出现 2 次或以上严重鼻窦感染或肺炎、1 年内出现 4 次或以上新的耳部感染、一年中出现 2 次或以上脓毒症或脑膜炎发作、需要静脉用抗菌药物或长达 2 个月抗菌药物治疗无效、反复或难治性假丝酵母菌病、反复组织或器官脓肿、机会性微生物感染、接种活疫苗导致并发症、慢性腹泻、伤口不愈合、广泛皮肤病变等之一即应注意免疫缺陷可能,要进行免疫功能评估。注意局限于一个器官系统的反复感染儿童,要考虑解剖缺陷或变态反应问题,可能具有增加病原暴露问题,还应注意有无其他慢性疾病等。

五、儿童感染性疾病治疗的特点

儿童感染病情变化快,自身调节能力差,因此,在治疗时需要密切观察病情变化,及时调整治疗方案。因小儿体温调节能力差,对高热儿童患者采取恰当的降温措施,包括物理降温以及对体温过低的病儿采取适当的保温措施都十分重要。感染性疾病的治疗中需要各类抗病原体药物,包括抗菌药物、抗病毒药物、抗真菌药物和抗寄生虫药物。这些药物中有不少药物对肝肾和其他系统有毒性作用。婴幼儿和儿童期肝肾功能不够成熟,对于具有肝肾毒性的抗感染药物的耐受性有限,用药需谨慎,且在用药期间要密切监测肝肾和其他器官系统功能。有证据表明不同年龄儿童药物代谢特点不尽相同,需要进行药物代谢研究以更好地制定抗感染治疗策略。

第二节 儿童感染性疾病病原体构成与细菌耐药性

一、儿童感染性疾病病原体构成

(一)呼吸道感染

1. 上呼吸道感染 病毒是儿童上呼吸道感染最常见的病原,包括呼吸道合胞病毒、副流感病毒、腺病毒、鼻病毒、冠状病毒、流感病毒、人间质肺病毒、EB 病毒、肠道病毒等。一些细菌可以引起咽扁桃体炎,包括链球菌、流感嗜血杆菌和脑膜炎球菌等。A 组链球菌(GAS)也称为化脓性链球菌,是儿童和青少年细菌性咽炎最常见的病原体,在 5~15 岁儿童中,15%~30% 的咽炎是由 GAS 引起的。在温带气候地区,冬季和初春是 GAS 咽炎的发病高峰期。其他引起化脓性扁桃体炎的细菌包括 C 组和 G 组链球菌等。

2. 急性支气管炎 大部分儿童急性支气管炎由病毒以及肺炎支原体感染引起的。腺病毒 7 型最常与儿童急性支气管炎有关。在包括青少年在内的新兵中,4 型和 7 型腺病毒会引起流行的急性呼吸道疾病,其中常见的是支气管炎。甲型流感病毒感染是严重急性支气管炎的常见原因,特别是在甲型流感病毒发生抗原性转移时,甲型流感病毒常引起大流行。另外,乙型流感病毒是支气管炎的重要病因,是比甲型流感病毒更常见的病原体。

在副流感病毒中,3 型最常见于急性支气管炎。呼吸道合胞病毒是引起小婴幼儿急性支气管炎的常见原因。最近发现的人偏肺病毒和人博卡病毒也是急性支气管炎的病因。肺炎支原体是引起学龄前及学龄期儿童急性支气管炎的常见原因。一些细菌包括肺炎链球菌、流感嗜血杆菌、卡他莫拉菌、百日咳鲍特菌亦可引起儿童急性支气管炎。

3. 社区获得性肺炎 儿童社区获得性肺炎(CAP)常见病原包括细菌、病毒、支原体、衣原体等,此外还有真菌和原虫。根据年龄能很好地预示儿童 CAP 可能的病原。在婴幼儿,约 50%CAP 由病毒引起;在年长儿童常由细菌、肺炎支原体感染所致。病毒是婴幼儿 CAP 常见病原,也是儿童 CAP 病原学区别于成人的重要特征,病毒病原的重要性随年龄增长而下降。呼吸道合胞病毒是引起 CAP 的首位病毒病原,其次是副流感病毒(Ⅰ型、Ⅱ型、Ⅲ型)和流感病毒(A 型、B 型)。近 10 年来新发的与儿童 CAP 相关的病毒有:肠道病毒如 EV71 等、新型冠状病毒、人禽流感病毒如 H_7N_9、H_5N_1 等。

细菌病原中,常见革兰氏阳性菌包括:肺炎链球菌、金黄色葡萄球菌、A 组链球菌等;革兰氏阴性菌包括:流感嗜血杆菌、大肠埃希菌、肺炎克雷伯菌和卡他莫拉菌等。其中,肺炎链球菌是儿童期 CAP 最常见的细菌病原,该病原可导致重症肺炎、坏死性肺炎;肺炎链球菌和病毒的混合感染常见,使病情加重。近年陆续有社区获得性耐甲氧西林金黄色葡萄球菌感染 CAP 的报道,多发生在年幼儿,应引起重视。非典型病原肺炎支原体是儿童 CAP 重要病原之一,肺炎支原体不仅是学龄期和学龄前期儿童 CAP 常见病原,在 1~3 岁婴幼儿亦不少见,此外嗜肺军团菌可能是重症 CAP 的独立病原或混合病原之一。

儿童年龄越小越易发生混合感染 CAP,婴幼儿常见有病毒/细菌、病毒/病毒混合感染,年长儿童多为细菌和非典型病原混合感染。常见与细菌感染相关的病毒有呼吸道合胞病毒、流感病毒 A 型和鼻病毒等。与单独细菌或者病毒感染相比,混合感染可导致更严重的炎症反应及临床表现。尽管个别病毒性肺炎本身可以导致死亡,但大部分病毒性肺炎死于继发性细菌性肺炎,最常见的是继发肺炎链球菌感染,其次是继发金黄色葡萄球菌和流感嗜血杆菌感染。

（二）细菌性脑膜炎

细菌性脑膜炎的病原与患儿的年龄、免疫功能和地区有关。随着疫苗接种的普及,脑膜炎球菌及流感嗜血杆菌所致脑膜炎发病率显著下降;肺炎球菌脑膜炎的发生率亦有所下降。目前,国内儿童细菌性脑膜炎病原学检出阳性率低,在不同地区明确病原菌的脑膜炎中,较常见的病原菌为肺炎链球菌、B族溶血性链球菌和大肠埃希菌。其他病原菌如肠球菌、金黄色葡萄球菌、凝固酶阴性葡萄球菌、鲍曼不动杆菌等亦有报道。

细菌性脑膜炎常见的病原随年龄变化而不同:新生儿期细菌性脑膜炎常见的病原有B族溶血性链球菌、大肠埃希菌,其他如金黄色葡萄球菌和单核细胞增生李斯特菌亦可见于新生儿;1~3月龄,常见病原为大肠埃希菌、B族溶血性链球菌、肺炎链球菌;>3月龄,肺炎链球菌最为常见,且随年龄增大所占比例逐渐增高,其他病原如流感嗜血杆菌可见于3~6岁组,脑膜炎球菌可见于6岁以上儿童。免疫功能低下的患儿,除肺炎链球菌和大肠埃希菌外,易发生少见病原菌引起的脑膜炎,如金黄色葡萄球菌、铜绿假单胞菌、凝固酶阴性葡萄球菌、单核细胞增生李斯特菌等。

（三）胃肠道感染

儿童胃肠道感染从根本上以两种方式获得:粪便传播和食物或水的污染。儿童被感染的风险以及涉及的微生物类型随年龄,免疫状况和环境暴露类型而变化。尽管所有年龄组均可受影响,但大多数散发性腹泻病例发生在5岁以下的儿童中。母乳喂养的婴儿不太可能获得胃肠道感染,这是因为较少接触受污染的食物和水,并且有母乳免疫因子提供的保护。断奶期间和之后腹泻的风险增加。根据地理位置、腹泻严重程度、季节和年龄等,病原体种类和分布存在很大差异。

世界卫生组织和联合国儿童基金会的儿童健康流行病学参考小组调查腹泻住院的5岁以下儿童的病原体分布,发现主要病原体是轮状病毒(38%)、致病性大肠埃希菌(15%)、诺如病毒(14%)和产肠毒素大肠埃希菌(8%)。据估计,这四种病原体导致全世界5岁以下儿童腹泻死亡的一半以上。出生队列研究于2009—2014年在南美洲、非洲和亚洲的8个地点对2岁以下的儿童进行了研究,发现与出生后第一年腹泻有关的主要病原体是诺如病毒(5.2%)、轮状病毒(4.8%)、弯曲菌(3.5%)、星状病毒(2.7%)和隐孢子虫(2.0%)。生命第二年的主要病原体是弯曲菌(7.9%)、诺如病毒(5.4%)、轮状病毒(4.9%)、星状病毒(4.2%)和志贺菌(4.0%)。

（四）尿路感染

尿路感染发生率与性别、年龄、种族、包皮环切状态和总体健康状况有关。新生儿和婴儿中的感染很常见。在生后前三个月中,未割包皮的男婴中的感染最为常见。在6个月之后,女婴的感染比男婴的感染要普遍得多;在其余的儿童期和青春期,尿路感染以女性为主。感染的部位包括膀胱、输尿管、肾脏。大多数单纯性尿路感染是由革兰氏阴性肠杆菌科细菌引起的。在大多数情况下,尿路感染为上行性感染。来自粪便菌群的细菌定居在尿道周围区域,并进入尿道。在原发性和复发性感染中最常见的细菌是大肠埃希菌。其他经常引起尿路感染的的革兰氏阴性菌是克雷伯菌、变形杆菌、肠杆菌和柠檬酸菌。革兰氏阳性菌约占尿路感染的5%,主要包括葡萄球菌和肠球菌。

（五）血流感染

儿童血流感染常见的细菌包括肺炎链球菌、大肠埃希菌、金黄色葡萄球菌、A 组链球菌、沙门菌。随着肺炎链球菌疫苗的应用，肺炎链球菌败血症的发生率有所下降，而耐甲氧西林金黄色葡萄球菌败血症在儿童中有所增加。患有潜在基础疾病的儿童，以及留置深静脉置管、导尿管、气管内插管的儿童，血流感染的发生率增加，尤其是院内获得性感染，肠杆菌科、金黄色葡萄球菌、凝固酶阴性葡萄球菌和真菌是院内感染患者血培养最常见病原体。社区获得性耐甲氧西林金黄色葡萄球菌与幼儿和青少年的严重脓毒症和感染性休克（又称为脓毒症休克）有关。

（六）皮肤软组织感染

儿童皮肤软组织感染临床十分常见，轻者仅需简单的皮肤消毒即可自愈，重者病情进展迅速甚至肢残、危及生命。

皮肤软组织感染分为化脓性感染（如疖，痈，脓肿）和非化脓性感染（如丹毒、蜂窝织炎、坏死性筋膜炎）。推荐根据临床严重程度可分为 3 类：轻度、中度、重度。轻度为局部感染，中度有全身感染症状，重度有全身感染症状。感染的类型可分为毛囊及毛囊周围炎、真皮及皮下组织感染。疖和痈属于毛囊及毛囊周围炎，大多是由金黄色葡萄球菌感染引起。疖好发于有毛发部位，摩擦与浸渍为诱发因素；痈是指多个相邻毛囊及周围组织同时发生急性细化脓性炎症，也可由多个疖融合而成。真皮及皮下组织感染包括丹毒、蜂窝织炎及坏死性筋膜炎。丹毒多由 A 组溶血性链球菌感染引起；蜂窝织炎最常由金黄色葡萄球菌感染引起，而表现为弥漫性的或不与特定感染源相关的，常由 A 组链球菌感染引起。坏死性筋膜炎是一种深部严重感染，常由金黄色葡萄球菌或 A 组链球菌引起，亦可合并厌氧菌感染。

儿童各种感染的常见致病细菌种类见表 30-1。

表 30-1　儿童各种感染的常见致病细菌

感染类型	常见致病菌	较少见致病菌	少见但严重致病菌
咽、喉炎*	A 组链球菌	奈瑟菌、流感嗜血杆菌	白喉棒状杆菌
支气管炎*	肺炎链球菌	流感嗜血杆菌	百日咳杆菌
肺炎*	肺炎链球菌、流感嗜血杆菌、支原体与衣原体	金黄色葡萄球菌、卡他莫拉菌、A 组链球菌	结核分枝杆菌、肠道细菌
肺脓肿	金黄色葡萄球菌、厌氧菌	肺炎链球菌、克雷伯菌	
脑膜炎	脑膜炎球菌、流感嗜血杆菌、肺炎链球菌，新生儿期常见 B 组链球菌及大肠埃希菌	A 组链球菌、金黄色葡萄球菌、克雷伯菌、单核李斯特菌、变形杆菌	结核分枝杆菌
胃肠道感染*	沙门菌、志贺菌、大肠埃希菌、空肠弯曲菌	铜绿假单胞菌、变形杆菌、产气单胞菌	金黄色葡萄球菌（食物中毒及肠炎）
尿路感染	大肠埃希菌、肺炎克雷伯菌、变形杆菌和肠球菌属	肺炎链球菌、厌氧链球菌	铜绿假单胞菌
血流感染	葡萄球菌、大肠埃希菌，新生儿为 B 组链球菌	克雷伯菌、变形杆菌、厌氧菌	
皮肤软组织感染	金黄色葡萄球菌、A 组链球菌	流感嗜血杆菌、奈瑟菌	厌氧菌、铜绿假单胞菌

注：*呼吸道感染、胃肠道感染中病毒所占比例较高。

二、儿童感染的细菌耐药特点

(一) 革兰氏阴性杆菌

中国儿童细菌耐药监测组 2018 年儿童细菌感染及耐药监测(ISPED)数据显示,肠杆菌科细菌中碳青霉烯类耐药肠杆菌科细菌(CRE)的比例为 8.7%,其中新生儿组为 16.8%,远高于非新生儿组的 7.2%。北京儿童医院自 2010 年开始检出了对碳青霉烯类耐药的大肠埃希菌和肺炎克雷伯菌,近年分别增至 8% 和 21% 以上。中国细菌耐药监测网(CHINET)2018年儿童医院 CRE 菌株中碳青霉烯酶细菌的分布显示,产 NDM 细菌占 48.8%,产 KPC 细菌占 34.4%,而成人综合医院 CRE 以产 KPC 为主,占 69.9%。

产超广谱酶(ESBL)是大肠埃希菌和肺炎克雷伯菌对 β-内酰胺类抗菌药物耐药的主要机制。北京儿童医院历年监测显示儿科分离大肠埃希菌产 ESBL 占 71.4%~78.1%,肺炎克雷伯菌产 ESBL 占 65.1%~76.9%,均高于国内成人报道。

2018 年 ISPED 监测数据显示:鲍曼不动杆菌对多种抗菌药物均呈现高水平耐药,对头孢菌素、酶抑制剂复合制剂、碳青霉烯类、喹诺酮类、庆大霉素等多种抗菌药物耐药率均大于或接近 50%。其中,碳青霉烯类耐药鲍曼不动杆菌的检出率高达 63.2%。铜绿假单胞菌在儿童患者中总体耐药率相对较低,其对碳青霉烯类的耐药率小于 20%,对其他多种抗菌药物耐药率均低于 15%。

流感嗜血杆菌是引起儿童呼吸道感染的常见病原菌,在呼吸道标本中检出率仅次于肺炎链球菌。北京儿童医院 2018 年门诊患儿和住院患儿流感嗜血杆菌 β-内酰胺酶检出率分别为 47% 和 69.8%,明显高于成人水平。

(二) 革兰氏阳性球菌

肺炎链球菌是儿童患者的主要革兰氏阳性致病原。CHINET 的检测数据显示,2016—2019 年儿童非脑膜炎青霉素耐药肺炎链球菌的分离率有逐年下降趋势。但朱亮等对 2012—2017 年 18 家儿童医院(涵盖 15 省及 2 个直辖市)1 138 例侵袭性肺炎链球菌感染的病原监测显示,脑膜炎和非脑膜炎菌株的青霉素不敏感率分别为 69.5% 和 35.9%。2012—2017 年,脑膜炎菌株对青霉素的耐药率从 48.3% 上升到 78.4%,非脑膜炎菌株对青霉素的耐药率基本持平(21.4%~19.2%)。肺炎链球菌对红霉素、克林霉素及四环素均有较高的耐药率,分别为 97.2%,95.6%,86.3%;对左氧氟沙星、万古霉素、利奈唑胺高度敏感。

化脓性链球菌对红霉素和克林霉素呈现高水平耐药,对其他多种抗菌药物均呈现低水平耐药,对青霉素敏感率为 100%。

2018 年 ISPED 监测数据显示,儿童 MRSA 的比例为 34.9%,略低于成人。CHINET 的检测数据显示,2005—2014 年儿童 MRSA 的分离率有逐年上升趋势,从 2015 年到 2019 年分离率趋于稳定,为 30% 左右。与儿童不同,成人的 MRSA 检出率从 2005 年到 2019 年呈逐年下降趋势(2019 年为 31.7%)。

2018 年 ISPED 监测数据显示,屎肠球菌总体耐药率较高,而粪肠球菌总体耐药率较低,其中粪肠球菌对氨苄西林和利福平耐药率分别为 3.4%、43.1%,而屎肠球菌对氨苄西林和利福平耐药率高达 92.8% 和 80%。

全国细菌耐药监测结果中,儿童常见细菌耐药情况见彩图 5。

第三节 儿童抗菌药物应用原则与要点

一、儿童抗菌药物应用原则

正确合理应用抗菌药物是提高疗效、降低药物不良反应发生率、减少或减缓细菌耐药性的关键。抗菌药物临床应用是否正确、合理,基于以下三方面:有无指征应用抗菌药物,选用的品种及给药方案是否正确、合理,选用的品种及制订的给药方案是否对儿童生长发育可能产生重大影响或严重危害。一般感染患儿用药,可根据临床反应或临床病原菌种类及药敏检查结果,决定是否需要更换所用的抗菌药物。

对于可能为细菌感染的患儿,最佳的抗菌药物治疗方法是基于对每个患儿进行特定治疗的收益和风险之间评估。在严重感染过程中尽早实施抗菌药物治疗可以挽救生命。对病毒感染的患儿使用抗菌药物治疗会使患儿不必要地暴露于抗菌药物而产生相关的副作用,增加细菌对抗菌药物耐药选择性压力,同时增加不必要的医疗成本。选择最佳的经验性和确定性抗微生物治疗必须解决几个问题,这些问题围绕着确定潜在或假定的病原体,以及考虑针对特定患者及病原体的抗菌药物的相对优缺点。

二、儿童抗菌药物应用要点

(一) 推测可能的病原菌

某些细菌容易引起某些特定感染,如脑膜炎球菌、B 组链球菌和肺炎链球菌引起脑膜炎;肺炎链球菌、流感嗜血杆菌和卡他莫拉菌多见于急性中耳炎;金黄色葡萄球菌和化脓性链球菌多见于蜂窝织炎、骨髓炎和化脓性关节炎。另外需考虑宿主的防御机制,如果患儿具有诸如粒细胞数量或功能缺陷的潜在疾病,则来自宿主和环境的机会致病细菌都可能引起感染。对于具有皮肤或黏膜创伤,近期的外科手术或体内留置医疗设备的儿童,机会致病细菌也可引起感染,因此必须进行经验性治疗。儿童的年龄也是很重要的因素,在其不同的年龄段有不同的易感病原菌,如 B 组链球菌和大肠埃希菌是出生后 3 个月内婴幼儿脑膜炎最常见的原因,在学龄期化脓性链球菌引起的咽扁桃体炎明显增加。

(二) 尽早实施病原学诊断

尽早查清感染病原,根据病原菌种类及细菌对药物治疗的敏感性选用抗菌药物。应尽量在开始抗菌治疗前,正确留取相应样本送检以获得细菌培养和药敏试验。核酸检测越来越多地用于细菌、分枝杆菌、病毒、真菌和寄生虫感染的诊断。这些技术不需要分离活生物体,它们可以应用于各种组织标本,可以显著提高诊断灵敏度,但当前的方法通常缺乏提供有关抗菌药物敏感性的数据。

(三) 考虑疑似病原体的抗菌药物敏感性

一个国家的不同地区,同一地区的不同医疗机构,均存在不同的细菌耐药差异,每个医疗机构或医院都应该有一个细菌耐药监测数据,该数据应每年更新一次,以供临床医师评估病原体的当前局部耐药率,以便选取适当的抗菌药物。

(四) 考虑抗菌药物的药动学/药效学特性

抗菌药物的药动学/药效学在儿科的临床表现与成人有着显著的差异,即使在不同年龄组的儿童间也存在着一定的差异。临床医师和临床药师应根据各种抗菌药物的上述特点和儿童各发育阶段的生理特点按临床适应证正确选择合适的抗菌药物。

（五）根据儿童生长发育各个阶段和器官功能状态选择抗菌药物

儿童，尤其新生儿正处于生长发育时期，身体的各种构成成分和器官的生理功能尚未发育成熟还十分娇嫩。药物代谢酶分泌不足或缺如，对药物的敏感性较高，耐受性差，极易产生药物不良反应。有些抗菌药物儿童则须慎用或禁用。新生儿生长迅速，体重和组织器官随日龄增长日趋成熟，抗菌药物在新生儿的药代动力学亦随日龄增长而变化，因此使用抗菌药物时应按日龄调整给药方案；可影响新生儿生长发育的四环素类抗菌药物禁止使用，可导致新生儿脑性核黄疸及溶血性贫血的磺胺类和呋喃类抗菌药物应避免使用，喹诺酮类抗菌药物在动物试验中发现可引起幼龄动物软骨关节病变的不良反应，尽管在儿科临床至今尚缺乏例证，但为了确保用药安全，新生儿不宜使用。氨基糖苷类抗菌药物具有的耳、肾毒性不应常规使用，临床有明确应用指征且无其他毒性低的抗菌药物可供选用时，可选用该类药物，并在治疗过程中严密观察不良反应，有条件者应进行血药浓度监测，根据其监测结果个体化给药。四环素类抗菌药物可导致牙齿黄染及牙釉质发育不良，不可用于8岁以下儿童。

（六）制订科学的给药方案

按各种抗菌药物的儿童治疗剂量范围给药，但最大剂量不宜超过成人剂量或儿童剂量的极限。治疗重症感染，如败血症、感染性心内膜炎等，以及抗菌药物不易达到的部位感染，如中枢神经系统感染等，抗菌药物剂量宜较大，可按治疗剂量范围的上限给药。给药剂量应特别注意不同年龄的患儿及肝肾功能异常的患儿对抗菌药物吸收、分布、代谢和消除的差异。

轻症感染并可接受口服给药的患儿应选用口服吸收完全的抗菌药物，不必采用静脉或肌内注射给药。重症感染、全身性感染患儿初始治疗应予静脉给药，以确保疗效，待病情好转能口服时应及早转为口服给药。如果药物从胃肠道吸收不良，如果病情或胃肠道状况妨碍了通常吸收良好的药物的给药或吸收，则需要全程静脉给药。新生儿中，重度感染宜静脉给药，肌注吸收不规则，吸收量较难预料，且易发生注射部位红肿、结节、瘢痕、坏死等不良反应，应尽可能避免采用。抗菌药物的局部用药宜尽量避免。儿童，特别是新生儿和婴幼儿的皮肤黏膜等相对面积大于成人，且皮肤角化层较薄，黏膜较娇嫩，血管丰富，抗菌药物局部外敷吸收比成人快，作用比成人强，但吸收量差异大，且较易引起不良反应和导致耐药菌产生。少数情况下，如全身给药后在感染部位难以达到治疗浓度时可加用局部给药作辅助治疗，此情况见于中枢神经系统感染时某些药物可同时鞘内或脑室内给药，包裹性厚壁脓肿脓腔内注入抗菌药物以及眼、耳、鼻感染的局部用药。局部用药宜采用刺激性小，不易吸收，不易导致耐药性和不易致过敏反应的杀菌剂。

（七）非手术患儿预防性应用抗菌药物

非手术患儿一般不使用抗菌药物预防感染。特殊感染预防需要考虑潜在病原体、预防的抗菌药物品种、宿主和要预防的疾病等选择抗菌药物。

第四节 儿童抗菌药物应用现状

一、儿童不合理应用抗菌药物的现象

1. 儿童抗菌药物使用率较高 有报道儿科住院患者抗菌药物使用率超过60%,更有的高达99%。急性上呼吸道感染为儿童常见病,90%由病毒引起,一般不需用抗菌药物,但在一项对800例急性上呼吸道感染患儿抗菌药物使用情况的调查结果显示使用抗菌药物680例,使用率为85%,判定不必要用抗菌药物420例,占53%(图30-1)。

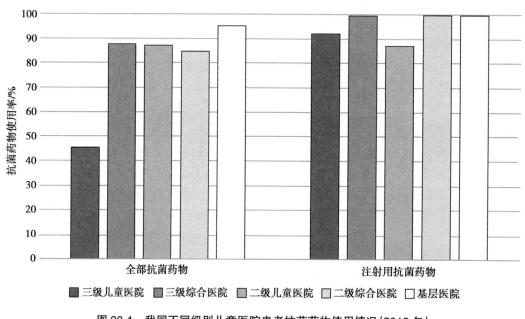

图30-1 我国不同级别儿童医院患者抗菌药物使用情况(2018年)

2. 儿童抗菌药物使用级别偏高 儿科使用广谱、高级抗菌药物较多。临床医师若选用广谱抗菌药物偏多而依据不充分,不仅增加药物副作用,而且可使细菌耐药性增强。应根据标准指南及结合当地细菌耐药情况经验性选择使用抗菌药物,在应用抗菌药物之前尽可能获取标本送检培养,根据临床标本的细菌培养结果选用敏感且针对性的窄谱抗菌药物。

3. 联合用药较为普遍 抗菌药物的联合应用必须严格掌握适应证,抗菌药物的滥用易导致耐药菌株产生,亦可使不良反应增加,甚至发生二重感染,给临床治疗带来极大困难。

4. 抗菌药物注射使用率高 门诊及住院患儿使用抗菌药物采用静脉给药高,忽视了静脉给药可能带来的不良后果(图30-2)。静脉给药后药物作用相对强烈,同时又受载体溶媒、药物稀释浓度、给药速度、给药容器、药物配伍等诸多因素的影响,静脉给药还可能给患儿造成过敏反应、组织坏死、血管痛、局部肿块、血栓性静脉炎等多种不良反应,故临床使用应重视静脉给药可能给患儿造成的不良后果。

5. 部分抗菌药物用法不当　儿科抗菌药物应用存在给药频率不当,忽视了抗菌药物的药动学/药效学特征。如青霉素类和头孢菌素类等是时间依赖性抗菌药物,杀菌效果主要取决于其血药浓度高于最低抑菌浓度的时间表,而其半衰期较短者,应采用少量多次的给药方式,而一日药量经常一次给完的现象较为常见,这样血药浓度峰值虽高,但高于 MIC 的时间较短,临床疗效通常难以保障。

二、儿童不合理应用抗菌药物的原因

1. 过分依赖抗菌药物进行感染治疗　对抗菌药物的错误认识,导致无论医务人员还是家长都对抗菌药物产生依赖,在感染类型尚未确定,或者对感染类型不加区分就开始使用抗菌药物(图 30-2)。这一现象由来已久,需要不断加以培训,改变认识,改变用药习惯才能加以纠正。

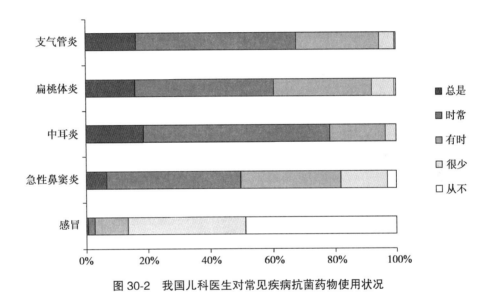

图 30-2　我国儿科医生对常见疾病抗菌药物使用状况

2. 患儿家庭自我用药普遍　我国农村及城市都存在非常普遍的自我用药现象。孩子发热家长往往在就医前自购抗菌药物,或服用既往患病剩余的药物。调查显示,有 1/3 的普通感冒患者就诊前已经用过抗菌药物,78.9% 的发热患儿就诊前用过药,其中 69.7% 为抗菌药物。而家长对抗菌药物是否能退热认识不清,28.5% 的家长认为抗菌药物可以退热,35.5% 的家长认为咳嗽就要用抗菌药物,79% 的家长认为抗菌药物能治疗病毒感染,这也成为过度或滥用抗菌药物的原因之一。

3. 对病毒细菌感染鉴别困难　由于难以区分细菌和病毒感染而导致不确定性,面对不确定性时,为了寻求医疗安全,常常使用抗菌药物;对可能未治疗的细菌性呼吸道感染引起化脓性并发症的风险,尤其是在幼儿中的顾虑也是导致抗菌药物过度使用的原因。

临床医师很难可靠地区分细菌和病毒性呼吸道感染,并且在社区环境中儿乎没有可靠的诊断测试。这种不确定性常常导致临床医师开"以防万一"的处方,但是,越来越多的证据表明,不论病因是什么,大多数呼吸道感染患儿的抗菌药物都不能显著降低症状的严重程度或减少症状的持续时间。应根据基于证据的指南,决定是否对患有呼吸道感染的儿童使用抗菌药物。就重度感染与非重度感染与患儿父母讨论是否使用菌药物,比基于区分细菌感染和病毒感染的解释更有效。对于咽喉、耳、鼻窦感染但没有并发症的孩子,在用药前应与父母讨论抗菌药物的优缺点。临床医师和父母应考虑到抗菌药物相对于不良反应和未来发生抗菌药物耐药细菌感染的风险。只要在协商过程中解决了父母的顾虑,即使没有采用任何处方或延迟处方方法,父母的满意度仍然很高。

4. 医务人员执业风险与医患矛盾   媒体倾向于报道医疗人员未开具抗菌药物而导致儿童疾病加重或死亡的情况;医师对排除严重感染的信心不足也会导致抗菌药物过度使用。

第五节   综合医院儿科或儿童医院
抗菌药物临床应用管理

一、综合医院儿科或儿童医院抗菌药物管理团队

(一) 综合医院儿科或儿童医院抗菌药物管理团队的组成及特点

综合医院儿科或儿童医院的抗菌药物管理团队组成需尽量符合抗菌药物管理核心要素需求。①抗菌药物管理必须得到医院管理层的全力支持,才能确保顺利获得抗菌药物管理团队所需的资源和人力:医院应指定一名院级管理人员作为抗菌药物管理团队的执行主管,该名主管需向医院管理层汇报抗菌药物管理工作开展情况和各项措施的实施效果,作为医院管理层和抗菌药物管理团队的桥梁,其积极有效的沟通,可以确保抗菌药物管理团队获取各项资源以确保相应措施的执行。②抗菌药物管理团队领导:该职位大部分是由感染科医师或药学专业人员担任,需要有较强的沟通和管理能力。值得注意的是,如果团队领导是一位非医师人员,则需为其安排一位内科医师作为临床沟通协调者来帮助其开展工作。③药学专业人员无论作为团队领导或成员,其深入参与都能有效的提高抗菌药物管理成效。④临床医师作为抗菌药物的处方者,是极为重要的抗菌药物管理团队骨干成员和参与者。⑤临床微生物专家高质量的生物检查支持医院对经验性抗菌药物方案的优化。特别是现有快速病原菌检测和新型药敏实验方法的发展,实验室人员应规范这些新型检验方法,并就检测结果为临床做好解读工作。⑥护理人员在抗菌药物管理团队中的角色变得越来越重要,护理人员在提高各类培养质量、诊断准确率、抗菌药物治疗、适应证和疗程的确定、青霉素过敏评估过程中都有着举足轻重的作用。⑦信息技术人员在抗菌药物管理团队也成为不可或缺的一员。⑧社会工作者对于儿童专科医院而言,由于其服务对象的特殊性,人文关怀和健康理念的倡导对改善临床医疗质量效果尤为显著,抗菌药物管理团队中社工的加入,对于管理工作的提升有着积极的作用,例如对患者进行抗菌药物科普宣传,减少家长对于抗菌药物的错误认识,提高患者合理用药水平等。

(二) AMS 团队主要成员职责

1. 临床医师在团队中的角色   临床医师作为疾病的诊疗者和抗菌药物治疗方案的直接制订者,在 AMS 中是至关重要的一环。临床医师需要掌握病原微生物标本采样、送检的方法与标准,提高抗菌药物的知识水平,熟悉其作用机制、药动学特点、药物的相互

作用及不良反应。在 AMS 中,临床医师不再是"孤岛",可与临床药师、微生物专家等其他学科协作,共同优化抗菌药物方案,以减少不必要的抗菌药物使用,改善感染性疾病的转归。

2. 药师在团队中的角色　临床药师的作用已经从抗菌药物应用上的影响,发展到了包括在抗菌药物管理、感染控制管理等各类团队中发挥重要的作用,从而全方位地改善机构内抗菌药物合理使用状况,提高感染患者治愈率,降低院内感染风险。具体内容如下。

(1) 提供药学服务。医疗机构内药师可以提供的药学专业服务包括:①利用药物 PK/PD 特性,制订合理的抗感染药物治疗方案;②对于特殊抗菌药物进行治疗药物监测,并以此制订或优化抗感染药物治疗方案;③对肝、肾功能损害,或是接受连续肾替代或体外膜氧合治疗的患儿进行药物剂量调整;④制定和实施静脉药物转换为口服药物的标准;⑤对抗感染治疗处方进行审核,提示或阻止不合理的抗菌药物联合使用;⑥参与 AMS 查房,对必须第一时间使用抗菌药物的患儿及时提供药学建议。

(2) 合理用药的教育和宣传。药师应当提供有质量的抗菌药物相关知识的教育和宣传,包括对医院专业人员教育和公众教育。

(3) 抗菌药物管理研究。药师应同医师、护理人员、微生物专家等一起参与 AMS 相关研究,不断改进医疗机构抗菌药物的管理水平。此外,药师还可以参与到有关药物临床评价、治疗方案优化、慢性病药物管理等多领域的研究。

(4) 用药安全。在患者用药安全方面,药师需要负责发现、报告、处理用药错误和药物不良反应,避免药害事件,最大程度地减少对患者的伤害。

3. 护理人员在团队中的角色　儿童患者与成人存在极大的差异,护理的价值尤为突出。护理人员始终是抗菌药物应用诸多环节中无法替代的角色,在日常医疗工作中,护理人员应承担的责任包括:①在患者使用任何抗菌药物之前,获得正确、足够的微生物样本,以保证微生物培养和药敏的准确性;②及时将微生物培养和药敏结果告知医师,以便对临床治疗方案进行调整;③以准确的剂量、用药间隔和途径给予患者抗菌药物;④及时、适当地提示医师患者疾病改善情况,以便及时停用抗菌药物;⑤对患者和家属提供抗菌药物合理应用的信息和用药教育;⑥有效参与对抗菌药物医嘱、处方等的审核;⑦药物(如青霉素)过敏的评估、发现药物不良反应。

4. 微生物检验人员　指导临床采集合格的微生物检验标本,按照实验室检测标准,确保检验结果的质量,及时向临床医师提供检测报告,包括抗菌药物敏感试验结果与解读方法;并紧跟医学进展的步伐,及时更新检测方法;监测院内细菌耐药情况,还可参与本地区或更广泛区域的监测网络,帮助优化经验性抗菌药物处方。

二、儿童抗菌药物合理应用的管理

(一) 综合医院儿科或儿童医院抗菌药物品种的选择与处方集

儿童患者无论在生理特性和疾病状态都与成人患者差异很大,因此在制定综合医院儿科或儿童医院抗菌药物目录时需要考虑到各特殊年龄段人群的特点,避免纳入在儿童患者中使用可引起严重不良反应或影响器官生长发育的药物,例如可导致牙齿黄染及牙釉质发育不良的四环素类、对骨骼发育可能产生不良影响的喹诺酮类。而具有明显耳、肾毒性的氨基糖苷类药物也应谨慎选择。对于儿童患者应用较为广泛、安全性较高的 β-内酰胺类药物和大环内酯类药物时,应选择在儿童患者中临床疗效明确、不良反应发生率低、药动学/药效学特性优良的品种。医疗机构抗菌药物品种选择时还需要考虑到医疗机构的疾病种类、细菌谱、耐药性等因素,制定最适宜自身的抗菌药物目录。

（二）抗菌药物的分级管理

综合医院儿科或儿童医院的抗菌药物分级目录需结合儿童抗菌药物使用特点,对一部分药物品种的级别进行适当的调整,例如在目录中纳入了氟喹诺酮类药物左氧氟沙星或环丙沙星应定为"特殊使用级",而非是大部分成人医疗机构中的"限制使用级"。

（三）儿童抗菌药物临床应用的评价

实施儿童抗菌药物使用评估时,可以针对某一个病区的某一类儿童感染性疾病,如呼吸科病区的社区获得性肺炎,临床医师、临床药师或 AMS 其他成员可进行 AMS 查房,医嘱审核阶段或是通过病史回顾性记录下患者基本信息,抗菌药物品种、使用途径、单次剂量、频次,实验室检验指标,影像学检查结果,细菌学结果,静脉转换为口服用药的时间等。

（四）儿童抗菌药物管理策略

在综合医院儿科或儿童医院开展 AMS 需要遵循的基本原则见表 30-2。各种 AMS 策略在儿科或儿童医院同样适用（具体见相关章节）。

表 30-2　儿童抗菌药物临床应用管理的基本原则

涉及问题	原则	医疗机构内的策略	主要参与人员
实时抗菌药物管理（何时何人）	1. 若怀疑患儿存在细菌感染应立即使用抗菌药物 2. 避免无指征用药（上呼吸道感染） 3. 在临床指南或数据体系中纳入对临床综合征使用抗菌药物的指导建议	1. 充分利用电子医嘱和自动化数据系统 2. 对于无法从即时开具抗菌药物获利的患儿,延缓开具	1. 使用抗菌药物的医师 2. 药剂师 3. 医疗机构相关人员和组织
适当抗菌药物选择（何种药物）	1. 选择适宜的抗菌药物 2. 应依据当地药物、流行病数据和指南,选择适宜的抗菌药物,以避免耐药性的产生	1. 发展和使用快速微生物诊断技术和生物标志物 2. 应自行、定期的汇总、分析当地细菌耐药性数据,及时调整经验性抗菌药物临床应用的指南	1. 使用抗菌药物的医师 2. 抗感染专家 3. 药剂师 4. 微生物专家 5. 流行病学家和公共卫生人员
适宜治疗方案和降阶梯治疗（如何使用）	1. 适宜剂量（永远不应使用所谓"低剂量"） 2. 48~72 小时内总结、分析患儿微生物学检测结果和临床状态,并决定:停药、换药、续用或调整方案 3. 尽量选用适宜的短疗程方案 4. 治疗药物监测 5. 选用适宜的预防用抗菌药物	1. 治疗 48 小时之内应严格选择经验性抗菌药物品种,及时审核抗菌药物医嘱或降阶梯治疗 2. 适时建议将静脉药物转换为口服药物 3. 应有门诊患儿静脉使用抗菌药物的指南或相关依据	1. 药剂师 2. 使用抗菌药物的医师 3. 抗感染专家 4. 微生物专家 5. 能够提供有力干预措施的抗菌药物管理主管

涉及问题	原则	医疗机构内的策略	主要参与人员
充分利用专业人员和相关资源（资源）	1. 建立抗菌药物管理团队/委员会,并任命主管 2. 医院管理层和领导支持 3. 与药品制造商合作	团队建设应基于当地专业人员,并获得行政和管理方面的支持	1. 团队领导——抗菌药物管理主管 2. 医疗机构管理、行政人员 3. AMS 团队所有人员
对抗菌药物使用和耐药性持续性、透明化的监测（信息）	1. 医嘱、处方审核和反馈 2. 持续教育 3. 前瞻性的监测相关效果 4. 明确基本干预措施	1. 确保抗菌药物管理干预领域关键数据持续性、前瞻性的监测,并公布评估结果 2. 应让处方医师参与到制定与执行 AMS 管理措施的工作中	1. 微生物学家 2. 药剂师 3. 流行病学家 4. 公共卫生人员 5. 监管机构

1. 通用 AMS 策略

（1）建立抗菌药物处方预授权制度,即依据抗菌药物等级管理制度,对于不同级别医师或不同科室、诊区授予不同类别抗菌药物的处方权限,避免无经验或经验欠缺医师不合理的开具抗菌药物。

（2）医嘱审核和反馈:不同年龄阶段的儿童,其抗菌药物使用存在较大的剂量差异和不同的使用禁忌,对处方进行实时审核尤为重要,可在儿童加强监护病房、感染科或呼吸科等抗菌药物使用量较大的部门实施。

（3）制定与推广指南:制定常见感染性疾病治疗规范、诊疗方案或临床路径,能够极大程度的加强其他抗菌药物管理项目的作用和效率。

（4）抗感染 MDT:对疑难、危重感染性疾病患儿的治疗,实施 MDT 诊疗,制订适合的个体化抗感染治疗方案,对于提高感染患儿的治愈率至关重要。

（5）利用信息系统提高 AMS 效率。

（6）抗菌药物使用与细菌耐药监测。

2. 综合医院儿科或儿童医院需要重视的 AMS 策略　　与成人综合医院不同,在综合医院儿科或儿童医院,以下 AMS 策略尤为重要。

（1）抗菌药物合理使用教育培训:随着感染性疾病变化、耐药菌发展和临床诊治手段不断精进,AMS 团队成员必须及时地更新自身有关抗菌药物知识,同时开展医疗机构内抗菌药物的教育培训和最新指南学习,对 AMS 团队成员及其他有机会使用到抗菌药物人员进行定期的考核,对于抗菌药物考核不合格的医师可以考虑取消或不授予抗菌药物处方权,不合格的药师不授予处方审核权。

儿童抗菌药物使用过度的的根本原因在于错误认识导致的对抗菌药物的依赖心理,需要对此加以针对性教育,树立正确观点,减少不必要抗菌药物使用。英国开展的一项随机对照研究将儿童感染性湿疹患者分为三组,随机对照研究表明,口服氟氯西林、局部涂抹夫西地酸和常规治疗相比较,整体对患儿湿疹改善没有区别,但在第二周时使用抗菌药物反而加重湿疹（图 30-3）。

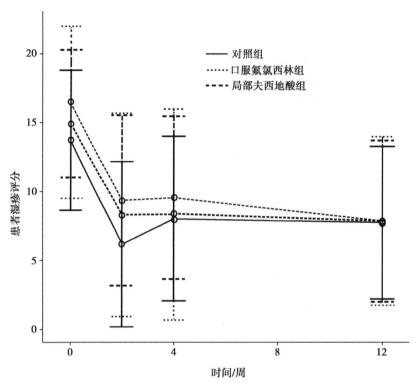

图 30-3　感染性湿疹患者抗菌治疗效果比较

（2）与家属沟通交流儿童患者抗菌药物的应用：在疾病的诊疗过程中，家属的依从性是决定预后的重要因素之一。相关的临床医师与护士都应与家属进行有效沟通，获悉并管理家属的担忧与期望，增进其对治疗的理解；确保儿童患者能在家属的配合下，以正确的药物、正确的途径与剂量及适当的持续时间完成治疗，并反馈治疗疗效与不良反应。在沟通的过程中，医护应注意自身专业形象与社交礼节，语言通俗易懂，以便获得家属的信任，维持良好的医患关系。

父母在孩子身体不适时来就诊，咨询的重点是是否需要使用抗菌药物，临床医师会试图解释他们决定不开抗菌药物的理由，通常根据细菌和病毒感染来解释疾病，而父母对抗菌药物需求的看法是基于他们对孩子疾病严重程度的认知，包括诸如睡眠差、高热和症状持续时间长等因素。医师需要关注父母寻求咨询的原因，重要的是要向家人表明，尽管他们的孩子受到感染会影响他们的睡眠、进食，但就客观指标及"危险信号"而言，他们的症状并不表示严重感染。还应向父母提供有关症状可能持续时间的信息，以及有关如何控制症状的建议。最重要的是，必须清楚地说明父母应该注意的症状以及如果发生这种情况需要采取的措施。理想情况下，所有这些信息都应以口头和书面形式提供。使用这种共享的决策方法可以显著减少抗菌药物的使用。可以与上述方法结合使用的另一种有效策略是使用延迟处方，如果父母认为自己的孩子仍然没有好转，则可以在 72 小时后酌情应用抗菌药物。当采用这种方法时，父母通常会非常放心。

（3）利用 PK/PD 指导抗菌药物：儿童处于快速生长阶段，不同时期生理特点存在较大差异，抗菌药物 PK/PD 特点也具有相应特征。AMS 团队需要熟知抗菌药物 PK/PD 相关的知识，掌握不同种类抗菌药物的 PK/PD 特性,或是在特定临床条件和年龄段儿童对抗菌药物剂量和方案调整,以此改善临床抗感染治疗效果,延缓耐药性,减少药物不良反应的发生(参见第二十三章)。

(4) 生物标志物对抗菌药物指导在儿童患者中的应用:儿童感染病原检查比成人患者更加困难,一方面采样不容易,同时污染机会也较多。利用良好的感染相关生物标志物可以辅助诊断、判断预后、明确抗感染疗程及动态评估病情变化,对抗菌药物的合理使用与精准治疗具有重要意义。

外周血白细胞总数及分类:外周血白细胞是临床进行初步判断最基本,也是最常用的指标,主要观察白细胞计数及分类比例,但因其影响因素极多,需结合临床表现及其他辅助检查综合判断。具体包括:①白细胞升高合并中性粒细胞比例升高往往提示急性细菌性感染,特别是革兰氏阳性菌感染;但少数病毒感染,如流行性乙型脑炎、流行性出血热及流行性感冒也可有类似表现;此外,一些非感染因素或生理状态,如自身免疫性疾病活动时、使用糖皮质激素、呕吐及新生儿初期,也可引起白细胞及中性粒细胞升高。②白细胞升高合并淋巴细胞比例升高往往提示急性病毒感染,但若长期持续升高或极度升高,需警惕血液系统疾病的可能。③白细胞升高合并嗜酸性粒细胞比例升高往往提示寄生虫感染,但也可见于结核、真菌感染、变态反应、肿瘤及药物等原因。④白细胞减少往往见于病毒、非典型病原体(如支原体、衣原体等)或某些原虫(如疟原虫、杜氏利什曼原虫等)感染;在细菌感染中白细胞减少常见于革兰氏阴性菌感染(如沙门菌、布鲁氏菌等);自身免疫系统疾病、血液系统疾病及药物影响等非感染因素也可引起白细胞减少;需要注意的是,除上述情况外,严重的细菌感染(如脓毒症)时,白细胞总数也可显著减少,常提示病情危重。

虽然外周血白细胞总数与分类作为感染相关生物标志物,且特异度不高,但却是临床中不可或缺的实验室检查项目,其动态监测能在一定程度上反映治疗疗效与预后。对基层医疗单位具有一定的价值。

C 反应蛋白:C 反应蛋白(C-reactive protein,CRP)是一种由肝脏合成的急性时相反应蛋白,能结合多种细菌、真菌及原虫等体内的多糖物质,有激活补体、促进吞噬和调节免疫的作用。CRP 在感染发生后 4~6 小时开始升高,12 小时可在血浆中检出,36~72 小时达峰值,并在治疗后的 3~7 天下降,其升高幅度与感染或炎症严重程度呈正相关。和外周血白细胞总数相比,CRP 不受糖皮质激及免疫抑制剂的影响。

CRP 不能有效地区分细菌、病毒及非感染性疾病;在病毒感染时,CRP 亦可轻度升高;自身免疫性疾病活动时、严重创伤、心肌梗死等非感染性疾病时,也可有不同程度的升高;但是该生物标志物临床应用范围广泛,且价格低廉,仍然是动态分析抗生素治疗反应的关键指标。

降钙素原:降钙素原(procalcitonin,PCT)大多数由甲状腺 C 细胞合成与分泌,但细菌感染时,PCT 可在全身异位生成,并释放入血液循环,导致血清 PCT 水平显著升高。PCT 在感染发生后 2~3 小时即可检出,6 小时达到高峰,早于 CRP 及红细胞沉降率(ESR),因此可用于早期快速诊断;PCT 可被特定的蛋白酶降解,半衰期为 25~30 小时,有效抗生素治疗期间,PCT 浓度迅速下降,进行动态监测可评估疗效及预后。

目前认为,PCT 是儿童严重侵袭性细菌感染与脓毒症的较好标志物,绝大多数的研究将临界值设为 2ng/ml,作为侵袭性感染与局灶性感染的最佳判断标准。此外,革兰氏阴性菌感染时 PCT 升高的水平往往高于革兰氏阳性菌感染。

PCT 是区分儿童病毒性脑膜炎与细菌性脑膜炎、上下尿路感染的可靠工具,具有良好的敏感性与特异性,进行脑脊液 PCT 检测也可协助临床医师鉴别诊断。在发热待查的诊疗中,PCT 是区分感染性疾病与非感染性疾病最有价值的生物标志物。但 PCT 对于鉴别下呼吸道感染及骨关节感染的效能不足,有所争议。在上述疾病的应用中,并未就单一的临界值达成一致,目前多以 0.5~2ng/ml 作为正常范围。

在新生儿应用 PCT 应注意,在产前 PCT 的浓度即开始升高,在生后 18~30 小时达高峰,在生后 42~48 小时恢复正常范围,因此 PCT 的参考范围适用于出生后 3 天。

PCT 作为感染相关生物标志物的使用受到多种因素的影响,并不能作为金标准使用,即阴性预测值并非 100%,尤其是有生物膜形成或体内炎症反应水平较低时,可出现假阴性,如亚急性感染性心内膜炎。PCT 在某些非感染状态下也有升高的可能,如新生儿呼吸窘迫综合征、心肺复苏、重大手术及创伤,因此动态监测更有利于评估病情。

白介素-6:白介素-6(IL-6)是一种促炎细胞因子,可介导肝脏的急性期反应,刺激 CRP 与纤维蛋白原的生成,并刺激骨髓细胞,产生更多的多形核白细胞。作为感染相关标志物在成人中已有比较广泛的研究,但儿童的相关研究较少。

在细菌感染后,IL-6 水平迅速升高,2 小时达高峰,比 PCT 更早,因此可作为预警指标,且其升高水平与感染的严重程度相一致,可提示预后;尤其适用于肿瘤性疾病与中性粒细胞减少症患儿。但特异度较差,在多种非感染性状态下亦可出现升高,如手术、创伤、自身免疫性疾病及无菌性急性胰腺炎时。因此动态评估 IL-6 的水平有助于了解感染性疾病的进展和对治疗的反应,但其确切的临床应用价值需要更多的儿科相关研究结果来证明。

实际的临床应用中,不能仅依据某生物标志物的改变来诊断疾病,必须要结合患儿的临床表现及其他的实验室检查结果,才能作出正确判断;对感染相关性生物标志物的特点应有所了解,如在脓毒症的诊断中,IL-6 可作为预警指标,而 PCT 的特异度更高;建议多个指标联合检测,以提高对感染性疾病预判的准确性;但生物标志物不能替代微生物学的相关检测。

(5)抗菌药物的序贯治疗:儿童患者常常住院时间短,无法也无须进行全程注射抗感染药物治疗,转换疗法对儿童患者尤为必要。对于开具抗菌药物的医师和抗菌药物管理团队中的药师而言,都应当熟知抗菌药物由静脉途径转换为口服给药的相应标准。原则上,应尽量优先考虑口服药物治疗,对治疗初期使用注射治疗的患儿,病情稳定后应及时改为口服给药(图 33-4)。

与注射用抗菌药物相比较,口服抗菌药物具有如下优点:①降低药物费用;②减少护理时间;③避免由于静脉导管引发感染的风险;④缩短住院时间;⑤提高患者用药依从性和满意度。

一般抗菌药物静脉注射转换为口服的标准如下:①症状改善后,体温低于 38℃超过 24 小时;②感染症状和体征改善或消失;③患者能够耐受口服/鼻饲,并能保证药物吸收;④患者无延长静脉用药的相关适应证(例如脑膜炎、发热性中性粒细胞减少症、菌血症、心内膜炎、骨髓炎等);⑤有适宜的口服制剂,儿童患者尤其需要选择口味适宜的制剂;⑥患者具有良好的口服用药依从性。

(6)儿童医院门诊抗菌药物的合理使用:我国儿童专科医院的门诊患者数量常年居高不

下,其中超过 50% 诊断为呼吸道感染,即使按照我国有关法律规定,儿童专科医院门诊抗菌药物处方比例必须低于 25%。而国外研究也表明,儿童患者中有将近 80% 的抗菌药物是由社区的医疗机构开具。

对于门诊患儿而言,医师会出于以下目的开具抗菌药物:①考虑到儿童,特别是低龄婴幼儿,免疫系统尚未完全成熟;②无法区分患儿属于细菌感染还是病毒感染,首先考虑到安全问题;③内心担心"遗漏诊断"心态的影响;④经验不足导致缺乏对于排除严重感染诊断的信心;⑤部分家属要求医师开具抗菌药物等。基于上述原因,医师在对门诊感染患儿进行诊治时,应通过客观感染指标向家属强调患儿是否存在细菌感染或严重感染,详细地提供患儿症状持续时间,最重要的是指导家属如何甄别这些症状以及症状发生时如何采取正确的措施。

英国医院认为上述信息应同时有口头和书面的版本。通过上述的分享策略可以有效地减少门诊抗菌药物处方的开具。另一项有效减少开具抗菌药物处方的策略是抗菌药物延迟处方,即在患儿家属在获得抗菌药物处方后 72 小时自行判断患儿病情无改善的情况下,再调配抗菌药物处方,在一部分研究中上述方法可以减少大约 80% 的抗菌药物使用量。无论采用何种方法,医师都应当按照患儿症状、体征、相关检查结果,依据相关指南等,合理、准确地开具抗菌药物,提高门诊抗菌药物使用的合理性。

(7) 儿童外科手术的预防用药:手术部位感染(surgical site infection,SSI)是指继发于手术操作形成的手术切口中的感染,包括表浅切口感染、深部切口感染、器官/腔隙感染;但不包括与手术无直接关系的、术后可能发生的其他部位感染。围手术期预防性使用抗菌药物是预防 SSI 的重要措施之一。

儿童围手术期预防用药的基本原则如下。

用药指征:清洁手术通常不需预防性应用抗菌药物,但在下列情况时可考虑预防用药:①手术范围大、手术时间长,污染机会增加;②手术涉及重要脏器,一旦发生感染将造成严重后果者,如头颅手术、心脏手术等;③异物植入手术,如人工心瓣膜植入、永久性心脏起搏器放置、人工关节置换等;④有感染高危因素如糖尿病、免疫功能低下(尤其是接受器官移植者)、营养不良等患儿。

清洁-污染手术及污染手术均需预防性应用抗菌药物。污秽-感染手术在手术前即已开始治疗性应用抗菌药物,术中、术后继续,此类不属预防应用范畴。

药物选择:我国的指南推荐倾向于第一、二代头孢菌素,而国外指南则更为明确地建议应用头孢唑林,因其具有较理想的作用持续时间,可针对手术中常见的病原体,安全且成本低。在胆道、阑尾、结直肠及盆腔等相关手术等有厌氧菌感染可能性时,可考虑加用甲硝唑。

某些手术部位感染会引起严重后果者,如人工心脏瓣膜置换术、人工关节置换术等,若术前发现有 MRSA 定植的可能或者该机构 MRSA 或甲氧西林耐药凝固酶阴性葡萄球菌发生率高,可选用万古霉素、去甲万古霉素预防感染。非必要情况下,不应随意选用广谱抗菌药物作为围手术期预防用药,没有依据表明该措施可使 SSI 的发生率下降。

头孢菌素过敏的患儿,针对革兰氏阳性菌可用万古霉素、去甲万古霉素、克林霉素;针对革兰氏阴性杆菌可用氨曲南。

术前用药时间:术前给药的最佳时间是在手术切口前 60 分钟内,在输注完毕后开始手术;万古霉素因输注时间长,应在手术切口前 120 分钟开始给药。以确保手术部位暴露时局部组织中抗菌药物已达到足以杀灭手术过程中沾染细菌的药物浓度。

给药途径:大部分为静脉给药,少数为口服给药(肠道准备),眼科手术可局部给药。

维持时间:抗菌药物的有效覆盖时间应包括整个手术过程。如果手术的持续时间超过了抗菌药物的两个半衰期或手术过程中失血过多,则可能需要额外的术中剂量。通常单剂量预防即可,如果术后继续进行抗菌药物预防,则持续时间应少于 24 小时,心脏手术及污染手术可延长至 48 小时。术后留置有引流管不是延长预防用药时间的指征。

药物剂量:除少数药物外,儿科剂量不应超过成人推荐的最大剂量,如果按千克体重计算剂量超过成人的最大建议剂量,此时应使用成人剂量。

(刘 钢 曹 清)

参考文献

[1] 国家卫生健康委员会,国家中医药管理局. 儿童社区获得性肺炎诊疗规范(2019 年版). 中华临床感染病杂志,2019,12:6-13.

[2] 付盼,王传清,俞蕙,等. 中国儿童细菌耐药监测组 2018 年儿童细菌感染及耐药监测. 中国循证儿科杂志,2019,14:321-326.

[3] 国家儿童医学中心,国家呼吸系统疾病临床医学研究中心,中华医学会儿科学分会,等. 中国儿童合理使用抗菌药物行动计划(2017—2020). 中国实用儿科杂志,2018,33(1):1-5.

[4] 董方,王艳,刘锡青,等. 2009—2015 年北京儿童医院临床分离细菌的分布及耐药性监测. 中国感染与化疗杂志,2017,17(1):61-70.

[5] 江载芳,申昆玲,沈颖. 诸福棠实用儿科学. 8 版. 北京:人民卫生出版社,2015.

[6] LANATA C F,FISCHER-WALKER C L,OLASCOAGA A C,et al. Global causes of diarrheal disease mortality in children <5 years of age:a systematic review. PLoS ONE,2013,8:e72788.

[7] PLATTS-MILLS J A,BABJI S,BODHIDATTA L,et al. Pathogen-specific burdens of community diarrhoea in developing countries:a multisite birth cohort study(MAL-ED). Lancet Glob Health,2015,3:e564-e575.

[8] 朱亮,李文辉,王新红,等. 2012 至 2017 年 1 138 例儿童侵袭性肺炎链球菌病多中心临床研究. 中华儿科杂志,2018,56(12):915-922.

[9] WEBSTER J,SBORNE S. Preoperative bathing or showering with skin antiseptics to prevent surgical site infection. Cochrane Database Syst Rev,2015,20(2):CD004985.

[10] LANGLEY J,LEBLANC J,DRAKE J,et al. Efficacy of antimicrobial prophylaxis in placement of cerebrospinal fluid shunts:a meta-analysis. Clin Infect Dis,1993,17:98-103.

[11] LEE K,RING J,LEGGIADRO R. Prophylactic antibiotic use in pediatric cardiovascular surgery:a survey of current practice. Pediatr Infect Dis J,1995,14:267-269.

[12] 胡付品,郭燕,朱德妹,等. 2019 年 CHINET 三级医院细菌耐药监测. 中国感染与化疗杂志,2020,20(3):223-243.

[13] 郭燕,胡付品,朱德妹,等. 儿童临床分离碳青霉烯类耐药肠杆菌科细菌的耐药性变迁. 中华儿科杂志,2018,56(12):907-914.

[14] MIAO R,WAN C,WANG Z,et al. Inappropriate antibiotic prescriptions among pediatric inpatients in different type hospitals. Medicine,2020,99:2(e18714).

［15］YE D，YAN K，ZHANG H，et al. A survey of knowledge，attitudes and practices concerning antibiotic prescription for upper respiratory tract infections among pediatricians in 2018 in Shaanxi Province，China. Exp Rev Anti-infect Ther，2020，18（9）：927-936.

［16］The Center For Disease Control and Prevention. Core elements of hospital antibiotic stewardship programs.［2022-05-13］. https://www.cdc.gov/antibiotic-use/core-elements/hospital.html.

［17］ARAUJO DA S A R，ALBERNAZ DE A D D C，MARQUES A F，et al. Role of antimicrobial stewardship programmes in children：a systematic review. J Hospital Infect，2018，99（2）：117-123.

［18］HYUN D Y，HERSH A L，NAMTU K，et al. Antimicrobial stewardship in pediatrics：how every pediatrician can be a steward. JAMA Pediatr，2013，167（9）：859-866.

［19］NICHOLS K，STOFFELLA S，MEYERS R，et al. Pediatric antimicrobial stewardship programs. J Pediatr Pharmacol Ther，2017，22（1）：77-80.

［20］STEINMANN K E，LEHNICK D，BUETTCHER M，et al. Impact of empowering leadership on antimicrobial stewardship：a single center study in a neonatal and pediatric intensive care unit and a literature review. Front Pediatr，2018，6：294.

［21］DONA D，BARBIERI E，DAVERIO M，et al. Implementation and impact of pediatric antimicrobial stewardship programs：a systematic scoping review. Antimicrob Resist Infect Control，2020，9：3.

［22］LIGHTER-FISHER J，DESAI S，STACHEL A，et al. Implementing an inpatient pediatric prospective audit and feedback antimicrobial stewardship program within a larger medical center. Hosp Pediatr，2017，7（9）：516-522.

［23］ZHANG Z G，CHEN F，CHEN J Z，et al. Introducing an antibiotic stewardship program in a pediatric center in China. World J Pediatr，2018，14（3）：274-279.

［24］FRANCIS N A，RIDD M J，THOMAS-JONE E，et al. A randomised placebo-controlled trial of oral and topical antibiotics for children with clinically infected eczema in the community：the children with eczema，antibiotic management（CREAM）study. Health Technol Assess，2016，20（19）：i-xxiv，1-84.

［25］KREITMEYR K，VON BOTH U，PECAR A，et al. Pediatric antibiotic stewardship：successful interventions to reduce broad-spectrum antibiotic use on general pediatric wards. Infection，2017，45（4）：493-504.

［26］中国医药教育协会感染疾病专业委员会. 感染相关生物标志物临床意义解读专家共识. 中华结核和呼吸杂志，2017，40（4）：243-257.

［27］YOUSEF M，MOJTABA V，BEHROOZ S，et al. Procalcitonin：The marker of pediatric bacterial infection. Biomed Pharmacother，2017，96：936-943.

［28］VAN ROSSUMA，WULKAN R，OUDESLUYS-MURPHY A，et al. Procalcitonin as an early marker of infection in neonates and children. Lancet Infect Dis，2004，4：620-630.

［29］MAC GOWAN A P. Role of pharmacokinetics and pharmacodynamics：does the dose matter. Clin Infect Dis，2001，33（s3）：S238-S239.

［30］Public Health England. Health matters：antimicrobial resistance.［2022-05-13］. https://www.gov.uk/government/publications/health-matters-antimicrobial-resistance/health-matters-antimicrobial-resistance.

［31］LITTLE P，GOULD C，WILLIAMSON I，et al. Pragmatic randomized controlled trial of two prescribing strategies for childhood acute otitis media. BMJ，2001，322（7282）：336-342.

［32］FRANCIS N A，BUTLER C C，HOOD K，et al. Effect of using an interactive booklet about childhood respiratory tract infections in primary care consultations on reconsulting and antibiotic prescribing：a cluster randomized controlled trial. BMJ，2009，339：b2885.

［33］国家卫生计生委办公厅，国家中医药管理局办公室，解放军总后勤部卫生部药品器材局. 抗菌药物临

床应用指导原则(2015年版). [2022-05-01]. http://www.gov.cn/xinwen/2015-08/27/content_2920799.htm.

[34] BRATZLER D W, DELLINGER E P, OLSEN K M, et al. Clinical practice guidelines for antimicrobial prophylaxis in surgery. Surg Infect(Larchmt), 2013, 14(1): 73-156.

[35] LEAPER D J, EDMISTON C E. World Health Organization: global guidelines for the prevention of surgical site infection. J Hosp Infect, 2017, 95: 135-136.

第三十一章

高强度应用抗菌药物临床专业的管理

临床各专业感染发生率差异巨大,抗菌药物使用强度也存在不同。加强监护病房、血液病房、外科以及实体器官移植等都是使用抗菌药物较为频繁的专业,同时这些专业中感染的诊断和治疗存在较多难题,如病原诊断困难、感染治疗效果评估标准缺乏等,这些问题常常导致抗菌药物过度使用,开展抗菌药物临床应用管理对这些专业科室尤为必要。

第一节　加强监护病房抗菌药物临床应用管理

一、加强监护病房感染与抗菌药物应用特征

(一) 加强监护病房感染与细菌耐药

加强监护病房(intensive care unit,ICU)又称为重症监护室或重症监护治疗病房,是患者感染高发病区,入住 ICU 的患者有一半以上被诊断有细菌感染,使用抗感染治疗药物的比例高达 70% 以上。

ICU 患者感染高发与这些患者多存在基础疾病、疾病危重、免疫功能受损、各种侵入性操作频繁、体内留置多种导管等感染危险因素有关。ICU 患者感染大多属于医院感染,包括院内肺炎(或呼吸机相关性肺炎)、导管相关感染、血流感染等。但实际上,在这些感染中必须区分"重症感染"和"感染重症",前者主要指为重症患者发生的感染,感染有可能并非十分严重,如外科大型手术后发生的切口感染;而后者主要指感染的危重型,如需要呼吸支持的或者有血流动力学不稳定的社区获得性肺炎,这些严重感染为主要表现的患者属于"感染重症"。如果不区分这两类患者,常常导致抗菌治疗过度。

ICU 为耐药细菌高发区域,患者存在多种耐药菌感染危险因素,是医疗机构耐药菌预防控制的重点部门(表 31-1)。全国细菌耐药监测数据表明,ICU 患者分离的前五位细菌是鲍曼不动杆菌、铜绿假单胞菌、肺炎克雷伯菌、大肠埃希菌和金黄色葡萄球菌,而这些细菌中多重耐药甚至泛耐药的细菌检出率远远高于其他科室。2019 年全国耐药监测数据显示,耐碳青霉烯类肺炎克雷伯菌、碳青霉烯类耐药鲍曼不动杆菌、碳青霉烯类耐药铜绿假单胞菌、耐甲氧西林金黄色葡萄球菌(MRSA)等在医院整体和 ICU 的检出率分别为 10.9%、56%、

表 31-1　ICU 患者多重耐药菌感染危险因素

危险因素来源	入住时存在	入住后发生
患者因素	基础疾病、免疫缺陷、近期住院	危重疾病、侵入性操作
感染类型	医院感染耐药菌较多	ICU 获得感染耐药高发
使用抗菌药物	近期抗菌药物使用	大多使用抗菌药物
定植细菌	曾经发生耐药菌定植	在 ICU 获得耐药菌
当地流行状况	社区和医院耐药菌流行状况	ICU 耐药菌流行状况
感染防控	医疗机构整体感控措施	ICU 重点感控措施

19.1%、30.2% 和 23%、81%、32.3%、39.5%。

除常见细菌外,ICU 感染还包括一些少见病原体,如各种非发酵菌、真菌等。对临床分离出的各种病原体需要认真加以甄别,对微生物定植无须处理,如痰液分离的念珠菌、肠球菌以及鲍曼不动杆菌等,大多数都属于定植,无须抗感染治疗。

(二) 加强监护病房抗菌药物应用状况

入住 ICU 的患者,70% 以上会接受抗菌药物治疗,虽然部分患者最终确定没有合并细菌感染,但主诊医师往往会基于对重症患者感染与非感染难以鉴别、实验室检查无法及时准确获取、感染延迟治疗可能会导致患者完全不同的预后和患者病情复杂影响对感染治疗效果评估等原因而使用抗菌药物;ICU 患者中抗菌药物应用至少一半以上存在不合理现象,如无感染指征的抗菌药物应用、偏向使用广谱抗菌药物、联合用药较多、忽略药物相互作用、抗感染治疗疗程偏长等现象,这些都使得抗菌药物临床应用管理更具有实际意义。

近年来,对入住 ICU 的脓毒症患者,国际拯救脓毒症联盟提倡尽早使用抗菌药物以挽救患者生命,其《严重脓毒症和感染性休克管理国际指南》推荐在诊断脓毒症 2 小时内使用有效抗菌药物对患者预后十分必要。在此理念的指导下,ICU 医师大多偏重早期使用抗菌药物,但忽略了判断患者是否存在感染以及感染类型和感染部位的确定,在抗菌药物使用上存在"广覆盖""重拳猛击"的做法。医师对广谱抗菌药物和抗菌药物联合使用情有独钟,这对于脓毒症患者,无疑是十分必要的。但对于不存在感染的患者,大量抗菌药物使用将导致药物不良反应、耐药菌的筛选和继发感染,对患者整体疾病过程并无裨益。

在抗菌药物种类选择上,ICU 医师大多偏向选择广谱和新型抗菌药物。调查发现,ICU 患者最常用的抗菌药物为碳青霉烯类、β-内酰胺酶抑制剂复方制剂、糖肽类、抗真菌药物等。患者抗菌药物使用的平均时间大多在 2 周以上。

造成加强监护病房抗菌药物应用现状的原因较多,主观原因在于医师过分依赖抗菌药物,惟恐疏忽感染治疗可能给患者造成的伤害;客观原因在于感染与非感染有时难以区分、感染病原体信息难以及时获得、常常存在各种基础疾病或器官损害、免疫功能也可能不全以及各种体外支持设备的应用(如透析和超滤、体外膜肺等)等,这些都给抗菌药物临床应用管理提出了较高要求。

二、加强监护病房抗菌药物临床应用管理重点

加强监护病房抗菌药物临床应用管理需要执行 AMS 基本策略,如分级管理、处方审核

与点评、药物使用监测、教育培训等，结合 ICU 抗菌药物临床应用中存在的问题，需要重点采取以下措施开展 AMS 工作。

1. 诊断驱动抗菌药物临床应用管理　加强监护病房患者发生感染常常表现不典型，一方面延迟诊断和治疗对患者生命安全将导致严重后果。另一方面，过度诊断将导致抗菌药物不合理使用，其中实验室检查的准确性尤为重要。诊断驱动的抗菌药物临床应用管理是基于准确利用病原检查结果协助感染诊断，指导抗感染治疗策略而提出的抗菌药物临床应用管理策略。按照 WHO 定义：诊断驱动的抗菌药物临床应用管理指协调改进采用合适的微生物监测指导抗感染治疗决策，此过程需要正确采样、准确检查、及时报告以指导患者治疗（表 31-2）。

表 31-2　常用诊断驱动抗菌药物临床应用管理的具体操作流程

策略	医嘱	采样	分析	报告
基本原则	临床考虑感染才需要	减少污染，及时送检	利用辅助手段区分感染与定植	规范化格式报告
尿培养	临床有尿路感染表现	清洁会阴后无菌中段尿或者导尿管（非集尿袋）	只有脓尿才培养	需要结果备注与解释，对污染需要提示
血培养	临床考虑血流感染	严格无菌操作，避免导管采样	联合快速检验方法	需要结果备注与解释，对污染提示
艰难梭菌检查	有临床相关感染表现	采集稀软大便	联合毒素检查	联合毒素检测报告
分子诊断	至少有考虑分子诊断中所包含有两个以上病原可能	使用标准推荐方法，避免污染	严格防污染措施	需要结果备注与解释

由此可见，狭义的诊断驱动抗菌药物临床应用管理在于提高微生物检验准确性（阳性预测值），避免不必要的抗菌药物的应用。但随着各种快速生物标记物、分子诊断方法在临床的应用，诊断驱动的抗菌药物管理应该包括如何利用这些检验分析方法，确定抗感染治疗的启动、准确选择抗感染药物以及决定抗感染疗程，具体内容见第二十章。

有研究发现，利用抗折返尿培养方案能减少尿培养送检率和患者抗菌药物使用比例，导管相关尿路感染诊断也大幅下降，该方案规定只有患者出现脓尿才进行尿培养。

传统细菌培养需要在 48 小时后才能得到结果，分子诊断方法，如 PCR、芯片、原位杂交、质谱技术等可以提供快速诊断结果，包括得到微生物敏感性数据，这对临床及时应用目标性抗感染治疗有一定的价值。有研究报告，这些快速诊断方法可以减少广谱抗菌药物的使用，提高患者的治愈率，缩短住院时间，特别对重症感染者更有价值。但由于这些检查敏感性高，可能会出现假阳性结果，临床的应用需要有严格指征，结果解释需要科学分析。现在临床越来越广泛应用的宏基因测序技术也需要注意这一问题。

另外，临床常用的降钙素原检测对指导抗菌药物停用有较大价值，但一般需要连续监测其变化趋势。

2. 前瞻性抗感染治疗处方点评与反馈　在患者接受抗菌药物治疗后 48~72 小时进行

评估并把结果反馈给处方者(前瞻性审点评与反馈),可以优化抗菌药物合理使用。有研究发现,通过临床药师前瞻性点评与反馈的干预,对 37% 的 ICU 患者抗菌药物使用提出了优化建议,其中 82% 的建议被采纳,其中停用或更换抗菌药物建议最多。结果发现:干预后,ICU 抗菌药物使用率减少 22%,美罗培南耐药细菌的产生大幅度减少,艰难梭菌感染的发生率也大幅度降低,但患者病死率以及住院时间并无改变。

这种干预措施大多由临床药师实施,实施中必须注意所有推荐需要基于科学的评估,特别对停用抗菌药物、缩短疗程等措施更是如此,同时这种干预工作量较大,需要一定的人力资源,且实施干预的药师(或医师)需具有较强的感染治疗能力。

3. **抗感染指南推广与计算机辅助处方** 随着医疗信息系统不断进步,有条件的医疗机构可以实施整合抗感染治疗指南的计算机辅助抗菌药物处方系统,该系统整合患者相关信息(如人口学数据、基础疾病、感染评分、实验室检查、器官功能评估等),个性化地进行抗菌药物选择。有三级医院曾开展为期三年的观察,数据库整合了患者的体温、白细胞计数、胸部影像检查结果、外科操作、当地耐药谱和患者微生物检查结果等,对患者抗菌药物处方、剂量、给药途径提出推荐意见,处方者接受了 46% 的推荐意见,最后发现患者抗菌药物使用率以及广谱抗菌药物使用率明显减少,患者预后并没有明显负面影响。

这种信息化的指南辅助抗菌药物处方系统,需要由抗感染专家参与制定并不断更新,同时不能强行执行信息化推荐意见,处方者有权根据患者实际情况来决定是否执行推荐意见。

4. **优化抗感染策略** ICU 患者常常伴有较多的基础疾病、器官功能损害以及大量补液、多重药物使用和器官支持治疗,这些措施可能影响抗菌药物体内过程或者产生药物相互作用,进而影响抗感染治疗效果。

ICU 患者应该是利用治疗药物浓度监测较多的群体,特别对一些治疗窗窄、药物相互作用明显以及安全性较差的药物,实施治疗药物浓度监测尤为必要,如糖肽类、氨基糖苷类、多黏菌素、唑类抗真菌药物等,药物的目标值应该以 PK/PD 研究结果加以确定。具体内容参见第二十三章、二十四章内容。

5. **新型管理策略的探索** 在 ICU 环境中探索抗菌药物使用策略,减少耐药发生尤为必要。降阶梯治疗已经成为 ICU 抗感染治疗策略中广为接受的做法,通过对患者感染病原体的确定,尽快使治疗药物从广谱或者联合用药转变为窄谱或单一抗菌药物的目标治疗,减少广谱抗菌药物暴露,舒缓细菌耐药压力。此外,轮换治疗、多样性治疗、策略性换药等也值得探索。研究发现,对产 ESBL 肠杆菌高度流行的病区,减少三代头孢菌素的使用,策略性替换为青霉素类或者青霉素类复方制剂可以明显减少产 ESBL 大肠埃希菌和肺炎克雷伯菌的产生率(参考第二十二章)。

6. **感染预防与控制措施** 严格执行感染预防控制措施,减少感染发生也能避免不必要的抗菌药物使用。感染控制对 ICU 尤为重要,特别是对处于开放性 ICU 设置的医疗机构,严格的手卫生、感染患者的隔离十分必要。大量的研究表明,ICU 病房耐药菌大多呈克隆传播,医疗设备、环境和医护人员可能是耐药菌存储库,医务人员污染的手是耐药细菌传播的重要途径。如我国大部分医疗机构中,耐碳青霉烯类肺炎克雷伯菌主要型别为 ST11 型,MRSA 以 ST9 或 59 为主,鲍曼不动杆菌主要以 ST191、195 与 208 为主,提示存在院内克隆传播,加强院感控制能发挥积极作用。

第二节　血液病房抗菌药物临床应用管理

血液病房主要收治各种急慢性血液病,在治疗方面主要采用化疗和干细胞移植措施,治疗过程中患者常常处于免疫抑制状态,感染的发生不可避免,抗菌药物使用率和强度都比较高,其中存在不合理使用现象,在血液病房开展抗菌药物临床应用管理必须结合患者情况综合考虑。

一、血液病房细菌耐药与抗菌药物应用特征

1. 血液病房患者感染发生率高　血液病(特别是恶性血液病)患者,如白血病、骨髓增生异常综合征、淋巴瘤和多发性骨髓瘤等,因疾病本身及放化疗后的骨髓抑制导致机体免疫力低下,成为各种感染的高危人群。特别是对于各种原因导致的粒细胞缺乏患者(尤其是粒细胞缺乏持续时间超过一周),发热发生率超过 80%,其中 20%~30% 为明确感染,10%~25% 为血流感染。中国医学科学院血液病医院连续 3 年医院感染调查发现,医院感染现患率为21.34%,其中移植科最高(>30%),其次为白血病科(>25%)和骨髓增生异常综合征科(>20%);医院感染易发生部位依次为下呼吸道、皮肤软组织、上呼吸道、血流感染和胃肠道。

按照美国传染病学会推荐,以下粒细胞缺乏患者为发生感染的高危患者,这些患者常常需要积极抗感染治疗:

(1) 粒细胞缺乏时间超过 7 天。

(2) 伴发以下状态:

1) 血流动力学不稳定。

2) 口腔炎或胃肠道炎。

3) 神志改变。

4) 血管插管有插入部位感染。

5) 肺部基础疾病或新出现肺部渗出或低氧血症。

(3) 肝功能或肾功能不全。

2. 感染病原体复杂多样且常常难以确定　恶性血液病患者本身存在免疫低下或免疫紊乱状态,在进行化疗或者干细胞移植时,常常伴发粒细胞减少或缺乏,干细胞移植也需要进行清髓预处理,这些都将进一步导致患者处于免疫缺失状态,各种病原微生物都可以感染患者,甚至正常菌群细菌或致病力弱的微生物都可以成为感染病原体,包括细菌、真菌、病毒、原虫、放线菌等。同时,由于这类患者感染病原体多样,且部分病原体缺乏特异检查方法,常导致感染患者病原体检查十分困难。

3. 耐药菌感染高发　由于血液病患者长期多次住院和频繁使用抗菌药物,发生各种耐药菌感染的概率较高。我国某医院对恶性血液病感染者病原菌进行调查后发现,所有感染者细菌分离阳性率仅为 13.2%,且以呼吸道样本为主,血液样本占第二位;最常见的病原菌类型是革兰氏阴性菌,依次为嗜麦芽窄食单胞菌、大肠埃希菌、肺炎克雷伯菌;真菌占全部病原菌第二位,革兰氏阳性菌占第三位。细菌耐药情况较严重,多重耐药革兰氏阴性菌、MRSA、万古霉素耐药肠球菌(VRE)等较为常见,特别是粒细胞缺乏伴发热患者革兰氏阴性菌分离率较高,且肺炎克雷伯菌和鲍曼不动杆菌对大部分抗菌药物的耐药率均高于非粒细

胞缺乏伴发热患者的分离株。

国内某医院通过比较血液科患者分离细菌耐药性变迁发现,2010 年前后,该科 VRE 从 15.8% 增加到 33.3%,头孢他啶耐药大肠埃希菌从 27.3% 上升到 37.1%,美罗培南耐药铜绿假单胞菌从 4.3% 上升到 25%。

4. 抗菌药物使用强度大、目标性差　由于恶性血液病患者感染高发、病原体复杂且难以确定、耐药细菌较为常见,这类患者抗菌药物应用率和强度都较高,且大部分患者抗感染治疗属于经验治疗,且抗感染治疗持续时间也较长。国内某医院对 83 例恶性血液病患者抗菌药物应用分析发现,54 例患者诊断为感染,感染率为 65.06%,病原学检查阳性 15 例 (27.8%);81 例应用了抗菌药物,使用较多的抗菌药物是头孢吡肟、亚胺培南、美罗培南、氟康唑、哌拉西林/他唑巴坦、万古霉素等。联合用药比率为 71%。另一家医院分析发现,恶性血液病感染起始抗感染治疗不合理率在 20% 以上,对患者预后十分不利。

对于造血干细胞移植患者,由于其免疫移植状态持续时间比较长,针对特殊病原体有时还需要预防用药或者进行先发治疗(pre-emptive therapy),如分枝杆菌、曲霉、耶氏肺孢子菌、巨细胞病毒、乙肝病毒等。

二、血液病房抗菌药物临床应用管理重点

血液病房抗菌药物临床应用管理需要针对其主要特点进行,鉴于病原诊断困难以及感染微生物多样等特点,可以重点推行分级管理、指南推广、处方点评与反馈、病原诊断驱动策略等。

1. 抗菌药物分级管理策略　血液病患者常常发生一些特殊病原体感染,医疗机构,特别是这类患者较多的医疗机构,需要在抗菌药物处方集制定时把必须药物纳入其中,比如针对耶氏肺孢子菌感染需要准备注射用磺胺、针对曲霉/毛霉菌感染需要准备两性霉素 B 或者泊沙康唑等药物。

分级管理是抗菌药物临床应用的核心策略,可以把血液科作为重点科室实施。血液病房由于感染高发,抗菌药物使用频率较高,部分限于高级职称医师处方的特殊使用级抗菌药物可能被住院医师处方,这可能会导致抗菌药物使用的随意性,特殊使用级抗菌药物使用过多。实际上并非所有血液病患者感染都需要用到特殊级别抗菌药物,如社区感染、非高危患者感染、确定的敏感细菌感染等都可以用非限制使用级药物进行处理。

国外的研究发现,严格实施分级管理,执行处方权限制度,可以明显减少特殊使用级药物使用。美国一家医院对血液科实施美罗培南处方者授权策略,只有被授权医师才具有处方资格。通过半年管理,病房美罗培南用量减少 30.9%,使用疗程(DOT)减少了 42.4%。

2. 抗感染指南推广　血液病房医师长期频繁使用抗菌药物,部分医师对抗感染治疗非常专业,但整体来讲大部分血液专科医师主要专业任务在于各种血液病诊断治疗,对抗菌药物应用较为忽视。有鉴于此,为规范血液病房抗菌药物使用,推广指南或者临床路径不失为有效策略。

国外研究表明,推广指南可以明显减少患者感染性休克、入住 ICU 以及病死率;另一项研究也表明,推广抗感染指南可以明显减少患者的全因病死率。

推广指南需要注意所制定或选择的指南需要事先得到处方者认可,在指南推广中需要调查处方者的依从性,并且通过点评发现问题并反馈给处方者,同时不断开展教育培训,使

指南或临床路径内容深入到每一位处方者。还可以把各种指南与电子处方系统整合,在医师开具处方时进行提示和指引。

我国临床常用指南包括《抗菌药物临床应用指导原则》和《国家抗微生物治疗指南》,前者适合抗菌药物管理使用,后者更适合于处方者使用。有关国内外血液病专科学会所制定的特殊感染(如粒细胞缺乏伴发热、侵袭性真菌感染、隐球菌感染等)也可使用,但最好结合各自情况(如药物供应、细菌耐药等)进行修订。

3. 前瞻性处方点评与反馈　处方点评与反馈大多与指南推广相结合,提高医师对指南的依从性。具体内容参见第十九章。

4. 病原诊断驱动的管理　血液病患者感染病原体复杂,单纯靠细菌培养常无法满足临床诊断需求,同时高危感染患者常常需要在诊断后及时用药以提高治疗效果。近年来发展起来的的各种快速诊断技术可以为此提供依据。如酵母核酸杂交技术可以在培养生长后1.5 小时内鉴别 5 种常见酵母菌并提供初步药敏结果;质谱技术可以直接采集细菌真菌菌落进行鉴定,缩短初级报告时间;其他分子诊断技术(PCR 为主)可以在分枝杆菌、MRSA、碳青霉烯类耐药细菌、病毒(CMV、RSV 等)的快速鉴定中发挥积极作用。在分子标记方面,已经在临床广泛应用的包括降钙素原、隐球菌荚膜抗原乳胶凝集试验、真菌葡聚糖(G 实验)以及曲霉甘露聚糖(GM 实验)等也对抗菌药物使用提供参考。

快速诊断技术可以缩短患者从经验治疗转向目标治疗的时间,患者治疗效果改善,同时也可以节约医疗费。国外研究发现,医疗机构利用微生物质谱鉴定技术(MALDI-TOF)后,患者住院时间从 11.9 天缩短到 9.3 天,医疗费用从平均 4.5 万美元下降到 2.6 万美元。

5. 重点关注粒细胞缺乏伴发热患者的抗菌药物应用　粒细胞缺乏是血液科患者的常见现象,临床需要根据是否有感染可能进行抗菌药物应用,一般感染低危患者,粒细胞短期内会恢复者可以不用抗菌药物;对具有感染高危因素患者,需要结合流行病学状况分层实施不同抗感染治疗策略,同时尽早实施病原体检查、病情稳定后实施降阶梯治疗,同时短程治疗也需要考虑,此类患者实施感染预防控制措施尤为必要(图 31-1)。

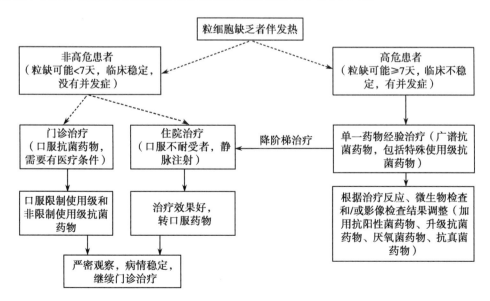

图 31-1　粒细胞缺乏伴发热患者抗感染治疗流程

第三节　外科抗菌药物临床应用管理

外科(手术科室)是抗菌药物应用较为频繁的部门,也存在较多的抗菌药物不合理使用现象。监测发现,医疗机构抗菌药物使用量外科超过 60%。抗菌药物在外科应用的目的分为治疗应用和预防应用,是抗菌药物临床应用管理的重点部门。

一、外科抗菌药物临床应用特征

1. 抗菌药物应用较为普遍的临床科室　外科手术患者较多,感染也是常见现象,抗菌药物既是外科手术预防用药,也是外科感染治疗用药。我国某地级市中心医院调查发现,该院 2013 年所有住院患者抗菌药物使用率为 45.1%,外科为 95.8%,外科联合用药比例在 85%以上。某教学医院 2017 年抗菌药物应用调查发现,抗菌药物使用率前 10 位的科室中,外科占 7 个,抗菌药物使用率为 41.17%~72.04%。

全国抗菌药物应用监测表明我国临床抗菌药物应用逐渐归于合理,但还存在较多问题。2017 年整体住院患者抗菌药物使用率为 36.9%,非手术组为 22.7%,手术组为 62.4%,Ⅰ类切口预防用药为 42.4%,切皮前 0.5~1 小时内用药的占 66.2%,外科应用中有 11.4% 缺乏明确适应证。

2. 外科医师普遍对抗菌药物应用缺乏关注　外科医师主要关注外科手术相关内容,对抗菌药物知识较为欠缺。某省立医院调查发现,抗菌药物应用相关 10 个问题,正确回答 1 题得 1 分,满分 10 分。结果综合得分人均为 3.91 分。其中仅 25% 认为清洁切口预防用药应该在 24 小时之内,18.8% 确定抗菌药物在于预防切口部位感染,28.1% 表示昏迷不是抗菌药物预防指征;59.4% 不了解当地细菌耐药情况,71.9% 不知道抗菌药物不良反应。上述情况经培训干预后有所改善。

二、外科围手术期抗菌药物临床应用

外科手术感染预防需要采取综合措施,需要关注围手术期患者管理(如术前戒烟、控制血糖、增加营养、规范皮肤准备;术中严格无菌操作、减少组织损害、避免低体温等,以及术后切口管理等),严格无菌操作是预防手术切口感染的主要措施,抗菌药物是辅助手段,抗菌药物应用并不能替代其他感染预防措施。

1. 预防用药目的　外科围手术期预防用抗菌药物主要是预防手术部位感染,包括浅表切口感染、切口深部感染和手术所涉及的器官/腔隙感染,但不包括与手术无直接关系的、术后可能发生的其他部位感染,如呼吸道、泌尿道感染等。

2. 围手术期预防用药基本原则　围手术期抗菌药物预防用药,应根据手术切口类别、手术创伤程度、可能的污染细菌种类、手术持续时间、感染发生机会和后果严重程度、抗菌药物预防效果的循证医学证据、对细菌耐药性的影响和经济学评估等因素,综合考虑决定是否预防用抗菌药物。但抗菌药物的预防性应用并不能代替严格的消毒、灭菌技术和精细的无菌操作,也不能代替术中保温和血糖控制等其他预防措施。

清洁手术(Ⅰ类切口):手术脏器为人体无菌部位,局部无炎症、无损伤,也不涉及呼吸道、消化道、泌尿生殖道等人体与外界相通的器官。手术部位无污染,通常无须预防用抗菌药物。在下列情况时可考虑预防用药:①手术范围大、手术时间长、污染机会增加;②手术涉及重要脏器,一旦发生感染将造成严重后果者,如头颅手术、心脏手术等;③异物植入手术,如人工心瓣膜植入、永久性心脏起搏器放置、人工关节置换等;④有感染高危因素如高龄、糖尿病、免疫功能低下(尤其是接受器官移植者)、营养不良等患者。

清洁-污染手术(Ⅱ类切口):手术部位存在大量人体定植菌群,手术时可能污染手术部位导致感染,故此类手术通常需预防用抗菌药物。

3. 围手术期预防用抗菌药物品种选择　根据手术切口类别、可能的污染菌种类及对抗菌药物敏感性、药物能否在手术部位达到有效浓度等综合考虑。需要选用对可能的污染菌针对性强、有充分的预防效果的循证医学证据、安全、使用方便及价格适当的品种。

应尽量选择单一抗菌药物预防用药,避免不必要的联合使用。预防用药应针对手术路径中可能存在的污染菌。如心血管、头颈、胸腹壁、四肢软组织手术和骨科手术等经皮肤的手术,通常选择针对金黄色葡萄球菌的抗菌药物。结肠、直肠和盆腔手术,应选用针对肠道革兰氏阴性菌和脆弱拟杆菌等厌氧菌的抗菌药物。头孢菌素过敏者,针对革兰氏阳性菌可用万古霉素、去甲万古霉素等;针对革兰氏阴性杆菌可用氨曲南、磷霉素或氨基糖苷类等。

对某些手术部位感染会引起严重后果者,如心脏人工瓣膜置换术、人工关节置换术等,若术前发现有 MRSA 定植的可能或者该机构 MRSA 检出率高,可选用万古霉素、去甲万古霉素预防感染,但应严格控制用药持续时间。不应随意选用广谱抗菌药物作为围手术期预防用药。鉴于国内大肠埃希菌对氟喹诺酮类药物耐药率高,应严格控制氟喹诺酮类药物作为外科围手术期预防用药(表 31-3)。

表 31-3　常见手术围手术期预防用抗菌药物选择

手术种类	用药推荐	备注
颅脑手术	头孢唑林、头孢呋辛	MRSA 感染高发的医疗机构,可用万古霉素或去甲万古霉素
脑脊液分流手术	头孢唑林、头孢呋辛	MRSA 感染高发的医疗机构,可用万古霉素或去甲万古霉素
头颈部(含甲状腺)手术	头孢唑林、头孢呋辛	无污染、无感染高危因素者无须用药
涉及口咽黏膜的颌面部手术	头孢唑林+甲硝唑	
心脏大血管手术	头孢唑林、头孢呋辛	人工心脏瓣膜置换术,在去除胸骨后引流管后停药
周围血管手术	头孢唑林、头孢呋辛	适应证包括使用人工血管、安装永久性心脏起搏器、切口涉及腹股沟部位
血管内留置支架/其他异物	头孢唑林、头孢呋辛	单纯诊断性血管介入检查,无须用抗菌药物
腹外疝手术	头孢唑林、头孢呋辛	无感染高危因素者无须用药
乳房手术	头孢唑林、头孢呋辛	无感染高危因素、小手术无须用药
胸外科(食管,肺)手术	头孢唑林、头孢呋辛、头孢曲松	
胃、十二指肠、空肠手术	头孢唑林、头孢呋辛、头霉素类	
经皮内镜胃造口术	头孢唑林、头孢呋辛、头霉素类	

续表

手术种类	用药推荐	备注
远段回肠手术	头孢呋辛+甲硝唑、头霉素类	
阑尾、结肠、直肠手术	头孢呋辛或头孢曲松+甲硝唑、头霉素类	择期手术的口服抗生素预防:新霉素1g或红霉素1g+甲硝唑1g,手术前1天1p.m.,2p.m.,11p.m.
腹膜透析管置入	头孢唑林	
肝胆系统手术	头孢呋辛、头孢曲松;头孢哌酮/舒巴坦*	*适用于感染高危患者:高龄、有反复感染史、急性胆管炎、梗阻性黄疸、胆管结石等
内镜逆行胆管造影术(ERCP)	头孢曲松、头孢他啶	操作前给药1次,如果无法获得充分引流,手术后继续用药24~48小时
泌尿外科手术	头孢唑林、头孢呋辛、环丙沙星	术前有菌尿症者应先行治疗
膀胱镜检查	环丙沙星	1. 仅用于有菌尿症及感染高危因素(高龄、伴解剖异常、免疫低下)患者 2. 术前1小时口服
经膀胱镜侵入性操作(活检、电灼、切除)	环丙沙星	术前1小时口服
经直肠前列腺活检术	环丙沙星	术前1小时口服
妇科手术	头孢唑林、头孢呋辛、头孢曲松	涉及阴道时:加用甲硝唑或改用头孢美唑或头孢西丁或头孢替坦
剖宫产	头孢唑林	手术开始前还是结扎脐带后给药尚无定论,前者可能更有利于预防切口感染
人工流产术	多西环素	100mg p.o. 术前1小时,200mg p.o. 术后30分钟
宫颈扩张/刮宫术	头孢唑林	仅用于伴有感染高危因素者
一般骨科手术	头孢唑林、头孢呋辛	
下肢截肢术	头孢唑林、头孢呋辛	因缺血行下肢截肢术可用头孢美唑或头孢西丁或头孢替坦
使用人工植入物的骨科手术(骨折开放复位内固定术,脊柱融合术)	头孢唑林、头孢呋辛	粉碎性骨折内固定术后继续用药1~3天,开放性骨折内固定术后继续用药5~10天
髋、膝关节置换术	头孢唑林,头孢呋辛	MRSA高发的医疗机构,可用万古霉素或去甲万古霉素
人工关节置换术后患者接受可能引起一过性菌血症的侵入性操作(如困难的拔牙术)	阿莫西林/克拉维酸625mg,头孢呋辛酯0.5g	1. 术前1小时 p.o. 2. 主要针对人工关节置换术后2年内的患者

注:本表修订自《国家抗微生物治疗指南(第3版)》。

4. **给药方案**　给药途径大部分为静脉输注,仅有少数为口服给药。静脉输注应在皮肤、黏膜切开前0.5~1小时内或麻醉开始时给药,在输注完毕后开始手术,保证手术部位暴露时局部组织中抗菌药物已达到足以杀灭手术过程中污染细菌的药物浓度。万古霉素或氟喹诺酮类等由于需输注较长时间,应在手术前 1~2 小时开始给药。

抗菌药物的有效覆盖时间应包括整个手术过程。手术时间较短(<2 小时)的清洁手术术前给药一次即可。如手术时间超过 3 小时或超过所用药物半衰期的 2 倍以上,或成人出血量超过 1 500ml,术中应追加一次。清洁手术的预防用药时间不超过 24 小时,心脏手术可视情况延长至 48 小时。清洁-污染手术和污染手术的预防用药时间亦为 24 小时,污染手术必要时延长至 48 小时。过度延长用药时间并不能进一步提高预防效果,且预防用药时间超过 48 小时,耐药菌感染机会增加。

三、外科抗菌药物临床应用管理重点

外科抗菌药物临床应用管理主要针对外科医师时间比较紧,抗菌药物不是主要关注点的情况进行,主要措施包括:推广指南、教育培训、处方点评与反馈。

1. 指南推广　外科感染指南大多为外科学会准备,可能与一般抗感染指南之间存在差异。医疗机构进行指南推广,需要针对主要问题,结合外科医师实际情况,制定专科指南,专科指南不宜制定过于复杂,应该言简意赅,突出重点,在指南制定中需要有外科医师参与。如针对围手术期预防用药,可以针对不同专业制定指南推广卡片发放,同时需要进行不断教育培训,以改变外科医师处方行为为目标。

2. 教育培训　对外科医师抗感染理论的教育培训主要在于提供最基本的理论和技术,需要较强的针对性,避免泛泛而谈,如针对外科医师对碳青霉烯类药物使用,应该对有关这类药物使用的适应证,结合临床中发现的问题进行教育培训。此类教育培训适合利用外科医师空隙时间进行,如交接班时间、组会时间等。

3. 处方点评与反馈　结合指南推广更容易取得成效,同时可以对发现的问题开展教育培训。

第四节　实体器官移植科抗菌药物临床应用管理

实体器官移植在我国大型医疗机构越来越普遍,器官移植已经从最初的肾移植发展到肝移植、联合移植、心肺移植、小肠移植等众多器官。器官移植的患者面临免疫抑制和继发感染的挑战,抗感染药物是器官移植受体最常用的药物。由于这类患者感染高发、感染病原体种类多样,抗感染药物使用存在诸多问题,需要多学科协作加以规范。

一、器官移植受体感染与抗菌药物应用特征

1. 实体器官移植受体感染与抗菌药物应用　实体器官移植受体一般都长期遭受各种慢性实质性器官损害导致的功能衰竭,长期住院和暴露于各种抗菌药物历史,同时由于克服免疫排异需长期使用免疫抑制剂也将导致各种外源性和内源性感染,甚至器官供体所转移的各种感染。

肝移植后一年内发生感染的比例在 80% 左右。西安 106 例肝移植患者术后并发症,其中发生细菌感染 35 例(33%)、真菌感染 9 例(8.5%)、病毒感染 6 例(5.7%);肾移植感染发生率在 15%~30%;郑州 1 102 例肾移植分析发现,27% 发生感染,以呼吸道、泌尿道感染为主。

器官移植患者感染病原体多样,包括细菌、真菌、病毒、寄生虫等,细菌感染中多重耐药

菌感染较多,近年来特别是碳青霉烯类耐药肠杆菌已经成为严重威胁器官移植受体的病原体。北京某医院 343 例肝移植患者中发生术后感染 100 例,发生率为 29.2%。其中,肺部感染 71 例,发生率为 20.7%;腹腔感染 55 例,发生率为 16.0%;伤口感染 9 例,发生率为 2.6%。71 例肺部感染患者共检测出病原菌 99 株,其中鲍曼不动杆菌、铜绿假单胞菌和肺炎克雷伯菌最常见,肺炎克雷伯菌对亚胺培南耐药率高达 47.1%。

由于对移植器官存活的基本考虑,并且器官受体发生感染的表现不典型,移植医师大多偏向积极使用抗菌药物。同时,由于感染病原体的特殊性以及免疫抑制状态,处方者也多喜欢使用广谱抗菌药物,各种感染治疗疗程也大多缺乏具体规范。北京某医院 58 例肝移植患者,围手术期抗菌药物使用率 100%,且 33% 为联合用药,药物种类也以高级别药物为主,如头孢哌酮/舒巴坦、哌拉西林/他唑巴坦、亚胺培南、万古霉素和替加环素为主。

实体器官移植受体抗菌药物应用特点可以归纳为:①抗菌药物使用率和使用强度大,疗程长;②缺乏感染早期诊断方法以及没有系统性指南,药物使用随意性较大,部分无感染指征的使用;③针对耐药菌使用特殊级别与广谱药物较多,且不及时进行药物调整或降阶梯;④患者本身用药种类多,药物相互作用复杂。

2. 实体器官移植受体感染发生规律　实体器官移植受体发生感染主要与其纯免疫抑制状态(net status of immunosuppression)有关,这种免疫抑制状态尚无可靠的评估办法,主要与免疫抑制剂应用有关,如移植后早期需要克服宿主的排异反应,免疫抑制剂应用剂量大,免疫受抑制状态明显,感染高发;同时患者营养状态、合并感染免疫抑制病毒(如 HIV)、粒细胞数量以及基础疾病也与免疫状态有关。不同个体之间以及同一个体移植后不同阶段免疫抑制状态也存在差异,发生的感染类别也存在差异(图 31-2)。

二、器官移植病房抗菌药物临床应用管理重点

器官移植病房抗菌药物临床应用管理需要基于目标患者抗菌药物应用中存在的主要问题,结合外科具体实际设定各种干预策略。

1. 建立多学科感染诊疗团队　器官移植受体是医疗机构必须重点关注的人群,移植病房应该与医疗机构抗菌药物临床应用管理团队、感染控制团队建立协调多学科工作小组,开展患者感染预防、诊断与治疗工作。工作小组在器官移植病房需要进行常规工作,发现感染隐患、诊断感染患者、优化感染治疗,对疑难病例开展专门病例讨论,总结经验教训。在这个感染防治多学科小组中,一般移植科医师和感染科医师为负责人,包括药学、微生物检验、感染控制等人员,实施定期会诊(病例讨论)和临时会诊制度,加强临床药师处方点评与反馈,确保移植患者得到良好的感染防治效果,提高抗菌药物合理使用效率。

2. 制定与推广抗感染指南　目前还没有实体器官移植受体感染相关的综合性诊疗指南,大部分指南为针对特殊病原体诊治的指南,如念珠菌、曲霉、CMV 等指南。移植病房与多学科感染诊疗小组可以针对主要问题,结合患者与感染情况制定指南或共识,如预防用药、碳青霉烯类耐药肠杆菌感染治疗指南,并在临床实践中加以完善修订,临床药师可以按照指南进行处方点评。

3. 推广病原诊断技术　对实体器官移植感染者可以采用快速诊断技术、临床微生物培养技术等,尽量确定感染与病原,减少不必要抗菌药物使用。近年来,越来越多的病原诊断方法推向临床,感染诊疗小组,特别是微生物检验专家对此需要提出意见和建议,如生物标

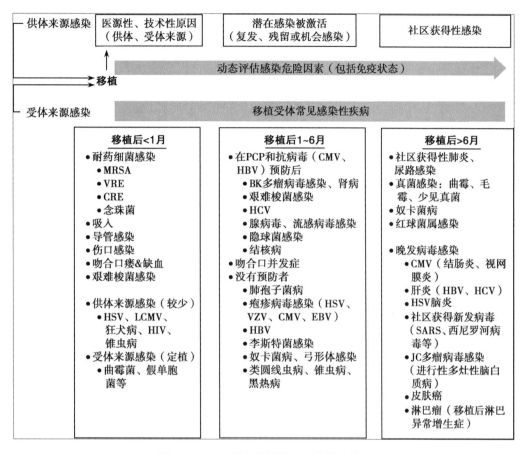

图 31-2　实体器官移植受体感染发生状况

记物、分子诊断、宏基因测序、快速药物敏感试验等。

4. 治疗药物浓度监测与剂量优化　器官移植受体常常用药种类多,药物相互作用明显,特别是免疫抑制剂与其他药物的相互作用将严重影响移植器官的存活。抗菌药物中,需要通过肝脏代谢酶代谢或者对酶存在诱导(抑制)的药物不多,主要包括唑类抗真菌药物、大环内酯类、部分磺胺与喹诺酮类药物等。此外,器官移植者本身存在器官功能异常和基础疾病,也会对药物浓度产生影响。为此,医疗机构应当开展相关药物治疗药物浓度监测,按照监测结果调整给药剂量与方案,对抗菌药物可依照各自 PK/PD 目标值进行剂量优化。

5. 感染控制　移植病房应该是感控的重点科室,需要从病房设施、管理、工作人员行为、患者危险因素等各方面加以注意,如患者移植前感染状态以及潜在感染筛查、供体感染筛查、移植后管理、工作人员感控意识等。

(肖永红)

参考文献

[1] National Institute for Health and Care Excellence. Antimicrobial stewardship:systems and processes for

effective antimicrobial medicine use.［2022-05-13］. https://www.nice.org.uk/guidance/health-protection/communicable-diseases/antimicrobial-stewardship.

［2］The Australian Commission on Safety and Quality in Health Care. Antimicrobial stewardship in Australian Health Care 2018.［2022-05-13］. https://www.safetyandquality.gov.au/our-work/antimicrobial-stewardship/antimicrobial-stewardship-australian-health-care-ams-book.

［3］WHO. Antimicrobial stewardship programmes in health-care facilities in low-and middle-income countries：A WHO practical toolkit. Geneva：WHO，2019.

［4］LAPLANTE K，CUNHA C，MORRILL H，et al. Antimicrobial stewardship：principles and practice. Boston MA：CABI，2017.

［5］WEN Z，WEI X，XIAO Y，et al. Intervention study of the association of antibiotic utilization measures with control of extended-spectrum beta-lactamase（ESBL）-producing bacteria. Microbes Infect，2010，12（10）：710-715.

［6］PIKENS C I，WUNDERINK R G. Principles and practices of antibiotic stewardship in the ICU. Chest，2019，156（1）：163-171.

［7］CHIOTOS K，TAMMA P D，GERBER J S. Antibiotics stewardship in the intensive care unit：challenges and opportunities. Infect Control & Hosp Epidemiol，2019，40：693-698.

［8］MORGAN D J，MALANI P，DIEKEMA D J. Diagnostic stewardship-leveraging the laboratory to improve antimicrobial use. JAMA，2017，318（7）：607-608.

［9］WHO. Diagnostic stewardship：A guide to implementation in antimicrobial resistance surveillance sites. Geneva：WHO，2016.

［10］李丽，周敏，乔丹，等.恶性血液病患者继发感染病原菌分布及其耐药性分析.检验医学，2020，35（3）：189-194.

［11］张琳，王津雨，李睿，等.血液病住院患者 3 年医院感染现患率调查.中国感染控制杂志，2017：16（4）：369-371.

［12］ABBO L M，ARIZA-HEREDIA E J. Antimicrobial stewardship in immunocompromised hosts. Infect Dis Clin N Am，2014：28：263-279.

［13］国家卫健委.中国抗菌药物管理和细菌耐药现状报告.［2022-05-13］. http://www.nhc.gov.cn/yzygj/s3594/201904/1b5a42f0e326487295b260c813da9b0e/files/65d864a34e824d1abbc6807cd3c999b1.pdf.

［14］史天陆，姜玲，沈爱宗，等.普外科医师抗菌药物合理应用认知行为干预效果评价.中华医院感染学杂志，2010，20（10）：1451-1454.

［15］CAMPBELL K A，STEIN S，LOOZE C，et al. Antibiotic stewardship in orthopaedic surgery：principles and practice. J Am Acad Orthop Surg，2014，22（12）：772-781.

［16］FISHMAN J A. Infection in solid-organ transplant recipients. N Engl J Med，2007，357：2601-2614.

［17］HAND J，PATEL G. Antimicrobial stewardship in transplant patients. Curr Opin Organ Transplant，2019，24：497-503.

［18］王琳，赵青川，陶开山，等.肝移植术后感染的防治及其他并发症的处理.中国病原生物学杂志，2006，3：219-222.

［19］潘冰，吕少诚，赵昕，等.肝移植围手术期腹腔与胸腔感染病原学分析.中华移植杂志（电子版），2019，13（1）：41-44.

第三十二章

感染性疾病的初始治疗与抗菌药物经验应用

第一节　感染性疾病的诊断策略

临床上制订细菌感染性疾病初始治疗方案前,首先要确定患者是否存在细菌感染,正确的诊断是合理抗感染治疗的前提。根据患者的病史、症状、体征及相关的实验室检查,初步给予感染性诊断,并评估患者感染部位及感染的严重程度。同时评估患者系院内或院外发生的感染,急性或慢性感染,进而分析感染病原菌及细菌耐药性,合理选择抗菌药物,同时尽可能及时将经验性治疗转化为目标性治疗(图32-1)。

感染诊治思路

图 32-1　感染诊断治疗路径

一、感染性疾病的临床诊断

(一) 感染诊断

感染诊断与其他各种疾病诊断过程相似,需要关注患者临床表现和体格检查发现,实验室与影像检查对感染诊断也很重要,可以选择性使用。怀疑感染性疾病时最为重要的是需要确定感染病原体,病原学诊断是合理科学选择抗菌药物的前提。感染性疾病常常具有以下临床特点。

1. 发热 当机体在致热原作用下或各种原因引起体温调节中枢的功能障碍时,体温升高超出正常范围(一般腋下温度>37℃,口腔温度>37.2℃,肛温>37.5℃),称为发热。临床上一般将发热病程在 2 周以内的发热称为急性发热,以各种病原体引起的全身或局灶性急性感染为主要病因。各种病原体中又以细菌最为常见,其次为病毒。非感染的急性发热包括变态反应性疾病、风湿免疫性疾病、血液病与恶性肿瘤、组织坏死与血液分解产物的吸收、物理与化学因素等。

急性感染性发热起病急,热度一般较高,多伴寒战或畏寒、全身肌肉和关节酸痛、头痛等毒血症状。对于急性发热的患者需考虑细菌感染的可能,需要注意其热度、热型和热程等特点,典型的发热特征对诊断部分细菌性感染具有一定价值。发热伴白细胞总数升高,分类中性粒细胞占比增加,中性粒细胞核左移,成熟中性粒细胞内见中毒颗粒,及中性粒细胞碱性磷酸酶活性、积分值升高,通常提示为细菌性感染(少数见于中性粒细胞性类白血病反应)。但细菌感染性疾病中,结核、伤寒、副伤寒等感染,白细胞总数并不增多,应结合临床症状、体征、热型和病程等综合分析,并做选择性实验室检查加以鉴别。血清降钙素原>0.5ng/ml 提示细菌感染,有助于与病毒感染、结核感染鉴别,且降钙素原水平与细菌感染的严重程度呈正相关。但也要注意降钙素原正常或轻度增高不能排除细菌感染的可能。而血清 C 反应蛋白在细菌感染时可呈中等度或明显升高。考虑急性感染需完善病原菌培养,包括各种可疑感染部位取材的病原菌培养,明确病原菌是诊断的首要步骤。

2. 临床症状与体征 流行病学特征包含了诊断的重要线索,例如患者有牛、羊等动物的密切接触史,需警惕布鲁氏菌病可能。其他诸如旅行、宠物接触、特殊食物、个人嗜好等对感染诊断也必不可少。

患者临床表现对感染诊断十分重要,特别需要关注感染相关临床表现,如发热伴随感染中毒症状及各系统相关表现等。

体格检查应强调全面细致,特征性的体征常对疾病的诊断有提示作用,如皮疹及皮疹类型在不同感染存在一定差异,斑疹见于丹毒、斑疹伤寒;丘疹和斑丘疹见于猩红热、药物疹;玫瑰疹见于伤寒和副伤寒。睑结膜及皮肤少许瘀点,指端、足趾、大/小鱼际肌有压痛的奥斯勒结节(Osler node)见于感染性心内膜炎。

确定感染部位对合理选择抗感染治疗方案有重要意义。根据患者症状、体征及辅助检查来确定感染部位,发热伴咽痛、扁桃体肿大、白细胞升高为急性化脓性扁桃体炎;发热伴咳嗽、胸痛可能为肺部感染,胸部 X 线或 CT 有助于临床诊断;发热伴大量脓臭痰提示肺脓肿可能;发热伴右上腹痛、黄疸,提示胆道感染可能;发热伴寒战、尿频、尿急、尿痛、腰痛,结合尿液检查提示泌尿系统感染;发热伴头痛、恶心、呕吐、意识改变,提示为中枢神经系统感染;发热伴皮疹、关节痛、脾肿大及明显全身毒性症状,提示脓毒血症,可行血培养、骨髓培养加以确诊。

3. 实验室检查、影像检查与病原检查 见本节第二部分。

（二）感染鉴别诊断

急性感染患者通过全面病史采集、详细体格检查,结合必要的辅助检查容易与其他非感染性疾病区分。临床难以鉴别的是长期原因不明的发热患者,这类患者中,有一部分是非感染性疾病引起发热,感染还是最主要原因,也有部分是非典型病原菌引起的特殊感染。临床对这类患者,如果患者情况许可,不应该在诊断不清楚的情况下使用抗菌药物。

长期不明原因发热是指发热持续 2 周以上,体温≥38.5℃,经完整的病史询问、体格检查及常规实验室检查后仍不能明确诊断者。这类患者的临床表现不典型或病情不呈典型临床经过;或临床医师对某些少见疾病或病变认识不足;某些疾病的病灶隐蔽,不易为常规检查手段所发现等因素所致难以明确发热的病因。在各种感染中,结核病是主要原因之一,特别是某些肺外结核,如深部淋巴结结核、肝脾结核、早期的急性粟粒型结核和脊椎结核常难于诊断。其他感染还有伤寒与副伤寒、亚急性感染性心内膜炎、布鲁氏菌病、CMV 病毒感染、HIV 感染、真菌感染等。

非感染性疾病引起的发热在鉴别诊断时需要仔细排除。结缔组织病约占 15%~18%,常见疾病有系统性红斑狼疮、类风湿关节炎、风湿热、混合性结缔组织病及各种血管炎。近年来淋巴瘤在非感染性疾病所占比例较高,常成为诊断的难题,发热、出血、进行性贫血,肝、脾、淋巴结肿大,可提示血液病诊断的线索;其他可引起发热的血液系统肿瘤有急性白血病及恶性组织细胞病,肾癌、肝癌、肺癌等实体瘤。

药物热常与感染性疾病混淆,容易导致更多用药和更长时间发热的恶性循环。药物热是机体对药物的一种超敏反应,常与特异性体质有关。患者往往先有感染,在给药后 7~10 天出现发热,多为低热或中度发热,也可表现为高热。药物热大多数伴有药物皮疹或荨麻疹、肌肉关节痛,但有少数病例仅表现为发热,无皮疹及其他症状,一般情况良好。当各种检查未能证实发热原因,各种抗感染药物治疗无效,可尝试停用各种抗菌药物及其他可能引起发热的药物,观察 3~4 天的体温变化,若停药后体温逐渐退至正常,可确诊为药物热。

二、辅助检查对感染性疾病诊断的价值

（一）感染标志物

1. 降钙素原 降钙素原(PCT)在生理情况下由甲状腺 C 细胞产生,在健康人群的血清或脑脊液中几乎不能被检出。随着对 PCT 的研究不断深入,其在感染性疾病的早期诊断与鉴别诊断中发挥着越来越重要的作用。PCT 在细菌感染特别是脓毒血症诊断的敏感性和特异性均高达 95% 以上,尤其是严重脓毒症和感染性休克(又称为脓毒症休克)的诊断特异性高达 100%,PCT 在血浆中出现最早,在全身细菌感染患者血浆中浓度的升高比 CRP 和其他炎性因子出现都早,2 小时即可检测到,6 小时急剧上升,8~24 小时维持高水平。而 CRP 在8~12 小时后才缓慢升高。PCT 在血浆中的半衰期短,是疗效观察和预后观察的重要指标(表32-1)。

鉴别是否为由于感染引起的 PCT 升高时,监测其动态变化非常重要,一般感染性因素所致时,在未得到很好的控制前 PCT 往往呈动态升高,而非感染性因素是一过性的或静止性的。因此,PCT 的变化需要动态观察并且要与病史、临床表现、体征紧密结合。研究发现,

表 32-1 降钙素原测定结果与临床价值

参考值/(ng/ml)	说明
PCT<0.05	正常人或者非细菌感染
0.05≤PCT≤0.5	轻度局部细菌感染/细菌感染早期
0.5<PCT≤2	很可能为全身细菌感染，或继发于细菌之上的真菌感染。但应排除出生48小时以内的新生儿、严重外伤、烧伤、较大外科手术、心源性休克等临床状态
2<PCT<10	全身感染
PCT≥10	严重脓毒血症或脓毒性休克

PCT 在指导抗菌药物的应用中，对停药的参考价值更大。

2. C反应蛋白 C反应蛋白（CRP）是一种由肝脏合成急性时相反应蛋白，能结合多种细菌、真菌及原虫等体内的多糖物质，有激活补体、促进吞噬和调节免疫的作用。CRP 在感染发生后 4~6 小时开始升高，12 小时可在血浆中检出，36~72 小时达峰值，并在治疗后的 3~7 天下降，其升高幅度与感染或炎症严重程度呈正相关。和外周血白细胞总数相比，CRP 不受糖皮质激素及免疫抑制剂的影响。CRP 并不能有效地区分细菌、病毒及非感染性疾病；在病毒感染时，CRP 亦可轻度升高；自身免疫性疾病活动时、严重创伤、心肌梗死等非感染性疾病时，也可有不同程度的升高；但是该生物标志物临床应用范围广泛，且价格低廉，仍然是动态分析抗菌药物治疗反应的指标（表 32-2）。

表 32-2 C反应蛋白测定值与临床价值

儿童	<10mg/L	病程大于 6~12 小时，可基本排除细菌感染或细菌已被清除
	10~25mg/L	1. 提示病毒感染 2. 在抗菌药物治疗时 CRP 降至水平线以下 3. 如病程尚短，不能排除细菌感染，应数小时后复查
	>25mg/L	细菌感染
成人	10~25mg/L	1. 提示病毒感染 2. 在抗生素治疗时 CRP 降至水平线以下 3. 如病程尚短，不能排除细菌感染，应数小时后复查
	25~50mg/L	提示细菌或病毒感染
	50~100mg/L	通常为细菌感染；病毒感染不常见
	>100mg/L	提示细菌感染；病毒感染基本可排除

3. 白细胞介素-6 白细胞介素-6（IL-6）是一种促炎细胞因子，可介导肝脏的急性期反应，刺激 CRP 与纤维蛋白原的生成，并刺激骨髓细胞，产生更多的多形核白细胞。在细菌感染后，IL-6 水平迅速升高，2 小时达高峰，比 PCT 更早，因此可作为预警指标，且其升高水平与感染的严重程度相一致，可提示预后，但特异度较差，在多种非感染性状态下亦可出现升高，如手术、创伤、自身免疫性疾病及无菌性急性胰腺炎时。因此，动态评估 IL-6 的水平有助于了解感染性疾病的进展和对治疗的反应。

IL-6、CRP 的组合检测更能体现优势互补，对细菌和病毒感染的诊断和鉴别诊断更能体现单项指标不能反映的临床增值意义。IL-6 指标比 CRP 在早期感染中更为灵敏,升高更早,恢复时下降更快,幅度更大。在感染早期、微弱的炎症刺激 IL-6 较 CRP 更灵敏可提供更好的鉴别。两者同时检测可对早期细菌和病毒感染的鉴别诊断提供有力的数据,特别在新生儿败血症的早期诊断,在婴幼儿感染性疾病的早期的细菌和病毒感染鉴别方面比单项检测意义更大(表 32-3)。

表 32-3　白细胞介素-6 测定值与临床价值

IL-6 含量/(pg/ml)	临床价值
<7	正常
7~150	表明存在轻微炎症或轻微的感染
150~250	提示有一般细菌感染或全身性炎症反应
>250	提示可能是脓毒症

4. 真菌抗原　真菌半乳甘露聚糖抗原(GM 试验)和 1,3-β-D-葡聚糖(G 试验)测定都能对临床常见的侵袭性真菌感染作出早期判断,G 试验尤其能很好地将念珠菌的定植与感染区分开。虽能测得包括曲霉菌和念珠菌在内的更多致病性真菌,初步的临床研究显示有较好的敏感性和特异性,但不能检测出接合菌和隐球菌,也不能鉴定具体菌属和菌种;GM 试验只针对曲霉菌感染,对其他真菌检测无效,且敏感性和特异性受诸多因素影响(表 32-4)。

表 32-4　真菌抗原检测与临床应用

比较内容	1,3-β-D-葡聚糖检测(G 试验)	半乳甘露聚糖抗原检测(GM 试验)
测定原理	1,3-β-D-葡聚糖可特异性激活鲎变形细胞裂解物中的 G 因子,引起裂解物质凝固,故简称为 G 试验	是一种微孔板双抗体夹心法,采用小鼠单克隆抗体 EBA-2,检测人血清中的曲霉菌半乳甘露聚糖。半乳甘露聚糖是一种对热稳定的水溶性的物质,是广泛存在于曲霉和青霉细胞壁中的一类多糖
诊断价值	适用于除隐球菌和接合菌(包括毛霉菌、根霉菌等)外的所有深部真菌感染的早期诊断,尤其是念珠菌和曲霉菌,但不能确定菌种	侵袭性曲霉菌病诊断
标本采集	静脉采血 2ml	静脉采血 5ml
参考范围	正常值≤20pg/ml	≥0.5μg/L 为阳性
检测标本	血液、尿液、脑脊液、胸腔积液、腹水	血清标本
假阳性	1. 血液透析、腹膜透析(应用纤维素膜) 2. 患者输入白蛋白、球蛋白、脂肪乳、凝血因子 3. 某些抗肿瘤药物如香菇多糖和磺胺类药物 4. 某些细菌败血症(尤其是链球菌败血症) 5. 手术中使用棉纱、棉拭子	1. 应用哌拉西林/他唑巴坦、阿莫西林/克拉维酸等抗菌药物 2. 与其他的细菌成分有交叉反应:皮炎芽生菌、拟青霉、马尔尼菲青霉菌、链格孢菌等 3. 谷类食物和脂质甜点中的 GM 抗原 4. 肠道中定植的曲霉释放 GM 进入血液循环 5. 新生儿和儿童、血液透析、自身免疫性肝炎

续表

假阴性	隐球菌具有厚壁细胞膜,在免疫缺陷患者体内生长缓慢,导致试验呈现假阴性	1. 释放入血循环中的曲霉 GM(包括甘露聚糖)并不持续存在,很快清除 2. 以前使用了抗真菌药物 3. 病情不严重 4. 非粒细胞缺乏的患者
建议	1. 与 GM 试验联合可提高阳性率 2. 2 次或 2 次以上可降低假阳性率 3. 高危患者建议每周监测 1~2 次 4. 高位危人群动态监测	高危人群动态监测,结合影像学、培养结果综合分析诊断

新型隐球菌荚膜抗原的乳胶凝集试验及酶联免疫吸附测定具有高达 90% 以上的特异性和敏感性,且在感染的早期,就能在患者的血清和脑脊液中检测到隐球菌荚膜抗原。中枢神经系统新型隐球菌感染患者,其脑脊液中的隐球菌荚膜抗原的阳性率几乎达 100%,血清为 75% 左右,且抗原的滴度与感染的严重性平行,可以作为疗效的观察指标和艾滋病患者是否并发中枢神经系统新型隐球菌病的筛查工具。

(二)快速病原检测

及时的病原学诊断,是将经验性治疗转化为目标治疗的基础。虽然微生物标本培养的阳性率相对较低,但仍是感染诊治的"金标准",也是临床抗感染医师应追求的目标。近年来,Xpert MTB/RIF、FilmArray、质谱技术、二代测序等病原体分子检测技术的广泛应用显著提高了许多感染性疾病的诊断率。二代测序技术作为感染性疾病实验室诊断的新型强有力工具,在快速诊断和控制感染传播中的意义重大,特别是在特殊病原体,难培养、不可培养病原体的诊断及感染性疾病的暴发监测中尤为重要,但该技术在标准化以及结果应用方面还存在较多问题需要加以解决。

(三)影像检查

在感染病的诊断过程中,影像学检查对临床医师很有帮助,特别是特殊影像学表现对感染诊断更具有价值,如粟粒性结核、侵袭性肺曲霉病等。

第二节 抗感染初始经验用抗菌药物的决策

经验主义(empiricism)是一个哲学概念,它指人类的知识来自于经验,理论来自于观察,这也是现代科学方法的基石。抗菌药物经验治疗(empiric therapy)则是基于这种理念,基于对患者的观察(包括病史、体检、辅助检查),综合过去的临床经验和科学文献报道进行抗感染治疗的方式。经验治疗常常始于对患者诊疗的一系列问题思考形成一种假设的过程。经验抗感染治疗绝非盲目选择抗菌药物,也不是凭个人喜好选择抗菌药物,它是基于推理的抗菌药物合理选择。这个过程包括了数据采集、数据组织与分析、治疗决策等连续过程,这个过程需要有经验的临床医师快速反应,尽快实施抗感染治疗以挽救患者生命。归纳起来,经验抗感染治疗的思路应该是(图 32-2):

(1)全面的病史采集、详细体格检查和辅助检查结果的评价。

(2)提出一个自我问答清单。

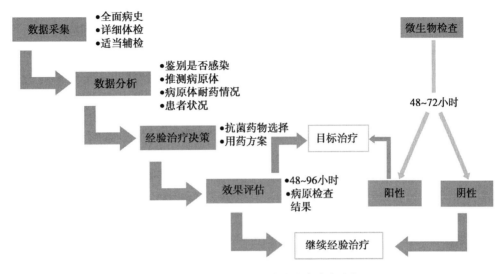

图 32-2　经验性与目标性抗感染治疗流程

(3) 列出可能疾病的鉴别诊断清单。

(4) 从临床数据进行微生物鉴别思考。

(5) 基于微生物考虑选择抗菌药物治疗方案,注意药物疗效、安全性、价格和抗菌谱的适当性。

(6) 在多种方案可用情况下,应尽量选择窄谱、安全性高、价格适当的方案。

(7) 避免倒退思维,等待微生物结果做出诊断并不可取。

(8) 微生物结果解释不能过于死板,不能单纯依赖微生物结果进行抗感染治疗调整,临床反应最为重要。

(9) 不能急于评估疗效,需要等待 48~96 小时才能真正评估经验治疗效果。

在进行抗菌药物经验治疗策略制定中,以下问题需加以重视。

1. 患者是否为感染以及感染类型　必须是诊断为细菌(或抗菌药物治疗有效的其他病原微生物)感染者,方有指征应用抗菌药物。临床需要根据患者的症状、体征以及血、尿常规等实验室检查结果,初步诊断为细菌感染者以及经病原检查确诊者方有指征应用抗菌药物;由真菌、结核分枝杆菌、非结核分枝杆菌、支原体、衣原体、螺旋体、立克次体及部分原虫等病原微生物所致的感染亦有指征应用抗菌药物。缺乏细菌及上述病原微生物感染的证据,诊断不能成立者,以及多数病毒性感染或非感染性疾病,均无指征应用抗菌药物。

2. 注意感染病原体的推测与检查　感染患者(特别是重症感染者)在未获知病原菌及药敏结果前,可根据患者的发病情况、发病场所、原发病灶、基础疾病等推断最可能的病原菌,并结合当地细菌耐药状况先给予抗菌药物经验治疗,获知细菌培养及药敏结果后,对疗效不佳的患者根据药敏结果调整给药方案。大量研究对细菌耐药性的评估作出推荐,包括患者因素、医疗因素、用药因素等,临床需要结合不同状况加以评估,尽量作出准确推测,针对性用药,避免过度使用大包围的用药方法。

在经验治疗开始前,应积极进行病原检查,待病原检查结果后,根据病原种类及药物敏感试验结果选用或调整抗菌药物,抗菌药物的选用原则上应根据病原菌种类及病原菌对抗菌药物敏感试验(药敏)的结果而定,但临床治疗反应对药物调整也具有十分重要价值。

上呼吸道感染病原体 90% 以上为病毒,常见的有鼻病毒、腺病毒、流感病毒、副流感病毒等,细菌只占 10% 左右。此类患者临床上多数表现为血象不高,病程较短(通常为 1 周),治疗以休息、多饮水及对症为主,不必使用抗菌药物。如果症状持续 7~10 天没有改善,并出现发热、白细胞升高,或发生化脓性或非化脓性并发症(风湿病、肾小球肾炎)时可使用抗菌药物。下呼吸道感染病原体较为复杂,包括有细菌、病毒、真菌、原虫、支原体、衣原体等;成人细菌感染率为 80%,儿童为 70%。在免疫抑制状态、老年、大量使用激素、长期使用抗菌药物等情况下真菌性感染的比例明显升高。院外获得性下呼吸道感染以革兰氏阳性球菌为主(主要为肺炎链球菌),其次为革兰氏阴性杆菌(最常见的为肺炎克雷伯菌)。院内获得性感染约 60% 为革兰氏阴性杆菌,包括肠杆菌科细菌、鲍曼不动杆菌、铜绿假单胞菌等。

胆道与肠道的解剖结构和生理特点决定了胆道系统感染的途径为肠道的上行感染或门静脉系统及淋巴系统感染。胆道系统感染的细菌大多数直接从肠道经奥迪括约肌(Oddi sphincter)反流入胆道,故致病菌与肠道菌群基本一致,以大肠埃希菌为主,其次为肺炎克雷伯菌、肠球菌、变形杆菌,且常为两种以上的混合感染。厌氧菌感染率比其他部位高。选用抗菌药物时应考虑致病菌种、细菌耐药性、药物的抗菌谱及在胆汁中的浓度等因素,胆汁培养及药敏试验具有重要的指导意义。经验性用药要选择具有强大抑菌或杀菌力、在胆汁中浓度高、不良反应小的药物。

肝硬化患者免疫力低下,易发生自发性腹腔感染,感染的细菌以大肠埃希菌、肺炎克雷伯菌多见。各种腹腔脏器穿孔或者感染扩散导致的继发性腹膜炎在外科多见,常见病原体与感染发生地点有关,社区感染者多以肠道杆菌为主,医院获得性感染则常常有鲍曼不动杆菌、铜绿假单胞菌感染;下消化道来源的感染常伴有厌氧菌。

泌尿系统感染 85% 为大肠埃希菌所致,其次为变形杆菌、肠球菌等等,细菌种类也和感染部位以及发生地点有关,下尿路感染者葡萄球菌所占比重加大,上尿路感染则大多数为肠道杆菌,医院获得性感染者常有铜绿假单胞菌、真菌等。

中枢神经系统感染是临床上非常危重的病症,早期及时正确地应用抗菌药物治疗是挽救患者生命、减少后遗症的关键。非手术和外伤者中枢神经系统感染常见的致病菌为脑膜炎球菌、肺炎链球菌、单核李斯特菌及流感嗜血杆菌。手术和外伤后中枢神经系统感染病原体大多为多重耐药菌,主要包括肠杆菌科细菌、葡萄球菌和鲍曼不动杆菌等。

骨科感染致病菌主要为金黄色葡萄球菌、表皮葡萄球菌、溶血性链球菌及假单胞菌、大肠埃希菌等。急性骨关节感染大多为血流感染迁徙而至,革兰氏阳性菌为主,外科术后感染病原菌较复杂。

皮肤软组织与外界的各种病原体直接接触,并且受到外伤的机会远远高于其他各系统及器官。其致病菌主要为金黄色葡萄球菌、溶血性链球菌等。

3. 病原体耐药性 细菌耐药性是经验用药必须加以考虑的问题,临床医师结合当地病原体流行病学分布及抗菌药物的耐药情况,可更合理地指导抗菌药物的用药。感染科医师必须掌握相关病原体耐药现状的流行病学资料,对包括国际、国内、所在地区、所在医院甚至所在病区的病原体耐药特点有总体的把握,这对抗菌药物选择至关重要。但只了解病原体耐药的流行病学远远不够。国内外细菌耐药性监测的流行病学研究结果,给我们临床用药提供了宝贵的参考,同时我们也必须注意到这些研究的局限性。众所周知,细菌耐药监测多是在一定范围内收集菌株的实验室检查结果,并没有收集预示耐药风险的患者相关临床信息。因此,不利于指导个体化治疗。比如既往抗菌药物暴露,抗菌药物选择压力就会体现在耐药监测数据中,可能导致过高估计耐药性。因此,基于耐药风险评估的个体化治疗是实现多样化的重要环节(图 32-3)。

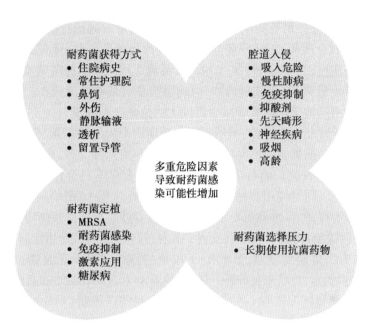

图 32-3　耐药菌感染危险因素

4. 抗菌药物选择不宜盲目广覆盖　临床应该根据上述"患者-细菌-感染"三方面情况选择抗菌药物,切忌简单选择广谱抗菌药物的做法,这种选择一方面会导致临床用药缺乏思考,形成千篇一律的用药方式,抗感染治疗效果将受到影响;另一方面也将导致患者治疗效果并不一定确切,反而导致医疗费用增加,耐药菌选择的效果。

个体化选择抗菌药物,除需进行病原体评估和耐药性评估之外,还需要考虑其他的影响因素:①根据药动学/药效学理论制订合理的给药方案。时间依赖性抗菌药物的合理使用关键在于保证细菌暴露于有效抗菌药物浓度的时间,如果随意延长给药间隔(即减少每日给药次数),将无法保证抗菌药物有效浓度超过对细菌最小抑菌浓度的持续时间($\%T>\text{MIC}$),导致治疗失败甚至菌株产生选择性耐药。通常增加给药次数、延长给药时间可以提高 $\%T>\text{MIC}$,达到优化治疗的目的。浓度依赖性抗菌药物可通过减少给药次数,增加每次给药剂量,使 $\text{AUC}_{0\sim24}/\text{MIC}$ 和 $C_{\max}/\text{MIC}$ 值达到较高水平。②充分考虑患者生理(年龄、怀孕、哺乳等)和病理生理(肝、肾功能)状况来选择药物品种和调整剂量。肝、肾功能不全的患者尤其避免使用肝、肾毒性的抗菌药物,并持续监测肝、肾功能。根据功能减退程度调整给药剂量和方法。老年人因肾功能生理性减退,药物易蓄积体内,发生不良反应。故可按轻度肾功能减退减量给药。另外,免疫功能低下或抑制的患者,因其感染的症状和体征常不典型、不明显,病原菌和感染灶也常不明确,感染相关死亡率高,抗菌药物也常常采用广谱、高级别抗菌药物,但及时的降阶梯治疗十分必要。③给药方式与疗程。根据患者临床情况选用经静脉或口服给药,静脉用药者,病情稳定后应及时向口服的转换;抗菌药物疗程因感染不同而异,一般情况,宜用至体温正常、症状消退后 72~96 小时,有局部病灶者需用药至感染灶控制或完全消散。④药物过敏史也需要考虑。青霉素类药物使用需要进行皮肤试验,但头孢菌素类药物并无统一皮试规定,临床需结合患者既往史决定是否皮试或选择其他药物。对于过敏患者需要有相应的替代治疗方案。

5. 抗菌药物的联合应用要有明确指征 单一药物可有效治疗的感染,无须联合用药,仅在下列有指征时联合用药:①病原菌尚未查明的严重感染,包括免疫缺陷者的严重感染;②单一抗菌药物不能控制的混合感染,考虑为 2 种或 2 种以上病原菌感染;③单一抗菌药物不能有效控制的重症感染;④需长程治疗,但病原菌易对某些抗菌药物产生耐药性的感染;⑤发挥抗菌药物的协同抗菌作用或者减少毒性大的抗菌药的剂量。

抗感染经验治疗并非个人经验,虽然需要有长期的个人经验积累,但临床有关感染病原体和耐药性的流行病学数据、各种感染治疗方案疗效与安全性比较、患者基础疾病与治疗反应等都与治疗方案决定有关。面对重症或疑难感染需要多学科合作,对于体重不在正常范围、病理生理严重紊乱、同时使用多种药物的患者的治疗过程中,药物副作用的防治,都需要临床药师参与临床治疗;外科感染需要手术治疗的患者需要与外科医师协作。

6. 细菌感染经验治疗案例 患者,女性,32 岁,营业员。因"发热伴尿急、尿痛 3 天"就诊。最高体温 38.7℃,伴轻度畏寒,无寒战;无尿频,无恶心、呕吐,无腹痛,大便正常,饮食睡眠正常。近 3 天来多饮水,症状未见好转。体检:体温 38℃,心率 83 次/min,血压 112/76mmHg;心肺正常,腹软,双侧肾区叩击痛(-),右侧肋脊点与肋腰点压痛(+)。血常规:WBC 12.21× 10^9/L, N 10.22× 10^9/L,尿常规:白细胞+++,尿隐血+,尿亚硝酸盐+。以"尿道感染(肾盂肾炎)"收住入院。入院后行清洁中段尿尿培养和血培养,B 超显示:无尿道结石,无尿道畸形,无肾盂积水。CRP104mg/L,降钙素原 0.61ng/ml。本例患者抗感染治疗需要注意以下状况。

(1) 感染部位判断:结合患者病史、症状体征,已有实验室辅助检查,诊断尿道感染(肾盂肾炎)基本成立,具有使用抗菌药物治疗指征。

(2) 感染病原体与细菌耐药性的判断:患者无尿道结石以及其他增加感染严重程度和治疗失败风险的合并状况,为非复杂性肾盂肾炎。泌尿道感染最常见的病原菌为大肠埃希菌、变形杆菌、肺炎克雷伯菌等肠道杆菌;既往没有住院病史,也无使用抗菌药物病史,耐药菌感染可能性不大。

(3) 药物选择:本病诊断参考非复杂性肾盂肾炎,在尿培养结果未返回前,根据既往病原学、药敏结果以及当地耐药情况的流行病学资料,进行经验性抗感染治疗。患者非孕妇,无癫痫病史,并且治疗药物应在尿道中有较高的血药浓度;可以选择氟喹诺酮类药物(左氧氟沙星)进行经验性抗感染治疗,待培养结果返回后,必要时适时调整抗感染治疗方案。

药物应用方法如下。

(1) 单一用药还是联合用药:结合该患者诊断以及随后的尿培养药敏结果,选择左氧氟沙星单药进行抗感染治疗。

(2) 给药剂量:左氧氟沙星经肾脏排泄为主,具有较高尿液浓度,使用剂量为 0.5g,每日一次即可。

(3) 给药方式与途径:因患者来院就诊时伴有明显恶心症状,初始治疗时采用静脉滴注左氧氟沙星。3 日后,若患者体温恢复正常,消化道症状改善,继续使用左氧氟沙星 0.5g 口服一日一次序贯治疗,计划总疗程 2 周。

　　三日后返回的患者尿培养结果为大肠埃希菌(产 ESBL),对左氧氟沙星敏感。血培养结果阴性。继续使用口服左氧氟沙星至 2 周。

(李家斌)

参考文献

[1] 中华传染病杂志编辑委员会. 发热待查诊治专家共识. 中华传染病杂志,2017,35(11):641-655.

[2] 中国医药教育协会感染疾病专业委员会. 感染相关生物标志物临床意义解读专家共识. 中华结核和呼吸杂志,2017,40(4):243-257.

[3] FONTELA P S,PAPENBURG J. Procalcitonin and antibiotic use:imperfect,yet effective. Lancet Infect Dis,2018,18(1):11-13.

[4] DEURENBERG R H,BATHOORN E,CHLEBOWICZ M A,et al. Application of next generation sequencing in clinical microbiology and infection prevention. J Biotechnol,2017,243:16-24.

[5] LEBER A L,EVERHART K,BALADA-L L J M,et al. Multicenter evaluation of BioFire FilmArray meningitis/encephalitis panel for detection of bacteria,viruses,and yeast in cerebrospinal fluid specimens. J Clin Microbiol,2016,54(9):2251-2261.

[6] HO J,NGUYEN P T B,NGUYEN T A,et al. Reassessment of the positive predictive value and specificity of Xpert MTB/RIF:a diagnostic accuracy study in the context of community-wide screening for tuberculosis. Lancet Infect Dis,2016,16(9):1045-1051.

[7] 中华人民共和国卫生部. 抗菌药物临床应用管理办法. 中华临床感染病杂志,2012,05(4):193-196.

[8] 中华医学会,中华医学会杂志社,中华医学会全科医学分会,等. 急性上呼吸道感染基层诊疗指南(2018年). 中华全科医师杂志,2019,18(5):422-426.

[9] 刘畅,李建国. IDSA/SISA 复杂腹腔内感染诊治指南解读. 中国循证医学杂志,2015,15(7):777-780.

[10] 周华,俞云松,周建英. 重症感染抗菌药物选择:广覆盖与个体化. 中华内科杂志,2016,55(6):428-429.

[11] WEBB B J,JONES B,DEAN N C. Empiric antibiotic selection and risk prediction of drug-resistant pathogens in community-onset pneumonia. Curr Opin Infect Dis,2016,29:167-177.

第三十三章

门(急)诊患者抗菌药物应用管理

第一节　门(急)诊患者抗菌药物应用概述

一、门(急)诊患者抗菌药物临床应用特点及现状

(一) 门(急)诊患者及抗菌药物应用特点

门(急)诊患者占据所有医疗机构就诊人数的 90% 以上,是使用抗菌药物的潜在人群,即使使用抗菌药物的人群只占较低比例,其绝对使用量也相当大。同时,门(急)诊患者及用药具有以下特点。

(1) 门(急)诊患者数量大,疾病种类多,虽然大型医疗机构门诊分科非常细致,但患者就诊并非按照对应专科进行,多数是根据自身症状到医院选择性就诊;作为门诊医师需要面对的疾病可能不仅仅限于自己的专业范围。因此,有时用药标准可能存在不准确的状况,由此导致抗菌药物过度使用的情况也会发生。

(2) 门(急)诊患者与医师交流时间短,疾病相关检查资料缺失,导致用药过度或用药错误。

(3) 门(急)诊患者的就诊心理对用药也会产生影响,虽然门诊患者与医师交流时间不足,但常常期望能"药到病除",这无形中给医师用药带来压力,特别在儿童门诊更是如此,这种情形导致的过度用药主要体现在多种药物的联合使用。

(4) 门(急)诊患者对用药方法了解不清楚,可能发生用药错误。患者就诊后,按照医疗常规,基本医疗服务结束后,患者在药房取药回家自行服用药物。如果患者对药物的使用方法(如用法、用量、给药途径和疗程等)并不清楚,常常会出现错误用药。

研究表明,某医院采用电子处方系统后,门诊错误用药达到 25%,其中处方错误和调配错误分别占 36.6% 和 63.4%。因此,对门(急)诊抗菌药物的使用采取针对性监管措施对防止过度用药、减少用药错误和促进抗菌药物的合理使用具有重要作用。

(二) 我国门(急)诊抗菌药物应用现状

为促进抗菌药物合理使用,国家卫生行政部门于 2011 年开始在全国开展抗菌药物专项整治活动,要求门诊抗菌药物处方率不超过 20%、急诊抗菌药物处方率不超过 40%。全国各

医疗机构通过制定相应监管措施,在降低门(急)诊抗菌药物使用率、促进门(急)诊抗菌药物的合理使用方面取得了一定的成效,但仍存在抗菌药物不合理使用的情况。

根据抗菌药物临床应用监测网数据,2012—2019年,门诊处方抗菌药物使用率由2012年的14.1%降至2019年的7.5%,抗菌药物处方平均金额由2012年的118.1元降至2018年的94.36元,两项指标均呈逐渐下降的趋势。詹思延等完成的一项中国大规模门诊处方研究,分析了28个省(自治区、直辖市)、96个城市的139家医院自2014年10月至2018年4月的门(急)诊处方数据,共1.7亿多张门诊处方,其中1884万余张抗菌药物处方,抗菌药物整体使用率为10.9%,门诊和急诊分别为9.3%和20.6%,明显低于国家要求的20%和40%;其中,15.3%的处方为用药合理,28.4%可能合理,而51.4%的处方为不合理,另有4.8%的处方无法关联有效的诊断信息。在门(急)诊有指征使用抗菌药物的患者中,急性中耳炎、急性咽炎和急性鼻窦炎的抗菌药物处方率最高,分别为43.4%、43.1%和37.8%;急诊就诊抗菌药物使用率高于门诊,儿童抗菌药物使用率高于成人。在急诊抗菌药物处方中,62.0%处方缺乏足够的用药指征,高于门诊;同时儿童抗菌药物不合理处方比例高于成人,东北地区医疗机构高于其他地区。进一步分析不合理抗菌药物处方比例的变化趋势,发现不合理抗菌药物处方比例并没有呈现显著的变化。在所有抗菌药物处方中,约20.0%的处方超过一种抗菌药物,广谱抗菌药物使用最为普遍占80%,最常用的四类抗菌药物分别是第三代头孢菌素类、第二代头孢菌素类、大环内酯类和氟喹诺酮类,分别占21.7%、16.4%、15.3%和14.1%。

2019年,我国处方分析合作项目组分析了2013—2019年上半年9个地区急诊抗菌药物临床应用现状,2013—2019年急诊抗菌药物使用率分别为43.8%、42.1%、40.7%、40.4%、41.4%、43.0%和47.4%,表明急诊抗菌药物的使用整体变化不明显,使用率偏高,大于40%,2019年上半年升高明显,达47.44%。

总体上,自2011年我国在全国范围内开始开展抗菌药物临床应用专项整治活动以来,中国门诊抗菌药物处方率明显低于管控标准,但具体的处方中无指征用药的比例较高,潜在的不合理用药仍然较为普遍,因此需要实施更深入的抗菌药物管理计划,以实现促进合理用药、遏制细菌耐药。

二、门(急)诊患者抗菌药物处方审核与干预

(一) 抗菌药物分级管理

美国对门(急)诊抗菌药物的管理主要采取加强处方集限制(formulary restriction)来达到控制抗菌药物合理使用的目的。处方集限制是指根据药物的特点(如疗效、不良反应等)对抗菌药物处方进行限制,与我国实施的分级管理类似。处方集限制策略已被证明是减少抗菌药物使用最直接和最有效的策略,但其对耐药性的控制是否有效尚无足够证据,因在减少指定抗菌药物使用量的同时,增加了备选抗菌药物的使用量和致病菌耐药率的风险。此外,限制使用级抗菌药物的审批程序可能延误初期治疗,故美国一些医疗机构采取首次给药免审机制确保治疗的及时性;若需继续使用限制使用级抗菌药物,则按要求进行申请或审批,当实验室检查及临床判断提示初始治疗不合理时,则应尽快中断治疗,调整用药。这种方法权衡了抗菌药物的过度使用导致耐药与延误治疗影响临床疗效的问题。

与美国采取的分级管理制度相似,我国对抗菌药物管理采取抗菌药物分级管理制度,按照《抗菌药物临床应用管理办法》的要求,门诊不能使用特殊使用级抗菌药物,部分地区还规定门诊不能使用注射用抗菌药物,这都是对分级管理的一种探索,值得尝试推广。

(二)抗菌药物处方审核与反馈

前瞻性处方审核和反馈(prospective auditing and feedback,PAF)作为改善抗菌药物使用的策略。处方的审查、反馈和干预可由 AMS 团队中的感染科医师或受过感染性疾病知识培训的临床药师来完成,审查频率可根据医院的具体条件决定,审查者必须向处方医师说明建议的理由,反馈方式可以是直接的也可以是书面的。为保证处方审查的正确性,对于具有抗菌药物管理信息系统的医疗机构,可通过整合患者的微生物培养和药物敏感性数据、肝肾功能数据、药物间的相互作用信息、患者药物过敏信息和费用信息等,对处方进行及时审查、反馈和有效干预。

门(急)诊成功实施和保持可持续性 PAF 具有挑战性。一项对门诊儿童患者抗菌药物使用进行干预和反馈的研究表明,经积极干预和反馈后,门诊广谱抗菌药物处方率从 26.8% 下降到 14.3%。为了评估这种干预的持久性,该研究对抗菌药物处方进行了 18 个月的跟踪调查,发现干预和反馈结束后,干预组的抗菌药物处方率从干预结束时的 16.7% 增加到观察结束时的 27.9%,表明广谱抗菌药物的处方率随着时间的推移而增加,恢复到高于基线水平(图 33-1)。

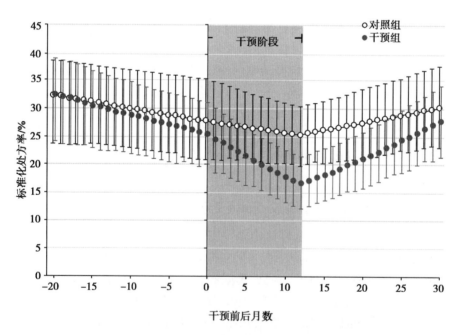

图 33-1 广谱抗菌药物处方干预前、中、后的标准化率

(三)快速实验室感染诊断技术的应用

门(急)诊感染性疾病的诊断过程中,病原培养鉴定时间过长,不适合在门诊常规开展,而快速实验室感染相关性检查对明确诊断显得尤为重要。门(急)诊常规采用白细胞计数和中性粒细胞百分比、C 反应蛋白、血清降钙素原等实验室检测作为细菌感染快速诊断和疗效

判定的临床指标。通过实施快速诊断检查(rapid diagnostic test,RDT)可为医师提供实时的病原学诊断信息来促进抗菌药物的合理使用。

目前,门(急)诊的大多数 RDT 研究都集中在对 A 组链球菌和流感样疾病进行快速抗原检测的上呼吸道感染的诊断,以减少不必要的抗菌药物使用。一项系统评价分析了黏病毒抗性蛋白 A(myxovirus resistance protein A,MxA)(一种在外周血中表达的病毒感染的高度特异性标志物)以及 CRP 和 PCT 在识别和区分上呼吸道感染性质中的作用;该研究最终纳入了 10 项前瞻性研究,共计 1 683 例患者,肯定了 MxA 作为儿童和/或成人病毒感染生物标志物的价值,并确定了 CRP 和/或 PCT 作为识别临床重要细菌感染的生物标志物。

(四) 临床指南与电子信息系统有机结合干预

AMS 团队在考虑本地区流行病学特征及细菌耐药的情况下,积极与医院其他部门合作,制定本院的常见门诊感染性疾病诊治指南与抗菌药物使用指南,并定期更新,以便指导缺乏经验的医师合理用药。将指南对抗菌药物合理使用的指导性建议通过纳入电子病例系统中以干预医师开具抗菌药物处方,促进抗菌药物的合理使用更具价值。例如,当医师开具限制性抗菌药物时,需要答复电子医疗记录(EMR)设置的抗菌药物的预期适应证、抗菌谱、感染部位和治疗类型以及是否获得微生物学检测结果等问题,EMR 会记录医师的答复,如需药师授权的处方,系统会自动提醒药师授权。国外部分医疗机构把复杂的指南简单化,制成治疗卡片供门诊医师使用(图 33-2)。

(五) 教育

1. 医务人员教育　应加强对门(急)诊医护人员抗菌药物合理使用宣传力度,开展抗菌药物合理使用讲座和宣传,针对门(急)诊抗菌药物使用特点和疾病特点,提供专门的合理用药书籍、指南等供临床医师参考。门(急)诊常见的非细菌性感染包括上呼吸道病毒感染、急性气管-支气管炎、急性病毒性咽炎、急性病毒性腹泻等,多数情况下无须处方抗菌药物。

2. 患者及公众教育　通过公众教育,减少患者对处方者的抗菌药物处方压力,促进门(急)诊患者抗菌药物合理使用,主要宣教方式如下(参见第二十一章)。

(1) 开展合理用药知识讲座:医务人员定期开展针对门诊患者的抗菌药物合理使用的讲座和培训,提高患者健康与合理用药认知。

(2) 开展医院层面的宣传:每月设置抗菌药物宣传主题,在医院各主要出入口、各诊室放置抗菌药物合理使用宣传画、宣传展板和宣传册等宣传资料,供患者阅读。

(3) 开展网络在线交流:各医疗机构建立抗菌药物合理使用在线交流平台,为患者提供大量的、系统的抗菌药物合理使用知识和开放在线咨询窗口,为患者及时解答抗菌治疗过程中遇到的问题。

(4) 制作发放抗菌药物合理使用卡片:美国 CDC 以"留心抗菌药物(be antibiotics aware)"为主题,制作了系列宣传材料,既可网上阅读,也可现场分发(图 33-3)。

教育被认为是影响处方行为的基本要素,不但为医护人员和患者提供相关知识,还能提高和增加医护人员对抗菌药物管理策略的接受度。然而,只开展医护教育,而没有积极的干预,在改变抗菌药物使用方面显效甚微,并且不会产生长期持续的影响。因此,将抗菌药物分级管理、处方审核与干预和教育相结合的措施在促进抗菌药物合理使用方面更具优势。

儿科治疗推荐卡

<table>
<tr><td rowspan="2">(非特异性上感)感冒</td><td>诊断</td><td>处理</td></tr>
<tr><td>• 病毒性上呼吸道感染特点：流涕、鼻塞、咳嗽，鼻涕通常是清的，并在整个疾病过程中不断变化。
• 发热通常发生在疾病早期。</td><td>• 对这些情况不应该使用抗生素，而应该对症处理。
• 对于6岁以下的儿童，非处方咳嗽和感冒药没有确凿的好处，且有潜在的危害。
• 吸入性类固醇和口服泼尼松龙不能改善无哮喘儿童的预后。</td></tr>
<tr><td rowspan="2">支气管炎</td><td>诊断</td><td>处理</td></tr>
<tr><td>• 发生在小于24个月龄的儿童
• 主要症状：流涕、咳嗽、喘息、呼吸急促及（或）加重的呼吸道症状
• 不建议行常规的实验室检查和放射性检查，但是胸部平片可用于非典型性疾病（无病毒感染症状、症状严重、经常复发、无明显改善）</td><td>• 通常病情会在3~5天内恶化，之后改善
• 不应使用抗生素
• 鼻分泌物抽吸是主要治疗方法
• 沙丁胺醇和外旋肾上腺素不应在院外使用
• 没有证据支持行常规咽部或喉部分泌物抽吸（深度抽吸）
• 类固醇激素、利巴韦林或肺部物理治疗无效</td></tr>
<tr><td rowspan="2">尿路感染</td><td>诊断</td><td>处理</td></tr>
<tr><td>• 婴儿：发热及/或有强烈气味的尿液
• 学龄儿童：排尿困难、尿频、尿急
• 明确诊断：（全部必需）
　尿检提示感染：脓尿（白细胞酯酶或5个白细胞）、菌尿或亚硝酸盐
　尿细菌培养≥50 000CFUs/ml
　2~24月龄儿童尿液可通过导尿管或耻骨上膀胱穿刺（非袋吸）获得
• 不建议对2~24月龄不明原因发热儿童进行尿检评估尿路感染，而应评估此儿童发生尿路感染的可能性，如需要再行尿检
* 亚硝酸盐对儿童来说不是一个敏感的指标，不能用来排除尿路感染</td><td>• 初步治疗应根据尿检细菌敏感性
• 2~24个月龄儿童：
　推荐药物：TMP/SMX、阿莫西林/克拉维酸、头孢克肟、头孢泊肟酯、头孢丙烯或头孢氨苄
　用药时间：7~14天
• 无症状菌尿不推荐使用抗生素
• 发热伴尿路感染的婴儿在第一次尿路感染期间或之后应行肾和膀胱超声检查，不正常的结果需要进一步检查
• 进一步建议：AAP指南</td></tr>
</table>

图 33-2　美国肯塔基州制作的儿童用抗菌药物治疗门诊推荐卡

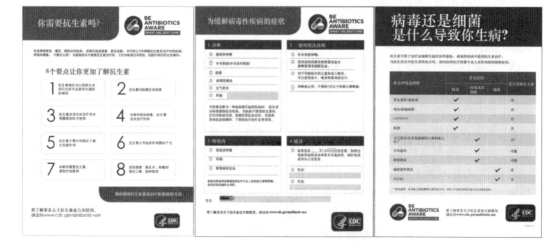

图 33-3　美国 CDC 制作的公众抗菌药物使用宣传卡

第二节　门(急)诊患者抗菌药物注射与转换疗法策略

一、门(急)诊患者注射抗菌药物治疗应用

(一) 门(急)诊患者注射抗菌药物治疗应用的现状和发展趋势

1. 国外门(急)诊患者注射抗菌药物应用现状　门(急)诊患者非胃肠道抗菌药物治疗(the outpatient parenteral antimicrobial therapy,OPAT)是指非住院患者每日至少 1 次持续 2 日以上的静脉注射、肌内注射抗菌药物治疗,地点可选择门诊、急诊、输液中心、护理机构和家庭等。

1974 年,美国学者 Rucker 和 Harrison 发表在 *Pediatrics* 杂志的文章首次提出了 OPAT 概念,并将其用于儿童肺囊性纤维化治疗。其后,OPAT 得到了广泛的认可及应用。1998 年,美国约有 25 万患者进行 OPAT,且每年以 10%~15% 的速度增加。1997 年美国感染病学会首次发布《OPAT 实践指南》,2004 年更新至第 2 版。2018 年,IDSA 发布了最新的门(急)诊患者非胃肠道抗菌药物治疗管理临床实践指南。该指南未就特定感染的治疗提出建议,而是着重于阐述患者注意事项、输液导管、监测以及抗菌药物管理问题,旨在为医务人员提供参考。2012 年,英国抗菌化疗学会和英国传染病协会联合制定了英国《成人和儿童 OPAT 最佳实践指南》,2014 年更新至第 2 版。针对 OPAT 的临床研究也陆续开展,1999 年和 2005 年发表了关于软组织感染的 OPAT 随机对照试验研究;2008 年在 *Cochrane Database System Review* 刊登了有关家庭模式治疗的研究以及 OPAT 的研究。目前,国际上已普遍认为 OPAT 是安全、有效、实用以及具有药物经济学优势的治疗方式。加拿大、澳大利亚、新西兰、意大利、新加坡及日本等国家 OPAT 的开展也取得了令人满意的效果。

2. 我国门(急)诊患者注射用抗菌药物应用现状　随着我国生活水平不断提高以及医疗体制改革的深入,人们对医疗环境及就医便捷的需求越来越高,OPAT 与住院治疗相比更加经济实惠节省资源,更符合我国的基本国情。但目前,我国开展 OPAT 治疗仍存在一定难度,原因如下。

(1) 门(急)诊和社区诊所常采取静脉注射治疗针对性不强:我国门诊常见输液治疗的疾病包括急性上呼吸道感染、化脓性扁桃体炎等急性感染性疾病,并非目前国内外建议的采取 OPAT 治疗的疾病(如慢性骨关节感染,感染性心内膜炎等)。

(2) 抗菌药物分级管理限制了特殊使用级抗菌药物(万古霉素、利奈唑胺、美罗培南等)在门(急)诊的使用,对需要进行 OPAT 的患者存在用药限制。

(3) 相关管理制度与 OPAT 不吻合:我国因为药品安全性、目前医疗体系及医患关系、医保制度、患者认知等原因,对开展 OPAT 有一定掣肘。

综上分析,虽然我国在门(急)诊和社区诊所大量使用注射抗菌药物,但并非真正意义上地实施 OPAT 治疗。随着医疗体制的逐步完善以及输液规范与安全性不断增加,OPAT 治疗模式将会得到接受和推广。

(二) OPAT 治疗模式的实施与应用条件

1. 组建 OPAT 团队　实行 OPAT 前,应首先建立 OPAT 核心团队,OPAT 人员包括:

(1) 感染疾病专科医师:负责对患者进行诊断、制订治疗方案、决定是否适合 OPAT 以及

观察治疗效果、药物不良反应和并发症等。

(2) 护士:负责进行注射、评估及监测患者;向患者及家属宣教注意事项以及在注射期间配合医师观察患者病情变化。

(3) 药师:为患者准确配药和发药,并能快速识别和掌握药物相互作用及不良反应。

(4) 其他成员:理疗师、营养师、职业治疗师及社会工作者等。2004 版美国传染病学会《OPAT 实践指南》中规定医师、护士及药剂师为 24 小时值班制。而在英国《成人和儿童OPAT 最佳实践指南》中,更强调以护士为中心,其职责更为重要及关键。OPAT 团队所需的医护人员相对较少,诊疗设备相对简单,操作相对简便,因此很适合在门(急)诊室、社区医疗机构及护理机构开展,从而为患者提供更多的便利。

2. OPAT 核心内容及治疗方式

(1) OPAT 的核心内容包括:

1) 选择适合非胃肠道给药抗菌药物治疗的患者。

2) 为患者制订个体化治疗方案。

3) 应用抗菌药物期间定期检测各实验室指标,评估治疗效果。

4) 监测和判断病原学结果。

5) 观察药物并发症和不良反应。

6) 评估注射血管相关情况等。

(2) OPAT 治疗模式:目前因感染疾病种类、医疗卫生相关法律法规及医疗保险等情况的差异,各个国家 OPAT 模式有所区别。OPAT 的治疗模式主要包括:

1) 医院门(急)诊输液室:这是我国常用的治疗方式。

2) 独立式输液中心:这一直是美国开展 OPAT 的主要模式之一,近几年国内部分医院已在筹建中,并陆续投入使用。

3) 社区门诊护士:我国随着社区服务的发展,社区门诊护士逐渐被人们所认知和重视,这为高龄、体弱、行动不便的患者提供了很大帮助。

4) 自我注射管理:这是澳大利亚遵循"家中医院"的模式,让患者自己参与到疾病护理中。美国 55.5% 的患者为自我或家人注射管理模式。

3. OPAT 适宜疾病选择

(1) 蜂窝织炎:OPAT 最广泛用于皮肤软组织感染患者,主要是蜂窝织炎。在英格兰和威尔士,蜂窝织炎占急诊科人数的 1%~2%,即每年约 8 万人住院。大约 30% 的蜂窝织炎患者有中度严重感染,需要静脉注射抗菌药物,但没有严重的全身性败血症,无须住院治疗。一项由一名护士在家中静脉注射头孢唑林(每日两次)的随机对照试验发现,和门(急)诊输液治疗相比,在静脉注射或随后的口服抗菌药物治疗的持续时间、患者的功能预后或并发症方面没有显著差异,但患者对家庭治疗的满意度明显提高。

(2) 骨关节感染:患有骨和关节感染的患者需要长时间的非胃肠道抗菌药物治疗,一项大型回顾性病例研究表明,门诊治疗可以成功地用于该类患者。英国的一项研究报告了198 名接受 OPAT 治疗的骨骼和关节感染患者,73% 的患者在中位随访 60 周后无疾病发生。

(3) 感染性心内膜炎:美国、欧洲和英国的指南均推荐 OPAT 作为感染性心内膜炎患者的常规临床管理方式。研究表明,对于不同严重程度的感染性心内膜炎,经积极住院治疗一段时间后,尽管采取 OPAT 有一定风险,但通过对患者建立正式的 OPAT 管理方案仍能将风险降到最低。这种 OPAT 管理措施包括护士每天对患者进行护理和观察,医师每周进行 1~2 次复查,并为熟悉患者病情的医务人员建立上报途径,使其了解患者存在的潜在问题。

(4) 其他感染性疾病:OPAT 已被用于许多其他感染,如复杂性尿路感染、中枢神经系统感染和低风险的中性粒细胞减少的血流感染。

4. 患者选择　OPAT 患者管理的核心是明确的临床和抗感染治疗计划,包括治疗升级和降级的选择和阈值。目前的英国和美国实践指南均建议,该计划应该遵循与住院患者护理类似的管理路径,并应考虑以下因素:

(1) 患者的临床状况,包括感染严重程度、共病指数和社会需求。

(2) 以前和现在的微生物学及药敏结果。

(3) 器官功能、感染进展和药物毒性的实验室指标。

(4) 影像学诊断感染和监测进展。

(5) 是否需要手术干预,包括对病灶的清除和处理。

(6) 如果 OPAT 在直接感染团队控制之外运作,感染科专家、药师和护理投入与共享的综合计划。

综合以上考虑因素,对采取 OPAT 治疗的患者应具有以下要求:

(1) 患者一般情况和感染情况的稳定,较低的感染加重风险或合并严重并发症的风险。例如,诊断为蜂窝织炎的患者需要由有能力的临床医师对患者病情进行评估,以排除可能与蜂窝织炎混淆的其他更严重的疾病,如化脓性关节炎或坏死性筋膜炎。心内膜炎患者在治疗的前两周更有可能出现潜在的危及生命的并发症,因此不建议在此期间采取门诊给药。

(2) 患者依从性良好:患者积极、持续的参与治疗,对于有药物滥用或严重精神健康问题的患者不适合实施 OPAT。

(3) 患者有适合的家庭条件:了解患者的家庭环境是否允许进行 OPAT,如患者拥有一个可实施 OPAT 的家庭环境、电话随访及交通方便、家人支持等。

5. 抗菌药物选择　抗菌药物的选择应以当地抗菌药物管理方案所规定的原则为基础,并遵循以下原则:

(1) 抗菌药物药学特征:包括抗菌谱、药代动力学特点、安全性、药物相互作用、用法用量。

(2) 抗菌药物剂量和剂量频率:应尽量选择给药频次低的(如每日一次),利于操作以提高依从性的抗菌药物。如每日一次给药的抗菌药物包括头孢曲松和厄他培南等。

(3) 由静脉注射转口服给药的口服替代抗菌药物(参见转换疗法部分)。

特别强调,OPAT 方案中使用的抗菌药物需要通过抗菌药物管理委员会或同等机构批准。应对其临床疗效、安全性和财务数据的使用证据进行评估。

美国 OPAT 常用抗菌药物以头孢曲松和万古霉素较多,英国和意大利以头孢曲松和替考拉宁较多,新加坡最常用的抗菌药物为万古霉素,对万古霉素不耐受者,用替考拉宁替代。与上述国家相比,我国门(急)诊常用 OPAT 策略还不成熟,抗菌药物的使用存在较大差异,常用抗菌药物的类别较多,包括第二、三代头孢菌素类、碳青霉烯类、氨基糖苷类和氟喹诺酮类等。国内外 OPAT 常用抗菌药物详见表 33-1。

表 33-1 国内外 OPAT 常用抗菌药物

国外 OPAT 常用抗菌药物	国内 OPAT 常用抗菌药物
哌拉西林、苯唑西林(萘夫西林)	左氧氟沙星、莫西沙星
头孢曲松、头孢唑林、头孢他啶	头孢哌酮/舒巴坦、头孢唑林、头孢呋辛、头孢米诺、头孢西丁、头
厄他培南、美罗培南	孢他啶、头孢曲松
万古霉素、替考拉宁、达托霉素	美罗培南、亚胺培南/西司他丁
克林霉素	哌拉西林/他唑巴坦
庆大霉素、阿米卡星	依替米星
	奥硝唑

6. 患者管理 OPAT 患者管理的核心应是明确抗菌药物使用计划,包括升阶梯治疗、降阶梯治疗和停药的指征和药物选择。美国指南建议,对于 OPAT 患者的管理可参考住院患者抗菌药物使用管理的临床路径。

二、抗菌药物转换疗法策略在门(急)诊患者中的应用

1. 转换疗法的定义 转换疗法(switch therapy)是在感染严重阶段先行注射抗菌药物治疗,待患者病情好转后选择生物利用度高的相似口服抗菌药物继续进行治疗的方式,这种"静脉转口服"的给药方法即谓之转换疗法。转换疗法一般包括两种情况:由同一种抗菌药物静脉注射给药转为口服给药治疗(如由莫西沙星注射液静脉给药转为莫西沙星片口服给药)的方法称为序贯疗法(sequence therapy);由一种抗菌药物静脉注射给药转为另一种抗菌药物口服给药治疗(如由静脉滴注头孢他啶注射液转为口服头孢克肟片)的方法称为替代疗法(instead therapy)(图 33-4)。

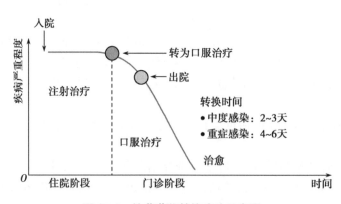

图 33-4 抗菌药物转换疗法示意图

2. 转换疗法的价值 医药费用的过快增长已成为世界性难题,如何促进合理用药与合理治疗,控制医药费用的过快增长是当前面临的主要问题。注射剂在临床应用过程中,由于本身费用、注射操作相关费用、静脉注射引起的不良反应、误工费等,使注射治疗的费用远远高于口服治疗。因此,适时进行抗菌药物的转换疗法除了可以大大降低患者治疗费用,减轻患者经济负担,节约医药资源(加快医院病床周转,增加医院收容)外,在缩短住院时间、减少患者对耐药菌的暴露机会、减少静脉给药的并发症方面也起着积极作用。

一项对比左侧心内膜炎患者静脉给药和口服给药的疗效和住院时间的研究,发现在病情稳定的左侧心内膜炎患者中,口服抗菌药物治疗并不比持续静脉用抗菌药物治疗差,静脉注射组抗菌药物治疗平均 19 天,口服组抗菌药物治疗平均 17 天。一项治疗 MRSA 引起的复杂皮肤软组织感染的研究中,口服利奈唑胺组患者较静脉给予万古霉素治疗组患者的住院时间缩短 5 天,如果万古霉素组患者尽早转化为口服利奈唑胺以提前出院,每年可节约经费 294 750 美元。在一项药师参与和主导的研究中,预先制定静脉给药转换为口服给药的标准,标准实施 12 个月后,患者平均住院时间缩短 1.53 天,住院时间的缩短节约了住院费用费用 161 072 美元,节约了药费 15 149 美元。

3. 转换疗法抗菌药物选择的基本原则　理想的给药途径是使血药浓度达到足以产生预期治疗效果而不产生任何不良反应,而口服给药是最安全、最方便、最利于管理的给药方式。如果给予的口服药物达到组织和血药浓度与静脉给药相同,那么静脉药物和口服药物之间几乎没有治疗差异,完全可以用口服给药代替静脉给药。

口服抗菌药物代替静注抗菌药物需满足如下条件:①药物必须具有良好的生物利用度;②在感染部位能达到有效的药物浓度;③与静脉制剂有相同的抗菌谱及抗菌活性以及相同的临床疗效;④患者具有良好的耐受性和依从性;⑤良好的性价比。

苏格兰地区转换疗法方案(表 33-2)。

表 33-2　苏格兰地区抗菌药物转换疗法口服药物方案

感染类别	一线口服药物	二线药物/青霉素过敏者	疗程(静脉+口服)/d
粒细胞缺乏脓毒症	AMC 625mg t.i.d. 并咨询感染科医师	LVF 500mg b.i.d. 并咨询感染科医师	7
来源不明脓毒症	AMC 625mg t.i.d.	SMZco 960mg b.i.d.	5~7
社区获得性肺炎或 COPD 感染	阿莫西林 500mg t.i.d.	多西环素 200mg 1 次后 100mg q.d.	5
医院获得性肺炎	SMZco 960mg b.i.d.	多西环素 100mg b.i.d.	5
吸入性肺炎	阿莫西林 500mg t.i.d.	克拉霉素 500mg b.i.d.+ 甲硝唑 400mg t.i.d.	5
蜂窝织炎	氟氯西林 1g q.i.d.	SMZco 960mg b.i.d. 或多西环素 100mg b.i.d.	7~10
咬伤感染	AMC 625mg t.i.d.	多西环素 100mg b.i.d.+ 甲硝唑 400mg t.i.d.	7
腹腔/胆道感染	AMC 625mg t.i.d.	SMZco 960mg b.i.d.(或 CPF 500mg b.i.d.)+甲硝唑 400mg t.i.d.	5(感染源得到控制)
自发性腹膜炎	SMZco 960mg b.i.d.,对未曾用过者,否则 AMC 625mg t.i.d.	CPF 500mg b.i.d.	7
肾盂肾炎	SMZco 960mg b.i.d.	CPF 500mg b.i.d.	7

注:AMC,阿莫西林/克拉维酸;SMZco,复方磺胺甲噁唑;LVF,左氧氟沙星;CPF,环丙沙星。

4. 转换疗法的时机　经积极抗感染治疗后,临床病情得到稳定控制的患者可采取从静脉注射转为口服治疗的转换疗法。

英国国王十字医院对实施转换疗法提出的标准为:

(1) 连续 2 次或多次无脓毒血症持续存在的证据,如没有 $T>38℃$、$P>90/min$、$R>20/min$ 或外周血 $WBC<4×10^9/L$ 或 $>12×10^9/L$。

(2) 患者无粒细胞缺乏,粒细胞绝对计数 $>1.0×10^9/L$。

(3) 无感染性心内膜炎、急性化脓性脑膜炎等。

(4) 有满意的口服制剂可供使用。

(5) 有可供使用的口服途径,而且无呕吐或胃肠道吸收不良。

有研究利用改进了的德尔菲法(Delphi 法)随机问卷法,制定了一套临床可操作的静脉口服转换标准:

(1) 生命体征平稳。

(2) 无下列疾病或症状:发热、吸收不良综合征、短肠综合征、严重胃轻瘫、肠梗阻、持续鼻胃管进食、严重脓毒症、坏死性筋膜炎、中枢神经系统感染、金黄色葡萄球菌血症和血流感染。

(3) 患者配合。

(4) 口服药物在感染部位获得足够的抗菌药物浓度。

在一项社区获得性肺炎的住院患者实行转换疗法的研究中,在静脉注射抗菌药物治疗 72 小时后,患者病情得到稳定控制,表现为咳嗽或呼吸困难改善,体温 37.8℃,白细胞计数正常,无胃肠道疾病且胃肠道功能良好,氧饱和度 92%,血压正常,心率 100 次/min,呼吸频率 25 次/min 以及精神正常。此时已达到实施转换疗法的时机,遂开始采取转换疗法。该研究对比了持续静脉注射治疗与早期转入口服治疗的有效性和安全性,发现在患者病情稳定后,早期转入口服治疗组和静脉注射治疗组的治疗成功率、死亡率和社区获得性肺炎复发均无差异,但前者不良事件明显减少,住院时间缩短 3.4 天。一项针对 ICU 病房中诊断为败血症、病情稳定的患者的研究比较了静脉注射治疗和静脉转为口服治疗的疗效和安全性,发现两组死亡率无显著性差别,但实行转换疗法的患者住院时间明显缩短,急性肾损伤发生率更低,抗菌药物治疗花费更低。

上述研究均表明,当患者具备进行转换疗法的条件后,积极采取静脉转口服的治疗,不但能保证治疗疗效,还能降低不良事件发生率和治疗费用,这对促进我国抗菌药物的合理使用起到了积极的作用。

(陈勇川)

参考文献

[1] ABABNEH M A, AL-AZZAM S I, ALZOUBI K H, et al. Medication errors in outpatient pharmacies: comparison of an electronic and a paper-based prescription system. J Pharmaceut Health Serv Res, 2020, 11(3): 245-248.

[2] ZHAO H, WEI L, LI H, et al. Appropriateness of antibiotic prescriptions in ambulatory care in China: a nationwide descriptive database study. Lancet Infect Dis, 2021, 21(6): 847-857.

[3] CDC. Antibiotic use in the United States, 2018 Update: progress and opportunities. [2022-05-13]. https://

www.cdc.gov/antibiotic-use/stewardship-report/index.html.

［4］RAY M J,TALLMAN G B,BEARDEN D T. Antibiotic prescribing without documented indication in ambulatory care clinics:national cross-sectional study. BMJ,2019,367:6461.

［5］CHUA K P,FISCHER M A,Linder J A. Appropriateness of outpatient antibiotic prescribing among privately insured US patients:ICD-10-CM based cross sectional study. BMJ,2019,364:k5092.

［6］ECDC. Antimicrobial consumption-annual epidemiological report for 2018.［2022-05-13］. https://www.ecdc. europa.eu/en/publications-data/surveillance-antimicrobial-consumption-europe-2018.

［7］张宁,王兰,王强,等. 2013 至 2019 年上半年我国 9 地区抗菌药物临床应用现状分析. 临床药物治疗杂志,2020,18(1):45-50.

［8］GERBER G S,PRASAD P A,FIKS G A,et al. Durability of benefits of an outpatient antimicrobial stewardship intervention after discontinuation of audit and feedback. JAMA,2014,312(23):2569-2570.

［9］JOSEPH P,GODOFSKY E. Outpatient antibiotic stewardship:a growing frontier-combining myxovirus resistance protein A with other biomarkers to improve antibiotic use. Open Forum Infect Dis,2018,5(2):ofy024.

［10］CHAPMAN A N. Outpatient parenteral antimicrobial therapy. BMJ,2013,346:f1585.

［11］GILCHRISTAND M,SEATON R A. Outpatient parenteral antimicrobial therapy and antimicrobial stewardship:challenges and checklists. J Antimicrob Chemother,2015,70:965-970.

［12］AKHLOUFI H,HULSCHER M,MELLES D C,et al. Development of operationalized intravenous to oral antibiotic switch criteria. J Antimicrob Chemother,2017,72(2):543-546.

［13］VIASUS D,VECINO-MORENO M. Antibiotic stewardship in community-acquired pneumonia. Expert Rev Anti Infect Ther,2017,15(4):351-359.

［14］GASPARETTO J,TUON F F. OLIVERIA D,et al. Intravenous-to-oral antibiotic switch therapy:a cross-sectional study in critical care units. BMC Infect Dis,2019,19(1):650.

［15］CDC. Be antibiotics aware.［2022-05-13］. https://www.cdc.gov/antibiotic-use/community/pdfs/aaw/AU_viruses-or-bacteria-Chart_508.pdf.

［16］NORRIS A H,SHRESTHSA N K,ALLISON G M,et al. 2018 Infectious Diseases Society of America Clinical Practice Guideline for the Management of Outpatient Parenteral Antimicrobial Therapy. Clin Infect Dis,2019,68(1):e1-e35.

［17］CHAPMAN ALN,PATEL S,HORNER C,et al. Outpatient parenteral antimicrobial therapy:updated recommendations from the UK. J Antimicrob Chemother,2019,74(11):3125-3127.

第三十四章

侵袭性真菌感染与抗真菌药物临床应用管理

第一节　侵袭性真菌感染与抗真菌药物应用现状

一、侵袭性真菌感染现状

侵袭性真菌感染（invasive fungal infection，IFI）是指致病性真菌侵入人体组织、血液，并在其中生长繁殖以致组织损害、器官功能障碍和炎症反应的病理改变及病理生理过程。由侵袭性真菌感染引发的疾病称为侵袭性真菌病（invasive fungal disease，IFD）。近几十年来，IFD 的发病率及死亡率在全球范围内呈持续上升趋势。自 2000 年以来，每年以 10%~20% 的病例增加，也是医院感染防控面临的严重挑战。

IFD 的临床管理存在很多挑战。传统的侵袭性真菌感染的常规检查方法为无菌体液的显微镜直接检查、真菌体外培养和鉴定。然而，由于侵袭性真菌感染的临床表现不典型、易被基础疾病所掩盖等原因导致 IFD 的诊断率远低于实际感染率。同时，由于抗真菌药物耐药性问题不断攀升，且药物昂贵、不良反应多，造成较低的治愈率，而不断受到大家的关注。

侵袭性真菌感染是一种机会性感染，易发生于免疫低下人群，尤其在血液病、加强监护病房、器官移植及呼吸和感染领域尤为常见。危险因素包括：

（1）长期使用广谱抗菌药物的患者：已证实 80%~90% 的真菌血症与长期大量使用抗菌药物有关。

（2）接受免疫抑制治疗患者：使用免疫抑制剂、糖皮质激素、进行放疗或者化疗治疗恶性肿瘤、器官移植患者。

（3）具有基础性疾病患者：如糖尿病、肾功能衰退、血液透析、营养不良、艾滋病患者等。

（4）特殊人群：如老年人、新生儿、接受插管等侵袭性治疗患者等。

二、主要真菌耐药现状

目前，临床上最常见的侵袭性真菌病原体主要有念珠菌、曲霉菌和隐球菌，耐药情况各不相同。

（一）念珠菌

念珠菌属有 81 个种，其中 11 种对人有致病性，常见的有白念珠菌、热带念珠菌、克柔念珠菌、光滑念珠菌复合体、近平滑念珠菌复合体等，近年来耳道念珠菌感染在欧美国家呈增加趋势。

念珠菌属是机会性真菌或条件致病性真菌中最常见的真菌，其所致真菌感染在侵袭性真菌感染中占首位，其中白念珠菌是引起临床感染最重要的病原菌（大约 50%）。白念珠菌可定植于人的口腔、上呼吸道、消化道和阴道黏膜，主要引起鹅口疮、阴道炎、消化道感染、膀胱炎、肾盂肾炎、脑炎、心内膜炎以及播散性感染等。

来自中国医院侵袭性真菌病监测网数据显示，念珠菌耐药性不断增加，尤其是非白念珠菌的耐药性呈上升趋势，如光滑念珠菌、近平滑念珠菌、热带念珠菌等。研究表明，非白念珠菌的感染存在地域差异，不同区域的非白念珠菌对唑类耐药率也有所不同，这可能与不同区域的临床医师对侵袭性念珠菌感染的诊断和治疗方式不同有关。

（二）曲霉菌

曲霉菌广泛存在于自然界中，如土壤、腐败有机物、粮食和饲料；人体体表和黏膜也可定植。曲霉菌属有 900 余种，分 8 个群，具有致病性的主要是烟曲霉、黄曲霉、黑曲霉、土曲霉、构巢曲霉、杂色曲霉、灰绿曲霉和棒曲霉。

曲霉菌是条件致病菌，人体对其有较强免疫力。但当机体免疫力下降时，如粒细胞缺乏或 HIV 感染，曲霉菌可侵犯肺甚至播散至全身各系统。

与念珠菌相似的是，烟曲霉对三唑类具有耐药性，包括伊曲康唑、泊沙康唑、伏立康唑以及艾沙康唑。南京的四家大型三级医院 2012 年 8 月—2015 年 7 月，从 126 例确诊或可能的侵袭性曲霉病（invasive aspergillosis，IA）临床患者分离出烟曲霉，4 株（3.17%）具有伊曲康唑抗性（MIC≥8mg/L），其中 1 株（0.8%）具有伏立康唑和泊沙康唑耐药性，MIC 分别为 4mg/L 和 0.5mg/L。唑类也经常会用于治疗慢性肺曲霉病，然而长时间地使用唑类，会出现耐药性，导致单核苷酸耐药突变通常发生在接受长期三唑治疗的慢性肺部疾病患者中，例如慢性阻塞性肺疾病和慢性肺曲霉病。三唑耐药性在伊曲康唑治疗的慢性肺曲霉病患者中有 13% 发生，伏立康唑则为 5%，这表明耐药性选择并不罕见。

（三）隐球菌

隐球菌属包括 17 个种和 7 个变种，其中具有致病性的仅有新型隐球菌及其变种。我国从临床分离的新型隐球菌 95% 以上为新生变种，3% 左右为格特变种。新型隐球菌常引起中枢神经系统感染，也可播散侵入其他部位，引起肺隐球菌病、脑膜炎以及侵害淋巴结、骨、皮肤、胸腔、腹腔及尿路等。随着糖皮质激素和免疫抑制剂的使用及新型隐球菌病原学检测技术的发展，非 HIV 感染患者的新型隐球菌感染率近年来有所升高。全国细菌耐药监测网 2016 年数据显示，隐球菌对唑类药物耐药不超过 10%。

三、抗真菌药物的特点与应用现状

（一）抗真菌药物特点

1. 三唑类　三唑类药物包括氟康唑、伊曲康唑、伏立康唑、泊沙康唑等。该类药物通过抑制 14-α 脱甲基酶使真菌麦角固醇合成受阻，从而破坏真菌细胞的完整性；同时使甲基化固醇等毒性固醇堆积,改变真菌细胞膜的化学成分,使其通透性发生变化,阻止真菌的生长繁殖。有些唑类药物在高浓度时可直接破坏真菌细胞膜,导致细胞内容物外露,发挥杀菌作用。

氟康唑(fluconazole)是第一个上市的三唑类抗真菌药物,具有口服吸收好、不良反应少等特点。氟康唑属于窄谱抗真菌药物,对白念珠菌、隐球菌等酵母菌有较好的抗菌活性;克柔念珠菌、光滑念珠菌对氟康唑天然耐药;氟康唑对曲霉、接合菌无抗菌作用。氟康唑主要用于白念珠菌所致的皮肤黏膜感染、腹腔感染、尿路感染、败血症等。氟康唑是治疗球孢子菌脑膜炎的首选药物。

伊曲康唑(Itraconazole)是另一种三唑类抗真菌药物。该药具有亲脂性,抗菌谱广,在皮肤黏膜的高积聚性的特征。在体外对念珠菌、新生隐球菌呈浓度依赖性抑菌作用;对曲霉则呈浓度依赖性杀菌作用。对接合菌无抗菌作用。该药物有口服胶囊、口服液和注射剂三种剂型,口服液吸收较胶囊好,均受食物影响。

伏立康唑(voriconazole)是第二代三唑类抗真菌药物,为氟康唑的衍生物,但较氟康唑抗菌谱明显扩大。临床应用表明,该药对多数酵母菌和丝状真菌感染具有较好的疗效,且安全性较好。伏立康唑抗真菌谱广,不但对白念珠菌抗菌活性好,而且对大多数非白念珠菌仍有抗菌活性,尤其是克柔念珠菌、光滑念珠菌。伏立康唑对曲霉、毛孢子菌、新型隐球菌等也有较强的抗菌活性。伏立康唑主要应用于侵袭性念珠菌病和侵袭性曲霉病的治疗,对耐氟康唑的菌株(克柔念珠菌、光滑念珠菌)引起的感染有效。美国感染病协会推荐伏立康唑作为治疗侵袭性曲霉病的首选药物。该药经肝脏代谢排出,个体差异较大。

泊沙康唑(posaconazole)是第二代三唑类抗真菌药物,为伊曲康唑的衍生物。泊沙康唑抗菌谱广,对念珠菌、曲霉、新型隐球菌、球孢子菌、组织胞浆菌以及毛孢子菌等均有良好作用。尤其值得一提的是,泊沙康唑对接合菌(如毛霉菌)有较好的抗菌作用。口服吸收差异较大,体内经肝脏代谢排出。

三唑类药物中,都需要在肝脏代谢排出,个体差异较大,还存在和其他依赖肝脏 CYP 酶系代谢药物的相互作用;除氟康唑外,临床都需要进行血药浓度监测(参见第二十四章)。

2. **多烯类** 多烯类药物包括两性霉素 B 及其脂制剂和制霉菌素。其作用机制是靶向真菌细胞膜中的固醇,损伤细胞膜通透性从而抑制其生长。

两性霉素 B(amphotericin B,AmB)是抗真菌活性最强、最广谱的全身性抗真菌药物。该药获得性耐药性不多见,几乎对所有真菌均有效,迄今仍是许多危重深部真菌感染的重要药物。可用于念珠菌病、隐球菌病、组织胞浆菌病、曲霉菌等的治疗。但两性霉素 B 的毒性较大,可发生肾功能损害、贫血、低钾血症、心律失常、神经毒性等不良反应。两性霉素 B 脂制剂保留了其抗菌效果,明显减轻了相关毒性。

制霉菌素作用机制与两性霉素 B 相同,口服几乎全部自粪便排出,对深部真菌感染无治疗作用,注射用则毒性大,临床主要是外用,比如制成软膏治疗皮肤念珠菌感染等。

3. **棘白菌素类** 棘白菌素类(echinocandin)是一类广谱抗真菌药,其通过抑制真菌细胞壁的 β-(1,3)-D-葡聚糖的合成,破坏真菌细胞壁的完整性,导致真菌细胞溶解死亡,是一种具有全新作用机制的抗真菌药物,对很多耐唑类真菌仍具有良好的抗菌活性。

该类药是迄今为止安全性最高的一类抗真菌药物,具有抗菌谱广、抗真菌作用强、半衰期长、不良反应少、患者耐受性好等优点。该类药对念珠菌为杀菌剂,对曲霉菌属于抑菌剂,无交叉耐药性,是目前用于治疗侵袭性念珠菌感染的一线药物。

　　棘白菌素类抗真菌药主要有三种:卡泊芬净、米卡芬净和阿尼芬净。三者具有相似的抗菌谱、体外抗菌活性以及体内疗效,对白念珠菌、光滑念珠菌、热带念珠菌等大部分念珠菌具有抗真菌活性,对多数曲霉有抑菌作用。美国和欧洲均建议将棘白菌素作为侵袭性念珠菌病的一线治疗药物、侵袭性曲霉菌病的二线治疗药物、加强监护病房中疑似念珠菌病的首选经验性治疗药物。棘白菌素对毛霉菌属、隐球菌属和镰刀菌属均无抗菌活性。

　　真菌对棘白菌素类与唑类耐药机制不同,因此棘白菌素类与唑类药物无明显的交叉耐药性,棘白菌素类联合三唑类或多烯类药物可产生协同作用,故临床上常将棘白菌素类与其他药物联合使用治疗侵袭性深部真菌感染。

　　(二) 抗真菌药物应用现状

　　近年来,临床抗真菌药物使用量呈快速上升态势,主要原因可以归结为以下几个方面。

　　(1) 侵袭性真菌感染发病率增加。由于各种 IFD 危险因素人群大幅上升,IFD 患者群增加,导致抗真菌药物使用增加。

　　(2) 侵袭性真菌感染早期诊断困难,病死率高,临床深部真菌感染治疗中,抗真菌药物早期经验性用药十分必要,也导致了部分不合理用药增加。

　　(3) 临床可供使用的药物快速增加。21 世纪前,可供临床使用的抗真菌药物仅有两性霉素 B、氟康唑等为数不多的药物,2000 年前后,棘白霉素类、新型三唑类、两性霉素 B 脂制剂等不断涌现,也导致临床过度用药的情况出现。

　　与抗细菌药物相比较,抗真菌药物绝对用量虽然仍然较低,但其呈快速上升趋势,同时其价格高昂,在医疗费用的占用中升至超过抗细菌药物。国内某医院 2017—2019 年抗真菌药物使用金额占所有抗菌药物的 23.4%~28.6%。武汉地区深部抗真菌药物总 DDD 在 2009—2014 年呈上升趋势,特别是新型抗真菌药物上升比较明显。同样,国外抗真菌药物使用,特别在大型教学医院也呈上升趋势。

第二节　侵袭性真菌感染的诊断和治疗

一、侵袭性真菌感染的诊断

(一) 侵袭性真菌感染的分层诊断

　　侵袭性真菌感染的诊断一般由宿主因素、临床特征、微生物学检查、组织病理学四个部分组成。诊断分为 3 个级别:确诊、临床诊断、拟诊(图 34-1)。

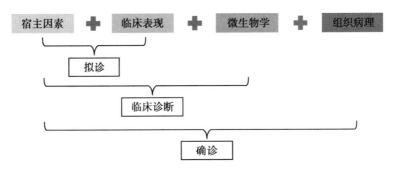

图 34-1　侵袭性真菌病的分层诊断

1. **确诊**

（1）深部组织感染：正常本应无菌的深部组织经活检或尸检证实有真菌侵入性感染的组织学证据；或除泌尿系、呼吸道、副鼻窦外正常无菌的封闭体腔（器官）中发现真菌感染的微生物学证据（培养或特殊染色）。

（2）真菌血症：血液真菌培养阳性，并排除污染，同时存在符合相关致病菌感染的临床症状与体征。

（3）导管相关性真菌血症：对于深静脉留置的导管行体外培养，当导管尖（长度5cm）半定量培养菌落计数>15CFU/ml，或定量培养菌落计数>10^2CFU/ml，且与外周血培养为同一致病菌，排除其他部位的感染可确诊。

2. **临床诊断**　至少有一项宿主因素，具有可能感染部位的一项主要临床特征或两项次要临床特征，并同时具备至少一项微生物学检查结果阳性。

3. **拟诊**　至少有一项宿主因素，具有一项微生物学检查结果阳性，或者具有可能感染部位的一项主要临床特征或两项次要临床特征。

（二）各种侵袭性真菌病的诊断标准

目前，国际和国内都对侵袭型真菌病的诊断制定了标准。其中，最有权威性的是欧洲癌症研究治疗组织和真菌研究组教育与研究共同体（EORTC/MSG）制定的侵袭性真菌病三个不同层次的诊断标准，见表34-1~表34-3。

二、侵袭性真菌感染治疗原则

侵袭性真菌感染的预后差、病死率高，根据临床专家建议，侵袭性真菌感染的治疗可分为预防性治疗、先发治疗、经验治疗和目标治疗。

1. **预防性治疗**　即对尚无真菌感染的高危患者给予抗真菌治疗，可减少侵袭性真菌感染并减少抗真菌药的全身应用，降低与真菌感染相关的病死率和某些中性粒细胞缺乏和器官移植患者的总病死率。可用于预防性应用的药物有氟康唑、伊曲康唑、两性霉素B（常规制剂和脂质体）、泊沙康唑。目前认为，预防性治疗需要严格掌握适应证，可适用于：①急性白血病诱导期采用细胞毒药物者；②同种异体造血干细胞移植受者及自身骨髓移植患者；③采用增强免疫抑制剂者；④获得性免疫缺陷综合征（AIDS）患者；⑤肝移植受者术后早期。

2. **先发治疗**　是对已有真菌感染迹象但尚无临床表现的患者进行抗真菌治疗。因此提示，对高危患者采取先发抗真菌治疗，可能有益。但实际应用的病例不多，问题是尚缺少合适的替代指标提示真菌感染迹象，如G试验、GM试验、PCR检测等，在病程中需多次检测实际指标或CT检查等。目前尚需更多临床研究资料证实病原真菌监测方法的灵敏度、预测价值及可靠性等，以确定先发抗真菌治疗的适应证。

3. **经验治疗**　是对已有临床症状但未确诊为真菌感染的患者进行治疗。20世纪80年代研究已经证实：中性粒细胞缺乏伴发热患者经广谱抗菌药物治疗3~7天仍持续发热者，其中有25%~30%的患者可能发生侵袭性真菌感染；经验性应用两性霉素B可降低上述患者事后侵袭性真菌的感染率及病死率。近期的临床对照研究发现，采用氟康唑、伊曲康唑、卡泊芬净和两性霉素B含脂制剂较两性霉素B常规制剂具有更多优点。

4. **目标治疗**　对已确诊为侵袭性真菌病的患者进行针对性抗真菌治疗。

表34-1　侵袭性真菌病确诊病例的诊断标准

真菌病[a]	显微镜检查(无菌组织标本)	培养(无菌部位标本)	血液	血清学	组织核酸诊断
霉菌病[a]	组织病理学、细胞病理学或直接显微镜检查[b],标本通过针吸或活检获得,可见菌丝或黑色酵母样形态伴有相关组织损伤的证据	通过无菌技术获得标本,培养得到透明或着色的霉菌,但不包括BALF、副鼻窦或尿液样本,尿液标本	在相匹配的感染病过程中,血培养获得霉菌[c](如镰刀菌属)	不适用	甲醛溶液固定、石蜡包埋的组织中发现霉菌时,PCR扩增真菌DNA,并结合DNA测序
酵母菌病[a]	组织病理学、细胞病理学或直接显微镜检查,标本是从正常无菌部位(除黏膜外)获取,显示有酵母细胞,例如,隐球菌会有出芽;念珠菌有假菌丝或真菌丝[d]	从通常无菌的,临床或影像学上与感染病过程一致的部位(包括新放置<24小时引流管),通过培养获得酵母细胞	血培养获得酵母(如隐球菌属或念珠菌属)或酵母样真菌(如毛孢子菌属)	脑脊液或血液中的隐球菌抗原证实隐球菌病	甲醛溶液固定、石蜡包埋的组织中发现酵母菌时,PCR扩增真菌DNA,并结合DNA测序
肺孢子菌病	用传统的或免疫荧光染色的方法,显微镜下在组织、BALF、痰液标本观察到菌体	不适用	不适用	不适用	不适用
地方性真菌	用组织病理学或直接镜检方法,在疾病受累部位显示该菌的独特形态	受累部位标本培养获得该菌	血培养获得该菌	不适用	不适用

注:BALF,支气管肺泡灌洗;PCR,聚合酶链反应。

a. 如果可以培养,培养结果附加属或种水平的鉴定。

b. 组织和细胞提交组织病理学或细胞病理学检查时,如果可能,使用荧光染料对来自IFDs病灶的湿标本进行染色。

c. 血培养有曲霉菌生长,很少提示血管内疾病,几乎总是代表污染。

d. 毛孢子菌属,酵母样地霉属以及头状芽生裂殖菌也可形成假菌丝或真菌丝。

表 34-2　侵袭性肺霉菌病疑似诊断标准

宿主因素

1. 近期中性粒细胞减少[中性粒细胞<0.5×10⁹/L(中性粒细胞<500 个/mm³),持续 10 天以上],与侵袭性真菌病发病时间有相关性。
2. 血液系统恶性疾病 ᵃ。
3. 接受同种异体造血干细胞移植。
4. 接受实体器官移植。
5. 在过去 60 天内,以 ≥0.3mg/kg 治疗剂量长时间使用皮质类固醇 ≥3 周(不包括过敏性支气管肺曲霉菌病 ABPA 患者)。
6. 在过去 90 天内使用其他公认的 T 细胞免疫抑制剂,如钙调磷酸酶抑制剂、肿瘤坏死因子-α 阻滞剂、淋巴细胞特异性单克隆抗体、免疫抑制核苷类似物进行治疗。
7. 使用识别 B 细胞免疫抑制剂治疗,例如布鲁顿酪氨酸激酶(Bruton's tyrosine kinase,BTK)(依布替尼)。
8. 遗传性严重免疫缺陷病(例如慢性肉芽肿病,STAT3 缺陷高 IgE 综合征,或严重的联合免疫缺陷)。
9. 累及肠道、肺部或肝脏的急性移植物抗宿主病Ⅲ级或Ⅳ级,用类固醇一线药物治疗无效

临床表现

肺曲霉菌病:CT 上至少出现下列 4 种影像中的 1 种。

1. 致密的、边界清楚的病变,伴或不伴晕轮征。
2. 空气新月征。
3. 空洞。
4. 楔形、节段性或大叶性实变。

其他肺部霉菌病:和肺曲霉菌病类似,加反晕征(又称为环礁征)。

支气管炎:支气管镜下可见气管支气管溃疡、结节、伪膜、斑块或焦痂

鼻腔鼻窦疾病:

1. 急性局部疼痛(包括眼部放射痛)。
2. 鼻部溃疡伴黑色焦痂。
3. 从鼻窦延伸穿过骨屏障,包括进入眼眶

真菌学证据

1. 从痰液、BAL、支气管毛刷或抽吸物中培养检出任何霉菌,例如曲霉菌、镰刀菌、赛多孢菌属或毛霉菌。
2. 显微镜镜检 BAL、支气管刷片或抽吸液,有真菌成分提示存在霉菌。
3. 气管支气管炎
(1) 通过 BAL 或支气管毛刷培养检出曲霉菌。
(2) 显微镜镜检 BAL 或支气管刷片,有真菌成分提示存在霉菌。
4. 鼻腔鼻窦疾病
(1) 鼻窦吸出物培养检出霉菌。
(2) 显微镜镜检鼻窦吸出物,有真菌成分提示存在霉菌。
5. 仅对曲霉菌病
(1) 半乳甘露聚糖抗原:在血浆、血清、BALF 或 CSF 中检测到该抗原,下列任何一项:
1) 单测血清或血浆:≥1.0。
2) BALF:≥1.0。
3) 单测血清或血浆:≥0.7 以及 BALF:≥0.8。
4) CSF:≥1.0。
(2) PCR 检测曲霉菌,下列任何一项:
1) 血浆、血清或全血标本,2 次或多次以上连续 PCR 检测阳性。
2) BALF,2 次或多次重复 PCR 检测阳性。
3) 血浆、血清或全血,至少 1 次 PCR 检测呈阳性,且 BALF,至少 1 次 PCR 检测呈阳性。
(3) 痰、BALF、支气管毛刷或抽吸物培养检出曲霉菌种。

注:1. IFD 疑似诊断需要存在 1 个宿主因素、1 个临床特征和 1 个真菌学证据。符合宿主因素和临床特征标准,但尚未发现真菌学证据的病例即 IFD 拟诊病例。目前认为,(1,3)-β-D-葡聚糖不能提供任何侵袭性霉菌病的真菌学证据。

2. BALF:支气管肺泡灌洗;CSF:脑脊液;CT:计算体层扫描;MRI:磁共振成像;PCR:聚合酶链反应。

3. a 血液系统恶性疾病,指活动性恶性肿瘤,接受治疗的活动性恶性肿瘤,以及近期缓解的恶性肿瘤。这些患者主要包括急性白血病、淋巴瘤、多发性骨髓瘤。再生障碍性贫血患者是一组更加异质性的群体,未予纳入。

表 34-3　其他侵袭性真菌病的疑似诊断

念珠菌病

【宿主因素】

1. 近期中性粒细胞减少病史,即中性粒细胞持续 10 天<0.5×10^9/L(中性粒细胞<500 个/mm³),与侵袭性真菌病发病的时间有相关性。

2. 血液系统恶性肿瘤。

3. 同种异体造血干细胞移植受者。

4. 实体器官移植受者。

5. 长期使用糖皮质激素患者(除外过敏性支气管肺曲霉菌病 ABPA),且既往 60 天内接受过≥3 周治疗剂量为≥0.3mg/kg 的激素治疗。

6. 既往 90 天内,接受过其他公认的 T 细胞免疫抑制剂治疗,如钙调神经磷酸酶抑制剂,肿瘤坏死因子-α阻滞剂,淋巴细胞特异性单克隆抗体,免疫抑制核苷类似物。

7. 遗传性严重免疫缺陷病(如慢性肉芽肿性疾病,STAT-3 缺乏高 IgE 综合征,CARD9 基因缺乏,STAT-1 功能亢进,或严重联合免疫缺陷病)。

8. 急性移植物抗宿主病Ⅲ级或Ⅳ级,累及肠道、肺部或肝脏,且糖皮质激素的一线治疗无效。

【临床特征】

1. 先前两周内发生念珠菌病后,至少出现以下两种情况中的一种。

a) 肝脏或脾脏(牛眼征)或大脑,或脑膜增强处的小的靶状脓肿。

b) 眼科检查中进行性视网膜渗出或玻璃体混浊。

2. 真菌学证据。

3. 其他因除外,至少在两次连续的血清样本中检测到 β-D-葡聚糖≥80ng/L。

4. T2 Candida[a] 检测阳性。

隐球菌病

【宿主因素[b]】

1. 人类免疫缺陷病毒感染(HIV 感染)。

2. 实体器官移植或造血干细胞移植受者。

3. 血液恶性肿瘤。

4. 抗体缺乏(如常见的各种免疫球蛋白缺乏症)。

5. 免疫抑制治疗(包括单克隆抗体)。

6. 终末期肝脏或肾脏疾病。

7. 特发性 CD4 淋巴细胞减少症。

【临床特征】

1. 脑膜炎症状。

2. 与隐球菌发病一致的放射损伤部位。

【真菌学证据】从任何无菌部位采集的标本中发现隐球菌。

耶氏肺孢子菌病[c]

【宿主因素】

1. 任何原因的 CD4 淋巴细胞计数<200 个细胞/mm³(200×10⁶ 个细胞/L)。

2. 暴露于与 T 细胞功能障碍相关的药物(抗肿瘤治疗、抗炎或免疫抑制治疗)。

3. 既往 60 天内接受过≥2 周的治疗剂量为≥0.3mg/kg 的泼尼松等量治疗。

4. 实体器官移植。

【临床特征】

1. 任何一致的影像学特征,特别是双侧磨玻璃混浊影、实变、小结节或单侧浸润、大叶浸润、结节浸润伴或不伴空洞、多病灶浸润、粟粒样改变[d]。

2. 伴有咳嗽、呼吸困难和低氧血症的呼吸系统症状,且伴有胸部 X 线片或 CT 检查的影像学异常,包括实变、小结节、单侧浸润、胸腔积液或囊性病变。

续表

【真菌学证据】

1. 其他因除外,至少在两次连续的血清样本中检测到 β-D-葡聚糖≥80ng/L。

2. 实时定量聚合酶链反应检测呼吸道标本中的耶氏肺孢子菌 DNA。

地方性真菌病

【宿主因素】这些疾病不适用于健康和亚健康宿主人群。

【临床特征】地理上或职业上暴露(包括远程的)于真菌的证据,伴相匹配的临床疾病。

【真菌学证据】

1. 尿液、血清或体液中的组织胞浆菌或芽生菌抗原。

2. 脑脊液中抗球孢子菌抗体阳性,或连续两次血清标本中抗球孢子菌抗体滴度升高 2 倍。

注:除了地方性真菌病,疑似诊断(probable)IFD 需要具备 1 个宿主因素、1 个临床特征和 1 个真菌学证据,而符合 1 个宿主因素和 1 个临床特征标准,但没有真菌学证据的病例,则为拟诊(possible)IFD。

a. T2 Candida 是美国食品药品管理局批准的试剂盒,用于检测血液标本中的白念珠菌、近平滑念珠菌、热带念珠菌、克柔念珠菌和光滑念珠菌。

b. 隐球菌病也发生在表型正常的宿主人群。

c. 人类免疫缺陷病毒感染(HIV 感染)相关的肺囊虫病不包括在这里。

d. 双侧,弥漫性磨玻璃模糊影伴间质浸润,比其他特征如实变、小结节、薄壁空洞和单侧浸润更常见。

第三节　抗真菌药物临床应用管理

一、抗真菌药物临床应用管理概述

(一) 抗真菌药物临床应用管理概念与目的

抗真菌药物管理(antifungal stewardship,AFS)是指对需要使用抗真菌药物的患者,选择最佳的抗真菌药物方案、剂量、治疗持续时间和给药途径,来提高抗真菌药物的有效性。

AFS 目的包括:改善患者预后、提高药物疗效、降低药物毒性、预防感染的出现、延缓耐药的发展、降低药物之间相互作用、实现最大效费比。

AFS 属于 AMS 内容之一,但 AFS 和 AMS 既有相似之处,又有各自特点。具体差别见表34-4。

表 34-4　AMS 与 AFS 比较

比较内容	AMS	AFS
实时场景	所有医疗机构	二、三级医疗机构为主
专业人员	各临床专业	部分专业:ICU、血液、肿瘤、移植、呼吸等 IFD 高发专业
目标患者	治疗与预防用药者	主要长疗程治疗者
感染辅助诊断方式	CRP、PCT、微生物	G、GM 试验、培养、影像、
耐药性	普遍	较少,念珠菌为主
药物特点	药物种类多,特性简单、相互作用少	药物种类少,但特性复杂、相互作用多、TDM 常用
感染预防措施	明确	尚不明确
治疗策略	明确、有共识	部分明确、共识少

（二）实施抗真菌药物临床应用管理的价值

IFI是世界范围内公认的重大健康问题,而IFD相关的高死亡率,加上不理想的诊断工具,导致了抗真菌药物的过度使用,高昂的药物成本和药物毒性以及不恰当的药物使用导致真菌耐药性的产生。临床迫切需要通过AFS来规范抗真菌药物使用。AFS的主要目标是优化治疗,适当地减少或停止抗真菌治疗,降低成本,减少真菌耐药性,对发病率或病死率方面并没有负面影响。

Benoist等人比较了AFS实施前后念珠菌血症患者的临床疗效。研究包括2012年1月至2015年12月在法国大学医院确诊的所有连续念珠菌血症病例。回顾性收集AFS实施前2年和实施后2年的数据。结果是AFS对3个月的病死率没有显著影响,但对日常血培养和棘白菌素一线治疗有显著影响。Emily Hart等人评估AFS干预对临床和性能指标的影响,对2017年11月对PubMed和EMBASE数据库中的英语报告的研究进行系统回顾,发现AFS项目对病死率没有影响,两组间的住院时间也相似;但改善了抗真菌治疗时间,增加了抗真菌药物的适当选择。在管理开始后抗真菌药物的消耗减少或显著减少。

二、抗真菌药物临床应用管理策略

AFS与AMS有相似之处,许多AMS策略在AFS完全可以应用;但结合侵袭性真菌感染的特殊性和药物本身特点,AFS重点应该关注以下各种策略(图34-2)。

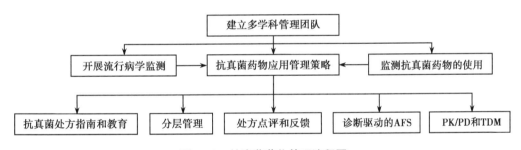

图34-2　抗真菌药物管理流程图

（一）建立多学科协作组

与AMS相同,AFS需要建立一个经医院批准、授权和支持的多学科管理协作组,其中最重要的是要选出一位能够确保临床治疗管理的且具有权威性的组长。组长的专业可因医院而异,其基本技能应包括:有较强诊断和管理真菌感染能力,有处方审查和反馈的能力,并具有协调协作小组的能力。AFS团队可以是AMS团队中的一个小组,在这个小组中需要考虑邀请IFI高发科室专业人员参与,如ICU、血液科、移植科等专家参与。

（二）持续开展真菌感染流行病学和用药监测

1. IFI流行病学监测　开展医疗机构和当地IFI流行病学调查与监测,收集所有IFI相关信息,包括微生物学部门必须保持记录分离株,以反映证实的感染。此外,由一位经验丰富的医师检查每一个病例,来识别临床上重要的感染。

当实验室自动化鉴定系统发现分离株时,应通过微量肉汤稀释法确认其耐药性,因为肉汤稀释法是公认的金标准。许多抗真菌药物的临床折点用于念珠菌属某些种,但不适用于霉菌,这使得对某些真菌的解释非常困难。建议进行室内质控和参加室间质评以确保结果的准确。

2. 抗真菌药物应用监测　具体方法与抗菌药物相同,参见第九章。

(三) 抗真菌药物临床应用管理策略

1. 诊断驱动的 AFS　抗真菌药物过度使用主要原因与 IFI 诊断困难有关,开展 IFI 试验诊断,对提高 IFI 诊断准确性,减少不必要用药十分有价值。真菌的实验室检查方法可分为培养技术和非培养技术。培养技术包括显微镜观察、分离培养与鉴定和组织病理学;非培养技术包括血清学方法及分子诊断技术。

(1) 真菌显微镜检查:显微镜检查是最重要、最基本的检查方法。发现真菌的有形成分如菌丝、假菌丝或较多孢子往往提示真菌感染,临床上具有诊断价值。但是,见到菌丝孢子并不能确定真菌种类。直接镜检对于浅表和皮下真菌感染最有帮助。阳性结果可确定真菌感染,而阴性结果不能排除诊断。主要原因与取材是否合格,标本处理是否得当有关。如果在无菌体液中发现真菌成分常可确定诊断。通过直接涂片镜检一般可区分念珠菌、隐球菌和毛霉菌等,但进一步明确菌种需要通过培养鉴定来完成。

(2) 分离培养与鉴定:将标本接种于沙保罗琼脂斜面或平板培养基。深部感染标本还可以接种于血琼脂、肉渣培养基或硫乙醇钠培养基,分别在室温或 37℃孵育一至数周。培养基中加入适量氯霉素、链霉素等可以减少细菌污染。通常血培养分离出念珠菌属、新型隐球菌、组织胞浆菌和镰刀霉有临床意义,但如分离出曲霉属(非土曲霉)和青霉属(非马尼菲青霉)则常无临床意义。

(3) 组织病理学:该方法是深部真菌病诊断的金标准。通过组织病理学检查可粗略区分部分真菌,如念珠菌、曲霉菌、隐球菌等。特殊染色方法可提高检出阳性率。但若要确定真菌菌种,还需进行真菌培养,两种方法相互补充。

(4) 血清学诊断方法

1) 真菌(1,3)-β-D-葡聚糖检测(G 试验):该方法用于广泛筛查侵袭性真菌感染。真菌细菌壁中特有的(1,3)-β-D-葡聚糖可激活鲎阿米巴样细胞溶解物中的 G 因子,形成凝固蛋白,从而以浊度定量的方法测出血浆中(1,3)-β-D-葡聚糖浓度。(1,3)-β-D-葡聚糖浓度越高,表示感染越严重。该方法已经常规应用于临床侵袭性真菌感染的筛查,成为早期诊断除接合菌(毛霉等)、隐球菌以外的深部真菌感染,其敏感性与特异性约为 60%~90%。

2) 曲霉菌半乳甘露聚糖抗原检测(GM 试验):GM 试验是检测曲霉菌感染的经典血清学方法之一,其主要检测物质是半乳甘露聚糖(galactomannan,GM)抗原,是曲霉细胞壁上的一种多聚抗原。菌丝生长时,GM 能够从薄弱的菌丝顶端释放,是最早释放的真菌抗原,被认为是一种可靠的侵袭性曲霉菌感染早期诊断的生物标记物。GM 释放量与菌量成正比,可以反映感染程度。GM 在感染后 24 小时(感染早期)即可检测到,与病情严重程度一致,适用于侵袭性曲霉菌感染的早期诊断。标本可以是血清、肺泡灌洗液和脑脊液。常用检测方法有 ELISA、乳胶凝集试验等,敏感性和特异性因不同方法而异。该方法的缺点是某些药物和食物可以导致假阳性,假阳性率可以高达 18%。因此建议每周两次使用 GM 试验对高危患者的病情和治疗效果进行监测和评估。

3) 隐球菌荚膜多糖抗原检测:隐球菌荚膜多糖抗原是隐球菌特有的生物标记物,可通过对血液或脑脊液等无菌体液中的抗原进行检测,从而对隐球菌感染进行诊断。2018 年,中华医学会感染病分会《隐球菌性脑膜炎诊治专家共识》中推荐隐球菌病的血清学方法有乳胶凝集试验（latex agglutination test，LA）、酶联免疫分析法（enzyme immunoassay，EIA）及侧流免疫层析法（lateral flow immunoassay，LFA）。其中，LFA 又称"金标法"或者"胶体金免疫层析法"，其可用于定性、半定量检测血清、脑脊液中隐球菌荚膜多糖抗原，操作简单、报告快速，研究结果显示检测血液标本敏感性可达 100%，检测尿液标本的敏感性也可达 70.7%~92.0%。

4）真菌抗体检测：血清抗体检测如曲霉特异 IgG 和 IgE 抗体检测在肺曲霉病的诊断中已经得到越来越广泛的应用，包括侵袭性肺曲霉病（IPA）、慢性肺曲霉病（CPA）、变应性支气管肺曲霉病（ABPA）；特别是血清曲霉特异性 IgG 抗体已经成为 CPA 的标准病原学诊断指标。念珠菌抗体检测方法包括：抗念珠菌烯醇化酶 IgG 抗体（anti-Eno IgG）；抗甘露聚糖（mannan antigens，Mn）抗体，可以与甘露聚糖抗原（Mn）联合检测；抗念珠菌果糖二磷酸醛羧酶（fructose-bisphosphate aldolase，Fba1）抗体；抗白念珠菌芽管抗体（Candida albicans germ tube-specific antibodies，CAGTA）。真菌感染念珠菌抗体检测有助于进行早期 IC 快速诊断，区分念珠菌的定植与感染，并且与其他真菌无交叉反应，联合检测还可以提高阳性率。

（5）真菌核酸检测：分子生物学检测是利用特异性引物，通过常规聚合酶链式反应扩增技术，可以准确鉴定不同致病性真菌的种类，尤其适用于种类繁多、分类学上有局限性的菌种的鉴定。但是目前分子生物学技术应用于真菌诊断还需要更深入的研究，包括方法的标准化以及多中心大样本的临床研究。

2. 推广抗真菌治疗指南，实施相关教育和反馈　真菌流行病学和耐药性存在显著的地理差异；必须监测当地趋势，以便制定适当的抗真菌治疗指南。

这些指南应在 AFS 小组内起草和商定，并至少每 2 年更新一次，纳入处方医师、微生物学家和药剂师的建议，以及新获得的知识。

易获取且易于使用的指南的制定对正确的抗真菌药处方选择、指南使用的依从性以及与患者相关的合并症的管理都有影响。这些指南应在对已达成和尚未达成共识的领域理解的基础上应用于日常治疗中，但是重要的是，仅靠指南和教育还是不够的，必须要与其他策略结合。

多学科小组必须定期开展教育课程，重点从较低水平的治疗到最准确的治疗，而不仅仅是针对感染病医师。教育计划是非常可取的，以增加抗真菌处方医师在诊断和管理 IFI 方面的知识。

在开始教育之前，重要的是在设计培训策略时应考虑到 IFD 所面临的难题：诊断不一致性、定植与感染的判断、药物的选择、合适剂量的确定、可用的诊断方法，每种药物的具体微生物学结果的解释，预防的适应证和一线治疗的方案。

被动的教育活动，如讲座或信息小册子，应该用来补充其他管理活动，但不建议将其作为唯一的教育工具。让处方医师参与抗真菌药物使用的讨论在管理策略上是至关重要的。

3. 抗真菌药物分级管理　我国一般把全身用抗真菌药物分到限制级和特殊使用级进行管理，特殊级抗真菌药物需要感染专业医师会诊方可使用。可以减少初始不必要/不适当的抗真菌药物的使用；优化药物选择和减少不良反应；在开始治疗时及时查看临床数据/以前的培养结果；降低抗生素成本；并允许直接控制抗真菌药物的使用。但影响限制使用级抗菌药物的使用的及时性、失去处方医师的自主权、治疗延迟。分级管理的有效性取决于系统设计者和审批者的技能。

4. 前瞻性处方审核 这种策略需要更多的时间和精力以及高水平的专业知识,但被认为比限制性措施具有更好的长期依从性。

该策略可以提高 AFS 的可见性并有助于建立团队合作性;更多的临床医师可以提出建议,提高了处方医师的处方水平;为临床医师提供实时教育;保持处方医师的自主性;并可以解决抗生素降级和治疗持续时间的问题。但该策略是劳动密集型的,需要较大的人力投入;成功取决于向处方医师发送信息的方法;如果患者临床情况稳定,处方医师可能不愿意改变治疗;确定干预措施可能需要信息技术,并且需要更多的时间来减少目标抗真菌药物的使用。

5. 治疗药物监测和 PK/PD 优化抗真药物使用 抗真菌药物由于其药学特征的特殊性、药物性互作用多、药物安全性隐患以及用药个体基础疾病等原因,TDM 被一些指南推荐为标准抗真菌治疗的一部分,用作指导给药的工具,以增强某些抗真菌药物的安全性和有效性。三唑类抗真菌药的药代动力学具有多样性和不可预测性,尤其是在严重疾病的成人和儿童中,并且在管理长期治疗的患者和可能产生耐药性的患者时非常重要,TDM 可在考虑患者相关因素的情况下改善结果。TDM 与 PK/PD 相结合,根据微生物培养结果、患者的临床特征和其他伴随疾病(例如体重,肾或肝功能衰竭)、药物相互作用等设定优化抗真菌治疗方案(参考第二十三、二十四章)。

(曹俊敏)

◢ 参考文献

[1] ANTINORI S,NEBULONI M,MAGNI C,et al. Trends in the postmortem diagnosis of opportunistic invasive fungal infections in patients with AIDS:a retrospective study of 1 630 autopsies performed between 1984 and 2002. Am J Clin Pathol,2009,132(2):221-227.

[2] PAIVA J,PEREIRA J,TABAH A,et al. Characteristics and risk factors for 28-day mortality of hospital acquired fungemias in ICUs:data from the EUROBACT study. Crit Care,2016,20(1):53.

[3] WOUTER M,LAGROU K,MAERTENS J,et al. Invasive aspergillosis in the intensive care unit. Clin Infect Dis,2007,45(2):205-216.

[4] CHUANG Y M,KU S C,LIAW S J,et al. Disseminated Cryptococcus neoformans var.grubii infections in intensive care units. Epidemiol Infect,2010,138:1036-1043.

[5] FELIX B,SARA G,RITA O,et al. Global and multi-national prevalence of fungal diseases-estimate precision. J Fungi,2017,3(4):57.

[6] 林贵兰,马晓波,房丽丽,等.(1,3)-β-D-葡聚糖连续监测在抗真菌药物治疗中的评价. 中华医院感染学杂志,2016,26(1):37-39.

[7] PFAIIER M A,DIEKEMA D J. Epidemiology of invasive candidiasis:a persistent public health problem. Clin Microbiol Rev,2007,20(1):133-163.

[8] CLSI. Reference method for broth dilution antifungal susceptibility testing of yeasts. Wayne,PA:CLSI. M27-A3,2017.

[9] MAKADZANGE A,MCHUGH G. New Approaches to the diagnosis and treatment of Cryptococcal meningitis. Seminars Neurol,2014,34(1):47-60.

[10] KAILA P,ALSPAUGH J. New horizons in antifungal therapy. J Fungi,2016,2(4):26.

［11］CAMPOY S,ADRIO J L. Antifungals. Biochem Pharmacol,2016,133:86-96.

［12］叶梦寒,张程亮,李喜平,等. 武汉地区 2009-2014 年抗真菌药物应用分析. 海峡药学,2017,29(9):254-256.

［13］ADLER-MOORE J P,GANGNEUX J P,PAPPAS P G. Comparison between liposomal formulations of amphotericin B. Med mycol,2016,54(3):223-231.

［14］NETT J E,ANDES D R. Antifungal agents:spectrum of activity,pharmacology,and clinical indications. Infect Dis Clin North Am,2016,30(1):51-83.

［15］PAPPAS P G,KAUFFMAN C A,ANDES D R,et al. Executive summary:Clinical practice guideline for the management of candidiasis:2016 update by the Infectious Diseases Society of America. Clin Infect Dis,2016,62(4):409-417.

［16］DONNELLY J P,CHEN S C,KAUFFMAM C A,et al. Revision and update of the consensus definitions of invasive fungal disease from the European Organization for Research and Treatment of Cancer and the Mycoses Study Group Education and Research Consortium. Clin Infect Dis,2020,71(6):1367-1376.

［17］THOMAS TF. PATTERSON GR,DENNING DW. et al. Practice guidelines for the diagnosis and management of aspergillosis:2016 update by the Infectious Diseases Society of America. Clin Infect Dis,2016,63(4):433-442.

［18］PAGE I D,MALCOLM R,DENNING D W. Antibody testing in aspergillosis-quo vadis. Med Mycol,2015,53(5):417-439.

［19］BENOIST H,RODIER S,DE LA BLANCHARDIEREB A,et al. Appropriate use of antifungals:impact of an antifungal stewardship program on the clinical outcome of candidaemia in a French university hospital. Infection,2019,47:435-440.

［20］HART E,NGUYEN M,ALLEN M,et al. A systematic review of the impact of antifungal stewardship interventions in the United States. Ann Clin Microbiol Antimicrob,2019,18(1):24.

第三十五章

抗菌药物过敏管理与患者脱敏

第一节 抗菌药物过敏流行状况

抗菌药物是临床应用广泛的一类药物,同样抗菌药物所致不良反应在我国也占较高比重。根据国家2019年药物不良反应监测报告,全年共收到不良反应报告51.9万份,抗感染药物占34.3%,其中前三位为头孢菌素、喹诺酮类和大环内酯类,注射剂占80.7%,皮肤及其附件损害超过40%,这种不良反应的分布情况与药物使用量相似。就抗感染药物所致皮肤及其附件损害而言,过敏反应应该占有一定比例。

我国长期以来强制性实施青霉素过敏皮肤试验,对及时发现潜在过敏患者非常重要,但随着对过敏反应发生机制的深入研究以及制药工业的不断发展,需要对抗菌药物过敏反应重新认识,以减少过度诊断过敏,导致药物使用困难和不合理使用,特别是对头孢菌素类药物的皮肤试验问题需要科学认识。

一、青霉素类过敏反应流行现状

青霉素类过敏反应的发生率为0.7%~10%,速发型过敏反应发生率约为0.01%~0.04%,而病死率约为0.002%,青霉素过敏反应发生率整体呈下降趋势。美国大约有8%的人具有青霉素过敏的记载,但其中真正通过准确皮试确认的患者低于1/20,据估计每年死于青霉素过敏患者500~1 000人。其中,阿莫西林和氨苄西林与5%患者的延迟性黄斑丘疹有关,特别是在存在病毒感染的情况下更易发生。Macy分析门诊患者的电子病历发现,青霉素和头孢菌素过敏的发病率分别为9%和1.3%,青霉素过敏多见于20~49岁人群,女性的发病率高于男性。该作者进一步研究发现,用青霉酰多聚赖氨酸和青霉素原液进行皮试,阴性者再进行口服阿莫西林进行激发试验,在799人中763例全部试验阴性,18例皮试阳性,11例口服激发试验阳性,4例延迟激发试验阳性,他们还发现有30例患者口服激发试验后出现瘙痒、焦虑、头痛等表现,但并未给予任何处理而反应消失;最后该研究确认只有2.8%的患者发生真正的IgE介导的青霉素过敏。

欧洲报道,在药物致死性过敏反应中,青霉素占20%。英国的一项研究报道了12例抗生素诱发的致死性过敏性反应中,6例是首次口服头孢菌素,3例既往有阿莫西林过敏史,1

例既往有青霉素过敏史,其余2例患者无青霉素和头孢菌素过敏史。由此可知,既往有青霉素过敏史者更易诱发致死性过敏反应。

我国缺乏大型青霉素过敏的流行病学调查数据,具体发病情况不清楚。

二、头孢菌素过敏反应流行现状

根据《严重过敏反应国际合作研究报告》,非肠道头孢菌素诱导的过敏反应发生率为每10万例有5.7例。头孢菌素类抗菌药物全身性一般过敏反应的发生率为0.07%~2.8%,过敏性休克罕见(0.000 1%~0.1%),与临床所用几千种药物(尤其是抗菌药物)过敏反应发生率相近。

头孢菌素和青霉素之间存在部分交叉过敏现象,但发生率低。美国研究了80余万人接受头孢菌素治疗后30天过敏情况,其中有青霉素过敏史者发生过敏率1.13%,没青霉素过敏史者为0.39%。口服头孢菌素较少发生过敏反应,但两者之间没有统计学差异。

三、其他抗菌药物过敏反应流行现状

除了青霉素类及头孢菌素类,引起过敏反应较常见的抗菌药物还有氟喹诺酮类、磺胺类及万古霉素。

磺胺类抗菌药物是药物过敏的第二大原因,仅次于β-内酰胺类药物。在一项大型研究中,阿莫西林过敏反应的发生率为51/1 000,而复方磺胺甲噁唑为34/1 000。有研究提示,在HIV尚未流行时使用复方磺胺甲噁唑的住院患者约有8%发生不良反应,而HIV感染者的过敏风险显著升高,达44%~100%。

氟喹诺酮类相关全身性过敏反应发生率报道越来越多,但确切发生率不明。据美国一项大型医疗保险索赔数据库估计,其发生率为每100 000次处方中1~5例,与β-内酰胺类药物所致反应率相近;迟发型皮肤斑丘疹这类反应也相对常见,其发生率在2%~3%。

万古霉素过敏反应最常见的形式为皮疹,一项系统评价结果显示使用万古霉素的414例患者中有18例(4%)发生"红人综合征",而889例患者中有58例(6%)发生其他皮疹。万古霉素引起全身性过敏反应罕见,但有报道可出现血管性水肿、呼吸窘迫和支气管痉挛等表现。特别要注意的是,万古霉素引起的"红人综合征"是一种速率依赖性输注反应,而不是真正的变态反应。

而相对于以上几类抗菌药物,大环内酯类、氨基糖苷类、四环素类、克林霉素及甲硝唑等则不常引起过敏反应。大环内酯类抗菌药物可引起约1%的患者出现迟发型斑丘疹,而全身性过敏反应和严重的非IgE介导反应很少见。氨基糖苷类总体耐受性良好,很少引起过敏,除局部用新霉素外,其常引起变应性接触性皮炎;此外,需注意氨基糖苷类之间广泛存在交叉反应。四环素类引起IgE介导的过敏反应很罕见,仅少数个案报道;其中,米诺环素引起重度非IgE介导反应较其他四环素类多,如药物反应伴嗜酸性粒细胞增多和全身性症状/药物性超敏反应综合征、药物性狼疮及中毒性表皮坏死松解症等。克林霉素引起的过敏也不常见,报道较多的是斑丘疹,约0.4%(来源于一项回顾性研究,3 896例中有14例)。甲硝唑引起的过敏反应很罕见,已发表文献中仅有很少的相关病例报道,临床表现包括:泛发性皮疹、固定性药疹、血清病样反应、史-约(Stevens-Johnson)综合征(SJS)/中毒性表皮坏死松解症(TEN)和全身性过敏反应等。

第二节 抗菌药物过敏反应发生机制与临床表现

一、抗菌药物过敏反应分类与发生机制

抗菌药物过敏是一种由药物引发的变态反应所致的药物不良反应。根据 Gell 和 Coombs 系统将药物免疫反应分为四类(表 35-1)。

表 35-1 四型过敏反应特点比较

内容	过敏反应			
	Ⅰ型	Ⅱ型	Ⅲ型	Ⅳ型
发病机制	IgE 介导肥大细胞或嗜碱性粒细胞脱颗粒	IgG 介导的细胞毒性	IgG 介导的免疫复合物沉积与激活补体	T 细胞介导
发病时间	数分钟到数小时	1~3 周	1~3 周	1~3 周(脓疱病数小时发生)
主要表现	荨麻疹、血管神经水肿、支气管痉挛、休克	溶血、粒细胞减少、血小板减少	血管炎、血清病	药疹、接触性皮炎、药物热、史-约综合征、中毒性表皮坏死松解症、皮疹伴嗜酸性粒细胞增加、急性全身性脓疱病
全身表现	呼吸困难、水肿、休克	发热	发热、淋巴结肿大、水肿	发热、水肿、肝损害、白细胞增加等
是否住院	需要	需要	需要	重症需要
检查方法	皮试、药物激发	无	无	药物激发、皮肤斑贴试验

Ⅰ型过敏反应:速发型过敏反应,由免疫球蛋白 E(IgE)介导的肥大细胞和嗜碱性粒细胞活化引起。该反应需要存在药物特异性 IgE。小部分患者一暴露于某种药物时就会产生药物特异性 IgE,而大多数患者即使接受较长时间治疗也不会产生。药物特异性 IgE 一旦产生,便会占据全身肥大细胞和嗜碱性粒细胞上的表面受体。当再次接触该药时,药物便可能与这些 IgE 结合,导致受体交联和细胞的激活,进而出现症状。

Ⅱ型过敏反应:迟发型过敏反应,不常见,是由抗体(通常是免疫球蛋白 G,IgG)介导的细胞破坏引起。当药物作为抗原与某些类型的细胞表面结合时可能引起该反应。随后,抗体与细胞表面结合,导致该细胞被巨噬细胞靶向清除。这一过程可能涉及补体激活,但也可能不涉及。此外,其临床表现需要体内存在高滴度的药物特异性 IgG 或 IgM(罕见情况下)抗体,同样的,这些抗体仅在小部分患者中产生,且通常在大剂量、长期或反复药物暴露的情况下产生。

Ⅲ型过敏反应:迟发型过敏反应,由免疫复合物(由药物特异性 IgG 与药物结合形成)沉积和补体激活引起。当免疫复合物黏附在血管组织细胞上时,免疫反应不仅攻击免疫复合物,也攻击复合物所黏附的正常组织,进而导致血管组织的损伤和坏死。而激活的补体成分,炎症和脉管炎损害血管壁,导致出现血清病的症状。该过敏反应类似于Ⅱ型过敏反应,也不常见,通常发生于大剂量长期给药的情况下。但需要注意的是,当再次暴露于类似剂量

或更高剂量的同一药物时,可引起更快、更严重的复发。

Ⅳ型过敏反应:迟发型过敏反应,与其他3种过敏反应不同,不是由抗体介导的,而是由T细胞介导,涉及T细胞的激活与扩增。在某些情况下也涉及其他细胞类型,如巨噬细胞、嗜酸性粒细胞或中性粒细胞。该反应需要一定时间,一般是在暴露于抗原后多个小时或多日后。

二、抗菌药物过敏反应临床表现

Ⅰ型过敏反应常见的临床表现有荨麻疹性皮疹、瘙痒、潮红,面部、四肢或喉部组织的血管性水肿(引起喉部发紧伴喉鸣,或罕见情况下可引起窒息),喘鸣,胃肠道症状和/或低血压。常见相关抗菌药物有β-内酰胺类(青霉素类和头孢菌素类)、喹诺酮类等。

Ⅱ型过敏反应的临床表现通常与所受累的细胞类型有关,可表现为溶血性贫血、血小板减少或中性粒细胞减少。不同个体临床表现的严重程度差异较大,有些可能无症状,有些则表现为暴发性疾病。常见相关抗菌药物有β-内酰胺类(青霉素类和头孢菌素类可引起溶血性贫血及血小板减少)、万古霉素和磺胺类药物(致血小板减少)等。

Ⅲ型过敏反应临床上可表现为血清病(典型表现为发热、荨麻疹样或紫癜样皮疹、关节痛和/或急性肾小球肾炎,也可表现为淋巴结肿大、血清补体水平低和红细胞沉降率升高等)、血管炎(通常表现为可触及的紫癜和/或瘀点、发热、荨麻疹、关节痛、淋巴结肿大、血清补体水平低和红细胞沉降率升高等。紫癜通常累及下肢,少见情况下胃肠道、肾脏等器官也可受累)、阿蒂斯反应(Arthus reaction)(一种局限性反应,免疫复合物沉积于小血管管壁,可引起急性炎症、中性粒细胞浸润及局部皮肤坏死)。相关抗菌药物有β-内酰胺类(青霉素类和头孢菌素类)、具有磺胺基团的药物等。

Ⅳ型过敏反应常有显著的皮肤表现(因皮肤内贮存有庞大数量的T细胞),可表现为接触性皮炎(特点为红斑、水肿并伴有水疱或大疱)、斑丘疹(包括麻疹样皮疹,最常见的形式之一)、对称性药物相关性间擦部及屈侧疹(旧称"狒狒综合征",表现为臀部/肛周或腹股沟/生殖器周围区域分界清楚的V形红斑,常常累及至少一个其他屈侧区域,如腋窝、肘或膝)、急性泛发性发疹性脓疱病(特征为浅表脓疱,阿莫西林是常见诱发药物之一)、药物热(引起该反应可能的抗菌药物有米诺环素、复方磺胺甲噁唑、哌拉西林/他唑巴坦)、严重的起疱性皮炎(如SJS和TEN)、超敏反应综合征(DRESS,是最严重的药物超敏反应,可出现皮疹、发热、多器官衰竭,可能引起该反应的抗菌药物有米诺环素)。

三、青霉素过敏反应

人体对青霉素过敏是对其降解产物或者多聚物过敏,并非对青霉素本身过敏。青霉素分子量小,无免疫原性,属于半抗原,其基本结构包括β-内酰胺环和噻唑环以及R侧链。侧链是区分不同类型半合成青霉素的关键结构。

在水溶液或体内时,青霉素结构不稳定,β-内酰胺环和噻唑环可解环,形成青霉噻唑盐、青霉烯酸盐和青霉烷酸等,与体内的载体蛋白结合后成为完全抗原。其中95%的青霉素代谢产物为青霉噻唑酰,故被称为主要抗原决定簇,而其他代谢产物被称为次要抗原决定簇(图35-1)。此外,部分青霉素类的侧链也含有抗原决定簇,能刺激机体产生特异性IgE。氟氯西林、双氯西林、苯唑西林的R侧链结构相似,均具有免疫原性,对这些药物过敏的患者,

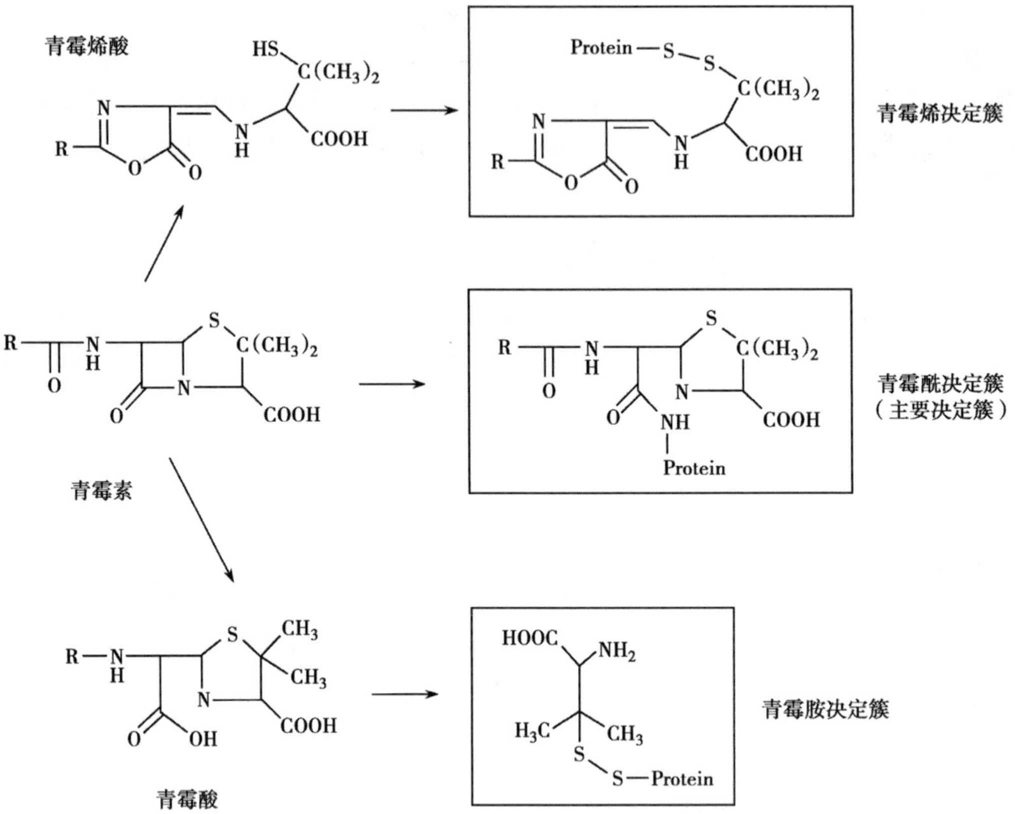

图 35-1 青霉素过敏抗原决定簇

体内可检测出相应的 IgE 抗体。青霉素、青霉素 V、氨苄西林以及替卡西林等的 R 侧链结构相对简单，无免疫原性，一般不能诱导机体产生过敏反应。因此，对于青霉素抗原皮试阴性而阿莫西林皮试阳性者，其过敏机制来源于阿莫西林的侧链，因此国外应用口服阿莫西林进行激发试验，确定是否青霉素过敏。

青霉素类母核为 β-内酰胺环和噻唑环，其差异来源于 R 侧链。若侧链相似，抗生素间则可能存在完全交叉反应。由化学结构可见，β-内酰胺环和侧链结构是诱导青霉素类产生交叉反应的免疫学基础。若患者的过敏源于青霉素类抗生素的母核，则患者可能对所有青霉素类抗生素过敏；若抗原决定簇来源于青霉素类的侧链结构，则其他具有类似侧链结构的青霉素类抗生素也可导致患者过敏。

头孢菌素也是 β-内酰胺类抗生素，与青霉素类抗生素相比，头孢菌素的噻唑环为六元环，结构更稳定，其抗原决定簇主要来自侧链结构；与 β-内酰胺环及其降解产物的关系尚未明确。部分头孢菌素侧链结构与青霉素相似，如氨苄西林的侧链与头孢克洛、头孢氨苄的侧链结构相同，与头孢羟氨苄结构相似。头孢菌素与青霉素交叉过敏主要源于侧链结果的相似性，但两者之间交叉过敏较少，据报道青霉素与第一、二代头孢菌素发生交叉反应的概率为 10%，与第三代头孢菌素发生交叉反应的概率低于 3%，与第四代头孢菌素交叉过敏极少。

第三节　抗菌药物过敏反应管理

药物过敏(特别是急性严重过敏)对患者生命安全构成威胁,临床需要加以注意;但通过对过敏反应机制研究,应该清楚认识到,严重过敏反应并非临床常见情况。但在实际工作中,常常患者自述对某一药物过敏而导致用药改变甚至困难,但实际上其中部分患者并非真正意义的过敏,大多可能既往用药后出现不适而被判作过敏、部分可能似是而非批示结果未作确认而被打上过敏的标志。过多的过敏标志(特别在我国对青霉素过敏更是如此)常常导致选用高级别药物或者错误用药,医疗费用增加,或者促进耐药发生。

AMS 进行抗菌药物过敏患者管理十分必要。AMS 团队需要对具有抗菌药物过敏史的患者加以确认或者排除、对发生过敏患者进行救治指导、对预防抗菌药物过敏提出指导意见。

一、抗菌药物皮肤敏感试验及现状

（一）抗菌药物皮肤敏感试验的价值

抗菌药物皮肤过敏试验是对皮肤进行的一种生物检测,检测患者的肥大细胞上有无变应原特异性 IgE。在皮肤试验中,变应原导入患者皮肤后会与皮肤肥大细胞接触。如果患者的肥大细胞表面存在识别这一特定变应原的 IgE,则与之结合;如果有足够数量的 IgE 和变应原,则邻近的变应原特异性 IgE 分子会在肥大细胞表面交联,然后激活肥大细胞。肥大细胞活化会导致皮肤试验结果呈阳性,表现为给予变应原后 15~20 分钟内发生一过性"风团、潮红"反应。

目前,仅青霉素皮肤试验经过了验证和标准化。它是检出有可能发生青霉素全身性过敏反应患者的最佳方法,比体外青霉素特异性 IgE 检测更敏感,也是最快速、最符合成本效果的检查。

规范的青霉素皮试可排除部分虚假的"青霉素过敏",增加患者使用青霉素类药物的机会,减少更加广谱、昂贵和更多附加损害的其他药物的使用。据美国研究报道,规范的皮肤试验可以使 90% 以上具有过敏病史的患者摘掉帽子,对儿童更有价值。

（二）全球主要国家和地区抗菌药物皮肤敏感试验开展情况

1. 青霉素皮肤敏感试验　在韩国,由于青霉素过敏反应相关的法律问题,许多医院在给药前已经进行常规青霉素皮肤测试超过 50 年,即使没有青霉素过敏史。这些医院大多在使用头孢菌素前也都会进行皮肤测试。

很多国家(如美国、英国、德国)的青霉素皮试并不是在使用前常规进行筛查,而是用于有青霉素过敏史患者;并且主张在患者身体状况好而非急需使用青霉素时进行;同时,在皮试时使用完整的青霉素皮试液、阴性对照和阳性对照;有着完整的流程(针刺试验到皮内试验再到口服阿莫西林或青霉素做激发试验);由接受过训练的过敏专家操作和解释结果。

在美国,无论何种抗菌药物,一般均不进行皮内试验。药品说明书中也无皮内试验要求。2010 年,美国几个相关过敏学会联合更新了《过敏反应诊断与管理的施行准则》指出,对除青霉素外的抗菌药物,在无标准皮试液的情况下,皮试结果的临床相关性可能不确定。仅部分医疗中心出于谨慎,在免疫专家的指导下对既往有过敏性休克史的患者进行皮内试验(先点刺后皮试)。

美国伊利诺伊大学芝加哥分校附属医院对β-内酰胺类抗菌药物过敏患者的处理流程，可供借鉴。对曾经有青霉素类抗菌药物过敏史的患者，首先应评估患者是否有青霉素等β-内酰胺类抗菌药物的使用指征，详细且有针对性地询问患者是否有青霉素等β-内酰胺类抗菌药物过敏史或不良反应史，发生时的具体症状和体征以及当时是否经过相关对症支持治疗。如果患者使用同类药物时未发生过敏反应，仅仅出现消化道不适等症状，则可排除患者有青霉素类抗菌药物过敏史。若患者确实有过敏史，则按下述情况进行分类处理：①非严重、非IgE介导反应，红斑、丘疹样皮疹，可疑的不良反应（ADR）（72小时后发生）：根据对现有药物的过敏史，可换用另一种β-内酰胺类药物，如改用侧链结构不同的β-内酰胺类药物。对青霉素类药物过敏者，宜首选头孢菌素类药物，次选碳青霉烯类药物。②72小时内出现的、可能由IgE介导的皮疹反应（可伴发荨麻疹）：在按上述流程处理的前提下，通过谨慎递进式用药激发试验诊断（如下文）。③24小时内出现的、可能由IgE介导的荨麻疹、血管神经水肿过敏反应：宜首选非β-内酰胺类药物，次选青霉素、头孢菌素或碳青霉烯类药物。如果选择青霉素类药物，需要由专家会诊后进行规范的青霉素皮试，皮试阴性方可使用，但仍应密切观察。皮试阳性但仍需使用的，则必须遵循脱敏治疗流程。④严重的非IgE介导反应（如溶血反应、SJS和TEN）：宜选用非β-内酰胺类药物。

谨慎递进式用药激发试验（包括口服给药流程及静脉给药流程）具体如下：

口服给药流程为：首剂给予患者10%的治疗剂量，60分钟后给予剩余的90%的治疗剂量。在用药过程中、用药后的观察总共需要120分钟，期间至少要在给药10%治疗剂量后，60分钟后、120分钟后观察患者的生命体征，不能少于3次。

静脉给药流程为：首剂给予患者1%的治疗剂量，然后在接下来的30~60分钟内给予10%的治疗剂量，再间隔30~60分钟给予剩余的剂量。静脉给药总时间为180分钟，期间至少要在给药1%后、10%后、给药完毕、180分钟后观察患者的生命体征，不能少于4次。

有药物过敏史者按照谨慎递进式流程用药时，其发生速发药物过敏反应的风险其实是很低的。谨慎递进式流程用药虽然并不能诱导药物耐受，但是可避免患者对抗菌药物发生急性过敏反应。谨慎递进式流程，主要包括渐进地增加药物剂量直至达到全量，其用药剂量和滴注时间比快速诱导药物耐受的治疗方案要小得多。如果用药期间患者发生过敏反应，则需使用脱敏法。在上述谨慎递进式流程用药中，如果患者未发生过敏反应则可排除药物过敏史。在回顾性研究中发现，采用谨慎递进式流程用药的患者将来的过敏反应发生率并不会增高，但该用药方案不能用于曾经有过严重非IgE介导的过敏反应史的患者（如药物性溶血、SJS和TEN）。

通常，加强监护病房、急诊科、血液科、肿瘤科、骨髓移植科可执行该方案，其他科室按照谨慎渐进式流程用药需要由有经验的专家进行会诊。在实施谨慎渐进式流程用药的过程中，需要准备好抗过敏抢救药品，如盐酸肾上腺素注射液、盐酸异丙嗪注射液、盐酸苯海拉明注射液、醋酸地塞米松注射液、注射用甲泼尼龙琥珀酸钠等。在给药前还需告知患者，如果发生过敏反应需及时按铃呼叫护士。

特别需关注的是，对于危重患者实施皮肤试验时，需确保患者的皮肤对阳性组胺对照组有正常反应。一项病例对照研究显示，ICU患者实施皮肤试验时出现阴性组胺反应的概率比较高，尚不明确其机制，但可能是危重疾病本身以及此时使用的精神药物和神经肌肉阻断药抑制了肥大细胞，导致出现阴性组胺反应。

2. 头孢菌素皮肤敏感试验　目前,美国和大部分欧洲国家并不进行头孢菌素皮试。日本劳动厚生省医药食品局于 2004 年 9 月宣布:删除头孢菌素类抗菌药物说明书中"重要注意事项"关于进行皮试的建议,增加详细询问病史、早期发现过敏反应、出现过敏反应立即采取措施的注意事项,并要求相关部门准备制定抗菌药物和出现相关事故应急措施的指南,制定《抗菌药物相关过敏反应指南(2004)》。主要是基于 2004 年的一系列研究,发现皮内试验难以良好预测过敏性休克反应的发生,且在进行皮内试验时,皮内试验阳性者的数量远远超过真正的过敏反应阳性者,使更多患者因皮内试验假阳性结果而失去适合的治疗机会,将对患者造成更大的损失。且在后续的不良反应监测调研中也证实,自 2004 年皮试撤销后,总体头孢菌素类抗菌药物使用引起不良反应的报告与撤销前无区别。

(三) 我国抗菌药物皮肤敏感试验现状

目前,我国抗菌药物皮肤敏感试验主要存在不规范皮试及过度皮试的现象。

不规范的皮试操作、对皮肤试验认识的不足以及责任心的缺乏,在一定程度上增加了"假阳性率"和"假阴性率"。在国外,皮试一般由受过训练的过敏专家操作并进行结果的判读,而在这点上,显然国内做得仍不够,几乎每一位护士都能进行操作和解释,也因此存在一些问题。如青霉素皮试,虽然各医疗机构能严格地遵照《中华人民共和国药典临床用药须知(2015 年版)》执行,但执行中对其适应证、皮试方法和结果解读等仍存在较多分歧和错误做法:针头刺入过深、注入药量过多、皮试液放置过久等人为因素,或消毒液对皮肤的刺激而导致假阳性;操作人员对结果判断掌握不够科学,人为扩大阳性范围;大部分的皮试未设立阴性对照和阳性对照,这在判读结果上受主观的影响将更大。

我国头孢菌素皮试执行情况较混乱。在尚无统一头孢菌素皮试相关标准及明确皮试意义的情况下,规定进行头孢菌素皮试的医疗机构却越来越多,且方法不一,存在过度皮试现象。其中重要原因与各管理部门法规意见不统一有关。21 世纪初,随着国家对用药安全监管力度的不断加大,国家食品药品监督管理总局于 2001 年发布的《关于贯彻实施 23 号局令统一药品批准文号工作的通知》和 2002 年发布的《化学药品说明书目录》中,对头孢菌素部分品种提出进行皮试的要求。《中国国家处方集》(2010 年版)建议是否进行头孢菌素类抗菌药物皮试应依药品说明书决定,而《中华人民共和国药典临床用药须知》(2010 年版)中指明必须做皮试的药物中则不包含头孢菌素类抗菌药物。国内机构的这些建议具有一定的法律意义,但是都没有给出论点的具体依据。一些头孢菌素类抗菌药物药品说明书上也未见皮试的具体实施方法及结果判定标准,也未出台头孢菌素类抗菌药物皮试权威指南。

目前大部分证据表明,头孢菌素皮试价值不大。韩国一项研究纳入 1 421 例曾使用头孢菌素类药物但未发生超敏反应的患者作为研究对象,研究发现头孢菌素皮试的敏感度为 0%,特异度为 97.5%,阳性预测值为 0%,阴性预测值为 99.7%,因此认为头孢菌素皮试没有临床价值。

韩国一项回顾性的、大型多中心队列研究结果发现,在 529 108 例接触头孢菌素的对照组(用药前未进行头孢菌素皮试)中鉴定出 44 例(10 万分之 8.3)过敏反应,在 594 237 例接触头孢菌素的干预组(用药前常规进行头孢菌素皮试)中鉴定出 32 例(10 万分之 5.4)过敏反应($P=0.06$)。该研究认为常规筛查头孢菌素类皮试并不能有效预防头孢菌素类过敏反应和相关死亡,其临床预测价值没有统计学意义。

通过皮试来"筛查"头孢菌素类抗菌药物过敏是不可取的。

二、标准化青霉素皮肤试验

《中华人民共和国药典临床用药须知》(2010 版)规定,患者在使用青霉素类抗菌药物前均需做青霉素皮试。因此,无论成人或儿童,无论口服、静滴或肌注等不同给药途径,应用青霉素类药物前均应进行皮试。停药 72 小时以上,应重新皮试。2017 年国家卫健委抗菌药物临床应用与细菌耐药评价专家委员会组织多学科专家撰写了《青霉素皮肤试验专家共识》,对青霉素皮试方法进行了详细的阐述。

1. 皮试液配制　取青霉素钠盐或钾盐,以生理盐水配制成为含 20 万 U/m 青霉素溶液(80 万 U/瓶,注入 4ml 生理盐水即成)→取 20 万 U/ml 溶液 0.1ml,加生理盐水至 1ml,制成 2 万 U/ml 溶液→取 2 万 U/ml 溶液 0.1ml,加生理盐水至 1ml,制成 2 000U/ml 溶液→取 2 000U/ml 溶液 0.25ml,加生理盐水至 1ml,即制成含 500U/ml 的青霉素皮试液。

目前,国内有成熟应用多年的青霉素皮试剂供应,每瓶含青霉素钠 2 500U。使用该品仅需一次稀释,可节约操作时间减少工作量,且可避免因多步稀释可能导致的剂量误差、污染乃至由此导致的假阳性、假阴性。

皮试液以现配现用为佳,如需保存宜 4℃冷藏,但时间不应超过 24 小时。

2. 皮试方法　用 75% 乙醇消毒屈侧腕关节上方三横指(1 岁以下儿童二横指)处皮肤,对乙醇敏感者改用生理盐水。抽取皮试液 0.1ml(含青霉素 50U),做皮内注射成一皮丘(儿童注射 0.02~0.03ml)。

3. 结果判断　20 分钟后观察,如局部出现红肿,直径>1cm(或比原皮丘增大超过 3mm)或局部红晕为阳性。对可疑阳性者,应在另一前臂用生理盐水做对照试验。

这种方法与国外青霉素皮肤过敏试验有所差异,国外的青霉素皮肤过敏试验常用方法见表 35-2。

表 35-2　国外青霉素皮肤过敏试验常用方法

步骤	内容
准备	在准备皮肤试验的区域给每一种皮试液做出标记
	● 青霉酰多聚赖氨酸(主要抗原决定族)(6×10^{-5}mol/L)
	● 青霉素(次要抗原决定族)(10 000U/ml)
	● 组织胺(阳性对照)(1mg/ml)
	● 生理盐水(阴性对照)
	乙醇消毒皮肤
	准备好肾上腺素、激素和苯海拉明,以备抢救之用
皮肤点刺试验	在皮肤标记部位分别滴 1~2 滴各种测试液,用针头在滴液处扭转刺破皮肤后,观察 15 分钟:
	● 阳性:与阴性对照相比,具有直径为 3mm 的区域红斑或风团
	● 不确定:阳性对照无反应或对照的风团大小与阴性对照相似
	● 阴性:与阴性对照相比较,无风团或直径小于 3mm 红斑
皮内试验	皮肤点刺试验阴性者,皮内注射 0.02ml 各种皮试液,观察 15 分钟,结果解释同上
青霉素激发试验	如果皮内试验阴性,患者用 500mg 口服青霉素 V 或阿莫西林进行激发,观察 60 分钟;另一种方式递进式用药激发试验,开始用整一次用量的 1/100 到 1/10,每 30~60 分钟递进一次剂量观察

三、头孢菌素皮肤过敏试验

(一) 头孢菌素皮肤过敏试验价值有限

目前尚无头孢菌素皮试的统一标准,临床上对皮试液的选择、药物浓度、判断标准等存在较大差异,皮试阳性预测值和灵敏度低,容易出现假阴性及假阳性结果。此外,诸多的混杂因素也可直接影响皮试的结果,如皮试液的浓度与量、受试者敏感性、消毒液的影响、人为因素、生理变化等。

(二) 过度头孢菌素皮肤试验的影响

抗菌药物过敏"标签"对卫生保健相关感染的发生有很大的影响。美国有青霉素过敏"标签"的住院患者与没有青霉素过敏"标签"的患者相比,艰难梭菌感染的发生率高 23%,其原因在于前者广谱抗菌药物应用更多。同样,英国一项队列研究在对其他已知的艰难梭菌危险因素进行调整后,发现 78 例青霉素过敏患者的艰难梭菌感染发生率比对照组增加了26%,其中超过 1/3 的风险来源于后续替代抗菌药物的使用,如氟喹诺酮类。在加拿大,被贴上"β-内酰胺类过敏"这一标签的患者,其发生不良事件的风险比未记录 β-内酰胺类过敏患者增加了 3 倍。

抗菌药物过敏"标签"对细菌耐药也有一定的影响。一项研究表明,与没有青霉素过敏标签的患者相比,青霉素过敏的患者中 MRSA 的感染率增加了 14%,VRE 的感染率增加了30%。英国的一项研究发现,青霉素过敏标签患者 MRSA 的发病率增加 69%,其中 55% 风险的增加是由于替代抗菌药物的使用。

考虑到临床益处有限以及过敏反应和致敏的潜在风险,目前不应推荐常规筛查头孢菌素类抗菌药物皮试。而使用头孢菌素皮试对有头孢菌素过敏史的受试者的预测价值尚需要进一步评估。

(三) 特殊情况下头孢菌素皮肤试验

2018 年浙江省发布的《浙江省头孢菌素类抗生素皮肤过敏试验指导意见》对某些特殊情况下建议行头孢菌素皮试:①药品说明书明确要求进行皮试的;②既往有明确 β-内酰胺类抗菌药物速发型过敏反应史的患者;③既往有头孢菌素过敏史的患者,因临床情况确需使用时,应尽量选用化学结构侧链差异大的其他头孢菌素以减少或避免交叉过敏反应的发生,而且使用前用同种药品做皮试。皮试和使用前应知情告之并请患者填写相关知情同意书。主要是考虑到有青霉素过敏史者与无青霉素过敏史者相比,对头孢菌素类过敏的发生危险增加 8 倍,且具有相似或相同侧链的头孢菌素之间可能存在的交叉过敏反应。既往对青霉素、头孢菌素过敏的患者再次使用头孢菌素,应避免选择与过敏药物有类似侧链的药物并接受皮试,且应在首次用药时做好救治准备(表 35-3)。

四、皮肤试验注意事项

1. **询问过敏史及用药史**　美国曾有研究表明,在 5%~10% 声称对青霉素存在某种类型过敏反应的患者中,有 85%~90% 的患者实际上青霉素皮试为阴性并可耐受。此外,皮肤试验不得在全身性过敏反应发作后的数周内进行,因为在这种重度过敏反应中,肥大细胞大量激活,之后一段时间可能呈低反应性。现在一般会在全身性过敏反应发作后至少等待 4 周再行皮肤试验。因此,皮试试验前详细地、有针对性地询问过敏史也是至关重要的,不单单

表 35-3　β-内酰胺类药物的 R_1 及 R_2 侧链结构相似性的比较

注：具有相同 R_1 或 R_2 结构的药物被列为 R_1（红框）或 R_2（黄框）。如果 R_1 结构的环或支链部分相同，则分别列出为 R_{10} 或 R_{100}。具有相似的 R_1 或 R_2 的结构相似性。
如果只是 R_1 结构的环或支链部分相似，则分别列出为 r_{10} 或 r_{100}。空白表格提示不存在 R_1 或 R_2 的结构相似性。

是询问可疑药物的品种及规格,更应包括过敏发生时的临床症状及体征,过敏发生时是否经对症处理。同时应回顾患者的用药史,特别是可能干扰皮肤试验结果的药物(如抗组胺药、H_2 受体拮抗剂和三环类抗抑郁药等)和可能干扰全身性过敏反应治疗的药物(如 β 受体拮抗剂和 ACEI 等)。

2. 皮肤过敏试验前的准备　皮肤试验被认为是一种安全的操作,但它偶尔会引起高度敏感患者的全身性反应,因此皮试过程中仍应密切观察患者不良反应,并备有抢救设备及药物,做好充分抢救准备。皮试过程中若发生过敏性休克等严重速发性过敏反应,应及时采取的抢救措施包括:①迅速中止皮试操作;②及时建立静脉通路;③予以肌内注射或皮下注射肾上腺素(1∶1 000 肾上腺素,成人 0.3~0.5ml;儿童 0.01mg/kg,最大 0.3ml,每 15~20 分钟可重复);④吸氧及糖皮质激素等其他药物进行治疗。

五、抗菌药物过敏管理

(一) 正确评估和管理抗菌药物过敏

抗菌药物过敏会影响患者治疗,也会造成一定的经济负担和耐药危害,正确判定患者是否为真正抗菌药物过敏是 AMS 的重要责任。一方面,AMS 团队需要建立规范的抗菌药物过敏判断流程,实施科学的过敏检测方法,避免过敏患者应用致敏药物,造成危害;另一方面,AMS 团队需要尽量协助临床各专业,对那些不确定的过敏患者进行摘帽处理,提高抗菌药物使用效率(图 35-2)。

(二) 抗菌药物脱敏

当患者确实对某一药物过敏,但没有同等有效的替代药物时,应考虑药物脱敏以诱导暂时的药物耐受。脱敏法治疗方案通过创建一个临时免疫耐受的条件,使得患者可以安全地

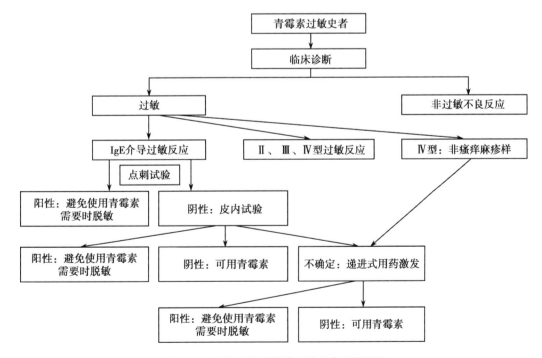

图 35-2　国外临床青霉素过敏患者处置流程

使用带有抗原性药物的治疗。药物剂量的增加过程需要从极小剂量开始,用以将释放炎症介质的肥大细胞消耗掉而不至于诱发过敏反应。

目前,可成功进行脱敏法治疗的抗菌药物除了青霉素类,还有头孢菌素类、磺胺类、糖肽类、氨基糖苷类、林可酰胺类以及抗结核药。

脱敏法的初始剂量可由皮试阴性的剂量起步,皮内注射 0.02ml 质量浓度为 1mg/ml 的某种药液后如果未发生阳性反应,则该药口服初始剂量就可使用 20μg 的药物进行初始滴定,而肠外注射用药则需从皮试剂量的 1/10 或 1/100 开始。

脱敏治疗一般需要数小时,每隔 15 分钟进行生命体征观察并且给予 2 倍剂量。脱敏过程通常有 1/3 的患者会出现中等程度的过敏样反应如皮疹、瘙痒,出现这种反应后需延长用药时间间隔、降低剂量并及时对症处理。如果脱敏期间出现更为严重的并发症如气管痉挛、低血压,则下一次剂量应小于原剂量的 1/10,重复多次直至不再发生系统性过敏症状。在一些极端情况下,必须中断脱敏治疗。此外,还需注意,撤药后患者对药物的敏感性很可能会再次恢复。

脱敏治疗与上述递进式用药激发试验不同(表 35-4)。

表 35-4　抗菌药物脱敏和递进式药物激发试验比较

内容	递进式药物激发试验	脱敏
IgE 介导的过敏患者	可能性小者	确认者
患者病史	记忆模糊,常发生久远	非常明确
实施原因	确认是否可用青霉素	建立短时的耐受
禁忌证	合并其他疾病,高度疑似 IgE 介导过敏者	哮喘、合并其他疾病、血流动力学不稳定、过敏性休克史、其他禁忌药物合并使用
绝对禁止	非 IgE 介导的严重免疫反应(如 Stevens-Johnson 综合征、中毒性表皮坏死松解症、药物诱发的狼疮等)	
过敏的危险性	低	不一定
初始剂量	1/100 治疗量	1/10 万~1/万治疗量
完成步骤	3~5 步	10~20 步
每步间隔	20~30 分钟	15~20 分钟
所需时间	1~3 小时	2~6 小时
执行地点	诊所或住院	住院
预置静脉注射针	常不需要	常需要
急救设施	需要	需要
对免疫系统的影响	没有	诱发耐受
机制	不清楚	不全清楚,可能与肥大细胞有关
稳定性	一旦过敏被否定,可终身用药	暂时脱敏,持续用药才能保持脱敏状态

(林志航)

参考文献

［1］国家药品不良反应监测中心.关于发布国家药品不良反应监测年度报告(2019年)的通知.［2022-05-13］. http://www.cdr-adr.org.cn/tzgg_home/202004/t20200410_47300.html.

［2］LIN D,TUCKER M J,RIEDER M J. Increased adverse drug reactions to antimicrobials and anticonvulsants in patients with HIV infection. Ann Pharmacother,2006,40(9):1594-1601.

［3］MACY E. Penicillin and Beta-lactam allergy:epidemiology and diagnosis. Curr Allergy Asthma Rep,2014,14: 476

［4］KELKAR P S,LI J T. Cephalosporin allergy. N Eng J Med,2001,345(11):804-809.

［5］CHANG C,MOHMOOD M M,TEUBER S S,et al. Overview of penicillin allergy. Clinic Rev Allerg Immunol, 2012,43:84-97.

［6］MIRAKIAN R,LEECH S C,KRISHNA M T,et al. Management of allergy to penicillins and other beta-lactams. Clin Experiment Allergy,2015,(45)300-327.

［7］国家卫生计生委抗菌药物临床应用与细菌耐药评价专家委员会.青霉素皮试试验专家共识.中华医学杂志,2017,97(40):3143-3146.

［8］丁天然,张永信.对头孢菌素类抗生素皮肤敏感试验临床意义的探讨.上海医药,2014,35(7):9-12.

［9］YOON S Y,PARK S Y,KIM S,et al. Validation of the cephalosporin intradermal skin test for predicting immediate hypersensitivity:a prospective study with drug challenge. Allergy,2013,68:938.

［10］PICHICHERO ME,ZAGURSKY R. Penicillin and cephalosporin allergy. Ann Allergy Asthma Immunol, 2104,112:404-412.

［11］齊藤厚,砂川慶介,炭山嘉伸.社團法人日本化學療法學會臨床試驗委員會皮試研究專項組報告書.日本化學療法學會雜志,2003,51:497-506.

［12］WICKERN G M,NISH W A,BITNER A S,et al. Allergy to beta-lactams:a survey of of current practices. J Allergy Clin Immunol,1994,94(4):725-731.

［13］李平.β-内酰胺类抗菌药物临床交叉过敏反应的发生机制及美国相关处理流程介绍.中国药房,2017, 28(26):3711-3715.

［14］GENG B,THAKOR A,CLAYTON E,et al. Factors associated with negative histamine control for penicillin allergy skin testing in the inpatient setting. Ann Allergy Asthma Immunol,2015,115:33.

［15］YANG M S,KANG D Y,SEO B,et al. Incidence of cephalosporin-induced anaphylaxis and clinical efficacy of screening intradermal tests with cephalosporins:a large multicenter retrospective cohort study. Allergy,2018, 73(9):1833-1841.

［16］浙江省医院药事管理质控中心,浙江省微生物与免疫学会,浙江省护理质控中心.浙江省头孢菌素类抗生素皮肤过敏试验指导意见.中国现代应用药学,2018,35(12):1906-1909.

［17］International Collaborative Study of Severe A. Risk of anaphylaxis in a hospital population in relation to the use of various drugs:an international study. Pharmacoepidemiol Drug Saf,2003,12:195-202.

［18］VYLES D,ANTOON JW,NORTON A,et al. Children with reported penicillin allergy:public health impact and safety of de-labeling. Ann Allergy Asthma Immunol,2020,124(6):558-565.

［19］KWON J W,KIM Y J,KIM S H,et al. Allergic diseases of the skin and drug allergies-2010. Intradermal skin testing with cefazolin regardless of the history of hypersensitivity to antibiotics. World Allergy Organ J,2013,6 (Suppl1):97.

［20］BLUMENTHAL K G,SHENOY E S,VARUGHESE C A,et al. Impact of a clinical guideline for prescribing antibiotics to inpatients reporting penicillin or cephalosporin allergy. Ann Allergy Asthma Immunol,2015,115 (4):294-300.

[21] BLUMENTHAL K G,PETER J G,TRUBIANO J A,et al. Antibiotic allergy. Lancet,2019,393:183-198.

[22] 马小军,周炯.头孢菌素类药物皮肤试验必要性质疑.药物不良反应杂志,2014,16(2):71.

[23] ZAGURSKY R J,PICHICHERO M E. Cross-reactivity in β-Lactam allergy. J Allergy Clin Immunol Pract, 2018,6(1):72-81.

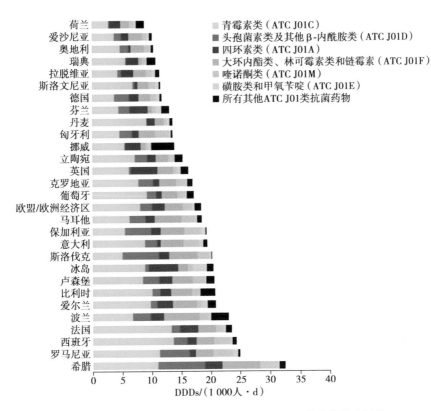

彩图 1　2018 年欧盟/欧洲经济区内各国社区抗菌药物的消耗量

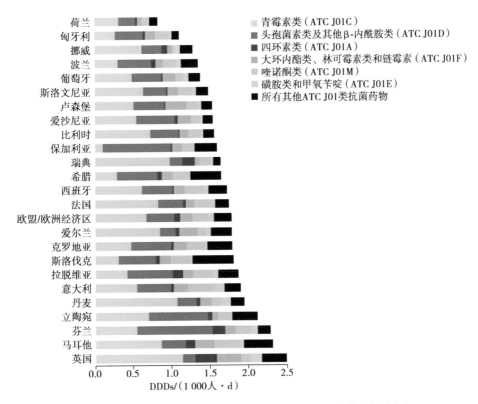

彩图 2　2018 年欧盟/欧洲经济区内各国住院患者抗菌药物的消耗量

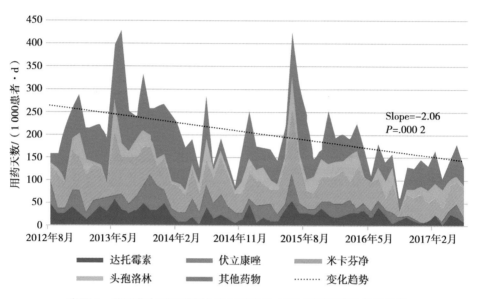

彩图 3　美国弗吉尼亚联邦大学医院实施 AFR 后抗菌药物使用趋势

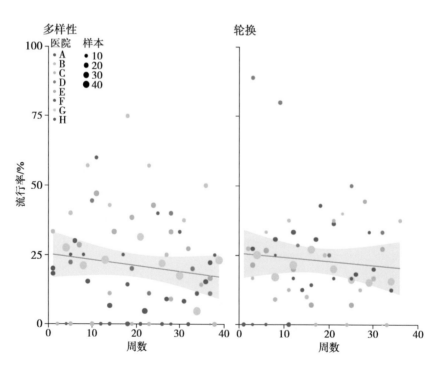

彩图 4　抗菌药物轮换与多样性使用对耐药菌的影响

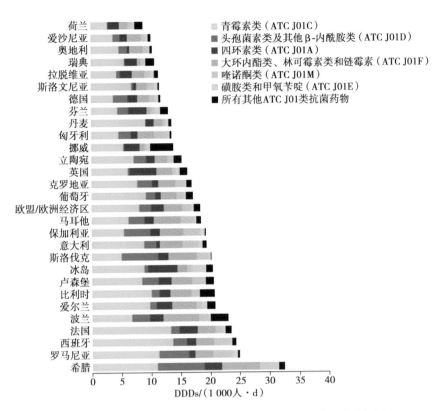

彩图 1　2018 年欧盟/欧洲经济区内各国社区抗菌药物的消耗量

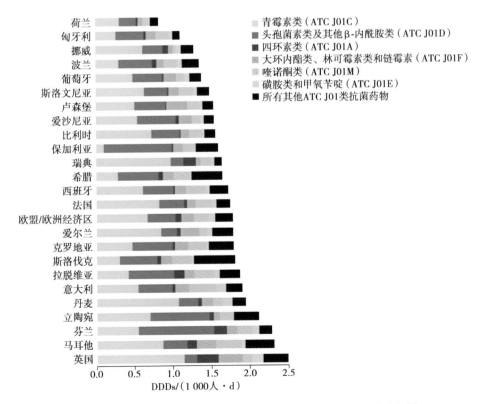

彩图 2　2018 年欧盟/欧洲经济区内各国住院患者抗菌药物的消耗量

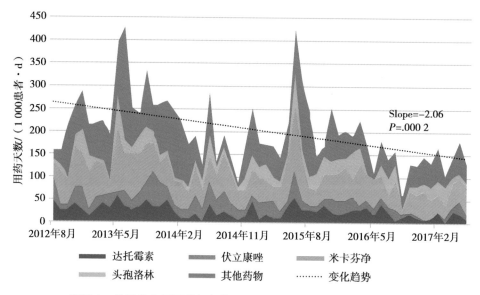

彩图 3　美国弗吉尼亚联邦大学医院实施 AFR 后抗菌药物使用趋势

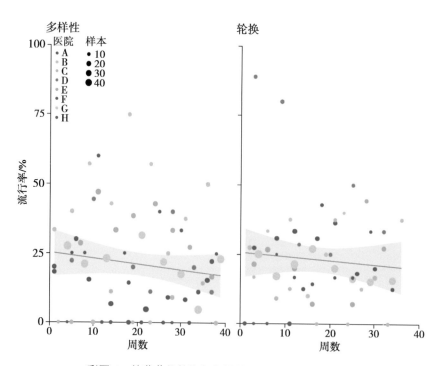

彩图 4　抗菌药物轮换与多样性使用对耐药菌的影响

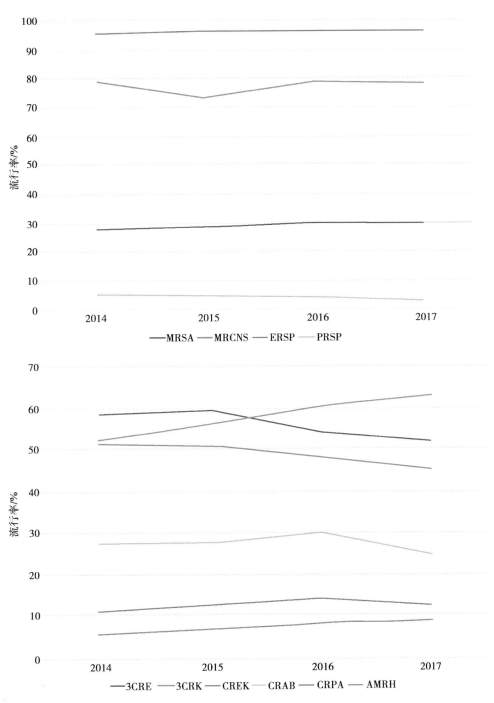

MRSA,耐甲氧西林金黄色葡萄球菌;MRCNS,甲氧西林耐药凝固酶阴性葡萄球菌;ERSP,红霉素耐药肺炎链球菌;PRSP,非脑膜炎青霉素耐药肺炎链球菌;3CRE,三代头孢菌素耐药大肠埃希菌;3CRK,三代头孢菌素耐药肺炎克雷伯菌;CREK,耐碳青霉烯类肺炎克雷伯菌;CRAB,碳青霉烯类耐药鲍曼不动杆菌;CRPA,碳青霉烯类耐药铜绿假单胞菌;AMRH,氨苄西林耐药流感嗜血杆菌。

彩图 5　全国细菌耐药监测儿童耐药菌流行情况